Dr. med. univ.
Petra Maria Orina Zizenbacher

NATURHEILKUNDE FÜR DIE GANZE FAMILIE

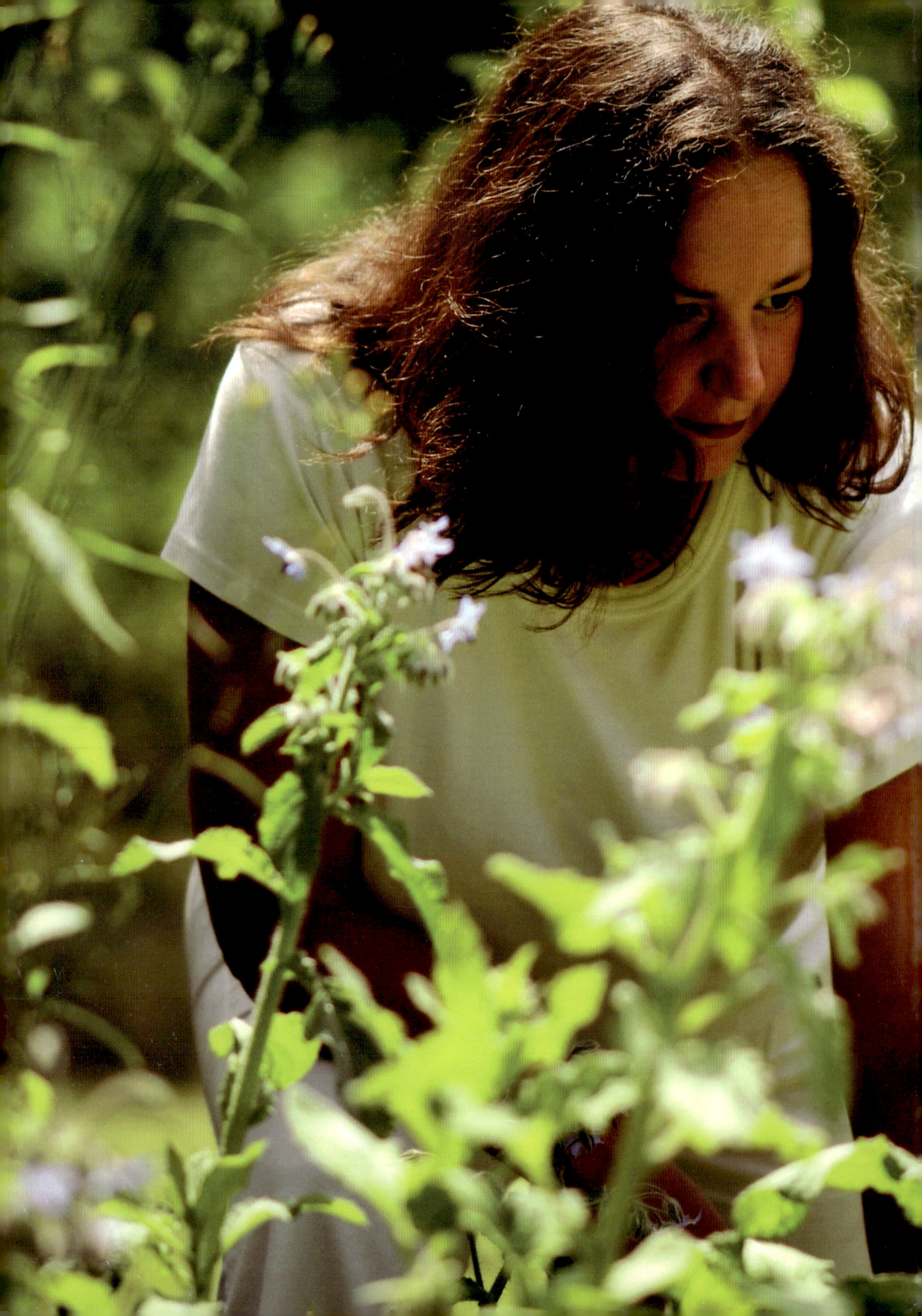

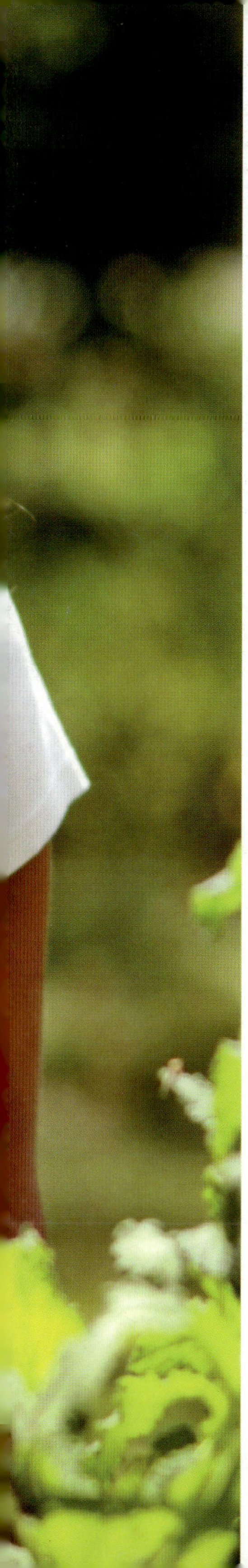

Dr. med. univ.
Petra Maria Orina Zizenbacher

NATURHEILKUNDE FÜR DIE GANZE FAMILIE

freya

Widmung

Ich widme dieses Buch meinem Sohn Markus und allen fühlenden Wesen.

P.Z.

ISBN 978-3-99025-004-4

www.freya.at
www.naturheilzentrum.at
Alle Illustrationen: Germano Milite
U1-Bild: Momo Pröll (M.Proell@gmx.at)

Grafik/Satz: freya_art
gedruckt in EU/Korotan

Inhalt

Danksagung

Ich danke an dieser Stelle all jenen Menschen, die an der Entstehung dieses Buches wesentlich mitgewirkt haben. Es konnte in dieser Form nur durch die Zusammenarbeit von verschiedenen Menschen entstehen.

Den Lesern und Anwendern meines ersten Heilpflanzenbuches danke ich herzlich für ihre Anregungen und Rückmeldungen.

Die schönen Pflanzenphotos entstammen der Kamera von Dr. med. Paul Liptak, einem Studienkollegen und langjährigen Freund. Gemeinsam haben wir Pflanzen zu früher Mogenstund, oft in unwegsamem Gelände, gesucht und schließlich bei meist optimalen Lichtverhältnissen „eingefangen".

Germano Milite ist nicht nur ein hervorragender Tangolehrer, sondern auch ein engagierter Computergrafiker, dessen Können wir die Skizzen im Teil zwei des Buches verdanken, die er nach meinen Vorstellungen umsetzte. Lieber Germano, herzlichen Dank!

Eric Ess hat Sie, liebe Leserin, lieber Leser, davor bewahrt, unverständlichen Textpassagen ausgeliefert zu werden. Im gemütlichen Ambiente des Cafés am Heumarkt, rührend versorgt vom Betreiber, fiel das Umformulieren einiger Textstellen leicht und machte auch noch Spaß.

Mein herzlicher Dank gilt Frau Julia Tkadletz, die mit unbremsbarem Eifer die scheinbar nie enden wollenden Korrekturen blitzschnell umsetzte. Mitdenkend und jederzeit bereit, Unklares durch Recherche in allen verfügbaren Medien aufzuklären, unterstützte sie das Projekt wesentlich.

Mein Dank gilt auch dem Freya Verlag und Wolf Ruzicka, der das Projekt von Anfang an in vollem Umfang unterstützte.

P. Z.

Vorwort

Sei dir deiner Kräfte, Bedürfnisse und Möglichkeiten bewusst, dann wirst du auf dem Weg, den du beschreitest, einen Gefährten haben.
aus Tibet

Im Laufe der Jahre habe ich viel Erfahrung mit der Anwendung naturheilkundlicher Methoden gesammelt. Dieses Wissen möchte ich mit den interessierten Lesern teilen.

Ich stellte mir folgende Fragen: „Mit welchen Themen kommen meine Patienten am häufigsten zu mir? Welche Fragen tauchen im Zusammenhang mit Therapievorschlägen am häufigsten auf?" Diese Fragestellungen und Überlegungen habe ich im vorliegenden Text zusammengefasst und durch Lösungsvorschläge erweitert.

Das Buch gliedert sich in vier Teile. Die schlagwortartig angeführten Beschwerden und Befindlichkeitsstörungen bilden die Einleitung. Die Beschreibung des Körpers und seiner Funktionen versucht, Ihnen einen Einblick in das Funktionieren des Wunderwerks Körper zu geben.
Bei der Beschreibung des Körpers versuchte ich die Fragen zu erahnen, die sich ein medizinisch nicht ausgebildeter Mensch stellen könnte, wenn er versucht, den Körper und seine Funktionen zu ergründen.

Der dritte Teil ist im Frage-Antwort-Stil gehalten. Er enthält die Beschreibung von Anwendungsmöglichkeiten, die leicht umgesetzt werden können. So können Sie in das mir kostbare Feld der Naturheilkunde unmittelbar eintauchen.

Den krönenden Abschluss bilden die zahlreichen Heilpflanzen. Ich habe Erkenntnisse der neuesten Forschung ebenso einfließen lassen wie selbst gemachte Erfahrungen und Beobachtungen. Es ist mein großer Wunsch, dass Ihnen das Buch helfen möge, sich selbst besser verstehen zu lernen und im Notfall Ideen zur Selbsthilfe zu haben.

Dr. med. univ. Petra Maria Zizenbacher
Wien, Oktober 2010

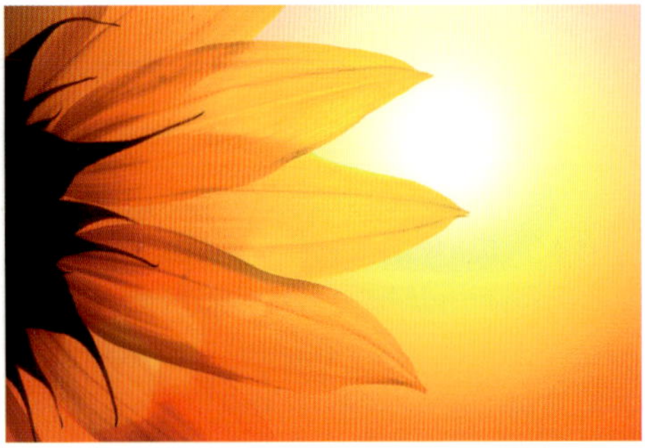

- In der Unendlichkeit des Lebens, dort wo ich bin, ist alles vollkommen, ganz und vollständig.
- Ich betrachte meinen Körper als meinen guten Freund. Jede Zelle meines Körpers besitzt Göttliche Vernunft. Ich höre dem, was sie sagt, zu und weiß, dass ihr Ratschlag triftig ist.
- Ich liebe und erkenne mich selbst an.
- Ich liebe und erkenne meinen Körper an.
- Die Liebe, die ich lebe, gibt mir ein Wohlgefühl, welches Ausdruck meiner inneren Freude ist. Ich liebe mich- darum kümmere ich mich liebevoll um meinen Körper. Liebevoll nähre ich ihn mit bekömmlichem Essen und Getränk. Liebevoll pflege und Kleide ich ihn. Und mein Körper antwortet mir liebevoll mit springlebendiger Gesundheit und Energie.
- Ich erkenne in meinem Körper eine wunderbare und großartige Anlage und empfinde es als Privileg, in ihm leben zu können.
- Ich trainiere ihn so, dass es Spaß macht.
- Ich liebe es, viel Energie zu haben.
- Alles ist gut angelegt in meiner Welt.
- Ich teile, was und wer ich bin, mit anderen, denn ich weiß, dass wir im Geist alle eins sind.

aus dem Buch von Louise L. Hay: „Gesundheit für Körper und Seele"

Einleitung Teil I

Pflanzen sind Begleiter des Menschen. Seit der Mensch die Erde bevölkert, sind ihm Pflanzen Nahrung. Er verwendet sie auch zu seiner Heilung. Das Wissen um die Heilkraft der Pflanzen ist uns Menschen, die wir in einer Industriegesellschaft leben, größtenteils verlorengegangen.

Es erfordert viel Liebe und Geduld, die Pflanzen dort zu suchen und zu finden, wo sie wachsen. Es erfordert Wissen, Stille und Raum, um die richtige Pflanze zum richtigen Zeitpunkt für den richtigen Zweck zu verwenden. Natürlich gibt es auch fix fertige Präparate im Handel zu kaufen. Ich glaube jedoch, dass es gerade in einer Zeit, in der es alles fix fertig zu kaufen gibt wichtig ist, Eigeninitiative zu entwickeln. Mit Geld kann viel geregelt werden, die Wirkung von Pflanzen wertzuschätzen hat aber eine andere Qualität, wenn man sie selbst findet und nützt. Man kann sie zwar im Laden kaufen, aber es wäre angebracht, hinauszugehen auf Wiesen und Felder, um die wilden Schönheiten dort zu besuchen und verstehen zu lernen, wo sie wachsen. So erkannt und geehrt werden sie das Geheimnis ihres Könnens gerne preisgeben.

Das Wissen um Kräuter wurde früher nur mündlich weitergegeben. Unsere Ahnen wußten, dass Dosierungen und Anwendungen sehr individuell angepasst werden müssen. Jeder Mensch ist ein einzigartiges Universum. Bei jedem Individuum ist die Dosis, aber auch die Therapie anders zu wählen.
Aus diesem Grund wurde altes Kräuterwissen kaum aufgeschrieben. Es wurde durch Praxis weitergegeben an Menschen, die bewiesen haben, dass sie mit den gewaltigen Schätzen der Natur richtig umgehen können. Viele Pflanzen und Erzeugnisse aus ihnen dürfen heute nur mehr homöopathisch verkauft werden. Das Gesetz will uns vor Unverständnis, unserer Gier und unserem Mangel an Erfahrung schützen. Pflanzen können helfen. Die Dosis und die Art, wie man sie einsetzt, entscheiden über Hilfe und Schaden. Weisheit und Umsicht sind daher im Umgang mit den wilden Schönheiten gefragt.

Pflanzen wuchsen auf unserer Erde, lange bevor der Mensch auf ihr in Erscheinung trat. Sie bereiteten den Lebensraum des Menschen vor. Ohne Pflanzen ist menschliches Leben undenkbar. So wie Muttermilch

das Neugeborene nährt, versorgen Pollen, Früchte, Wurzeln, Blätter, Blüten den erwachsenen Menschen. Sie sind sozusagen unsere grüne Muttermilch. Wenn der Mensch weise mit diesen Ressourcen umgeht, ist das „Aus-der-Ballance-Fallen“, nämlich krank zu werden, nicht notwendig, oder gar nicht möglich.
Pflanzen sind die Mittler zwischen dem Mineralreich, den Steinen, und uns Menschen. Das feine Wurzelsystem jeder einzelnen Pflanze, besitzt die Fähigkeit Mineralstoffe, die in Steinen und Erden enthalten sind, aufzuschließen, zu lösen und für den Menschen nutzbar zu machen.

Wenn man die Natur genau beobachtet, merkt man, dass Monokulturen nicht vorkommen. Pflanzen wachsen meistens in Gruppen und mit mehreren anderen Gewächsen. Es ist eine Tatsache, dass zum Beispiel eine Schafgarbe, die auf einer Wiese wächst, andere Inhaltsstoffe hat als eine Schafgarbe, die Luftlinie 500 m entfernt blüht. Die Pflanzen sehen zwar gleich aus, haben jedoch unterschiedliche Inhaltsstoffe. Jedes Tal, jede Gegend der Erde hat ihren eigenen Pflanzenbewuchs und überall sind die Inhaltsstoffe unterschiedlich. Dies erklärt auch, dass der alte Spruch „Die Heilpflanze wächst am eigenen Grund“ eine tiefe Wahrheit beinhaltet. Bis heute ist es der Wissenschaft nicht geglückt, alle Inhaltsstoffe auch nur einer Pflanze zu identifizieren. Jede Pflanze hat unterschiedliche Inhaltsstoffe, und deren Vielfalt ist unvorstellbar groß.

Die Fähigkeit Pflanzen zu nützen können wir von wild lebenden Tieren lernen. Jedes Wildtier weiß, was es fressen darf und was nicht. Es fühlt, aus einem inneren Wissen heraus, wann es an der Zeit ist, Stellen aufzusuchen, wo besonderes Wasser und heilende Erde zu finden sind. Sie nutzen diese Erde und das Heilwasser zum Baden, als Nahrung, zum Trinken, zur Regeneration. Sie tun dies so lange, bis der Körper seine Speicher mit den dort verfügbaren Mineralstoffen wieder aufgefüllt hat.

Wir haben uns so weit von der Natur entfernt, dass sie uns in ihrer Wildheit und Vielfalt Angst macht. Das große Angebot, das sie uns bietet, können wir aus Angst und Unwissenheit nicht nützen. Wir leben buchstäblich viel zu weit weg von der Erde. Hochhäuser, in denen wir leben, sind mit technischen Gerätschaften ausgestattet, die uns rund um die Uhr Entertainment bieten. Nahrung kaufen wir in Plastik verpackt, oft ohne zu wissen, woraus sie besteht und woher sie kommt.
Diese scheinbaren Segnungen des Fortschritts bringen uns von unserem Gefühl, unserem Instinkt und unserem alten Wissen immer weiter weg. Längst weiß man, dass Hühner in Legebatterien fast wertlose Nahrungs-

mittel produzieren. Aus diesem Grund sind Legebatterien mittlerweile in manchen Ländern verboten. Wir Menschen dagegen leben immer noch übereinander geschichtet wie Versuchstiere und degenerieren mehr und mehr. Wenn man Fähigkeiten nicht nützt, beginnen sie zu verkümmern. Wenn man die natürlichen Geräusche wie Vogelzwitschern, Wasserplätschern nicht wahrnimmt, sondern sich statt dessen mit künstlichen Klangteppichen begnügt, wird man die Fähigkeit, Naturgeräusche wahrzunehmen mehr und mehr verlieren. Wir verlernen bestimmte Frequenzen zu hören. Außerdem hat ein künstlicher Klangteppich einen Rhythmus, der mit dem individuellen Rhythmus des Menschen nicht übereinstimmt. Dadurch geraten wir aus der Balance.

Wenn der Mensch die Möglichkeit, natürliche Geschmäcker zu schmekken nicht nutzt, sondern von Geburt an mit künstlichen Geschmäckern konfrontiert wird, verliert er die Fähigkeit, das Aroma von wild wachsender Dille, Gänseblümchen oder wild wachsenden Erdbeeren in seiner vollen Fülle aufzunehmen. Menschen, deren Mütter künstliche Aromen gegessen haben, werden den natürlichen Geschmack der genannten Pflanzen wahrscheinlich als wenig wünschenswert empfinden und daher nicht danach suchen. Damit ist der Weg zur Krankheit und zur weiteren Degenerierung geöffnet.

Teil I
Was wende ich an bei ...?

Jedes Mal wenn du lachst, entfernst du einen Nagel aus deinem Sarg.
Honduranisches Sprichwort

Abszess:

Ackersenfsamen, Aloe, Andorn, Birkenkohle, Eisenkraut, Galläpfel, Kamille, Käsepappel, Klette, Lindenkohle

Ackersenf:	Senfsamen zerstoßen, mit warmem Wasser zu einer Paste vermengen und ca.20 Minuten auflegen. **Achtung:** Blasenbildung möglich!
Frische Kräuter auflegen:	Aloe, Eisenkraut, Klette
Umschläge/ Kompressen:	Andorn, Eisenkraut, Kamille, Käsepappel
Gepulvert:	Birkenkohle, Galläpfel, Lindenkohle

Schröpfen, Ernährung (tierisches Eiweiß weglassen), Blutegel

Arthritis/Arthrose:

Hahnenfuß, Heublumen

Hahnenfuß:	frische, zerquetschte Kräuter auflegen, 15 – 30 Minuten **Achtung:** Blasenbildung möglich!
Heublumen:	als Heubad oder als feucht- warme Kompressen
Salbe:	Zaunrübe, Beinwell, Weihrauch
Ölauszug:	Johanniskraut, Lavendel

Ernährung, Bewegung, Dehnen, Schlafplatz auf Erdstrahlen und Elektrosmog untersuchen. Was macht Sie unbeweglich, wo blockieren Ihre Gedanken den Energiefluss?

Abstillen:

Mit dem Kind geistig vereinbaren, wann der beste Zeitpunkt für diesen Schritt sei; Brustknospen mit Wermut, Zitronensaft oder Salbeiblättern einreiben.

Akne:

Aloe, Birke, Brennnessel, Eibischwurzel, Eichenrinde, Eisenkraut, Faulbaumrinde, Galläpfel, Honig, Kamille, Ringelblume, Schwertlilie, Thymian, Weintrauben

Gesichtskompresse:	Eibischwurzel, Eichenrinde, Eisenkraut, Kamille, Schwertlilie, Thymian
Tee/Waschung:	Brennnessel, Faulbaumrinde, Thymian
Frischer Pflanzensaft:	Aloe, Honig, Schwertlilie
Gepulvert:	Birkenkohle, Eichenrinde, Galläpfel, Lindenkohle

Ernährung beachten (Zuckerkonsum reduzieren,tierisches Eiweiß höchstens 2x pro Woche), Darmreinigung. Was verletzt Ihre äußere Grenze? Warum muss die Haut gereizt reagieren?

Angina pectoris:

siehe Herzbeschwerden

Aphrodisiakum:

Bohnenkraut, Diptam, Hagebutte, Mannstreu, Meisterwurz, Mönchspfeffer, Nelkenwurz, Rosenblätter

Duftlampe:	Bohnenkraut, Rosenblätter
Tee:	Bohnenkraut, Rosenblätter 1:2

Appetitlosigkeit:

Ackersenf, Alant, Betonie, Enzian, Kalmus, Kamille, Mariendistel, Meisterwurz, Nuss

Badezusatz:	Betonie, Kamille, Nussblätter
Rollkur:	Betonie, Mariendistel
Gemüse/Salat:	Ackersenfblätter und - blüten
Schnaps:	Alant, Nuss 3 x 1 Stamperl

Wein:	Alant, Kalmus, Nuss 4 x 5 El

Aderlass, Leberwickel, Einläufe

Arterienverkalkung:

Ackersenf, Brennnessel, Ginkgo, Mistel, Rosmarin, Rosskastanie

Gemüse/Salat:	Ackersenf, Brennnessel, Ginkgo
Tee 1:	Ginkgo, Rosskastanie 2:1
Tee 2:	Brennnessel, Ginkgo, Rosmarin 1:1:1

Ernährung beachten, Aderlass, Heilfasten, Bürstenmassagen, Fußbäder

Asthma:

Seelische Aspekte beleucheten; Ernährung, Klopfmassagen, Aderlass; Schlafplatz begutachten

Atemwegserkrankungen:

Dost, Efeu, Eberesche, Eibisch, Engelwurz, Hohlzahn, Holunderblüte, Huflattich, Königskerze, Lindenblüte, Löwenzahn, Primel, Seifenkraut, Roter Sonnenhut, Thymian, Veilchen, Wipferl

Tee 1:	Hohlzahn, Holunderblüte, Huflattich, Thymian, 1:1:1:1
Tee 2:	Königskerze, Schlüsselblume 1:1
Tee 3:	Dost, Lindenblüte, Thymian 1:2:1
Sirup:	Holunderblüten, Lindenblüte, Löwenzahn, Wipferl
Inhalation:	Dost, Lindenblüte, Thymian, Nadeln

Klopfmassagen, Schröpfen, Topfen- oder Zwiebelwickel

Aufstoßen:

Kalmus, Wermut

Kaffee meiden, Rollkur, Leberwickel, Ernährung

Augenerkrankungen:

Augentrost, Alant, Fenchelsamen, Habichtskraut, Kamille, Käsepappel, Kornblume, Wegerich, Weinraute

Kompressen:	Augentrost, Habichtskraut, Kamille, Käsepappel, Kornblume
Tee 1:	Augentrost, Kamille 1:1
Tee 2:	Augentrost, Käsepappel 1:1

Augengymnastik, Nackendehnungsübungen. Was will ich nicht sehen?

Bandscheibenproblem:

Warme Kräuterölauflagen (Beinwell, Johanniskraut, Heublumen, Lavendel)

Dehnen, Bürsten, Massage, Osteopathie, Schröpfen; seelische Aspekte ergründen

Bauchspeicheldrüse:

Beifuß, Tausendgüldenkraut, Eicheln, Zichorie

Elixier:	Beifuß
Tee:	Beifuß, Tausendguldenkraut

Ernährung, Rollkur, Bauchwickel, Heilfasten

Blasenentzündung:

Berberitze, Birkenblätter, Brennnessel, Goldrute, dorniger Hauhechel, Judenkirsche, Preiselbeeren, Primel, Taubnessel, Wacholder, kleinblütiges Weidenröschen, Zinnkraut

Marmelade, Sirup frisch:	Eberesche, Judenkirsche, Preiselbeeren, Wacholder
Sitzbad/Unterleibssauna/Kompresse:	Taubnessel, kleinblütiges Weidenröschen, Zinnkraut

Tee 1:	Brennnessel, Goldrute, Taubnessel 1:2:1
Tee 2:	Birkenblätter, kleinblütiges Weidenröschen 1:1

Kein tierisches Eiweiß; Schröpfen, Bürsten

Blasenschwäche:

Eichenrinde, Wegwarte, Weidenröschen, Zinnkraut

Kaffee:	Eicheln, Wegwartenwurzel
Sitzbad:	Eichenrinde, Zinnkraut
Tee:	Zinnkraut

Wirbelsäulen- und Beckenbodengymnastik, Bauchmuskeltraining, Narbenentstörung; Emotionen rund um Loslassen und Festhalten klären

Blähungen:

Faulbaumrinde, Fenchel, Kalmus, Kamille, Koriander, Kümmel, Mariendistel, Tausendgüldenkraut

Kauen:	Fenchelsamen, Kalmuswurzel, Koriander

Ernährung, Fasten, Trennkost, Milchprodukte meiden, Darmreinigung, Bauchwickel

Blutbildend:

Beeren, Blutweiderich, Brennnessel, Vogelmiere

Frisch oder als Gemüse:	Beeren, Blutweiderich, Brennnessel, Vogelmiere
Tee:	Blutweiderich, Brennnessel 1:1

Blutdruck, niedrig:

Eberraute, Lavendel, Meisterwurz, Rosmarin, Rosskastanie, Schlehe

Riechsalz:	Eberraute, Lavendel, Rosmarin
Tinktur:	Meisterwurz, Rosskastanie
Tee:	Lavendel, Rosmarin 2:1

Gymnastik, Bürstenmassagen, Ernährung, Flüssigkeitszufuhr, Bewegung an der frischen Luft

Blutdruck, hoch:

Brennnessel, dorniger Hauhechel, Hopfen, Immergrün, Mistel, Stiefmütterchen, Weintrauben, Weißdorn

Kur:	Trauben
Tee 1:	Brennnessel, Weißdorn 2:1
Tee 2:	dornige Hauhechel, Stiefmütterchen 1:2
Tee 3:	dornige Hauhechel, Hopfen, Weißdorn 1:2:1

Aderlass, Schröpfen, Darmreinigung, Dehnen, Bewegung, Ernährung

Blutreinigend:

Beifuß, Braunelle, Brennnessel, Brombeere, Buche, Erdrauch, Faulbaumrinde, Giersch, Gundelrebe, Heidekraut, Himbeere, Hohlzahn, Stiefmütterchen, Tausendgüldenkraut, Vogelknöterich, Vogelmiere, Weintrauben

Kur/Gemüse/ Salat:	Bärlauch, Braunelle, Brennnessel, Giersch, Vogelmiere, Weintrauben, Weintraubenblätter
Tee 1:	Erdrauch, Himbeerblätter, Hohlzahn 1:2:1
Tee 2:	Braunelle, Brennnessel, Stiefmütterchen 1:1:1

Aderlass, Schröpfen, Heilfasten, Darmreinigung

Blutungen:

Arnika, Beinwell, Betonie, Blutweiderich, Enzian, Hirtentäschel, Sauerklee, Schafgarbe, Tormentill, Weintriebe

Frisch:	Hirtentäschel, Sauerklee, Tormentill, Schafgarbe, Weintriebe
Tinktur:	Arnika, Beinwell, Enzian, Hirtentäschel, Tormentill
Tee 1:	Betonie, Blutweiderich 1:1
Tee 2:	Schafgarbe, Hirtentäschel 2:1

Brustentzündung:

Frauenmantel, Hauswurz, Hopfenblätter, Huflattichblätter, Pestwurzblätter, Ringelblume, Salbei, Stiefmütterchen
Frische, zerstoßene Kräuter mehrmals täglich auflegen; Ernährung, Topfenwickel, Schröpfen

Bronchitis:

Klopfmassage, Ernährung, Inhalation, Rödern, Fußbäder, Inhalieren

Chemotherapie:

Ernährung, Bürstenmassagen, Darmreinigung, seelische Aspekte betrachten, Aderlass, frische Kräuter essen

Darmentzündung:

Blutweiderich, Eibischwurzel, Faulbaumrinde, Fingerkräuter, Käsepappel, Klee, Königskerze, Odermennig, Ringelblume, Sanikel, Seifenkraut, Tausendgüldenkraut, Walnussblätter, Wermut

Elixier/ Tinktur:	Sanikel, Walnussblätter, Wermut
Tee 1:	Eibischwurzel, Königskerze 2:1
Tee 2:	Kleeblüten, Seifenkraut 3:1

Bauchwickel, Rollkur, Ernährung, Aderlass, Darmreinigung

Darmreinigung:

Bärlauch, Brennnessel, Dost, Faulbaumrinde, Fünffingerkraut, Odermennig, Sanikel, Wermut

Elixier:	Sanikel, Wermut
Gemüse:	Bärlauch, Brennnessel
Tee:	Brennnessel, Fünffingerkraut 2:1

Hydrocolontherapie, Einläufe, Rollkur, Bauchwickel, Ernährung

Depression:

Aronstab, Baldrian, Haselnussblätter, Heidekraut, Hirschzungenfarn, Hopfen, Johanniskraut, Lavendel, Lindenblüte, Melisse, Mönchspfeffer, Veilchen

Elixier:	Hirschzungenfarn, Veilchen
Bad:	Baldrian, Haselnussblätter, Heidekraut, Lavendel, Melisse, Veilchen
Tee 1:	Baldrian, Hopfen, Melisse 1:1:2
Tee 2:	Heidekraut, Lavendel, Melisse 1:2:1
Tee 3:	Johanniskraut, Melisse 1:1

Bewegung, Darmreinigung, Bürsten, Bauchwickel, Aderlass, Ernährung

Diabetes:

Alant, Beifuß, Fünffingerkraut, Heidelbeerblätter, Hirschzungenfarn, Immergrün, Löwenzahn, Mariendistel, Nelkenwurz, Walnussblätter, Wegwarte

Elixier:	Beifuß, Hirschzungenfarn
Tee:	Alant, Löwenzahn, Wegwartenwurzel 1:1:1

Inulinhaltige Gemüse bevorzugen (Topinambur, Schwarzwurzel, Haferwurz, Sellerie, Eicheln, Maroni, Klettenwurzeln, rote Rüben); Diät, Flüssigkeitszufuhr, Darmreinigung, Nierenreinigung, Aderlass

Drüsenschwellung:

Akelei, Eisenkraut, Engelwurz, Farn, Frauenmantel, Hirschzungenfarn, Huflattichblätter, Kamille, Pestwurzblätter, Salbei, Schneeglöckchen, Weintraube

Elixier:	Hirschzungenfarn
Frische Pflanze:	Eisenkraut, Frauenmantel, Hirschzungenfarn, Huflattichblätter, Kamille, Pestwurzblätter, Schneeglöckchenwurzeln (äußerlich)

Ernährung, Schröpfen, Leberwickel, Fußbäder

Durchfall:

Berufkraut, Birkenkohle, Brombeerblätter, Buche, Dost, Eiche, Himbeerblätter, Heidelbeere, Lindenkohle, Kräuterasche, Tausendgüldenkraut

Kohle:	4x ½ TL: Birke, Buche, Lindenkohle
Tee 1:	Brombeerblätter, Heidelbeere, Himbeerblätter 1:1:1
Tee 2:	Berufskraut, Tausendguldenkraut 2:1
Tee 3:	Berufskraut, Brombeerblätter, Dost 1:1:1

Diät, Flüssigkeitszufuhr, Ernährung, Leberwickel, Entgiftungsbäder, Rollkur, Schröpfen, Einlauf

Eisenmangel:

Beeren, Brennnessel, Vogelmiere - möglichst täglich

Darmreinigung, damit die zugeführten Stoffe besser aufgenommen werden können.

Erschöpfung (Rekonvaleszenz):

Alant, Betonie, Bibernelle, Blutweiderich, Buche, Ginkgo, Habichtskraut, Nelkenwurz, Weintraube

Kur:	Weintraube
Tinktur:	Alant, Ginkgo
Wein:	Alant, Nelkenwurz

Leberwickel, Bürstenmassagen, Fußbäder, Ernährung; seelische Aspekte beachten

Entschlackung:

Aloe, Andorn, Bärlauch, Birke, Brennnessel, Goldrute, Hauswurz, Schlehe, Vogelmiere, Weintraube

Gemüse/Salat:	Bärlauch, Brennnessel, Vogelmiere
Saft:	Aloe, Brennnessel, Hauswurz, Schlehe
Tee:	Birkenblätter, Brennnessel, Goldrute 1:1:1

Bürsten, Aderlass, Bauchwickel, Darmreinigung

Entwässernd:

Erdrauch, Birke, Brennnessel, Hagebutte, dorniger Hauhechel, Pfaffenhütchen, Schöllkraut, Wacholder, Weißdorn

Wein:	Wacholder
Tee 1:	Birke, Hagebutte, Weißdorn 2:1:1
Tee 2:	Hagebutte, dorniger Hauhechel, Weißdorn 1:1:1

Entzündungshemmend:

Aloe, Beifuß, Betonie, Brennnessel, Diptam, Hauswurz, Himbeerblätter, Hohlzahn, Hopfen, Kamille, Klee, Kornblume, Labkraut, Quendel, Ringelblume, Salbei, Sanikel, Schwertlilie, Stiefmütterchen, Walnussblätter, Weide

Badezusatz:	Kornblume, Klee, Labkraut
lokal auflegen:	Aloe, Hauswurz, Hopfen, Schwertlilie
Tee 1:	Beifuß, Kornblume, Labkraut
Tee 2:	Hohlzahn, Kamille, Quendel 1:1:1

Fehlsichtigkeit:

Massagen, Augenkompressen und -übungen. Was will man nicht sehen?

Fieber:

Akelei, Berberitze, Holunderblüte, Lindenblüte, Mädesüß, Stiefmütterchen, Weide

Tee 1:	Lindenblüte, Mädesüß, Stiefmütterchen 2:1:1
Tee 2:	Hollerblüte, Lindenblüte 1:1

Topfenwickel auf Hals oder Unterschenkel, Fußbäder, kein tierisches Eiweiß, Leberwickel

Frühjahrsmüdigkeit:

Bärlauch, Brennnessel, Gänseblümchen, Huflattich, Kresse, Knoblauchrauke, Löwenzahn, Scharbockskraut, Taubnessel, Vogelmiere - jeweils als Gemüse oder Salat

Heilfasten, Bürstenmassagen, Leberwickel, Aderlass, Flüssigkeitszufuhr

Frühjahrskur:

Ackersenf, Bärlauch, Brennnessel, Ehrenpreis, Gänseblümchen, Hopfentriebe, Knoblauchrauke, Labkraut, Löwenzahn, Vogelmiere

Sooft wie möglich Kräuter frisch essen; Heilfasten, Darmreinigung, Nierenreinigung

Gallenleiden:

Alant, Andorn, Beifuß, Berberitze, Berufkraut, Ehrenpreis, Enzian, Erdrauch, Fünffingerkraut, Leberblümchen, Löwenzahn, Mariendistel, Pfaffenhütchen, Wegwarte, Wermut

Elixier:	Wermut, Beifuß
Tinktur/Wein:	Alant, Beifuß, Berberitze, Enzian, Wermut
Tee 1:	Beifuß, Berufskraut, Wermut 1:1:0,5
Tee 2:	Fünffingerkraut, Löwenzahn, Wegwarte 1:1:2

Diät, Fasten, Darmreinigung, Rollkur, Leberwickel, Schröpfen, Leberreinigung

Gastritis:

Lebensstil hinterfragen, Kaffee meiden; Ernährung, Leberwickel, Kalmuswurzeln kauen

Zur Stärkung der Gebärmutter:

Alant, Frauenmantel, Gänseblümchen, Meisterwurz, Schafgarbe, Tausendgüldenkraut, Wegwarte

Geburt:

Diptam, Dost, Efeu, Frauenmantel, Ringelblume, Schafgarbe, Tausendgüldenkraut, Tormentill

Je nach Vorliebe als Kräuterkompresse auf Bauch und Schenkel; Atemübungen, Massagen

Geburtsvorbereitung:

Beifuß, Brombeere, Erdbeere, Frauenmantel, Himbeere

Tee 1:	Brombeer -, Erdbeer - und Himbeerblätter 1:1:1
Tee 2:	Beifuß, Schafgarbe 1:1
Tee 3:	Beifuß, Frauenmantel 1:1

Ernährung; Wildkräuter täglich genießen; Dehnen, blockierende Gedanken aufspüren und loslassen

Gerstenkorn:

Ernährung, Augenkompressen mit Augentrost, Kamille, Schafgarbentee

Gicht:

Beinwell, Brennnessel, Farn, Giersch, Goldrute, Klee, Mädesüß, Pfingstrose, Weintraube

Gemüse:	Beinwell, Brennnessel, Giersch

Salbe:	Beinwell
Umschlag:	Farn, Giersch
Tee 1:	Goldrute, Mädesüß 2:1
Tee 2:	Brennnessel, Goldrute, Mädesüß 1:1:1

Diät, Flüssigkeitszufuhr, Darmreinigung, Bürstenmassagen, Leberwickel, Breuß-Tee, Aderlass

Haarausfall:

Aloe, Birke, Brennnesselwurzel, Klettenwurzel

Brennnesselwurzel, Klettenwurzel als Ölauszug in den Haarboden massieren; Brennnesselaufguss; Spülungen nach dem Haarewaschen; Ernährung beachten; Darm reinigen

Frisch:	Aloe, Klette
Tee als Spülung:	Birke, Brennnesselwurzel, Klette
Öl:	Klette, Brennnesselwurzeln

Ernährung, Darmreinigung, Bürstenmassagen

Halsschmerzen:

Akelei, Andorn, Eibischwurzel, Engelwurz, Königskerze, Salbei

Elixier:	Königskerze
Gurgeln:	Eibischwurzel, Königskerze, Salbei
Salbe:	Engelwurz

Ernährung sofort beachten; Topfen- oder Zwiebelwickel; Schröpfen, Ruhe suchen; Inhalieren mit Salbei, Salz, Thymian, Bohnenkraut; Darmreinigung, Rödern, Ohrkerzen

Harnwegsinfekt:

siehe Blasenentzündung

Hautausschläge (Ekzeme):

Aloe, Andorn, Brennnessel, Brombeerblätter, Ehrenpreis, Erdrauch, Fünffingerkraut, Goldrute, Hamamelis, Hauswurz, Himbeerblätter, Käsepappel, Klette, Kresse, Labkraut, Odermennig, Quendel, Salbei, Schöllkraut, Walnussblätter

Bad:	Brombeerblätter, Himbeerblätter, Käsepappel, Quendel, Walnussblätter
Frischer Saft:	Aloe, Hauswurz, Kresse, Schöllkraut
Pflanze in Öl:	Aloe, Hauswurz, Klette, Labkraut, Schöllkraut
Tee 1:	Erdrauch, Odermennig 2:1
Tee 2:	Brennnessel, Ehrenpreis, Goldrute 1:1:1

Diät überprüfen, Schlafplatz begutachten lassen, Darm reinigen; seelisch-emotionale Aspekte beleuchten

Hämorrhoiden:

Ehrenpreis, Eibischwurzel, Eichenrinde, Hamamelis, Kamille, Käsepappel, Quendel, Scharbockskraut, Zinnkraut

Salbe:	Hamamelis, Königskerze, Scharbockskraut
Sitzbad:	Ehrenpreis, Eibischwurzel, Eichenrinde, Kamille

Leberwickel, eventuell Beckenschiefstand beheben; Darmreinigung; Verstopfung beheben.

Herpes zoster (Gürtelrose):

Aloe, Hauswurz, Schneeglöckchen, Schöllkraut; warm halten

Blätter aufgeschnitten:	Aloe, Hauswurz
Pflanzensaft/Öl:	Hauswurz, Schneeglöckchen, Schöllkraut

Ernährung beachten, Darm reinigen, Ausruhen; sich fragen: Warum muss die Haut sich schmerzhaft bemerkbar machen?

Herzbeschwerden:

Aronstab, Diptam, Ginkgo, Haselnussblätter, Herzgespann, Hopfen, Johanniskraut, Lavendel, Lindenblüten, Melisse, Petersilienwurzel, Waldmeister, Weißdorn, Wolfstrapp

Elixier:	Lavendel, Petersilienwurzel
Tee 1:	Lindenblüten, Melisse, Wolfstrapp 2:1:1
Tee 2:	Herzgespann, Johanniskraut, Melisse 1:2:1
Tee 3:	Hopfen, Lindenblüten, Waldmeister, Weißdorn 1:1:1:1

Schlafplatz auf Störzonen untersuchen lassen; Dehnungsübungen für die Wirbelsäule und den Brustkorb, Atemübungen, Darm entlasten

Hormonausgleichend:

Aronstab, Frauenmantel, Gundelrebe, Himbeerblätter, Hopfen, Klee, Lavendel, Ringelblume, Salbei, Salz, Schafgarbe, kleinblütiges Weidenröschen, Weißdorn

Bad:	Hopfen, Salz
Elixier:	Lavendel
Tee1:	Frauenmantel, Gundelrebe, Hopfen 2:1:1
Tee 2:	Frauenmantel, Himbeerblätter, Schafgarbe, Weißdorn 1:1:1:1

Diät, Bewegung

Husten:

Andorn, Dost, Eibischwurzel, Fingerkrautarten, Heublumen, Huflattich, Klee, Kamille, Königskerze, Löwenzahn, Lungenkraut, Pestwurz, Primel, Quendel, Rainfarn, Salz, Spitzwegerich, Thymian, Veilchen, Wacholder, Nadelbaum-Wipferl

Honig/Sirup:	Andorn, Löwenzahn, Primel, Spitzwegerich, Wipferl

Inhalieren:	Heublume, Kamille, Klee, Thymian, Wacholder, Wipferl
Tee 1:	Dost, Kamille, Quendel 1:1:1
Tee 2:	Huflattich, Quendel, Spitzwegerich 1:1:1
Tee 3:	Andorn, Dost, Fingerkrautarten 1:1:1

Klopfmassage, Topfen- oder Kräuterölwickel, Inhalieren, Ernährung

Hypophysenadenome:

Schlafpaltz auf Störzonen untersuchen lassen, die Sinnesorgane entlasten, Ernährung beachten

Immunabwehr steigernd:

Alant, Aloe, Eberwurz, Enzian, Hauswurz, Karde, Sonnenhut, Wacholder

Wein/Tinktur:	Alant, Eberwurz, Enzian, Karde
Tinktur:	Alant, Enzian, roter Sonnenhut, Karde,
Frische Pflanze:	täglich 1 TL 3 Wochen lang: Aloe, Hauswurz

Darmreinigung, täglich eine Handvoll frischer oder 1 EL getrockneter Wildkräuter essen. Propolistropfen, ausreichend schlafen, Regenerationsphasen rechtzeitig einplanen

Inhalationsmittel:

Dost, Salz, Thymian, Nadeln, Wacholder

Insektenstich:

Aloe, Fette Henne, Hauswurz, Holunderblätter, Lavendel, Wegerichblätter

Öl:	Lavendel
Frische Pflanze:	Aloe, Fette Henne, Hauswurz, Hollerblätter, Lavendel, Wegerichblätter

Schröpfen, Niere reinigen

Klistiermittel:

Eibischwurzel, Kamille, Käsepappel, Kleeblüten

Knochenbruch:

Alant, Arnika, Beinwell, Schafgarbe, Wegerich

Honig:	Wegerich
Salbe:	Arnika, Beinwell
Tinktur/Umschlag:	Alant, Arnika, Beinwell, Wegerich

Schröpfen, Massagen, Ernährung

Kopfschmerzen:

Baldrian, Faulbaumrinde, Fünffingerkraut, Kamille, Lavendel, Melisse, Mutterkraut, Pfefferminze, Rosmarin, Weintraube, Wermut

Elixier:	Wermut
Kur:	Weintraube
Öl:	Pfefferminze
Tee 1:	Faulbaumrinde, Kamille 1:2
Tee 2:	Fünffingerkraut, Kamille 1:1

Dehnungsübungen, Ernährung, Darmreinigung, Schröpfen, Schlafplatz, Leberwickel; die Seele fragen

Krampfadern:

Arnika, Betonie, Farn, Hamamelis, Rosskastanie, Steinklee, Weinlaub

Salbe/Tinktur:	Arnika, Hamamelis, Rosskastanie
Öl:	Arnika, Betonie, Farn

Beckenschiefstand beheben, Dehnungsübungen, Gymnastik, Wechselbäder, Blutegeltherapie, Leberwickel

Krampflösend:

Bohnenkraut, Dost, Fünffingerkraut, Gänsefingerkraut, Heublumen, Kamille, Klee, Lavendel, Mönchspfeffer, Mutterkraut, Pfefferminze, Schafgarbe

Kompresse:	Heublume, Klee
Öl:	Bohnenkraut, Kamille, Lavendel, Oregano
Tee 1:	Kamille, Mutterkraut, Oregano
Tee 2:	Bohnenkraut, Lavendel, Schafgarbe

Bauchwickel, Massage, Dehnen

Kräuterkissen:

Farnarten, Kamille, Klee, Labkraut, Lavendel, Quendel, Rautenarten, Schafgarbe, Steinklee, Thymian, Waldmeister

Krebs:

Aloe, Buche, Johanniskraut, Mistel, Ruprechtskraut, Vogelknöterich, Weintraube, Zinnkraut

Breuß-Tee, Ernährung, Schlafplatz, Darmreinigung, seelische Ursachen beheben

Kühlend:

Aloe, Hauswurz, Himbeere, Holunderblätter, Pfefferminze, Salbei, Taubnessel - als Tee und frische Pflanzen.

Leberreinigung:

Bärlauch, Eiche, Gundelrebe, Labkraut, Lavendel, Löwenzahn, Mariendistel, Schafgarbe, Wegwarte, Weintrauben, Wermut

Kur:	Weintrauben
Gemüse/ Salat:	Bärlauch, Gundelrebe, Labkraut, Schafgarbe

Tee 1:	Gundelrebe, Labkraut, Schafgarbe
Tee 2:	Löwenzahn, Mariendistel, Wegwartenwurzel

Bauchwickel, Rollkur, Bürsten, Dehnen, Diät

Lungenerkrankung:

Alant, Andorn, Heublumen, Hohlzahn, Holunderblüten, Huflattich, Klee, Lindenblüte, Lungenkraut, Pestwurzblätter, Pfaffenhütchen, Primel, Seifenkraut, roter Sonnenhut, Thymian, Wacholder, Wegerich, Weinraute, Zinnkraut

Elixier:	Wacholder
Inhalation:	Klee, Thymian
Sirup:	Holunderblüten, Lindenblüten, Wegerich
Wein:	Alant
Tee 1:	Hohlzahn, Lindenblüte, Primel, Thymian 1:1:1:1
Tee 2:	Holunderblüten, Lindenblüte, Lungenkraut 1:1:1

Klopfmassage, Ernährung, Schröpfen, Darmreinigung; seelische Aspekte beachten

Magenschwäche:

Alant, Aronstab, Beifuß, Himbeerblätter, Kalmus, Nelkenwurz, Nuss, Odermennig, Tausendgüldenkraut, Wermut

Tinktur/Wein:	Alant, Kalmus, Nelkenwurz, Nuss
Tee:	Alant, Kalmus, Wermut 1:1:1

Rollkur, Bauchwickel, Ölziehen, Ernährung; Kaffee-, Nikotin- und Alkohlkarenz

Mandelentzündung:

siehe Tonsillitis

Milchbildend:

Anis, Brennnesselblätter, Fenchel, Koriander, Kümmel

Tee aus den genannten gemörserten Pflanzensamen, einzeln oder gemischt.

Milchfluss stoppend:

Hopfen, Salbei, Wermut

Frische Blätter auflegen. Tee trinken und als Kompresse.

Mittelohrentzündung:

Ohrkerzen, Zwiebelwickel oder Topfenwickel

Mundecken:

Aloe, Hauswurz, Johanniskraut, roter Sonnenhut, Stiefmütterchen

Tinktur:	roter Sonnenhut
Frische Pflanze:	Aloe, Hauswurz, Stiefmütterchen

Ernährung beachten, Darmreinigung

Mundgeruch:

Anis, Fenchel, Kalmus kauen

Darmreinigung, Rollkur, Ölziehen, Ernährung; die Seele fragen; Zahnsanierung, Zahnsteinentfernung

Muskelkater:

Dehnen, Bürsten, Flüssigkeitszufuhr, Massage, Kräuterbäder

Muskelschmerzen:

Ackersenfsamen, Arnika, Heublumen, Johanniskraut, Kleeblüten, Pfefferminze, Ringelblume, Salz

Bad:	Heublumen, Kleeblüten, Salz
Umschlag:	Ackersenfsamen
Öl:	Johanniskraut, Pfefferminze
Salbe:	Ringelblume

Dehnen, Bürstenmassagen, Kräuterbäder, Aderlass; Schlafplatz untersuchen

Nervenschmerzen:

Ackersenfsamen, Aloe, Hauswurz, Johanniskraut, Ringelblume, Schwertlilie

Umschlag:	Ackersenfsamen
Frische Pflanze:	Aloe, Hauswurz, Schwertlilie
Öl:	Johanniskraut, Ringelblume, Lavendel
Tee:	Mädesüß, Johanniskraut

Nervöse Zustände:

Aronstab, Baldrian, Honig, Hopfen, Johanniskraut, Kamille, Klee, Lavendel, Lindenblüte, Melisse, Mistel, Schwertlilie, Veilchen, Waldmeister, Weißdorn

Bad/Fußbad:	Baldrian, Hopfen, Lavendel
Elixier:	Veilchen
Tee 1:	Baldrian, Hopfen, Weißdorn 1:1:1
Tee 2:	Kamille, Lavendel, Waldmeister 2:1:1

Nierenschwäche:

Berberitze, Birke, Brennnessel, Goldrute, Hagebutte, dorniger Hauhechel, Judenkirsche, Klettenfrüchte, Rainfarn, Ruprechtskraut, Taubnessel, Vogelknöterich, Wurzeln von Himbeere und Brombeere, Zinnkraut

Breuß-Tee:	Siehe Seite 216
Kompresse/ Umschlag:	Zinnkraut
Saft:	Birke
Tee 1:	Brennnessel, Goldrute, Taubnessel 1:1:2
Tee 2:	Birkenblätter, Goldrute, dornige Hauhechel 1:1:1

Ernährung beachten, Schlafplatz und seelische Aspekte beachten

Ohrenschmerzen:

Heublumen, Kamille, Klee, Wegerich, Weinreben, Zwiebel

Öl:	Weinreben
Kompresse/ Umschlag:	Heublume, Kamille, Klee, Wegerich

Ohrkerzen, Schröpfen, Rödern

Osteoporose:

Brennnessel, Zinnkraut, Wegerichhonig,

Bewegung, Diät, Ernährung, Dehnen, Bürstenmassagen

Pilzerkrankung:

Aloe, Efeu, Eibischwurzel, Heidekraut, Käsepappel, Zinnkraut

Frische Pflanze:	lokal oder innerlich

Tee 1:	Heidekraut, Zinnkraut 1:1
Tee 2:	Efeu, Zinnkraut 1:2

Ernährung beachten, Diät, Darmreinigung

Prellung:

Alant, Arnika, Beinwell, Enzian, Heublumen

Salbe:	Beinwell
Kompresse:	Heublume
Tinktur/ Umschlag:	Arnika, Beinwell, Enzian

Schröpfen, Blutegel, Bürstenmassagen

Prostatavergrößerung:

Brennnesselsamen, Ehrenpreis, Ruprechtskraut, Rainfarn, Taubnessel, kleinblütiges Weidenröschen

Elixier:	Rainfarn
Tee 1:	Ehrenpreis, Ruprechtskraut, Taubnessel 1:1:1
Tee 2:	Brennnesselsamen, Rainfarn 2:1

Beckenschiefstand beheben, Darmreinigung, Flüssigkeitszufuhr, seelische Aspekte beachten

Quetschung:

Alant, Arnika, Beinwell, Enzian, Hirtentäschel, Ringelblume

Salbe:	Arnika, Beinwell, Ringelblume
Tinktur:	Arnika, Enzian, Hirtentäschel
Umschläge:	Beinwell, Enzian, Ringelblume

Schröpfen, Massage, Bürsten

Regelblutung, auslösend:

Ackersenf, Beifuß, Diptam, Engelwurz, Frauenmantel, Gottesgnadenkraut, Gundelrebe, Weinraute

Diät, Fasten

Regelkrämpfe, schmerzhafte:

Bohnenkraut, Frauenmantel, Gänsefingerkraut, Gundelrebe, Heublumen, Kamille, Klee, Lavendel, Melisse, Ringelblume, Schafgarbe, Taubnessel, Tormentill

Salbe:	Kamille
Unterleibs-sauna:	Heublumen, Klee
Öl:	Bohnenkraut
Tee 1:	Frauenmantel, Gänsefingerkraut, Schafgarbe 1:1:2
Tee 2:	Gänsefingerkraut, Melisse, Taubnessel 2:1:1
Tee 3:	Bohnenkraut, Lavendel, Melisse 1:1:2

Dehnen, Ernährung, seelische Aspekte beachten; sind Sie glücklich mit Ihrer Partnerschaft und Sexualität?

Regelblutung, starke:

Betonie, Brombeere, Frauenmantel, Gänsefingerkraut, Himbeere, Hirtentäschel, Mutterkraut, Tormentill, Zinnkraut

Tinktur:	Hirtentäschel, Zinnkraut
Tee 1:	Betonie, Frauenmantel, Mutterkraut 1:2:1
Tee 2:	Brombeere, Farn, Himbeere 1:1:2

Ernährung beachten, eigenes Frauenbild klären; wo und warum bluten Sie sich aus?

Rheuma:

Berufkraut, Brennnessel, Farn, Giersch, Hahnenfuß, dorniger Hauhechel, Heublumen, Johanniskraut, Klee, Labkraut, Mädesüß, Veilchen, Weinraute, Weintrauben, Weihrauch

Kur:	Trauben
Bad:	Farn, Heublumen, Klee
Frische Pflanzen:	Giersch, Hahnenfuß, Klee
Tee 1:	Brennnessel, dorniger Hauhechel, Labkraut 2:1:1
Tee 2:	Berufskraut, Johanniskraut, Mädesüß 1:2:1
Tee 3:	Brennnessel, dorniger Hauhechel, Johanniskraut, Labkraut 1:1:1:1

Ernährung beachten, Schlafplatz begutachten. Was hemmt Ihre Beweglichkeit? Wo bremsen Sie sich selbst?

Rhythmusstörungen:

Herzgespann, Hopfen, Mistel, Weißdorn, Wolfstrapp

Tee 1:	Hopfen, Weißdorn, Wolfstrapp 2:1:1
Tee 2:	Mistel, Weißdorn 1:1
Tee 3:	Herzgespann, Hopfen 1:1

Wirbelsäule aufrichten und eventuelle Fehlstellungen korrigieren; was in Ihrem Leben bringt sie aus dem Rhythmus?

Scheidenentzündung:

Aloe, Eibischwurzel, Eichenrinde, Heidekraut, Kamille, Käsepappel, Knoblauch, Kornblume, Lavendel, Ringelblume, Stiefmütterchen, Taubnessel

Frische Pflanze als Zäpfchen:	Aloe (geschält), Knoblauch (geschält)
Sitzbad:	Eibischwurzel, Eichenrinde, Käsepappel

Scheidenspülung:	Eibischwurzel, Eichenrinde, Kamille, Käsepappel, Kornblume, Lavendel

Sind Sie mit Ihrer Partnerschaft und Sexualität glücklich?
Ernährung, Verdauung

Schilddrüse:

Farn, Gundelrebe, Herzgespann, Liebstöckel, Schneeglöckchen, Wolfstrapp

Frischer Pflanzensaft:	Schneeglöckchen (äußerlich)
Kompresse:	Farn, Gundelrebe, Liebstöckel
Tee 1:	Gundelrebe, Wolfstrapp 1:1
Tee 2:	Gundelrebe, Herzgespann, Liebstöckel 1:1:1

Leben Sie Ihren Rhythmus? Was sprechen Sie nicht aus? Ernährung

Schlafstörungen:

Baldrian, Heublumen, Hopfen, Lavendel, Lindenblüten, Melisse, Weißdorn

Fußbad:	Heublumen, Lavendel
Tee 1:	Baldrian, Hopfen, Lindenblüten 1:1:1
Tee 2:	Hopfen, Melisse, Weißdorn 1:1:1

Kaffeekonsum einschränken, Bewegung, Ernährung, Entspannungsübungen, Schlafplatz

Schlaganfall:

Brennnessel, Ginkgo, Rosmarin, Rosskastanie

Schlafplatz beachten, Ernährung, Massagen, Dehnungsübungen machen; sich selbst nie aufgeben!

Schleimlösend:

Efeu, Eibisch, Holunderblüten, Holunder, Kamille, Labkraut, Lindenblüten, Löwenzahn, Mädesüß, Primel, Salz, Schlehdorn, Triebe von Himbeere und Brombeere, Thymian, Nadelbaum-Wipferl

Elixier:	Brombeerelixier, Wegerich
Sirup/Honig:	Löwenzahn, Wegerich, Wipferl
Inhalation:	Efeu, Kamille, Salz, Thymian
Tee 1:	Lindenblüten, Mädesüß, Primel 1:1:1
Tee 2:	Efeu, Labkraut, Thymian 1:2:1
Tee 3:	Himbeere, Holunderblüte, Primel 1:1:2

Schmerzstillend:

Heublumen, Klee, Lavendel, Mädesüß, Stiefmütterchen, Weidenrinde, Weihrauch

Bad:	Heublumen, Klee, Salz
Tee 1:	Mädesüß, Weidenrinde 1:1
Tee 2:	Lavendel, Mädesüß, Stiefmütterchen 1:1:1

Schnupfen:

Augentrost, Engelwurz, Kamille, Meisterwurz, Quendel, Salz, Thymian

Inhalation:	Quendel, Salz, Thymian

Rödern, Ernährung

Schwäche, allgemein:

Alant, Betonie, Bibernelle, Diptam, Eberwurz, Eiche, Meisterwurz, Nelkenwurz, Thymian

Wein:	Alant, Bibernelle, Diptam, Eberwurz, Meisterwurz, Nelkenwurz, Nussblätter

Bad:	Eiche, Walnuss

Schlafplatz, Ernährung, Erholung, Bachblüten

Schweißfüße/ -hände:

Salbei, Sauerklee, Vogelknöterich, Weide, Zinnkraut

Diät, Hand- und Fußbad mit einer der genannten Pflanzen.

Schweißtreibend:

Holunderblüte, Lindenblüte, Mädesüß, Schlehe, Stiefmütterchen, Weide

Tee 1:	Lindenblüte, Schlehenblüte 1:1
Tee 2:	Hollerblüte, Weidenrinde 1:1
Tee 3:	Hollerblüte, Lindenblüte, Stiefmütterchen 1:1:1

Schwindel:

Halswirbelsäule untersuchen lassen, Dehnungsübungen, Ohrkerzen

Sodbrennen:

Eibischwurzel, Kalmus, Kamille, Käsepappel, Odermennig, Tausendgüldenkraut, Wermut

Kauen:	Kalmuswurzel
Rollkur:	Kalmus, Kamille, Odermennig, Wegwarte, Wermut

Ernährung, Rollkur

Sonnenbrand:

Aloe, Fette Henne, Hauswurz, Holunderblätter, Taubnessel

Blätter zerquetscht auflegen. Topfen oder Joghurt auflegen.

Steinleiden:

Goldrute, Heidekraut, Ruprechtskraut, Vogelknöterich, kleinblütiges Weidenröschen, Wegerichsamen, Zinnkraut

Tee 1:	Vogelknöterich, Wegerichsamen 1:1
Tee 2:	Heidekraut, Ruprechtskraut, kleinblütiges Weidenröschen 1:1:1

Diät, Flüssigkeitszufuhr

Stilldepression:

Herzgespann, Hopfen, Lavendel, Johanniskraut, Melisse

Tee 1:	Johanniskraut und Lavendel
Tee 2:	Herzgespann, Johanniskraut, Melisse 1:1:1
Tee 3:	Hopfen, Lavendel, Melisse 2:1:1

Stimmschwäche (Heiserkeit):

Akelei, Andorn, Bibernelle, Eibischwurzel, Eichenrinde, Engelwurz, Kamille, Königskerze, Lindenblüte, Salz, Thymian, Nadelbaum-Wipferl

Elixier:	Königskerze
Sirup:	Lindenblüten, Thymian, Wipferl
Inhalation:	Nadeln, Salz, Thymian

Nasenreinigung (Rödern), Gurgeln

Schwermetalle ausleiten:

Bärlauch, Goldrute, Knoblauchrauke, Koriander, Zinnkraut

Als Gemüse essen, Goldrute und Zinnkraut als Tee trinken.
Bärlauch, Koriander, Zinnkraut als Essenz oder Tinktur einnehmen.

Tinnitus:

Dehnungsübungen, Schröpfen, Ohrkerzen

Tonsillitis:

Eibisch, Engelwurz, Mädesüß, Nussblätter, Salbei, Tormentill

Salbe:	Engelwurz
Tee zum Gurgeln:	Nussblätter, Tormentill

Ernährung, Rödern, Ölziehen

Übersäuerung:

Alant, Brennnessel, Goldrute, dorniger Hauhechel, Heublumen, Kalmus, Klee, Labkraut, Quendel, Salz, Tausendgüldenkraut, Weintrauben, Wermut

Kur:	Weintraube
Tinktur/Wein:	Alant, Wermut
Bad:	Heublumen, Klee, Salz
Tee 1:	Brennnessel, Labkraut, Tausendgüldenkraut 1:1:1
Tee 2:	Klee, Wermut 2:1

Ernährung, Darmreinigung, Fasten, Kaffeekonsum einschränken

Ungeziefer:

Eberraute, Farnarten, Lavendel, Pfingstrose, Rainfarn

Die getrockneten Blätter als Kräuterkissen im Kasten aufbewahren.

Unruhe:

Baldrian, Ginkgo, Heidekraut, Herzgespann, Hopfen, Johanniskraut, Lavendel, Mistel, Waldmeister

Tee 1:	Heidekraut, Hopfen, Waldmeister 1:1:1
Tee 2:	Baldrian, Herzgespann, Hopfen 1:1:1

Ernährung, Bewegung, Dehnen, Entspannen

Unterstützung der Fettverdauung:

Beifuß, Berberitze, Labkraut, Löwenzahn, Nuss, Tausendgüldenkraut, Wermut, Wegwarte

Elixier:	Beifuß, Wermut
Tinktur:	Löwenzahn, Nuss, Wermut
Tee:	Beifuß, Labkraut, Wegwartenwurzel 1:1:1

Venenentzündung:

Aloe, Eisenkraut, Enzian, Ginkgo, Hamamelis, Hauswurz, Holunderblätter, Rosskastanie, Steinklee, Weide, Wein

Umschläge:	Eisenkraut, Enzian, Hollerblüten, Rosskastanie, Weide
Salbe:	Hamamelis, Rosskastanie
Frische Pflanze:	Aloe, Eisenkraut, Hamamelis, Hollerblüten, Weide

Ernährung, Diät, Bewegung, Schröpfen, Blutegel

Verbrennung:

Aloe, Fette Henne, Hauswurz, Hollerblätter, Johanniskraut, Schwertlilie, Taubnessel

Frische Kräuter:	Aloe, Fette Henne, Hauswurz, Hollerblätter, Schwertlilie
Öl:	Johanniskraut, Lavendelöl

Verdauungsstörungen:

Betonie, Eberraute, Erdrauch, Faulbaumrinde, Fingerkrautarten, Herzgespann, Kamille, Mariendistel, Odermennig, Schafgarbe, Schlehenblüten, Schwertlilie, Stiefmütterchen, Tausendgüldenkraut, Weintraube

Kur:	Weintrauben
Rollkur:	Betonie, Kamille, Odermennig, Schafgarbe
Tee 1:	Herzgespann, Kamille, Stiefmütterchen 1:1:1
Tee 2:	Betonie, Odermennig, Schafgarbe 1:2:1

Ernährung, Darmreinigung, Kaffeekonsum einschränken

Verletzungen:

Aloe, Arnika, Beinwell, Hauswurz, Hirtentäschel, Tormentill, Wegerich

Frisch zerrieben:	Aloe, Hauswurz, Hirtentäschel, Tormentill, Wegerich
Tinktur:	Arnika, Beinwell

Verschleimung:

Akelei, Dost, Eibisch, Gänseblümchen, Holunder, Huflattich, Klee, Königskerze, Labkraut, Lindenblüten, Mutterkraut, Pestwurz, Primel, Salbei, Seifenkraut, Thymian, Nadelbaum-Wipferl

Sirup:	Huflattich, Königskerze, Primel, Thymian
Tee 1:	Huflattich, Labkraut, Primel 2:1:1
Tee 2:	Gänseblümchen, Lindenblüte, Primel 1:1:2

Diät

Verstauchung:

Arnika, Beinwell, Distel, Enzian, Ringelblume, roter Sonnenhut

Salbe:	Arnika, Beinwell, Ringelblume

Frische Kräuter:	Beinwell, Ringelblume
Tinktur/ Umschlag:	Arnika, Beinwell, Distel, Enzian, roter Sonnenhut

Verstopfung:

Andorn, Bärlauch, Betonie, Brennnessel, Ehrenpreis, Faulbaumrinde, Holunderwurzeln, Weintrauben, Wermut

Gemüse/ Salat/Suppe:	Bärlauch, Brennnesssel, Ehrenpreis, Fünffingerkraut, Hirtentäschel
Kur:	Weintrauben, Wermut
Tee 1:	Faulbaum, Hollerwurzel 2:1
Tee 2:	Andorn, Betonie, Brennessel 1:1:1

Ernährung, Bewegung, Flüssigkeitszufuhr steigern, Darmreinigung; seelische Aspekte beachten

Vitaminspender:

Beeren, Berberitze, Braunelle, Brennnessel, Buche, Hagebutte, Hollerbeeren, Knoblauchrauke, Kresse, Preiselbeere, Sauerampfer, Schlehenfrüchte, Veilchen, Wegerich, Weintraube, Wiesenbocksbart

Salat, Gemüse, Saft, Mus, Marmelade aus genannten Pflanzen zubereiten.

Völlegefühl:

Leberwickel, Einlauf, Fenchel kauen; Rollkur

Warzen:

Hahnenfuß, Schneeglöckchen, Schöllkraut

Frischer Pflanzensaft (äußerlich):	Hahnenfuß, Schneeglöckchen, Schöllkraut
Tinktur:	Schöllkraut

Wechselbeschwerden:

Aronstab, Baldrian, Beifuß, Berufkraut, Betonie, Frauenmantel, Heidekraut, Herzgespann, Hopfen, Kamille, Kleeblüten, Mönchspfeffer, Mutterkraut, Nachtkerze, Rainfarn, Salbei, Schafgarbe, Taubnessel, Traubensilberkerze, Veilchen, kleinblütiges Weidenröschen, Weinraute, Weißdorn, Weintrauben

Elixier:	Veilchen
Kur:	Weintrauben
Tee 1:	Frauenmantel, Heidekraut, Taubnessel, Weißdorn 1:1:1:1
Tee 2:	Herzgespann, Hopfen, Schafgarbe 2:1:1
Tee 3:	Betonie, Heidekraut, Weißdorn 1:1:1

Ernährung beachten, Heilfasten, Kaffee weglassen, Aderlass, Schröpfen, Bürstenmassagen, Darmreinigung; seelische Aspekte beachten

Wunden:

Akelei, Arnika, Bohnenkraut, Ehrenpreis, Eiche, Frauenmantel, Gottesgnadenkraut, Hamamelis, Hauswurz, Hirtentäschel, Hopfenblätter, Käsepappel, Osterluzei, Pestwurz, Quendel, Ringelblume, Sanikel, Schafgarbe, roter Sonnenhut, Thymian, Walnussblätter, Wegerich, Weinraute

Waschungen/ Umschläge:	Eiche, Gottesgnadenkraut, Käsepappel, Osterluzei, Sanikel, Schafgarbe, Walnussblätter
Salbe:	Arnika, Hamamelis, Hauswurz, Ringelblume
Tinktur:	Arnika, roter Sonnenhut
Frische Pflanze:	Akelei, Gottesgnadenkraut, Hauswurz, Hopfen, Osterluzei, Pestwurz

Wurmmittel:

Aloe, Farn, Hauswurz, Knoblauch, Zwiebel

Ernährung beachten

Zahnfleischprobleme:

Eichenrinde, Goldrute, Hamamelis, Kamille, Odermennig, Salbei, Tormentill, Weinrebenasche

Zahnputzwein:	Weinrebenasche
Spülen/Tee:	Eiche, Kamille, Odermennig, Salbei, Tormentill

Ölziehen, Ernährung beachten, Darmreinigung, Nikotin vermeiden

Zyklusstörungen:

Ehrenpreis, Frauenmantel, Heidekraut, Melisse, Mönchspfeffer, Ringelblume, Schafgarbe, Taubnessel, kleinblütiges Weidenröschen

Tinktur:	Mönchspfeffer
Tee:	1. Zyklushälfte Heidekraut, Ringelblume, Schafgarbe
	2. Zyklushälfte Ehrenpreis, Frauenmantel, Mönchspfeffer, kleinblütiges Weidenröschen

Ernährung, Bewegung, Entspannung, Beziehung

Einleitung Teil II

In diesem Kapitel möchte ich die verschiedenen Körperteile und -funktionen besprechen. Sie finden hier Möglichkeiten aus der Naturheilkunde und aus der Pflanzenheilkunde, die den Körper beim „Heil-Sein“ unterstützen können.

Jeder Mensch ist einzigartig, und braucht im Ernstfall individuelle Unterstützung. Die Naturheilkunde bietet viele einfache Wege, um rasch eine Verbesserung der Situation zu erreichen. Die Verwendung von Heilpflanzen ist dabei unerlässlich.
Pflanzen sind bunte und vielfältige Wesen. Sie lassen sich, genauso wie der Mensch, schwer in Schemata pressen. So werden Sie öfter ein und dieselbe Pflanze bei verschiedenen Anwendungen wiederfinden.

Die Wissenschaft hat entdeckt, dass sämtliche Informationen, der ganze „Bauplan“ eines Menschen, in einer einzigen Zelle enthalten sind, die je nach Nutzung und Hormoninformation bestimmte Fähigkeiten entwickelt. Hormone und Beanspruchung entwickeln in der Zelle eine Art Schlüssel-Schloss-Mechanismus. Dazu stellen Sie sich folgendes Bild vor:
Auf einem Grundstück steht ein Haus. Dieses Haus hat verschiedene Räume und auch verschiedene Eingänge. Sie haben nun ein Schlüsselsystem, das es verschiedenen Menschen ermöglicht, dieses Haus oder Teile davon zu betreten. Es gibt Menschen, die Schlüssel zu allen Räumen haben. Dann gibt es Menschen, deren Schlüssel nur bestimmte Türen sperren und die daher nur in bestimmte Räume gelangen.

Der Informationsfluss im Körper ist genauso gestaltet, der Stoffaustausch innerhalb der Zellen funktioniert nach einem fein abgestimmten Schlüssel-Schloss-Prinzip. Nur exakt passende Schlüssel können ohne Verletzung der Mechanismen bestimmte Funktionskreisläufe in Gang setzen. Das Problem ist nun, dass künstliche Geschmacksverstärker, künstlich gehärtete Fette, künstlich veränderte Zucker, künstlich hergestellte Vitamine und Spurenelemente, isolierte Spurenelement- und Vitaminmischungen auf Dauer die Schlüssel-Schloss-Mechanismen der Zelle kaputt machen.

Der Körper besitzt bis zu einem gewissen Grad Selbstheilungskräfte. Diese Selbstheilungskräfte und Reparationsmechanismen können durch gesunde Ernährung, durch das Anwenden von Pflanzen und das Reinigen des Körpers unterstützt und geheilt werden.

Sie finden im vorliegenden Buch eine kompakte Auswahl von in Mitteleuropa wachsenden Heilpflanzen und deren Verwendungsmöglichkeiten. Das Buch ist inhaltlich so geordnet, dass die einzelnen Körperräume und die Probleme, die in diesen Körperräumen auftreten können, aufgelistet sind. Sie finden zuerst einzelne Symptome aufgelistet. In Schlagworten werden Hilfsmaßnahmen und Pflanzen genannt. In den nachfolgenden Kapiteln werden die Schlagworte näher erklärt. Im Weiteren finden Sie Anleitungen zur Selbsthilfe, vor allem die Verwendung von Pflanzen wird ausführlich erörtert. Ich rate Ihnen, auf wild wachsende Pflanzen zurück zu greifen. Apothekerware ist immerhin eine Alternative. Nur werden die dort verwendeten Pflanzen meist aus Monokulturen gewonnen.

Sich um die eigene Heilung zu bemühen ist ein Teil der Möglichkeit des Gesundwerdens. In alten Märchen wird jemand, der ein Problem hat, auf eine Reise geschickt. Diese Reise ist ein Teil der Lösung des Problems. Vergleichbar mit dem Gehen in einem Labyrinth. Mal geht es nach vor, mal zurück, mal scheint man von der Lösung meilenweit entfernt zu sein, um plötzlich zu verstehen, dass die Lösung zum Greifen nahe liegt.

Krankheiten drücken aus, dass der Körper aus der Balance gefallen ist. In der heutigen Medizin wird, um wieder ein Bild zu verwenden, der Gordische Knoten mit dem Schwert durchtrennt, um das Problem zu lösen. Einerseits sind dann alle Fäden kaputt und man kann den Faden, der den Gordischen Knoten ausgemacht hat, nie wieder verwenden. Andererseits wurde der Weg zur Lösung nicht beschritten, da die Lösung in der Zerstörung gesucht wurde. Heute leben wir in einer Welt, in der wir meistens nicht mehr wissen, wie man ein Problem ohne Zerstörung lösen kann. Wenn ein Organ krank ist, wird es herausgeschnitten, bestrahlt, oder mit Medikamenten „am Laufen gehalten". Man beachtet nicht, welche Kollateralschäden durch solche Maßnahmen entstehen. Es wird suggeriert, dass die Lebenserwartung steigt.

Gleichzeitig finden wir immer wieder Volksgruppen, deren Mitglieder bei völliger Gesundheit hundert Jahre und älter werden. In Griechenland zum Beispiel gab es noch bis vor einigen Jahren Wettrennen von Hundertjährigen. Es gab immer alte Menschen, die bei guter Gesundheit ihren Lebensabend genossen. Heute werden die alten Menschen meistens in verschiedenen Institutionen versorgt, wo sie oft dahinvegetieren. Ich bin jetzt seit fünfzehn Jahren in der ärztlichen Praxis tätig und habe festgestellt, dass nur Menschen, die sich aktiv um ihre Gesundheit bemühen, nachhaltig gesunden. Das heißt für mich, dass mit dem Willen zur Gesundung jede Krankheit geheilt werden kann.

Nihil deus nolit.
Hildegard von Bingen

Teil II
Der Körper

Die Zelle

Die Zelle ist die kleinste Funktionseinheit des Körpers. Ihr Aufbau ist vergleichbar einer gut organisierten Wohnsiedlung. Jeder Bestandteil der Zelle erfüllt bestimmte Aufgaben, wie zum Beispiel Energiebeschaffung, Aufbau und Entsorgung von Stoffwechselprodukten. Vom Funktionieren der Zelle, der kleinsten Einheit, hängt der ganze Organismus ab.

Die Funktion der Zelle richtet sich nach der Art ihrer Beanspruchung, zum Beispiel als Muskel-, Herz- oder Lungenzelle. Alle Zellvorgänge im Körper, von der Haarwurzel bis zu den Zehennägeln, stehen miteinander in Verbindung. Das Geheimnis, wie die Zellen diese Fülle von Aufgaben bewältigen, konnte die Wissenschaft bis heute nicht zur Gänze entschlüsseln. Welche Elemente der Zelle wofür genau zuständig sind und wie sie ihrer Funktion in Bezug auf das Gesamte gerecht werden, ist zum Teil immer noch ein Geheimnis. Im Vergleich zur Schulmedizin, die ihr Hauptaugenmerk in der Regel auf das Detail beschränkt, versucht die Naturheilkunde mit ihren Therapien die Zelle immer im Zusammenhang mit dem ganzen Körper wahrzunehmen.
Zum Beispiel wird die Naturheilkunde Zyklusstörungen mit gezielter Ernährung und der Anwendung von Kräutern zu beheben versuchen - und nicht mit synthetischen Hormonen als Dauertherapie.

Natürliche Hormone sind für die Zelle von essentieller Bedeutung. Ihre Wirkung zeigt sich zum Beispiel in der Pubertät, in der sich die sekundären Geschlechtsmerkmale ausbilden und die primären zu ihrer Funktion heranreifen. So formen sich unter der Einwirkung von weiblichen Hormonen Brüste mit Milchdrüsen. Welche Auswirkungen jedoch die Dauereinnahme von synthetischen Hormonen nicht nur auf die spätere Reproduktionsfähigkeit hat, ist nicht befriedigend geklärt. Von der erstaunlichen Regenerationsfähigkeit der Zelle profitiert der Körper permanent, auch wenn wir uns dessen nicht bewusst sind.
Eine Besonderheit stellen die „pluripotenten" Zellen dar, die sich zum Beispiel in der Nabelschnur finden, ebenso wie im Knochenmark. Aus ihnen kann ein Nervenkonstrukt, ein Muskel, ein Knochen oder ein Knorpel etc. entstehen.

Die vielfältigen Fähigkeiten der Zellen versuchen sich Stammzellenforschung und Gentherapie zunutze zu machen.

Die Regenerationsfähigkeit von Zellen und Zellverband erlebt jeder Mensch am eigenen Leib anhand der Heilung von Verletzungen. Wenn die Selbstheilungskräfte des Körpers nicht gestört werden, findet alle sieben Jahre eine komplette Erneuerung der Körperzellen statt. Wird der Körper über die Maßen beansprucht, fehlen ihm Zeit und Kraft zur Erneuerung. Solche Beanspruchungen können sowohl mechanischer, emotionaler als auch psychischer Natur sein.

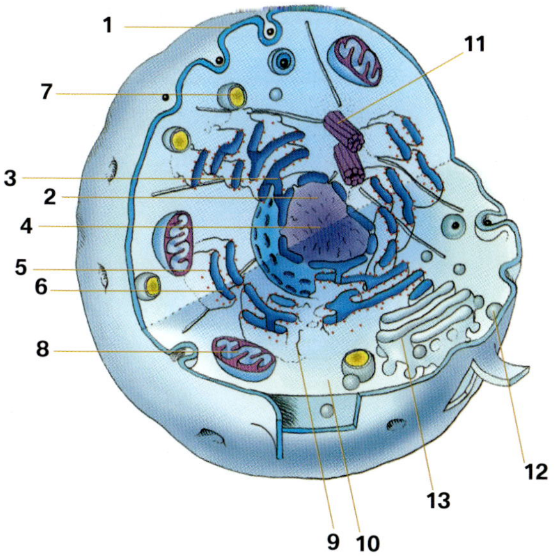

Zelle:

1 Zellmembran
2 Zellkern
3 Kernmembran
4 Kernkörperchen
5 Ribosom
6 raues endoplasmatisches Retikulum
7 Lysosom
8 Mitochondrium
9 glattes endoplasmatisches Retikulum
10 Zellplasma
11 Zentralkörperchen
12 Membranvesikel
13 Golgi-Apparat

Stellen Sie sich eine Straße vor, die auf beiden Seiten von Wohnhäusern und Bäumen gesäumt ist. Sowohl Fußgänger als auch Fahrzeuge können in beiden Richtungen verkehren. Wenn große Veranstaltungen stattfinden, sind in beiden Richtungen viele Fahrzeuge unterwegs. Es entsteht regelmäßig ein Chaos. Um das Chaos zu beheben, werden Regeln aufgestellt und die Straße wird zu einer Einbahn. Trotz dieser Maßnahmen entsteht immer wieder aufs neue ein Chaos. Als nächste Maßnahme werden die Bäume geschlägert, die den Sauerstoff für die Bewohner der Straße lieferten. Nun entsteht durch den neu gewonnenen Platz noch mehr Verkehr und das Chaos, das früher nur stundenweise stattfand, herrscht nun tagtäglich. Die Menschen der vormals idyllischen Wohnstraße werden krank, depressiv und wollen nur mehr weg.
Dieses Bild kann man auch auf unsere Zellen übertragen. Sie verfügen

über ein natürliches Regenerationspotential, können es aber nur zum Teil nützen. Die Zellen werden durch immer neue Anforderungen, die unser modernes Leben stellt, überfordert. Die scheinbaren Erleichterungen der Moderne haben lebensfeindliche Rahmenbedingungen geschaffen. Umwelt, Gesellschaft und Lebensstil machen uns krank, indem sie uns und das Regenerationspotential der Zellen immer stärker überfordern und einschränken.

Was kann die Zelle schädigen?

- Umweltgifte, Verunreinigung der Umwelt mit Schwermetallen, Smog, Staub
- Radioaktive Strahlung
- Künstliche Geschmacksverstärker, künstlich gehärtete Fette, künstliche Vitamine
- Zu wenig Flüssigkeitszufuhr
- Schädigung der Zelle durch die Aufnahme von zu vielen sie austrocknenden Substanzen wie Zucker, Salz, Kaffee
- Belastung durch Erd- und Funkstrahlung
- Emotionaler Stress und seelische Unzufriedenheit

Was kann die Zelle regenerieren?

- Genuss von hochwertiger Nahrung
- Zufuhr von vitamin- und mineralstoffreicher Kost, wie sie Wildkräuter, Getreide, biologisch gezogenes Gemüse bieten
- Regelmäßiges Reinigen der Ausscheidungs- und Entgiftungsorgane (Niere, Darm, Leber, Haut)
- Regelmäßiges Heilfasten egal welcher Art
- Entspannung und Entschleunigung des Lebens, Ruhe- und Regenerationsphasen
- Das Lebensziel in Einklang mit dem Schöpfungsplan bringen
- Der achtsame Umgang mit der Lebenskraft.
- Positive Gedanken

Knochen, Muskeln und Sehnen

Mach das Beste aus dir, etwas Besseres kannst du nicht tun.
Ralph Waldo Emerson

Knochen bilden das Skelett des Körpers, sie geben ihm die nötige Struktur und den nötigen Halt. Die Natur hat dabei verschiedene Kunstgriffe angewendet. Einerseits kann ein Knochen sehr kompakt sein, wie zum Beispiel unser Schädeldach. Andererseits kann ein Knochen sehr luftig und trotzdem stabil sein, vergleichbar mit einer Brückenkonstruktion. Solche Strukturen finden wir zum Beispiel im Wirbelkörper. Je nachdem wieviel Gewicht der Knochen tragen muss und wie er beansprucht wird, entwickelt er unterschiedliche Grade von Festigkeit. Wird der Knochen wenig belastet, zum Beispiel bei Bettlägrigkeit, wird seine Festigkeit reduziert, er baut sich ab.

Bis heute ist das Phänomen des Knochenstoffwechsels nicht ganz geklärt. Es ist unglaublich, welche Lasten und Zugkräfte die Knochenstrukturen aushalten. Oft ist es aber auch erschreckend zu erleben, wie leicht ein Knochen bricht. Osteoporose ist eine Volkskrankheit geworden. Man versucht, mit Medikamenten die Festigkeit des Knochens zu verbessern. Aus der Praxis weiß ich, dass diese Bemühungen oft nicht den gewünschten Erfolg bringen. Ich habe viele Überlegungen zu diesem Thema angestellt und den Gesundungsverlauf bei Patienten beobachtet.

Der Muskeltonus spielt bei der Ausheilung von Fehlstellungen eine wesentliche Rolle. Wenn Muskeln sich verkürzen und durch Fehlhaltung ihre ursprüngliche Verlaufsrichtung geändert wird, entkalkt der Knochen mit der Zeit. Dies ist logisch erklärbar: Sehnen und Muskeln üben bei Bewegung auf die Knochenhaut und dadurch auf den Knochen, einen regelmäßigen Zug aus. Diese Stimulation der Beinhaut begünstigt den Knochenstoffwechsel. Wird der Muskel durch Fehlstellung oder mangelnde Bewegung nicht beansprucht, bleibt diese Stimulation aus. Der darunter liegende Knochen entkalkt und wird abgebaut. Eine weitere Ursache für Osteoporose ist Mangelernährung. Minderwertige Weißmehlprodukte, die durch tiefgekühltes, in der Mikrowelle erwärmtes Essen ergänzt werden, bieten dem Körper wenig Nahrung. Er hungert trotz vollem Bauch.

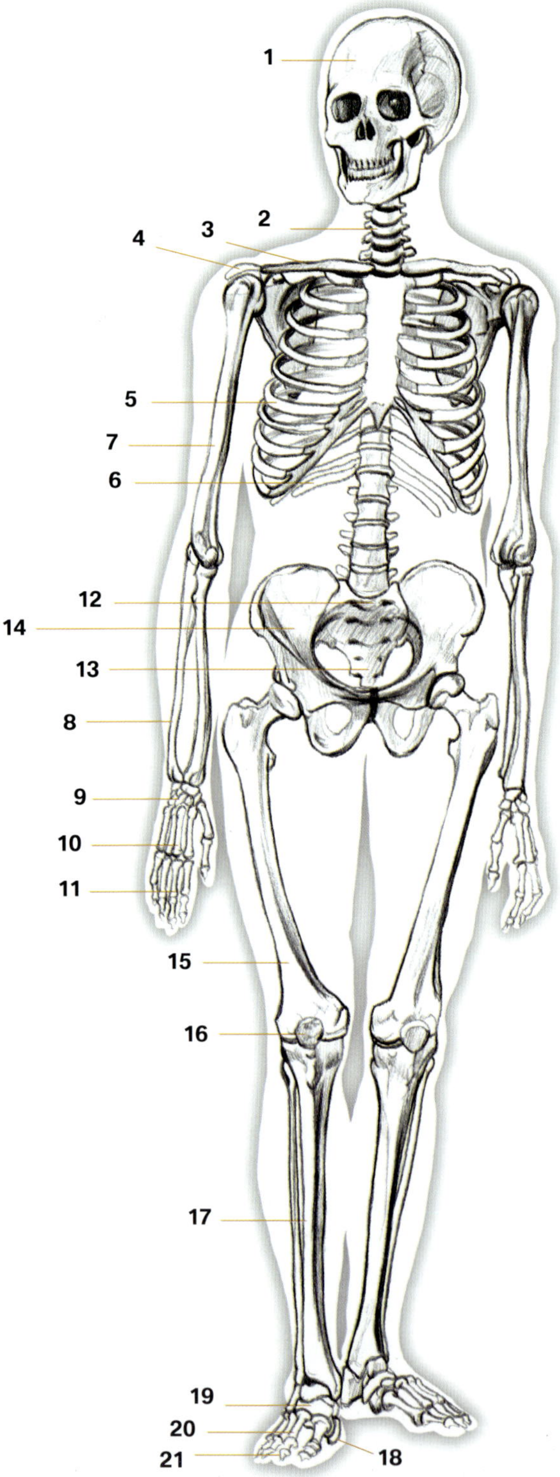

Skelett von vorne:

1 Schädel
2 Halswirbel
3 Schlüsselbein
4 Schulterblatt
5 erste bis zehnte Rippe (direkt oder über eine Knorpelspange mit dem Brustbein verbunden)
6 elfte und zwölfte Rippe („fliegende Rippen")
7 Oberarmknochen
8 Unterarmknochen (Elle und Speiche)
9 Handwurzelknochen
10 Mittelhandknochen
11 Fingerknochen
12 Lendenwirbel
13 Steißbein
14 Beckenknochen
15 Oberschenkelknochen
16 Kniescheibe
17 Unterschenkelknochen (Schienbein und Wadenbein)
18 Fersenbein
19 Fußwurzelknochen
20 Mittelfußknochen
21 Zehenknochen

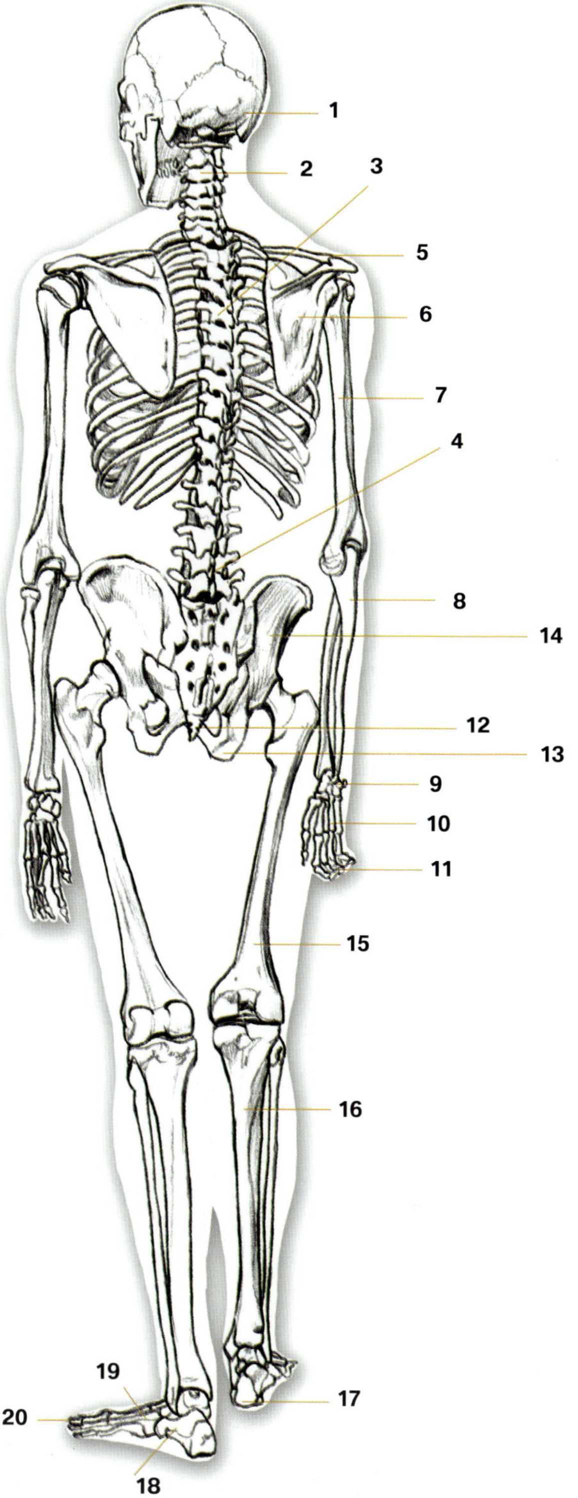

Skelett von hinten:

1 Hinterhauptsknochen (Ansatzpunkt des großen Halsmuskels)
2 Halswirbel
3 Brustwirbel
4 Lendenwirbel
5 Schlüsselbein
6 Schulterblatt
7 Oberarmknochen
8 Unterarmknochen (Elle und Speiche)
9 Handwurzelknochen
10 Mittelhandknochen
11 Fingerknochen
12 Steißbein
13 Sitzbein
14 Beckenknochen
15 Oberschenkelknochen
16 Unterschenkelknochen (Schienbein und Wadenbein)
17 Fersenbein
18 Fußwurzelknochen
19 Mittelfußknochen
20 Zehenknochen

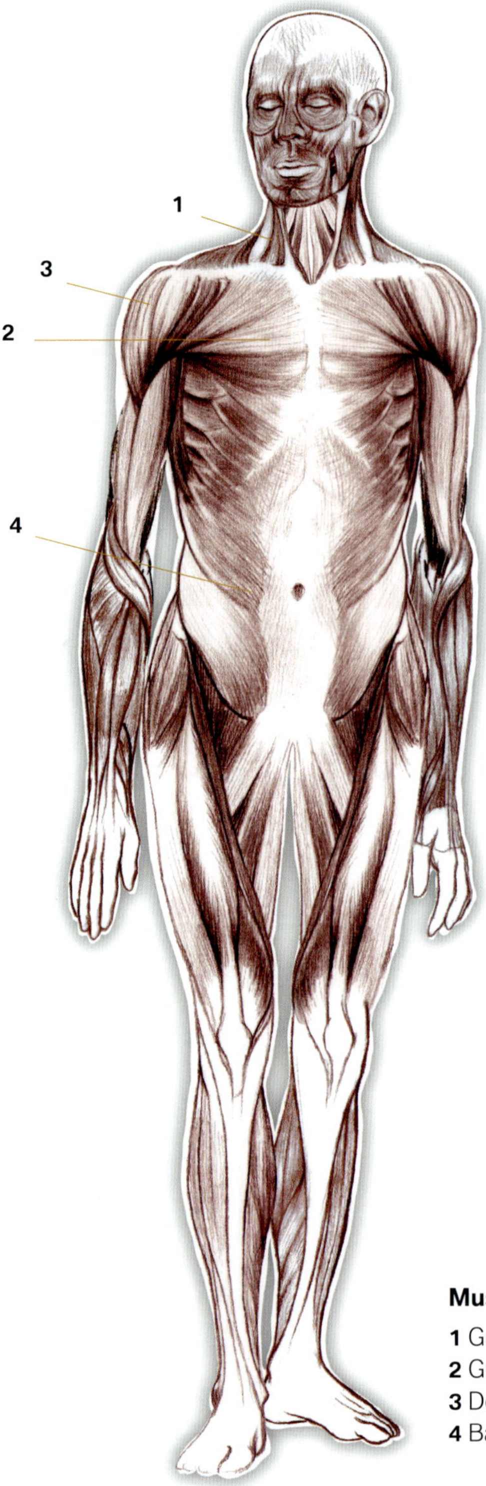

Muskeln vorne I:

1 Großer Halsmuskel
2 Großer Brustmuskel
3 Deltoidmuskel
4 Bauchmuskeln

Jeder Knochen ist von einer Beinhaut umgeben. Diese ist die Anschlussstelle für das Gefäßsystem. Der gesamte Körper wird immer von vier „Transportmedien" versorgt: einer Arterie (sie bringt Sauerstoff und nährstoffreiches Blut); einer Vene (sie transportiert nährstoff- und sauerstoffarmes Blut ab); einem Nerv (er sendet Impulse vom und zum Gehirn) und einem Lymphgefäß (die Lymphe ist eine Flüssigkeit in der verschiedenste Informationen transportiert und umverteilt werden). Diese Bahnen können mikroskopisch klein sein, so dass sich gerade noch eine Blutzelle hindurchquetschen kann. Wo die Kapillaren von Venen und Arterien ineinander übergehen, bilden sie eine Art „Relais". Durch die Knochenhaut wird der starre, unflexible Knochen versorgt.

Wenn man sich einen Knochen, zum Beispiel einen Hühnerknochen, ganz genau ansieht, dann zeigt sich, dass entlang eines Röhrenknochens kleine Öffnungen zu finden sind. In diese Öffnungen münden Gefäße, die das Innere des Knochens mit Nährstoffen versorgen und Abfallstoffe abtransportieren. Die Knochenhaut ist die Verbindungsstelle des Knochens zu Gefäßen, aber auch zu Sehnen und Bändern. Sie ist wie eine dünne Humusschicht, von der die gesamte Versorgung des Knochens ausgeht.

Knochen werden durch Bänder, Sehnen und verschieden gestaltete Gelenke miteinander verbunden.
Gelenkflächen sind Areale im Körper, an denen zwei oder mehr Knochen aufeinander treffen. Es gibt im Körper ca. hundert Gelenke. Man unterscheidet verschiedene Arten von Gelenken: Kugelgelenke, wie zum Beispiel am Oberarm oder an der Hüfte. Sattelgelenke finden wir am Daumen. Scharniergelenke verbinden die Knochen an Ellenbogen und Knie. Die Knochen des Beckens sind durch Steck- und Bandverbindungen fixiert.

Manche Knochenflächen sind mit einer knorpelig-sehnigen Schicht überzogen, dem Gelenksknorpel. Gelenksknorpel und Gelenksflüssigkeiten ermöglichen die reibungslose Bewegung.
An Stellen, die sehr starkem Druck ausgesetzt sind, wie zum Beispiel im Knie, sind „Stoßdämpfer" zwischengelagert, die sogenannten Menisci. Dies sind spezielle Sehnenplatten, die eine Stoßdämpfer-Funktion haben und so das reibungslose Gleiten der Gelenkflächen, also den Bewegungsablauf ermöglichen. Auch Bandscheiben, die sich zwischen den Wirbelkörpern befinden, sind ähnlich gestaltet. Damit die Bewegung nicht „quietscht", sorgt Flüssigkeit dafür, dass diese Strukturen gut ver-

sorgt werden, andererseits hat die Gelenksflüssigkeit die Aufgabe, einen reibungslosen Bewegungsablauf zu gewährleisten.

Schließlich werden Gelenke durch verschiedene Bänder kreuzweise miteinander verbunden. Ein Auseinandergleiten der so verbundenen Knochen kommt nur in Extremfällen vor. Zum Beispiel dehnen sich die durch Steck- und Bandverbindungen fixierten Beckenknochen bei einer Gebärenden. Wenn durch Verletzungen, etwa durch einen Sturz oder durch „Verknöcheln", die Bänder überdehnt werden, können Fehlstellungen entstehen.

Werden diese Fehlstellungen belassen, können sie auf die gesamte Statik des Körpers fatale Auswirkungen haben.
Durch die Fehlstellung der knöchernen Strukturen ändert sich die Zugrichtung der verschiedenen Muskeln. Dadurch entstehen Spannungen in der Muskulatur, die Nerven einzwicken können und Staubildungen im Gefäßsystem verursachen. Die Bildung von Hämorrhoiden ist eine mögliche Folge davon. Fehlstellungen wirken sich auch auf die Wirbelsäule aus.

In der Wirbelsäule liegt das Knochenmark, von dort ziehen Nerven zu allen Organen. Eine Fehlstellung der Knochen kann also Nervenschmerzen und eine Funktionsbeeinträchtigung der Organe verursachen.

Zusätzlichen Halt bekommen die Knochen und die Gelenke durch Sehnen. Die Sehnen sind die Ankerstellen, mit denen Muskeln und Knochen verbunden sind. So lässt sich leicht verstehen, dass durch Muskelbewegung der Knochen stimuliert wird.

Wenn aus irgendeinem Grund die Stellung der Knochen zueinander gestört oder verändert wird, kann die Kraftübertragung der Muskeln nicht mehr ungehindert funktionieren. Es entsteht eine einseitige Abnützung, so als wäre eine Tür nicht richtig in die Angeln eingehängt. Wenn eine schlecht eingehängte Tür bewegt wird, führt dies zu einem Quietschen und mit der Zeit zu einer Abnützung der Kegel.
Genau das Gleiche passiert im Körper. Wenn von der Fußsohle, auf der wir unser gesamtes Gewicht balancieren, bis zum Scheitel die Kraftübertragung nicht richtig erfolgt, kommt es zu einem einseitigen Abnützen der Gelenke. Zum Beispiel können Fehlstellungen der Fußwurzelknochen Knie- oder Hüftbeschwerden auslösen. Verkürzungen der Oberschenkelmuskulatur können die Ursache für Rückenbeschwerden sein.

In vielen Knochen oder Knochenteilen, zum Beispiel dem Beckenkamm und den Wirbelkörpern, wird Blut gebildet. Im Knochen befindet sich also die Brutstätte für die roten Blutkörperchen. Im Knochenschaft der Röhrenknochen, etwa im Oberarm, aber auch im Oberschenkelknochen, findet sich ein Markraum. Dies ist eine stark fetthaltige Struktur, die dem Knochen zusätzliche Stabilität gibt.
Diese fetthaltige Struktur verhält sich aber auch wie eine stark leitende Flüssigkeit. Sie können Folgendes ausprobieren: schlagen Sie eine Stimmgabel an und setzten Sie diese auf einen Knochen oder auf das Schädeldach. Sie werden die Schwingung der Wellen im gesamten Körper wahrnehmen können.
Wahrscheinlich ist das Knochenmark eine zusätzliche Hilfe, um Druckveränderungen wahrnehmen, aber auch um Klangsignale hören zu können. Wir haben ja im Sprachgebrauch Sätze wie: „Der Klang geht durch Mark und Bein".

Geräusche, wie zum Beispiel Froschquaken oder Unkenrufe, werden unter anderem über das „Wahrnehmungsorgan" Haut und Knochen aufgenommen. In den vedischen Schriften finden wir Hinweise darauf, dass alles Klang ist. Es ist erschütternd, wie stiefmütterlich mit dem Knochenmark bei vielen heutigen Behandlungsmethoden umgegangen wird.
Ohne zu zögern wird zur Stabilisierung des Knochens das gesamte Knochenmark vom restlichen Knochen durch eine Marknagelung getrennt. Wir können zwar Raketen ins Weltall schießen, aber vom Verstehen der Funktionen des Wunderwerks Körper und dem Zusammenspiel der einzelnen Strukturen sind wir noch meilenweit entfernt.
Ein gebrochener Knochen reagiert sehr gut auf Schwingungen. Daher lassen sich zur Behandlung von Knochenstrukturen Klangschalen, Stimmgabeln, Töne, aber auch Energiebehandlungen hervorragend einsetzten.

Der Knochen ist hart und weich zugleich. Wenn wir auf die Welt kommen, sind die Knochen fast des gesamten Körpers weich und formbar. Wenn wir nach Jahrtausenden die letzte Ruhestätte eines Vorfahren aufspüren, finden sich im Grab als letztes Überbleibsel Knochen und Zähne, oft sogar versteinert. Dies zeigt, dass in der Struktur des Knochens viele Informationen über Jahrtausende erhalten bleiben. Man kann von der Knochenstruktur und den Zähnen viel über Ernährungs- und Lebensgewohnheiten erfahren.

Muskeln bestehen aus verschiedenen Fasern. Das Bindegewebe fasst sie zu Muskelbündeln zusammen. Diese Muskelbündel verjüngen sich zu Sehnen, die Sehnen ziehen zum Knochen. Wenn der Knochen fehlgestellt ist, zieht der Muskel in einer anderen als der vorgesehenen Richtung. Es liegen mehrere Muskelschichten übereinander; wenn nun ein Muskelbündel zu stark oder zu schwach gespannt ist, werden die darüber liegenden Muskeln in ihrer Funktion behindert.
Viele Menschen kennen diesen Zustand. Man hat das Gefühl einer Klammer im Nacken oder einer Platte am Rücken. Vielfach spürt man den Muskelzug in Form von Schmerz an verschiedenen Körperstellen.
Die Muskeln, welche die Füße bewegen, finden wir in den Waden. An der Skizze können Sie sehen, welch kompliziertes Wunderwerk unsere Muskelstränge darstellen. Sie sehen, wie mehrere Muskelbündel übereinander geschichtet sind. Ist nun eine Zehe oder ein Knochen des Fußgewölbes fehlgestellt, können die Auswirkungen bis in die Halswirbelsäule wahrgenommen werden.
Die Muskeln von Rücken und Bauch sind durch Faszien (dies sind Sehnenplatten, welche die Muskeln verstärken und umhüllen) miteinander verbunden. Wird durch Operationen diese Verbindung durchschnitten, kann das dramatische Folgen haben. Bei Dammschnitten, die im Zuge der Geburt vorgenommen werden, kann die Muskulatur der inneren Beckenmuskeln durchtrennt werden und dadurch Beckenfehlstellungen nach sich ziehen. Operationen im Bauchbereich, zum Beispiel zur Entfernung der Gallenblase, können Verwachsungen der Bauchmuskulatur verursachen. Dadurch können Verdauungsbeschwerden, aber auch Rükkenschmerzen begünstigt werden. Jeder Einschnitt in die komplizierte Struktur der Muskeln sollte so klein wie möglich sein. Trotzdem können Verwachsungen entstehen, welche durch Neuraltherapie oder Schröpfkopfbehandlung gelöst werden sollten.

Muskelkater zum Beispiel entsteht, wenn Muskelbündel lange nicht beansprucht wurden. Es bildet sich Milchsäure mit den bekannten Auswirkungen. Wird der Muskel überdehnt, kann er einreißen, beziehungsweise abreißen. Vermeidbar ist dies, wenn der gesamte Körper regelmäßig gebürstet wird. Außerdem sollte auf eine natürliche Stellung des Skeletts geachtet werden. Sie ist die Grundlage dafür, dass alle Muskeln reibungslos arbeiten und kein Muskelbündel überbeansprucht wird. Nach größeren Beanspruchungen ist das Dehnen des gesamten Muskelapparates die beste Vorbeugung, um Verletzungen zu vermeiden.

Die Muskeln sind an stark beanspruchten Stellen durch zusätzliche Strukturen, die Faszien, verstärkt. An den Waden, der Außenseite der Oberschenkel und im Bereich des Steißbeins geben diese Faszien dem Körper zusätzlichen Halt, um den Gang aufrecht zu erhalten. Auch im Bauchraum, an den Armen und Schultern findet sich diese Verstärkungshilfe. Wenn sich Muskeln verkürzen, setzt sich diese Verkürzung bis in die Faszie fort und kann schmerzhafte Spannungszustände verursachen. Oft ist der Faszienzug die Ursache für Schmerzen im Rücken. Meiner Beobachtung zufolge sind viele Bandscheibenprobleme gut durch das Lösen der Spannung in den Faszien beeinflussbar.

Ursachen, die zu Fehlstellungen führen:

- Angeborene Deformationen, die nie therapeutisch behoben wurden
- Unfälle, Stürze
- Narbenzüge, die durch Operationen und Verletzungen entstanden sind
- Emotionale Verletzungen (manche Sätze treffen uns „bis ins Mark"), die sich in Form von Verspannungen in der Muskulatur ablagern

Erkrankungen des Knochens:

- Brüche
- Osteoporose
- Rachitis
- Knochenhautentzündungen
- Arthritis, Polyarthritis

Erkrankungen der Muskeln:

- Muskelkater
- Entzündungen
- Verkürzungen
- Faserrisse/ Muskelrisse
- Muskelschwund

- Narben/ Verwachsungen

Erkrankungen der Sehnen:

- Sehnenscheidenentzündung
- Einrisse, Durchrisse

Erkrankungen der Bandscheiben:

- Bandscheibenvorfall
- Reizung
- Bandscheibendegeneration

Was kann man vorbeugend tun?

- Dehnen, Pilates, Yoga, Qi Gong
- Massagen
- Einreibungen mit verschiedenen Pflanzenölen
- Bäder, Umschläge mit Pflanzen
- Schröpfen, Neuraltherapie, Osteopathie, Kinesiologie

Pflanzen, welche die Knochenheilung positiv beeinflussen, sind:

- Beinwell
- Johanniskraut
- Tausendgüldenkraut
- Schafgarbe
- Zinnkraut

Verwendung der Pflanzen:

- In Form von Bädern, Ölauszügen, Salben und Umschlägen.

Gehirn, Rückenmark und Nerven

Das Gehirn ist die oberste Steuerungszentrale des Körpers und erfüllt viele verschiedene Aufgaben. Es ist Produktionsstätte von Hormonen, es verarbeitet Eindrücke, die von Nervenzellen geliefert werden, und es sendet Impulse an Nerven im ganzen Körper. Das menschliche Gehirn wiegt ca. 1200 bis 1400g.

Es unterteilt sich in verschiedene Abschnitte:

- Den Hirnstamm, der ins Rückenmark übergeht.
- Das Kleinhirn; dieses ist in erster Linie für koordinative Aufgaben zuständig.
- Das Großhirn, welches sich in verschiedene Abschnitte unterteilt, die von Flüssigkeit umspült werden.

Die verschiedenen Bereiche des Gehirns stehen durch „Ventile“ mit dem Rückenmarkskanal in Verbindung. Sie werden von Gehirnflüssigkeit umspült, welche durch komplizierte Schleusen die verschiedenen Abschnitte miteinander verbindet. Zuckergehalt und Nährstoffgehalt der Flüssigkeit sind in den verschiedenen Arealen unterschiedlich hoch.

Die Gehirnflüssigkeit kann im Normalfall ungehindert zirkulieren. Sie wird durch einen individuellen Puls, der durch das Zusammenziehen der Gehirnhäute entsteht, in Bewegung gehalten. Wenn durch Unfälle oder angeborene Abflusshindernisse die Flüssigkeit nicht abfließen kann, entsteht ein erhöhter Gehirndruck, der entweder die Ausbildung eines Wasserkopfes nach sich zieht oder den Tod. Ein Wasserkopf kann nur entstehen, solange die Knochen weich sind, und muss operativ behandelt werden.
Das Gehirn ist mit dem Körper durch die Gehirnnerven verbunden. Die zwölf Hirnnerven haben Einfluss auf die motorische Leistung der Muskulatur ebenso wie auf den Herzrhythmus. Im Gehirn werden alle Sinneseindrücke, welche die Sinnesorgane aufnehmen, verarbeitet und analysiert.

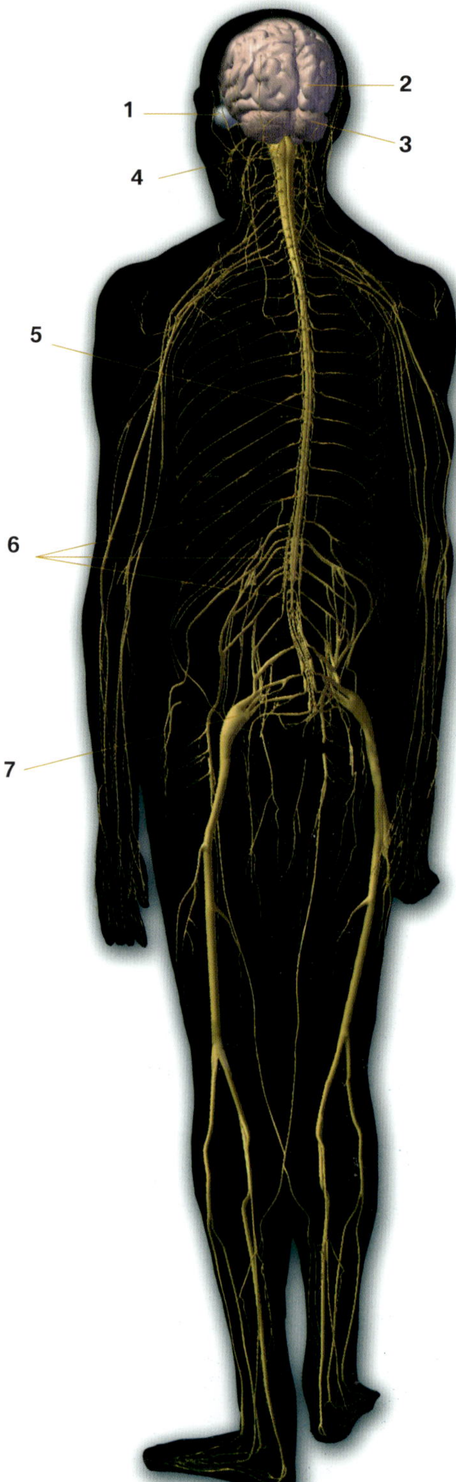

Nerven und Gehirn:

1 Augapfel
2 Großhirn
3 Kleinhirn
4 Hirnstamm
5 Rückenmark
6 Nervenwurzeln
7 Ischias

Noch immer ist nicht genau geklärt, welche Aufgaben von welchen Hirnarealen übernommen werden und wie die Verknüpfung zwischen den einzelnen Arealen funktioniert. Durch Beobachtung von Patienten, die Verletzungen im Hirnbereich haben, kann man Rückschlüsse ziehen. Es scheint, dass die Feinabstimmung der Funktionen individuell geregelt ist. Auch die Kompesationsmöglichkeiten bei Verletzung oder Verlust von Hirnsubstanz können sehr unterschiedlich sein.

Die Hirnleistung ist sehr eng mit der Verdauungsleistung (der Fähigkeit des Darms, Nährstoffe aufzunehmen, beziehungsweise Stoffwechselprodukte abzugeben) verknüpft. Man weiß, dass bestimmte körpereigene Botenstoffe, wie zum Beispiel Serotonin, eine Auswirkung auf die Stimmungslage haben. Wenn nun die Verdauung träge ist, kann die Darmschleimhaut weder Nährstoffe aufnehmen noch Schlackenstoffe abgeben. Außerdem ist das Angebot an hochwertiger Nahrung Voraussetzung dafür, dass der Darm Nährstoffe aufnehmen kann. Ballaststoffarme und nährstoffarme Kost schaden dem Darm und lassen das Gehirn verhungern. Man weiß heute, dass Degenerationserkrankungen des Gehirns mit der Verdauung und der Ernährung zusammenhängen.

Wenn durch schwere Verletzungen, wie sie durch einen Unfall passieren können, das Gehirn erschüttert oder verletzt wird, ist sofortige Therapie sinnvoll. Zusätzlich sollte sich der Betroffene auf volle Gesundheit konzentrieren. Man weiß, dass Schlaganfallpatienten sehr gute Aussichten auf Rehabilitation haben, wenn sie möglichst rasch in den Genuss einer Therapie kommen. Natürlich ist es wichtig, dass eventuelle Blutungen behandelt werden. Gehirngewebe hat umso bessere Regenerationsmöglichkeiten, je rascher es Impulse verarbeiten muss. Diese Impulse sollten aus dem ganzen Körper kommen, durch Massage, durch Bewegtwerden und durch aktives Denken. Dabei stellt sich der Patient vor, wie er Impulse zu seinen Extremitäten sendet.
Es gibt zahlreiche Therapiemöglichkeiten: Bio-Feedback, Akupressur etc; um nur zwei zu nennen.
Künstliche Reize, wie Fernsehen oder grelles Licht, sollten vermieden werden.

Alzheimer ist eine Erkrankung, deren Häufung in den letzten Jahren zunimmt. Es gibt Hinweise darauf, dass diese degenerative Erkrankung durch Mangelernährung einerseits und durch Verdrängung von psychischen Verletzungen andererseits in ihrer Entstehung begünstigt wird. Durch Validation - das ist eine spezielle Fragetechnik - lassen sich vergessene und verdrängte Erlebnisse rekonstruieren. Das setzt jedoch voraus, dass die betroffene Person noch in der Lage ist, sich mitzuteilen.

Mangelernährung lässt sich durch hochwertige Ernährung und Reinigung des Aufnahmeorgans Darm verhindern. Je früher man damit beginnt, desto besser. So schafft man die besten Voraussetzungen dafür, auch den letzten Lebensabschnitt bei voller geistiger Gesundheit zu genießen.

Das Gehirn wird von drei Gehirnhäuten umgeben, welche sich in den Rückenmarkshäuten fortsetzen. Diese Häute können sich, ausgelöst durch Viren oder Bakterien, entzünden. Wenn eine Gehirnhautentzündung auftritt, hat die betroffene Person Kopfschmerzen, einen steifen Nacken, sie ist lichtscheu und fühlt sich abgeschlagen. Diese Erkrankung ist sehr ernst zu nehmen. Man sollte im Notfall Spitalspflege in Anspruch nehmen. Bis zur völligen Wiederherstellung sollten die schon oft erwähnten Ernährungsregeln beachtet werden. Sobald der Betroffene es als angenehm empfindet, können osteopatische Behandlungen ebenso wie Lymphdrainagen durchgeführt werden.

Das Rückenmark ist eine Struktur, vergleichbar mit einem dicken Stromkabel. Es verbindet Gehirn und Nerven, die Informationen aus den Organen zum Gehirn leiten. Das Rückmark leitet auch Impulse von den Muskeln an das Gehirn, beziehungsweise Impulse vom Gehirn an die Muskeln. Das Rückenmark liegt im geschützten Wirbelkanal und ist von der gesamten Wirbelsäule umschlossen. Am Ende des Rückenmarks findet sich die sogenannte Cauda equina oder der Pferdeschwanz. Von dort werden die Nervenfasern nach unten in die Peripherie des Beckens beziehnungsweise der Beine weitergeleitet. Man sieht an der Skizze, dass vom Rückenmark bei jedem Wirbel eine sogenannte Nervenwurzel ins Innere des Körpers abzweigt. Das macht deutlich, wie wichtig es ist, dass die Wirbelkörper in möglichst exakter Position sind. Nicht nur Nerven ziehen von den Wirbeln ins Innere des Körpers, sondern auch Versorgungsleitungen wie Arterien, Venen und Lymphgefäße. Diese Strukturen helfen, den Organismus zu versorgen und Impulse aus allen Bereichen des Körpers zu seiner Zentrale, dem Gehirn, zu leiten.
Es gibt Bewegungen, die automatisch ausgeführt werden, sogenannte Reflexe, und es gibt Bewegungen, die vom Gehirn aus gesteuert werden und dadurch dem Willen unterliegen. Der Wille entscheidet, ein Glas zu heben, das Gehirn sendet den Impuls, die Hand gehorcht willentlich. Jedoch zuckt die Hand reflektorisch von der heißen Herdplatte weg, die

zerstörten Zellen der Hand senden Impulse an das Gehirn; es wird durch die Gehirnleistung analysiert, wie viele Zellen kaputt sind. Die Intensität des Schmerzes wird durch Wille und Emotionen beeinflußt.

Die Ursachen von das Nervengewebe schädigenden Erkrankungen, wie zum Beispiel MS (Multiple Sklerose), sind noch nicht restlos geklärt. Auffallend ist jedoch, dass betroffene Patienten sehr unterschiedliche Krankheitsverläufe zeigen. Der Wille zu Gesundheit und Unabhängigkeit scheint ein wesentlicher Faktor zu sein. Wie bei allen Erkrankungen spielen seelisch-emotionale Ursachen auch hier eine wesentliche Rolle. Wenn die seelische Verletzung geheilt ist, kann der Körper ebenso gesunden.

Wenn man sich das Rückenmark ansieht und die Nerven, die von dort abzweigen, wird man erkennen, wie wichtig es ist, die Wirbelsäule beweglich zu halten. Nur in einer beweglichen Wirbelsäule, an der alle Wirbel ihren angestammten Platz einnehmen, ist ausreichend Platz für die Nervenwurzeln vorhanden. Nur wenn die Nervenwurzeln ohne Einschränkungen abzweigen können, ist die optimale Versorgung der Organe, welche sie erreichen sollen, gewährleistet. So kann man besser verstehen, warum Maßnahmen wie Dehnen der Muskeln und Bürsten der Haut die Nerven stimulieren. Außerdem finden sich an der Hautoberfläche zahlreiche Reflexzonen.

Reflexzonen sind Areale, welche für die Befindlichkeitsanalyse der inneren Organe herangezogen werden können. Das Geschehen in den Organen ist keine Einbahn, es werden vielmehr auch Impulse der Organe über die Nervenwurzeln wieder in das Zentralorgan Gehirn geleitet. Auch Muskeln, welche die Informationen der Nerven aufnehmen, können reagieren. Zum Beispiel kann eine funktionseingeschränkte Leber Schmerzen in der Schulter oder im Rücken verursachen. Die Leberdysfunktion „strahlt" in den Rücken aus. Pumpleistungsstörung des Herzens können sich als Nacken- und Schulterschmerzen bemerkbar machen.

Wenn wir unsere Feinde hassen, geben wir ihnen große Macht über unseren Schlaf, unseren Appetit, unsere Gesundheit und unsere Geistesruhe.
Andrew Carnegie

Fallbeispiel 1:

Es kam ein Mann zu mir in die Praxis, ein Musiker und Sänger. Bei ihm war plötzlich, anscheinend von einer Minute auf die nächste, die Stimme verschwunden. Bei der HNO-ärztlichen Untersuchung zeigte sich eine Stimmbandlähmung. Ursache dafür war angeblich eine Rekurensparese (der Rekurens ist ein Gehirnnerv). Als der Patient bei der Türe hereinkam, fiel mir auf, dass der Adamsapfel und der ganze Kehlkopfapparat nicht am richtigen Platz zu sein schienen. Ich fragte ihn, wie lange diese Beschwerden schon bestünden, und er sagte, er habe sie seit Jahren. Alle Ärzte hätten gesagt, die Fehlstellung des Adamsapfels hätte keinen Einfluss, sei unwichtig. Ich konnte mich dieser Meinung nicht anschließen. Ich hielt auch die Rekurensparese nicht für die Ursache seiner Beschwerden. Der Patient war mit allen Befunden gekommen, also mit Schädelröntgen, Blutuntersuchungen etc. Ich gab ihm verschiedene Tees zum Gurgeln, empfahl Dehnungsübungen für Schultern und Nacken. Weiters bestärkte ich ihn darin, sein Vorhaben, einen Osteopaten aufzusuchen, umzusetzen. Bei der Kontrolluntersuchung, drei Wochen später, hatte der Patient eine beinahe normale Stimme, der Kehlkopf schien schon fast am richtigen Platz zu sein.
Was war passiert? Er hatte fleißig gedehnt und gegurgelt. Die osteopatische Behandlung war ein voller Erfolg. Schon bei der ersten Sitzung konnte der Kehlkopf an den richtigen Platz gebracht werden. Die Dehnungsübungen zeigten Wirkung und haben wahrscheinlich die Arbeit des Osteopaten erleichtert.

Fallbeispiel 2:

Eine Patientin, die ich schon lange kenne, rief mich an, sie könne nur mehr liegen, nicht mehr sitzen, stehen, selbst Auto fahren sei unmöglich, auch als Beifahrerin. Ich empfahl ihr Bürstenmassagen, Bäder und Dehnungsübungen im Liegen. Außerdem empfahl ich ihr, alle Gedankenmuster zu durchforsten, mit denen sie sich selbst schwächt. Sie hatte in verschiedenen Kursen schon einschlägige Techniken gelernt und begann sofort die Übungen anzuwenden. Bei ihrem ersten Besuch kam sie noch etwas schleppend bei der Tür herein. Ich wandte eine Schröpfkopfbehandlung und Kräutereinreibungen an. Diese setzte sie zu Hause fort mit Johanniskrautöl und einem von mir selbst angesetzten Kräuteröl. Bei der Kontollunteruchung eine halbe Woche später waren die Beschwerden weitgehend verschwunden. Es war der Übergang vom ersten zum zweiten Lendenwirbel irritiert gewesen. Auffällig war auch, dass das Bindegewebe in dieser Zone nicht gut verschieblich war. Ich empfahl ihr aus diesem Grund noch zusätzlich eine Heilfastenkur und Darmspülungen. Sie begann sofort mit einer dreiwöchigen Fastenkur. Sie nahm das Fasten sehr ernst und aß nur Suppen, Gewürzkekse und ein paar Maroni. Wir führten Darmspülungen durch. Interessant war, dass, obwohl sie fastete, Unmengen an Stuhlknoten abgingen. Schon nach der zweiten Spülung war das Bindegewebe besser verschieblich und die Beschwerden im Rükken waren völlig verschwunden.

Die Sinnesorgane

Wir unterscheiden sechs Sinne:

- Tastsinn
- Geruchssinn
- Geschmackssinn
- Hörsinn/ Gleichgewichtssinn
- Sehsinn
- Fühlen

Tastsinn

Die Haut ist ein ausgedehntes Organ, sie ist die äußere Schicht unseres Körpers. Sie kann sich ausdehnen und, durch die Bildung von Gänsehaut, zusammenziehen. Die Haut hat die Fähigkeit, Oberflächenstrukturen genaustens wahrzunehmen. Dies ermöglichen die sogenannten Tastkörperchen. An der Handfläche zum Beispiel finden sich auf einem Quadratzentimeter Haut ungefähr hundertfünfzig Rezeptoren. Auf dem Rücken dagegen sind es um zwei Drittel weniger. Sie können Oberflächen und Impulse wahrnehmen und an das Gehirn weiterleiten. Es ist eine interessante Übung, einmal mit verbundenen Augen Dinge zu berühren, zu betasten, zu befühlen, Oberflächen und deren Temperaturen wahrzunehmen. Auch mit verbundenen Augen bloßfüßig zu gehen, kann den Tastsinn schärfen. Man wird merken, dass auch die Fußsohlen die Fähigkeit haben, Oberflächen sehr genau wahrzunehmen. Unsere Haut kann natürlich auch Druckwellen aufnehmen. Geräusche können über die Haut in ihrer Frequenz wahrgenommen werden, das heißt wir können sogar über unsere Haut hören und fühlen. In der Grenzfläche des Körpers ist auch ein Frühwarnsystem eingebaut. Wir können zum Beispiel Temperaturreize, wie heiß oder kalt, wahrnehmen und dann sehr reflexartig reagieren, wenn wir zum Beispiel im wahrsten Sinne des Wortes eine „heiße Kartoffel fallen lassen".
Über die Haut nehmen wir auch wahr, ob Speisen uns gut tun. Eine

Übung wäre, etwas, was Sie verzehren wollen, zuerst in der Hand zu halten und dann zu empfinden: „Tut mir das gut“ oder „Tut mir das nicht gut“? Die Haut hat die Fähigkeit, Dinge abzuscannen und festzustellen, ob die Inhaltsstoffe einer Substanz, die man trinken oder essen will oder die man anziehen möchte, für das gesamte System zuträglich sind oder nicht.

Geruchssinn

Der Geruchssinn ist ein elementarer Sinn. Er hatte in früheren Zeiten eine lebenswichtige Funktion. Durch das Erschnüffeln und das Aufnehmen von Gerüchen konnte man Gefahr sehr früh wahrnehmen.

Gleich oberhalb der Nasenwurzel findet sich das Riechhirn, das nur durch die lamina cribrosa vom Nasenraum getrennt ist. Durch die lamina cribrosa zieht eine Vielzahl von Nerven direkt in das Areal des Riechhirns, in unseren Zentralcomputer, das Gehirn. Die gesamte Nase ist mit einer Schleimhaut ausgekleidet. Die Schleimhaut ist gefaltet, was der Oberflächenvergrößerung dient. Zusätzlich hat die Nase verschiedene Nasengänge, drei in jedem Nasenloch, die eine Verbindung zu den Kopfräumen (Nebenhöhlen, Kieferhöhlen, Stirnhöhlen und Keilbeinhöhlen) haben. So wird gewährleistet, dass durch die Nase eine größtmögliche Menge an Geruchsimpulsen aufgenommen wird.
Über die Nase wird nicht nur die Atemluft angewärmt und werden grobe Staubpartikel herausgefiltert, über die Nase werden zahlreiche Informationen aus unserer Umgebung aufgenommen und über das Nervensystem unseres Gehirns weiterverarbeitet. Das heißt, der Geruchssinn kann uns wertvolle Informationen geben über den Wert und Inhalt von Dingen, die uns umgeben, die wir essen oder trinken oder sonst in unseren Lebensalltag aufnehmen wollen. Durch den Geruchssinn werden zum Beispiel auch unsere Verdauungsorgane erreicht. Wenn wir bestimmte Gerüche wahrnehmen, werden wir oft Hungergefühl oder Ekel verspüren. Ein gesunder Geruchssinn hilft, bevor man noch Dinge in den Körper eingeführt hat, zu erkennen, ob sie uns guttun werden oder nicht.

Durch Informationen, die wir über unsere Nasenschleimhäute aufnehmen, erspüren wir den Charakter von Menschen, die wir zum ersten Mal sehen. Wir wissen sofort, ob wir die Person „riechen können“ oder nicht.

Es stellt sich die Frage, warum die Kosmetik- und die Waschmittelindustrie so gute Umsätze machen. Ist uns bewusst, dass künstliche Duftstoffe unseren Geruch verfälschen? Wir ziehen, solche Produkte verwendend, verfälschte Duftspuren hinter uns her.

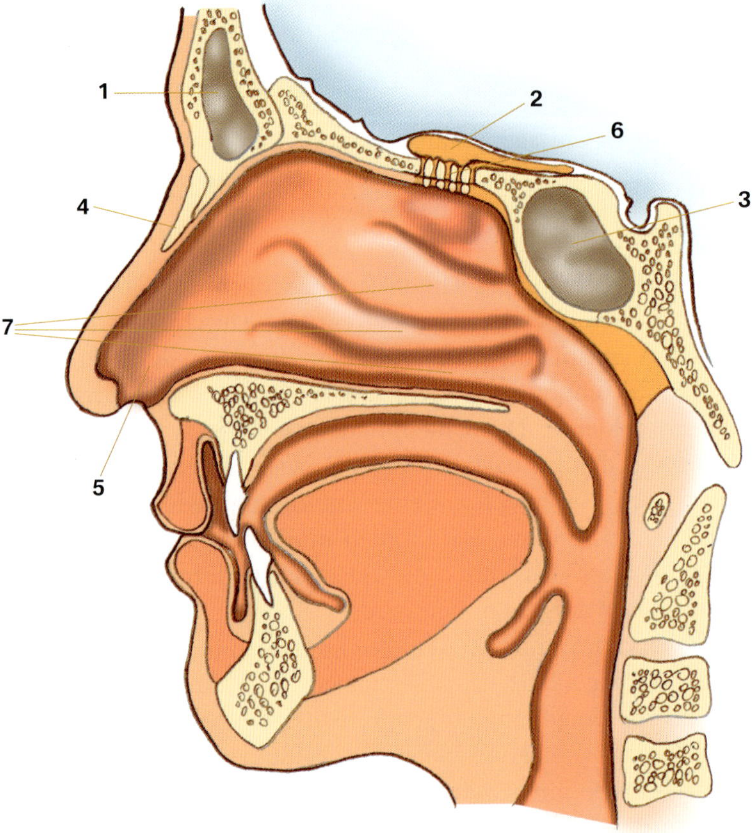

Nase:

1 Stirnbeinhöhle
2 Riechkolben
3 Keilbeinhöhle
4 Nasenbein
5 Nasenhöhle
6 Riechschleimhaut
7 Nasengänge

Geschmackssinn

Sehr eng mit dem Geruchssinn ist der Geschmackssinn verbunden. Auf der Zunge finden wir eine Vielzahl von Geschmackspapillen, die sowohl süß, salzig, sauer als auch bitter unterscheiden können. Wir schmecken mit der Zunge und unseren Geschmacksorganen, ob Erdbeeren reif sind und wirklich nach Erdbeeren schmecken, oder ob sie nur schön aussehen. Wir können über die Geschmacksknospen erkennen, ob wir einen Bissen schlucken wollen, oder ob es besser ist, ihn auszuspucken.

Der Geschmackssinn wird schon im Mutterleib geprägt. Verwendet die werdende Mutter Nahrung, die künstliche Aromastoffe und Geschmacksverstärker beinhaltet, hat dies einen prägenden Einfluss auf den Geschmackssinn des werdenden Menschen.

Immer wieder erstaunt es mich, wie viele Patienten, die meine Praxis aufsuchen, unter ganzem oder teilweisem Verlust des Geschmackssinnes leiden. In vielen Fällen bessert sich das Problem durch Maßnahmen wie Fasten, Darmreinigen und konsequentes Reinigen der Mundhöhle und ihrer Schleimhäute.

Was kann man tun, um Geruchs- und Geschmackssinn zu unterstützen?

- Die Mundschleimhäute durch Ölziehen und Gurgeln (z.B. mit Salzwasser oder Kräutertees) reinigen.
- Regelmäßiges Heilfasten, um den Geschmacksknospen eine Auszeit von vielen verschiedenen Geschmäckern und die Chance zur Regeneration zu geben.
- Vermeiden von künstlichen Geschmacksstoffen, auch von Deodorants, die künstliche Duftinformationen enthalten.
- Die Nase reinigen, Rödern mit Nasenreflexölen, Nasenschleimhäute reinigen mit Nasenduschen oder Inhalationen
- Häufige Bewegung an frischer Luft

Pflanzen, die für die Schleimhäute gut verwendbar sind:

- Kamille
- Käsepappel
- Eibischwurzel
- Rosenblätter

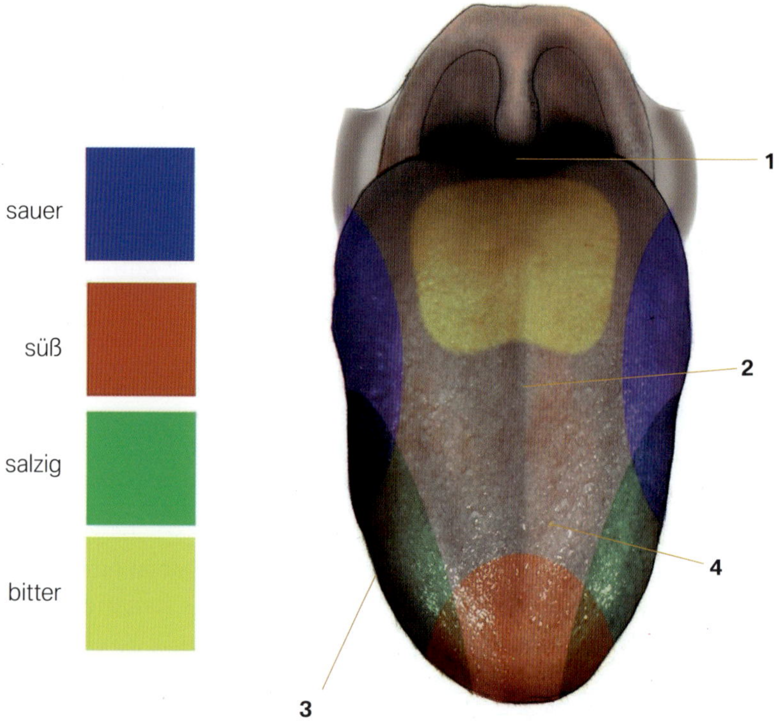

Zunge:

1 Zungengrund
2 Mittelrinne
3 Zungenrücken
4 Papille (Geschmacksknospen)

Hörsinn/ Gleichgewichtssinn

Das Hören, das heißt das Wahrnehmen von verschiedenen Frequenzen, ist ein hoch komplexer Vorgang. Unser Ohr ist wie ein Trichter gestaltet, und dieser Trichter hat durch die spezielle Form der Ohrmuschel die Fähigkeit, Schall aus den verschiedensten Richtungen aufzunehmen. So werden Klänge in das Mittelohr quasi hineingesaugt und an das Innenohr weitergeleitet. Der Gehörgang, der zum Trommelfell führt, ist durch Ohrenschmalz und Härchen vor Feuchtigkeit und mechanischer Verunreinigung, wie Staub, geschützt.

Das Mittelohr ist über die Eustachsche Röhre mit dem Rachenraum verbunden. Diese Verbindung nützen wir beim Druckausgleich. Eine Lymphdrüsenvergrößerung im Rachenraum kann diesen behindern. Dadurch kann ein Sekretstau im Mittelohr entstehen, der sich als Schwerhörigkeit bemerkbar macht. Die Klangübertragung vom Trommelfell zum Mittelohr ist dann durch das Sekret beeinträchtigt. Üblicherweise wird der Schall vom Trommelfell aufgefangen und von den Gehörknöchelchen zum Schneckengehäuse weitergeleitet. In dem Schneckengehäuse finden sich Sinneshärchen, welche von einer speziellen Flüssigkeit umspült werden. Nervenfasern empfangen die Sinneswahrnehmungen und übertragen sie zum Hörnerv.

Sind die Sinneshärchen in ihrer Funktion beeinträchtigt, was zum Beispiel durch ein Knalltrauma passieren kann, treten Ohrgeräusche, Tinnitus genannt, auf. Auch das häufige Hören von zu hohen oder zu einseitigen Frequenzen, wie dies durch Musikhören über Kopfhörer oder durch Lärmbelastung passiert, kann die Sinneshärchen abstumpfen. Dies beeinträchtigt die Reizübertragung. Auch eine Fehlstellung des ersten und zweiten Halswirbels oder eine Verkrampfung der Muskulatur kann zu einer Beeinträchtigung des Hörens führen. Das kann sich durch Hörsturz oder Tinnitus äußern.

Das Hören von digitalisierter Musik schädigt auf Dauer das Innenohr. Bei einer CD-, und noch mehr bei einer digitalisierten Musikaufnahme, werden die hohen und die tiefen Frequenzen weggeschnitten; wenn man ausschließlich diese Aufnahmen hört, kann das Ohr nicht wahrnehmen, dass hohe und tiefe Frequenzen fehlen: die Sinneshärchen jedoch werden einseitig trainiert und dadurch wird das Sensorium abgestumpft. Wir wissen dank Erkenntnissen der modernen Wissenschaft, dass viele

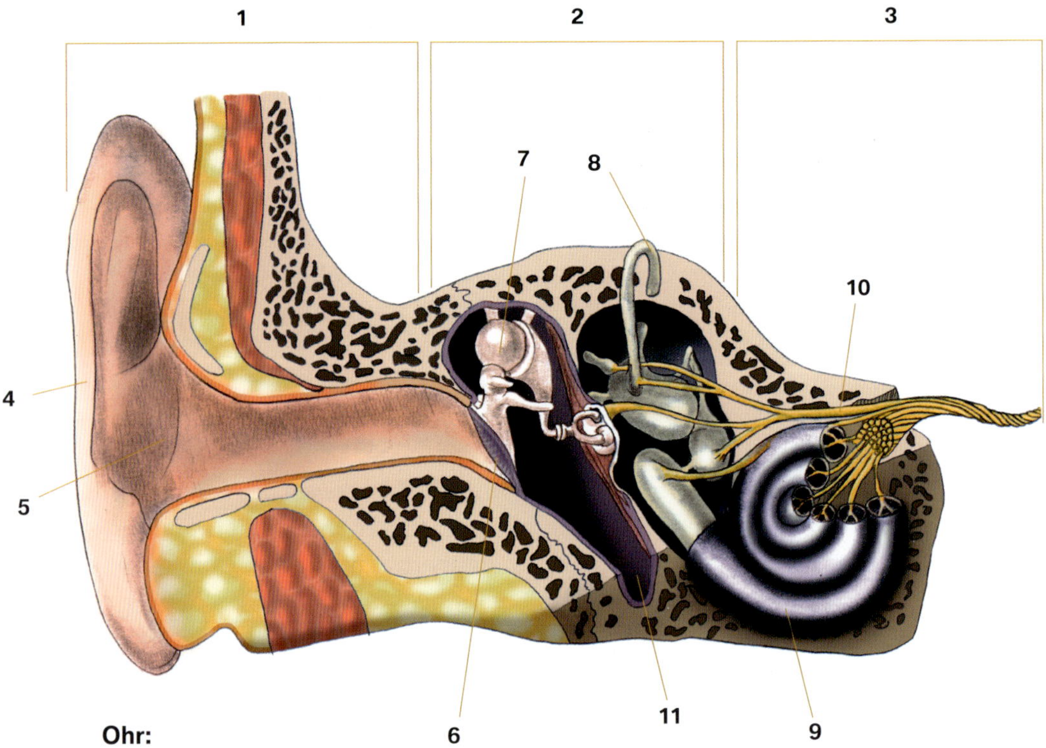

Ohr:

1 Äußeres Ohr
2 Mittelohr
3 Innenohr
4 Ohrmuschel
5 Gehörgang
6 Trommelfell
7 Knöchelchen (Hammer, Amboss, Steigbügel)
8 Bogengänge des Gleichgewichtsorgans
9 Hörschnecke
10 Hörnerv
11 Ohrtrompete (zum Hals- Rachenraum)

Körperfunktionen über die Wellenlänge von akustischen Signalen gesteuert werden. Wenn ausschließlich künstliche oder komprimierte akustische Reize das Sensorium Ohr treffen, dann kann dies auf Dauer eine Schädigung nach sich ziehen.

Das Innenohr ist in eine Knochenstruktur eingebettet, das Mastoid. Dieser Knochen - eine der härtesten Strukturen des Körpers - befindet sich hinter der Ohrmuschel.

Das Mastoid beherbergt ein weiteres kostbares Sinnesorgan, das Gleichgewichtsorgan. Dieses besteht aus drei Bogengängen, die mit Flüssigkeit gefüllt sind. Diese Flüssigkeit hilft uns, die genaue Lage des Körpers zu seiner Umgebung wahrzunehmen. Schaukelnde Bewegungen, wie sie bei Bootsfahren auftreten, können die Flüssigkeit in Dauerschwingung bringen. Das Gleichgewichtsorgan ist auch mit dem Sehsinn verknüpft. Wenn das Auge keinen Punkt fixieren und durch die Bogengänge keine Stabilität gefunden werden kann, tritt Schwindel auf. Ebenso können Schlaganfall und Unfälle Schädigungen des Innenohrs nach sich ziehen.

Erkrankungen des Ohrs:

- Entzündung des äußeren Gehörganges: die Haut ist trocken, sie juckt; oft sind Pilzinfektionen die Ursache.
- Der Übergang zum Mittelohr, das Trommelfell, kann anschwellen. Man spricht von einer Mittelohrentzündung. Dieser Zustand ist sehr schmerzhaft.
- Durch ein Knalltrauma kann das Trommelfell platzen. Außerdem können dadurch die Sinneshärchen und die sie umspülende Lymphflüssigkeit geschädigt werden.
- Bei einer Eiterung im Mittelohr kann das Sekret durch das geplatzte Trommelfell nach außen abfließen. Das Verschließen der Eustachschen Röhre durch vergrößerte Mandeln kann zu einem sogenannten Seromukothypanon führen. Dabei sammelt sich Sekret im Mittelohr an.

Was kann man tun?

- Bei Hautveränderungen des äußeren Gehörgangs helfen Waschungen mit Käsepappeltee, Schafgarbentee, Eichenrinde.
- Ohrkerzen erleichtern alle Beschwerden, die das Ohr betreffen.
- Bei Innenohrentzündugen helfen Zwiebelauflagen hinter dem Ohr; Schröpfkopfbehandlungen, eventuell Blutegeltherapie, Topfenwickel, auch das Auflegen von warmem Olivenöl auf das Ohr wirken erleichternd. Die Reinigung der Nasengänge mit Nasenreflexöl oder Nasendusche kann die Eustachsche Röhre entlasten. Ebenso Ölziehen oder Lymphdrainagen.

- Das Innenohr wird entlastet durch: Dehnungsübungen, welche die Muskulatur der Halswirbelsäule entspannen; sie können dafür sorgen, dass die Wirbel in der richtigen Position sind. Schröpfkopfbehandlungen, Massagen, Craneo Sakraltherapie; Lauschen auf Naturgeräusche

Schädigungen des Innenohrs:

- Tinnitus
- Knalltrauma
- Störungen des Gleichgewichtssinns

Was kann man tun?

- Wenn das Innenohr schon geschädigt ist, kann die Tomatis-Methode probiert werden. Das Lauschen auf Naturgeräusche, wie Wasserrauschen, Blätterrascheln, Vogelgezwitscher, hilft das Nervenkostüm des Ohrs zu entspannen.
- Keine Verwendung von Kopfhörern
- Osteopathie
- Massage
- Schröpfen
- Ohrkerzen

Um den Gleichgewichtssinn zu schulen, hilft es, möglichst viele Übungen zu machen, die das Gleichgewicht trainieren: Stehen auf einem Bein, anfangs mit offenen Augen, später mit geschlossenen Augen; MFD Platten können helfen, sowohl die Muskulatur zu trainieren als auch den Gleichgewichtssinn zu schulen. Mit der Zeit auch mit geschlossenen Augen auf der MFD Platte stehen.
Eine weitere gute Übung ist, eine Decke oder ein Handtuch zusammenzurollen und mit einem Bein auf diesem zusammengerollten Stoff zu balancieren. Zuerst wieder mit offenen, dann mit geschlossenen Augen.

Sehsinn

Das Auge ist das Fenster zur Seele, so sagt es ein Spruch. Tatsächlich ist das Auge ein hoch empfindliches Organ, das direkt mit dem Sehnerv und dem Gehirn verbunden ist. Die sogenannte Irisdiagnostik ist eine Methode, mit der man Informationen über den Zustand des Körpers und seiner Organe gewinnen kann.

Der Augapfel ähnelt einer Kugel, die mit einer gallertartigen Masse gefüllt ist. Die Augenlider und die Wimpern schützen das Auge vor Staubpartikeln und Austrocknung. Zusätzlich wird die Augoberfläche durch die Tränenflüssigkeit feucht gehalten und gereinigt. Das Licht gelangt durch die Hornhaut auf die Pupille, das ist die kreisförmige Öffnung in der Iris. Verschiedene Muskeln erweitern und verkleinern die Pupille und dosieren so, wieviel Licht direkt in das Auge gelangt. Diesen Vorgang nennt man Adaption. Hinter der Iris findet sich die Augenlinse. Diese elliptisch geformte Struktur ermöglicht uns das perspektivische Sehen. Der gesamte Augapfel wird über verschiedene Muskeln in der Augenhöhle gehalten. Die komplizierte Führung der Muskelschlingen ermöglicht uns, die Augen in alle Richtungen zu bewegen.

Bildschirmarbeit und auf einen kleinen Sektor fokussiertes Sehen bewirken eine Verkürzung dieser Muskeln. Bewegung in freier Natur fördert den Weitwinkelblick und ist Gymnastik für alle Augenmuskeln.

Probieren Sie, Ihre Augen nach allen Richtungen zu bewegen; Sie fühlen vielleicht, dass es in manche Richtungen leichter, in andere schwerer geht. So können Sie verstehen, wie effizient Augenmuskelübungen sein können, um dem Augapfel die volle Beweglichkeit zurück zu geben.
Gleichzeitig erreichen Sie damit, dass alle Teile des Auges besser versorgt werden. Das Augapfelinnere wird nur durch Diffusion versorgt. Gefäße, welche die Lederhaut versorgen, sind gleichzeitig für den Stoffwechsel des gesamten Auges zuständig. Die Augapfelinnenseite ist mit Sinneszellen bedeckt, welche das farbige Sehen ermöglichen. Die Eindrücke, welche sie auffangen, werden an den Sehnerv und von dort ins Gehirn weitergeleitet. Bei manchen Menschen liegt eine Irritation der Sinneszellen vor, so dass sie nur bestimmte Teile des Farbspektrums wahrnehmen können. Man spricht dann von Farbenblindheit.

Erkrankungen des Auges:

- Eine, **Gerstenkorn** genannte, Entzündung kann sich am Lidrand bilden. Das Gerstenkorn ist ein verstopfter Tränendrüsengang, an dem sich Sekret staut. Dadurch entsteht diese unangenehme Schwellung. Sowohl Kamillentee- als auch Schafgarbenauflagen helfen diese Entzündung zum Abklingen zu bringen. Oft entleert sich das Gerstenkorn von selbst oder es wird vom Körper aufgesaugt und dadurch aufgelöst.

- **Bindehautentzündung:** Die Bindehaut ist von Äderchen durchzogen. Wenn es zu einer Entzündung kommt, erweitern sich diese Äderchen und werden sichtbar. So zeigen sie, dass das Auge vermehrt durchblutet wird, um Entzündungserreger ebenso wie Stoffwechselprodukte ausscheiden zu können. Bindehautentzündung kann sehr unangenehm sein, da das Auge dann sehr lichtempfindlich ist. Oft kommen noch Kopfschmerzen dazu, auch der Augendruck kann steigen. Bei der Bindehautentzündung rate ich zu Bettruhe. Der Raum sollte möglichst abgedunkelt sein, die Augen sollen mit einer Augenbinde oder Augenmaske bedeckt werden. Außerdem soll man sich von visuellen Reizen möglichst fernhalten. Noch besser ist es, wirklich alle Sinne abzuschalten und den Körper in Ruhe heilen zu lassen. Auch empfehle ich, in dieser Zeit Diät zu halten; es ist am Besten, nur Basensuppen zu essen oder gedünstetes Getreide und Gemüse. Auf keinen Fall tierische Produkte, Nikotin, Koffein, Alkohol.

- **Glaskörpertrübungen:** Die Versorgung des Glaskörpers erfolgt ohne Zu- und Abstrom von Blut, vielmehr ausschließlich durch Umspülung des Gewebes mit der im Glaskörper befindlichen Flüssigkeit. Kommt es zu einer Trübung oder Austrocknung, ist die Sehfähigkeit stark eingeschränkt oder man hat das Gefühl, dass „Flankerl" durch das Gesichtsfeld fliegen. Eine Regeneration des Glaskörpers ist sehr langwierig. Augenmuskelübungen, Augenkompressen und Ernährungsmaßnahmen helfen dabei.

Sie können die Augen auch mit Augenmassagen entspannen. Dabei werden verschiedene Druckpunkte stimuliert. Von der Nasenwurzel beginnend können Sie, dem kreisförmigen Rand der Augenhöhle folgend, Punkte massieren. Das Glattstreichen der Stirne, das Ausstreichen der Wangen, das sanfte Drücken der Augen bei geschlossenen Lidern, kann die Massagesequenz komplettieren. Auch das Langziehen der Ohren hat eine entspannende Wirkung auf die Augen.

Bericht aus der Praxis:

Eine Patientin hatte seit ihrer Kindheit eine Fehlsichtigkeit von 4 Dioptrien auf beiden Augen und war mit Brillen versorgt. Sie hat vor 4 Jahren ihre Ernährung geändert. Hauptsächlich isst sie nun Getreide, Gemüse und Obst, angereichert mit Wildkräutern. Über ein Jahr lang hat sie konsequent Augenmuskelübungen gemacht und palmiert (das heißt die hohle Hand vor die Augen gehalten). Nach einem Jahr war die Fehlsichtigkeit ausgeglichen. Zusätzlich hat sich die bestehende Augentrockenheit weitgehend verbessert.

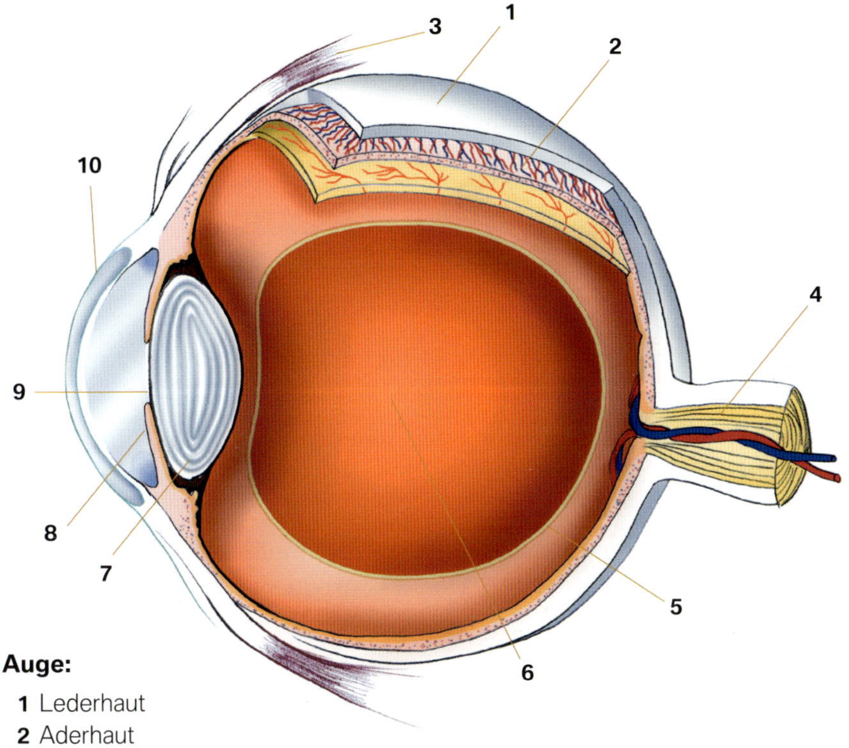

Auge:

1 Lederhaut
2 Aderhaut
3 Augenmuskel
4 Sehnerv
5 Netzhaut
6 Glaskörper
7 Linse
8 Iris
9 Pupille
10 Hornhaut

Hoher Augendruck: Grüner Star

Augendruckerhöhung oder Grüner Star ist eine sehr häufig vorkommende Erkrankung und aus meiner Sicht eine Wohlstandserkrankung. Oft habe ich beobachtet, dass bei Patienten der Augendruck messbar sank, bis zum Normalbereich, wenn sie Diät hielten, die vor allem aus Getreide, Gemüse und Obst bestand. Auch das Weglassen von Nikotin und Koffein, sowie ausreichende Flüssigkeitszufuhr halfen. Zusätzliches Augenmuskeltraining und das Auflegen von Augenkompressen taten ein Übriges.

Bei einer Patientin, die diese Empfehlungen beherzt umsetzte, konnte der Augendruck innerhalb von drei Monaten deutlich messbar gesenkt werden.

Grauer Star

Beim Grauen Star trübt sich die Linse. Wenn dies zu einer unerträglichen Beeinträchtigung des Sehvermögens führt, wird die Linse bei einer Operation herausgenommen beziehnungsweise durch eine Kunststofflinse ersetzt.

Die Ablagerungen auf der Linse entstehen durch:

- Fehlernährung
- Falschen Lebensstil
- Eingeschränkte Durchblutung der Augen aufgrund von Fehlstellungen in der Halswirbelsäule.

Durch diese Faktoren ist die Versorgung der empfindlichen Augen Jahrzehnte hindurch beeinträchtigt. Durch konsequente Änderung der oben genannten Faktoren kann in nahezu jedem Fall eine deutliche Verbesserung erreicht werden.

Pflanzen, die zur Behandlung der Augen angewendet werden können:

- Gänseblümchen
- Käsepappel
- Kamille

- Rosenblätter
- Kornblumen
- Schafgarbe
- Heublumen
- Augentrost

Das Fühlen

Das Fühlen per se ist kein wirklicher Sinn, es handelt sich dabei vielmehr um den sogenannten Sechsten Sinn. Jeder Mensch ist mit diesem Sinn ausgestattet, und gerade in der heutigen Zeit wird dieser Sinn viel zuwenig geschult. Mit dem Sechsten Sinn können wir wahrnehmen, was uns guttut. Weiters können wir erfühlen, welche unangenehmen Situationen vermeidbar sind.

Zum Beispiel: Wenn wir deutlich das Gefühl haben, eine Reise nicht antreten zu wollen, dann sollten wir, trotz logischer Gegenargumente, diesem Gefühl nachgeben. Wenn wir das Gefühl haben, mit einem bestimmten Menschen an einem bestimmten Tag oder überhaupt keinen Kontakt haben zu wollen, dann sollten wir uns von diesem Gefühl leiten lassen. Wenn wir fühlen, dass in einer Situation irgendetwas nicht stimmt, dann sollten wir diesem Gefühl vertrauen und danach handeln. Je mehr wir lernen, unserem Fühlen zu vertrauen, desto eher können wir diesen Urinstinkt reaktivieren.

Faktoren, die das Fühlen beeinträchtigen:

- Fernsehen
- Walkman hören
- Computerspiele
- Aufenthalt in geschlossenen Räumen
- Elektrosmog
- Übermüdung

- Überreizung
- Überreizung des Nervensystems durch Medikamente, Kaffee, Drogenmissbrauch, Rauchen, Alkoholgenuss
- Umhüllen des Körpers mit künstlichen Stoffen
- Wohnen in Stahlbetonbauten mit Klimaanlage
- Essen denaturierter Nahrungsmittel

Was können Sie tun, um mehr zu fühlen?

- Den Körper dehnen und strecken
- Häufiger Aufenthalt in der freien Natur zu jeder Jahreszeit
- Sich mit Tieren umgeben
- Nahrungs-, Kleidungs- und Wohnsituation mit möglichst natürlich gewachsenen Stoffen und Materialien gestalten
- Bewegen in abgedunkelten Räumen, die Augen verbinden und sich „blind" orientieren
- Immer mehr dem Gefühl vertrauen und danach handeln

Haut/ Bindegewebe, Nägel und Haare

Die Haut umschließt den gesamten Körper. Sie umhüllt die Muskeln, Sehnen und Knochen und bildet eine Schutzschicht zu unserer Außenwelt. Unter dem verhornten Anteil der Haut ist das Bindegewebe. Stoffe, die nicht ausgeschieden werden können, weil sie zu giftig oder zu „unhandlich" sind, werden im Bindegewebe abgelagert.

Das Bindegewebe ist die Mülldeponie des Körpers. Bindegewebe findet sich überall: im Fett, zwischen Muskeln und in allen Organen. Ist zuviel „Mist" im Bindegewebe abgelagert, wird der Stoffwechsel und damit die Verfügbarkeit von Nährstoffen für die Zelle, eingeschränkt.
Das Bindegewebe hat viele Funktionen, die bis heute noch nicht zur Gänze entschlüsselt sind. Die Zellen dieser zarten Struktur reagieren sensibel auf Hormone. Es scheint so zu sein, dass Bindegewebszellen auf Hormonreize reagieren und auch selbst Hormone herstellen oder weiterverarbeiten können. Dies könnte auch eine Erklärung für die geschlechtsbedingte Fettverteilung sein. Leider wird das Bindegewebe sehr stiefmütterlich behandelt, man bemerkt es meistens erst, wenn es schlaff ist. Das tritt dann ein, wenn die Durchblutung beeinträchtigt ist und ein Zuviel an ausscheidungspflichtigen Substanzen im Bindegewebe abgelegt werden. Interessant ist, dass sich das Bindegewebe erholt, sobald Entgiftungsmaßnahmen eingeleitet werden.

Über die Haut ist der Körper als individueller Organismus nach innen geschützt und nach außen abgegrenzt. Die Haut ist eine Grenzfläche, über die Stoffe aufgenommen und ausgeschieden werden. Also ist die Haut sowohl ein Aufnahmeorgan als auch ein Ausscheidungsorgan.

An Grenzflächen, die in das Innere des Körpers führen, wie zum Beispiel dem Mund, der Nase und den Genitalien, finden sich Schleimhäute. Der Schleim wird in speziellen Drüsen gebildet. Neben den Schleimdrüsen befinden sich auch Duftdrüsen. Die Schleimbildung ermöglicht das Ausscheiden von Staubpartikeln. Durch die Schleimhäute wird das Gleiten, zum Beispiel eines gekauten Bissens, ermöglicht. Die gut durchbluteten Schleimhäute bieten dem Körper zusätzliche Möglichkeiten, Körperöffnungen zu verschließen. So wird das Eindringen von Luft oder Fremd-

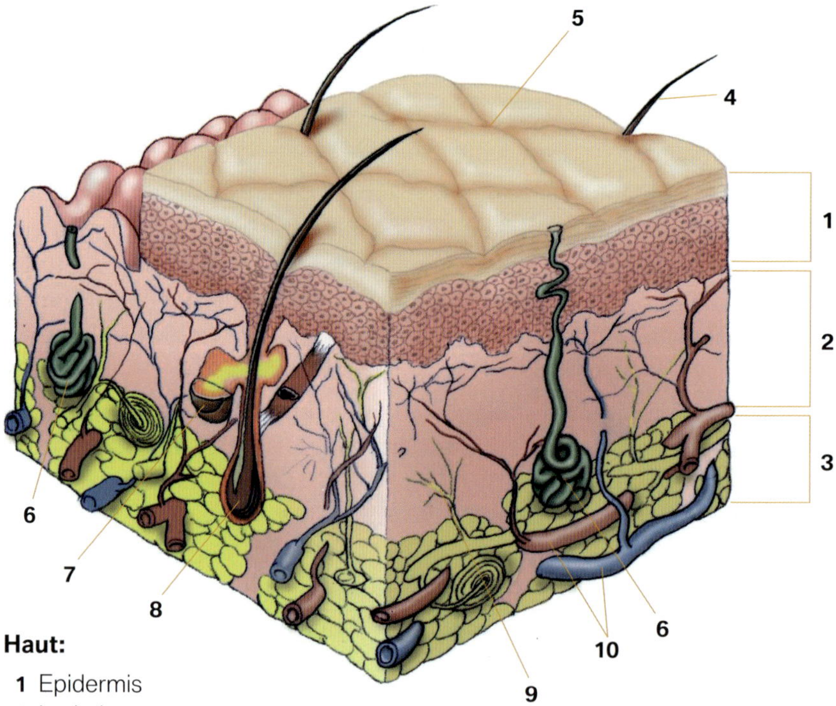

Haut:

1 Epidermis
2 Lederhaut
3 Unterhautfettgewebe
4 Haar
5 Pore
6 Schweißdrüse
7 Talgdrüse
8 Haarwurzel
9 Nervenfaser
10 Blutgefäße

körpern erschwert und gleichzeitig das Ausfließen von Körperflüssigkeiten verhindert.

An Körperöffnungen haben wir außerdem Muskelbarrieren. Das sind übereinander gelagerte und ineinander greifende Muskeln, die ringförmig angeordnet sind. Sie ermöglichen durch willkürliche Anspannung oder Entspannung das teilweise oder völlige Verschließen der Körperöffnungen. So können zum Beispiel Harn- und Stuhldrang willentlich kontrolliert werden. Mund, After-, Scheiden- und Harnröhrenausgang sind mit Ringmuskeln versehen. Wenn diese Muskulatur nicht mehr funktioniert, kommt es zu unwillkürlichem Abgang von Stuhl oder Harn.

Haut hat die Fähigkeit, ihre Oberfläche zu vergrößern, indem sie zum Beispiel die Poren, mit denen sie nach innen hin verbunden ist, öffnen kann. Damit kann sie durch das Ausscheiden von Flüssigkeit, dem Schweiß, der dann an der Luft verdunsten kann, eine Kühlung des Körpers erreichen. Andererseits kann sie durch das Zusammenziehen der Oberfläche – es bildet sich eine „Gänsehaut“ – diese verkleinern und durch das Auslösen von Zittern, dem sogenannten Kältezittern, die Temperatur im Inneren des Körpers erhöhen.

Die Oberfläche der Haut ist mit Temperaturrezeptoren und Tastorganen ausgestattet, welche Oberflächen und deren Temperatur erfühlen können. Sie geben sofort Impulse an Nerven und dadurch an das Gehirn weiter. So empfangen wir Eindrücke von der Umgebung, wir fühlen das Fell eines Tieres oder den Belag einer Oberfläche und assoziieren dadurch Bilder. Wir erlangen auf diesem Weg Informationen, ohne dass der Sehsinn, das Gehör oder der Geschmackssinn beansprucht werden müssen.

Der Tastsinn hilft uns zum Beispiel, in der Dunkelheit zurecht zu kommen. Gleichzeitig können wir durch Tasten im Zusammenspiel mit den anderen Sinnen sehr viele Eindrücke von unserer Umgebung erlangen.
Teile unserer Haut sind mit Duftdrüsen ausgestattet, speziell an Stellen, wo Haut an Haut stößt, zum Beispiel unter den Achseln, zwischen den Beinen. Überall dort findet sich eine Vielzahl von Duftdrüsen. Das Ausscheiden des individuellen Duftes signalisiert der Umwelt auf einer subtilen Ebene, in welcher Stimmung wir uns befinden. Ob wir aggressiv, ängstlich oder lustvoll sind – je nach Stimmung duftet unser Körper anders, ohne dass uns das bewusst ist.
Wir finden an der Haut auch Talgdrüsen, die dafür sorgen, dass die Oberfläche unseres Körpers in einem geschmeidigen Zustand bleibt und keine Risse oder sonstigen Verletzungen erleidet.
Die Nägel sind an den Enden der Finger eingebettet. Nägel dienen einer besseren Greifmöglichkeit und können als Werkzeuge eingesetzt werden, zum Beispiel zum Abtrennen von Gräsern oder dem Öffnen von Früchten.
Haare dienen dem Tasten und dem Aufnehmen von Druckwellen aus der Umgebung. Eine andere Aufgabe unserer Haare ist das Wärmen des Körpers.

Was kann die Haut schädigen?

- Zu häufiges Waschen mit Substanzen, die den Säure-Basen-Haushalt der Haut (zer)stören, wie zum Beispiel Seifen, Alkohole, Desinfektionsmittel
- Seifenschaumbäder oder sonstige, den natürlichen Fettfilm der Haut beeinträchtigende Substanzen, sollten ebenfalls vermieden werden.
- Stoffe, die die Kühlung und die Durchblutung der Haut behindern (alle Arten von Kunststoffen, die auf der Haut getragen werden)
- Farben, Duft- und Klebstoffe, die zur Herstellung und Färbung von Kleidung verwendet werden. Pestizide, können in Textilien (zum Beispiel in der Baumwolle, Hanf etc.) nachweisbar sein. Sie werden dann durch die Haut aufgenommen und in den Körper geschleust. Unsere Haut ist ja Aufnahmeorgan und Ausscheidungsorgan in einem.
- Künstliche Duftstoffe
- Hormonhaltige Salben
- Lebensstil: Rauchen, wenig Bewegung an der frischen Luft, denaturierte Kost, Stress, wenig Schlaf, Sorgen ...

Was stärkt Haut und Schleimhäute?

- Massagen
- Trockenbürsten
- Kalt-Warm-Wasser-Anwendungen
- Kräuterbäder
- Stimulationsbäder wie Hand- und Fußbäder mit verschiedenen Kräutern
- Sauna, Temperatur zwischen 60° und 70 °C, und Dampfbäder
- Nacktes „Luftbaden“, auch bei tiefen Temperaturen
- Bei jedem Wetter möglichst viel Haut den natürlichen Witterungsbedingungen präsentieren. Das heißt im Winter bloßfüßig im Schnee herumstapfen, im Sommer Wind und Sonne genießen, die Temperaturschwankungen der Übergangszeit über die Haut spüren
- Baden in natürlichen Gewässern
- Meiden von gechlortem Wasser

- Die Haut mit natürlichen Stoffen umhüllen (Produkte aus Wolle, Seide, Leinen, Baumwolle, möglichst ohne Giftstoffe gefärbt und gewachsen)
- Nach Möglichkeit nur Körperpflegeprodukte verwenden, die Sie auch essen können.
- Für den Mund Ölziehen und Zunge abkratzen
- Zu heiße und zu kalte Speisen und Getränke meiden
- Für die Schleimhäute im Genitaltrakt Scheidenspülungen oder Sitzbäder mit Käsepappeltee oder Eichenrindentee

Pflanzen, die gut sind für Haut und Schleimhäute:

- Zinnkraut in Form von Bädern
- Käsepappeltee bei trockener oder entzündeter Haut
- Eichenrinde, dort wo Schleimhäute wund oder entzündet sind
- Kamille
- Farnbäder, um die Entgiftung zu unterstützen
- Heubäder
- Eibischwurzel
- Malve
- Schafgarbe
- Salbei

Erkrankungen der Haut/ Schleimhäute:

- **Narben oder andere schon verheilte Verletzungen** der Hautoberfläche. Solche Verletzungen sollten regelmäßig behandelt werden, um die Durchlässigkeit der durchtrennten Lymphgefäße und Meridiane beziehungsweise die Leitfähigkeit der Nerven zu verbessern. Das kann durch Einreibung mit Kräuterölen geschehen. Schröpfkopfbehandlung und Neuraltherapie können ebenso eingesetzt werden.

- **Neurodermitis oder andere Entzündungen:** Diese lassen sich sehr gut mit Ernährung, Entgiftung der Ausscheidungsorgane, durch Hautpflege mit Pflanzenprodukten und Lösung von psychischen Konflikten behandeln.
- **Akne:** Das Auftreten von Akne hat viele Ursachen. Meistens ist die Stoffwechsellage der Leber beeinträchtigt. Stoffwechselprodukte, die über Darm und Leber nicht ausgeschieden werden können, werden über die Hautporen abtransportiert. Kann die Haut das anfallende Sekret nicht auf einmal abgeben, bilden sich Verhärtungen – Aknepickel. Die eitrigen Entzündungen der Haut werden sichtbar und stellen für die Betroffenen einen großen seelischen Druck dar. Seelische Verletzungen oder verdrängte Minderwertigkeitsgefühle sind unter anderem Entstehungsursachen von Akne. Gerade in der Pubertät ist der junge Mensch gezwungen, sein eigenes Wertesystem und seine Persönlichkeit zu definieren. Auch familiäre Spannungen werden gerade in dieser Lebensphase deutlicher empfunden. Die Veränderungen im Hormonstoffwechsel liefern zusätzliche Faktoren zur Entstehung dieser unangenehmen Hauterkrankung. Oft tritt Akne auch im Erwachsenenalter auf. Wenn sie in der Jugend mittels Hormoneinnahme unterdrückt wurde, kann sie verzögert ausbrechen. Oft sehe ich, dass sich Akne deutlich bessert, wenn der Darm gereinigt, die Ernährung beachtet wird und die Haut durch Aufenthalt im Freien abgehärtet wird. Die Haut ist ein Spiegel der Seele; wer die Seele versteht, kann die Haut heilen.

Was kann man tun?

- Ernährungsumstellung, Darmreinigung
- Meiden von Kaffee, Süßem, tierischem Eiweiß (für mindestens 2 Monate)

Kräuter und Anwendungen, die bei Akne verwendet werden können:

- Leichtes Peeling, mit Getreideschrot und Wasser vermischt, anschließendes Betupfen der Haut mit Honig, der 20 Minuten auf der Haut belassen und dann wieder abgewaschen wird.
- Morgens die Haut mit Hauswurzsaft abreiben. Das Gel eintrocknen lassen und nach einer halben Stunde abwaschen.

- Die Haut mit Schafgarbentee, Veilchen-, Ackerstiefmütterchen- oder Salbeiaufguss morgens und abends abwaschen.
- **Wunden:** Verletzungen sollten nach Möglichkeit sofort behandelt werden, damit sie narbenlos verheilen. Frische Wunden mit Kräutern, je nach Verfügbarkeit, auswaschen oder mit zerkauten Kräutern versorgen. Urin eignet sich ebenfalls sehr gut zur Wundreinigung und ist außerdem immer verfügbar. Ein alter Bauer erzählte mir, dass er von seinem Großvater gelernt habe, jede Wunde sofort mit Urin zu reinigen und zusätzlich gequetschte Spitzwegerichblätter aufzulegen.

Operationsnarben und Schürfwunden kann man mit Johanniskrautöl oder Ringelblumensalbe bis zum vollständigen Verheilen versorgen. Am besten wendet man diese Hilfsmittel mehrmals täglich an. Das Bindegewebe und die Wunde sollten gut beweglich werden, damit die Narbe sich nicht verhärtet. Ein Verband mit Kräuterölen verhindert, dass die Wunde verklebt, außerdem lässt sich der Verbandswechsel leichter durchführen.

Kräuter, die bei Wunden eingesetzt werden können:

- Schafgarbe
- Spitz- und Breitwegerich
- Hauswurz
- Aloe vera
- Lavendel-, Schafgarben-, Johanniskraut-, Beifußöl

Sonnenbrand

Vorbeugend die gesamte Haut morgens und abends mit Lavendel- oder Johanniskrautöl abreiben. Bei Rötungen der Haut Joghurt oder Topfen auftragen. Nach ein bis zwei Stunden abwaschen und mit Johanniskrautöl einreiben oder Aloe Vera, Hauswurzgel oder zerquetschte Holunderblätter auf die Haut legen.

Nägel

Nägel haben wir an den Enden der Finger und der Zehen. An Form, Farbe und Elastizität von Nägeln an Fingern und Zehen kann man erkennen, wie es um die Gesundheit des Körpers insgesamt bestellt ist.
Wenn die Nägel Rillen zeigen, Flecken haben, rissig sind oder von Nagelpilz befallen sind, kann man annehmen, dass die Versorgungslage im Körper nicht optimal ist. Eine zusätzliche Ursache für Nagelpilz können Versorgungsstörungen des Nagelbettes durch Muskelverkürzungen sein. Natürlich können auch schlechtes Schuhwerk oder kunststoffhaltige Kleidungsstücke, schlechte Ernährung und nicht ausreichendes Trinken Ursachen sein.
Wie kann man dem Nagelpilz begegnen? Indem man Wechselbäder für Hände oder Füße macht und dafür sorgt, dass die Muskeln und Sehnen ausreichend gedehnt sind. Dadurch ist die Versorgung der Zehen und Finger gewährleistet. Man kann ins Nagelbett verschiedene Arten von Kräutersalben, wie Thymiansalbe, Majoransalbe, Lorbeersalbe, Johanniskrautöl, etc. einmassieren.

Haare

An den Haaren lässt sich der allgemeine Gesundheitszustand des Patienten erkennen. Dünnes Haar, gespaltenes und trockenes Haar spiegeln die nicht zufriedenstellende Befindlichkeit des Körpers wider. Regelmäßiges Bürsten verhilft dem Haarboden zur besseren Durchblutung. Natürlich ist eine ausgewogene vitamin- und nährstoffreiche Ernährung unerlässlich dafür, dass das Haar gesund und dicht werden kann. Jeder sollte aber akzeptieren, dass die Beschaffenheit der Haarpracht schon vor der Geburt festgelegt ist.
Man kann die Gesundheit der Haare durch eine Haarpackung aus einem Eidotter, ein paar Löffeln kalt gepresstem Öl und ein paar Tropfen Milch oder Obers pflegen. Die Mischung über Nacht in die Haare einreiben und am nächsten Tag mit einem milden Shampoo auswaschen. Man kann auch Aloe Vera oder Hauswurzelblattsaft in die Haare einmassieren. Weiters helfen Klettenwurzelöl oder Morgentau, in die Haare eingerieben, die Haarqualität zu verbessern.
Haare sollen möglichst selten mit Föhnen oder Trockenhauben traktiert werden! Milde Shampoos verwenden, ausreichend trinken, den Körper insgesamt ausgewogen ernähren. Das Färben der Haare vermeiden.

Die Lunge

Die Lunge ist das Organ der Freiheit. Die Luft, die wir über die Nase in unsere Lungenflügel atmen, macht unser Leben erst möglich. Ohne Luft kein Leben. Das Fassungsvermögen unserer Lungenflügel ist trainierbar. Der durchschnittlich flach atmende Mensch holt sich ca. ein bis eineinhalb Liter Luft pro Atemzug. Mit einigem Training lässt sich das Atemvolumen auf fünf Liter und mehr steigern.

Die Luft strömt über die Nase und den Rachenraum in die Luftröhre und von dort in die Lungen. Die Schleimhäute in der Nase erwärmen die eingeatmete Luft und säubern sie von Staubpartikeln. Der gesamte Rachenraum ist mit zahlreichen Lymphknoten bestückt. Die Abwehrzellen halten krankmachende Keime von den Lungen fern. Oft wird durch eine Entzündung in diesem Bereich, Angina genannt, eine Bronchitis verhindert. Die Luftröhre verbindet den Rachenraum über den Bronchialbaum mit den Lungen.

Der Mensch hat praktischerweise zwei Lungenflügel. Der rechte hat drei Lappen, der linke zwei, da das Herz den Platz des dritten Lappens einnimmt.
Die Lunge ist über die Luftröhre mit dem Mund-/Nasenraum verbunden. Ähnlich wie das Gefäßsystem verzweigt sich die Luftröhre. Sie teilt sich in einen rechten und einen linken Teil, die Bronchien. Die Bronchien gehen in die Lungenflügel über.

Die Lungenflügel setzen sich aus Alveolen, auch Lungenbläschen genannt, zusammen. Die Lungenbläschen sind für den Sauerstoffaustausch zuständig. Das ganze Lungensystem wird auch Bronchialbaum genannt. Die Lungenflügel sind von einer doppelten Haut umgeben, der sogenannten Pleura oder Lungenhaut. Durch einen Flüssigkeitsfilm zwischen den Lungenhäuten wird ein reibungsloses Gegeneinander-Gleiten ermöglicht und es wird zusätzlich verhindert, dass Luft austritt.

An den Lungenbläschen, den Alveolen, findet der Blutsauerstoffaustausch statt, dort wird der Sauerstoff an die roten Blutkörperchen übergeben. Die roten Blutkörperchen, auch Erythrozyten genannt, reichern sich in den Alveolen mit Sauerstoff an. Damit dieser Anreicherungsvorgang gut funktionieren kann, ist eine tiefe Atmung wichtig. Die Atemfrequenz

ist bei jeder Person anders. Trainierte Personen können ein paar Minuten mit einem Atemzug auskommen, Personen die flach atmen und unter Stress oder Anspannung stehen, haben eine Frequenz von bis zu 25 Atemzügen pro Minute und mehr.
Interessant ist, dass Säugetiere mit einer geringeren Atemfrequenz eine höhere Lebenserwartung haben. Davon abgeleitet kann man sagen: Je flacher und oberflächlicher der Mensch atmet, desto kürzer ist seine Lebenserwartung. Das ist durchaus einleuchtend, denn je flacher die Atmung, desto weniger Sauerstoff gelangt in unser System, und ohne Sauerstoff kann der Mensch nicht leben.

Ursachen, die zu einer Verflachung der Atemfrequenz führen:

- Ein verkrampftes Zwerchfell (das Zwerchfell ist der Muskel, der den Brustraum vom Bauchraum trennt). Wenn nun der Bauchraum überbläht ist und ein luftgefüllter Darm gegen die Lunge drückt, kann dies die Atmung beeinträchtigen.
- Ebenso können eine verkrampfte Zwischenrippenmuskulatur oder fehlgestellte Wirbel auf die Bewegung der Rippen Einfluss haben. Wenn sich die Rippen nicht ausreichend bewegen, führt dies zu einer Einengung des Brustraumes und dadurch der Lungentätigkeit.

Ich konnte sowohl bei Asthma-Patienten als auch bei Patienten mit einer Neigung zu Allergien falsche Atemmuster beobachten. Oft werden Teile der Lungen zum Sauerstoffaustausch nicht genützt. In meiner Praxis sehe ich immer wieder, wie stark Menschen ihre Schultern beim Atmen anheben und wie wenig sich der Brustkorb seitlich bewegt. Wenn der seitliche Bewegungsradius der Rippen eingeschränkt ist, wird automatisch weniger Luft in unsere Lungen gepumpt.

Erkrankungen der Lunge:

- **Bronchitis:** Dabei ist der Luftröhrenbereich am Übergang von Luftröhre zu Lunge entzündet. Wenn diese Entzündung auf die Lungenbläschen übergreift, spricht man von einer Lungenentzündung.
- **Asthma** ist eine Verkrampfung sowohl des Bronchialsystems als auch der Lungenbläschen; dadurch ist die Luft-Aufnahme und -Abgabe behindert.
- **Lungenfellentzündung:** Die Lungenhäute sind entzündet.

- **Pleuraerguss:** Dabei kommt es zwischen Brustkorb und Lungenhäuten zu einer Flüssigkeitsansammlung.
- **Wasser in der Lunge:** Durch eine schwache Pumpleistung des Herzens und vermehrten Schleim in der Lunge ist der Sauerstoffaustausch behindert.
- Es kann auch zu einem Reißen der Lungenhäute kommen, dann spricht man von einem **Pneumothorax**. Dieser kann entweder spontan auftreten oder durch eine Verletzung, bei der zum Beispiel eine Rippe durch die Lungenhäute sticht, verursacht werden. Ebenso kann eine Öffnung des Brustraumes durch einen spitzen Gegenstand zum Pneumothorax führen. Wenn Luft in die Lungenhäute eintritt oder sogar von außen in die Lunge strömt, bricht das Drucksystem der Lunge zusammen. Die Lunge zieht sich zusammen, sie kollabiert, dadurch wird das Atmen unmöglich. Das ist eine lebensbedrohliche Situation, die rascheste Entlastung erfordert. Sonst stirbt der Betroffene.
- Überblähung der Lungenbläschen, auch **Emphysem** genannt: Dabei sind Teile der Lungenbläschen zerstört, der Sauerstoffaustausch ist dadurch beeinträchtigt.

Bronchitis und auch Lungenentzündung kann man sehr gut mit Inhalationen und Einreibungen behandeln. Zusätzlich hilft Rödern. Die ätherischen Öle der Pflanzen reinigen die Atemluft und die Erythrozyten, welche die Schleimhäute passieren. Es erfordert allerdings einige Erfahrung und guten Kontakt mit den betroffenen Patienten, um sie im Ernstfall gut betreuen zu können. Bei Symptomen in der Brust, die auf eine Bronchitis hindeuten, kann man sofort Zwiebelwickel anwenden. Auch Inhalationen mit Thymian, Rosmarin, Bohnenkraut, Wacholder, Fichtennadeln oder Salz können Erleichterung bringen. Anschließend Einreibungen mit Salbei- oder Thymianölauszug, beziehungsweise einem anderen aromatischen Brustbalsam machen.

Gerne führe ich bei Bronchitis, die ja meistens mit einem Hustenreiz einhergeht, Klopfmassagen im Bronchialbereich durch. Wenn man mit der hohlen Hand einen gut eingeölten Brustkorb abklopft, wird das von der betroffenen Person meistens als sehr wohltuend und erleichternd empfunden. Entlang des Brustbeins und im Bereich zwischen Schlüsselbein und zweiter Rippe befinden sich verschiedene Druckpunkte, die eine Entspannung der Muskulatur und der Lungenhäute bewirken. Wenn man entlang des Schlüsselbeins und entlang des Brustbeins tastet, findet man die schmerzhaften Punkte sehr rasch. Diese können dann massiert werden.

Vorsicht bei Kindern! Wenn Sie mit Kindern inhalieren, sollten Sie unbedingt darauf achten, dass das Wasser weniger als 70° C hat. So kann sichergestellt werden, dass es zu keinen Verletzungen der Atemwege durch heißen Dampf kommt. Außerdem kann sich das Kind dann nicht verbrühen.
Überhaupt ist bei Inhalationen darauf zu achten, dass das Wasser auf keinen Fall kochend verwendet wird, auch bei Erwachsenen, da kochend heißer Dampf das Flimmerepithel der Atemwege schädigt. Auch sollten Sie vorsichtig mit reinen ätherischen Ölen umgehen. Diese können das Flimmerepithel ebenfalls schädigen.
Das heißt: ein Aufguss von Kräutern ist bei der Inhalation eher zu empfehlen als die Anwendung von ätherischen Ölen.

Asthma

Asthma und Allergien treten oft gemeinsam auf. Um Asthma wirkungsvoll behandeln zu können, ist es immer notwendig, auch das Immunsystem des Darms mit einzubeziehen. Das heißt, eine Erfassung der Ernährungsgewohnheiten sollte durch eine Anamnese erfolgen. Die Ernährung muss unbedingt zusätzlich zu weiteren Therapien mit bedacht werden.

Asthmatiker empfinden Kopfmassagen als erleichternd und sprechen gut auf Inhalationen an. Außerdem ist es wichtig, dass sie auf eine tiefe Atmung achten. Bei Atemübungen sollte die gesamte Zwischenrippenmuskulatur sowie das Zwerchfell bewegt werden.

Jeder Mensch sollte im Laufe seines Lebens einen Atemschulungskurs machen, da fast jeder falsch atmet. Sie können zum Test Ihre durchschnittliche Atemfrequenz messen. Atmen Sie nun ein paar Minuten die sogenannte Lunar-Atmung: Einatmen - halten - ausatmen - halten. Bei jedem Atemschritt bis 3, 4 oder weiter zählen, je nachdem, wie es für Sie angenehm ist. Wenn Sie diese Atemübung einige Male gemacht haben, messen Sie nochmals Ihre Atemfrequenz.
Stützen Sie Ihre Hände oberhalb der Taille am Brustkorb ab. Wenn Sie nun atmen, sollten Sie eine Brustkorbbewegung spüren. Die Schultern dabei bewusst entspannen.

durch Arterien in den gesamten Körper gebracht. Das Herz wirkt wie eine Pumpstation, über die in genau geregeltem Rhythmus die Verteilung des Blutes erfolgt. Man kann sich das Gefäßsystem wie einen Baum vorstellen. Das Herz ist der Hauptstamm, und Gefäße verteilen sich wie Äste, die kleiner werdend in Blätter übergehen. An Fingerspitzen, Zehenspitzen, Nasenspitzen, Ohren oder auch in Organen treffen sich Arterien und Venen in den sogenannten Kapillaren. Das heißt, es gibt Bereiche, in denen das venöse System im arteriellen endet und umgekehrt. Die Gefäßwände sowohl der Arterien als auch der Venen sind ein hoch komplexes muskuläres Schlauchsystem, das unterschiedliche Druckverhältnisse aushalten muss. Wenn ein Mensch zum Beispiel schwer atmet oder sich sehr rasch bewegt, besteht ein höherer Sauerstoffbedarf. Dieser wird durch eine Erhöhung der Herzfrequenz und durch eine Steigerung des Blutdrucks erreicht.

Der Blutdruck beträgt in Ruhe durchschnittlich 120/80 mm/Hg. Bei Anstrengung kann er auf 200/120 mm/Hg und mehr ansteigen. Das bedeutet: bis in die Fingerspitzen müssen die Gefäße diese Schwankungen der Druckverhältnisse bewältigen können.

Erkrankungen des arteriellen Systems:

- Verkalkungen
- Bluthochdruck
- Ausbuchtungen der Wände (= Aneurisma)

Erkrankungen des venösen Systems:

- Krampfadern
- Entzündungen der Venenwände

Erkrankungen des Herzens:

- Rhythmusstörungen
- Erweiterung entweder der Kammern oder der Vorhöfe
- Verkalkung der Herzkranzgefäße
- Entzündungen des Herzmuskels
- Verschluss oder Einengung von Herzkranzgefäßen führt zum Herzinfarkt.

Was kann man bei Herzbeschwerden tun?

- Regelmäßiges Kreislauftraining, das heißt sich täglich bewegen und durch die Bewegung zum Schwitzen kommen.
- Kalt-Warm-Wasseranwendungen nach Pfarrer Kneipp
- Vernünftige Ernährung im Sinne einer ausgewogenen Kost mit einem hohen Anteil an pflanzlichen Produkten

Pflanzen, die bei Herz-Kreislauferkrankungen eingesetzt werden können, entweder als Tees, Tinkturen, Bäder oder Einreibungen:

- Weißdorn
- Melisse
- Passionsblume
- Herzgespann
- Lindenblüten
- Rosmarin
- Maiglöckchen
- Fingerhut
- Rosskastanie
- Ginkgo

TIPP:

Pflanzen wirken nicht punktuell, sondern sie wirken regulierend im Sinne des Schlüssel-Schloss-Prinzips. Das heißt: Pflanzen und ihre Bestandteile können an vielen Stellen des Zellstoffwechsels eine Wirkung in Gang setzen.

Bluthochdruck kann verschiedenste Ursachen haben. Fehlstellungen im Schulterbereich und dadurch entstehender Druck auf die Arterien, die unter dem Schlüsselbein zum Arm ziehen, können zu einer Erhöhung des Blutdrucks führen. Narben können Mitverursacher von Bluthochdruck sein. Eine schlechte Verdauung, also Verstopfung, kann ebenfalls Mitursache für Bluthochdruck sein.

Stellen Sie sich vor, welch riesiges Gefäßnetz die Darmschlingen durchzieht. Dann verstehen Sie, dass ein träger Darm eine Ursache für Bluthochdruck sein kann.
Nervosität und psychische Anspannungen können ebenso die Ursache für Bluthochdruck sein.

Der Körper ist ein logisches System. Wenn der Blutdruck ansteigt, gibt es dafür eine Ursache. Wenn irgendwo im Körper durch bestimmte Ursachen Engstellen hervorgerufen werden, muss der Körper den Druck erhöhen, um die Versorgung und Entsorgung aller Areale gewährleisten zu können.

Das Herz und das Gefäßsystem sind in beachtlicher Weise von unseren Emotionen abhängig. Stellen Sie sich vor, Sie hören unerwartete Geräusche an der Tür. Ohne dass es Ihnen bewusst ist, steigen der Puls, die Herzfrequenz und dadurch der Blutdruck an. Selbst wenn Sie feststellen, dass Ihre Sorge unbegründet war, war Ihr Körper in höchster Alarmbereitschaft, mit allen dazugehörigen Symptomen. Kein anderes Organ unseres Körpers reagiert so prompt auf unbewusste Erinnerungen und Bilder. Wenn Sie eine Erkrankung in diesem Bereich Ihres Körpers haben, sollten Sie, um völlig gesunden zu können, diese belastenden Bilder erkennen und entschärfen.

Behandlung des Bluthochdrucks:

- Darauf achten, dass die Muskulatur im Schulterbereich gedehnt ist und dass die knöchernen Strukturen an ihrem Platz sind.
- Mechanisches Lösen von Narben
- Bürstenmassagen
- Kalt-Warm-Wasseranwendungen
- Autogenes Training zur Entspannung
- Aderlass
- Heilfasten
- Dehnungsübungen
- Meiden von koffeeinhaltigen Getränken.
- Pflanzenanwendungen

Krampfadern

Krampfadern, besonders in den Beinen, werden oft durch einen Beckenschiefstand verursacht. Auch Verletzungen des Beckenbodens, wie sie zum Beispiel durch Dammschnitte entstehen, können eine Ursache sein. Operationen in der Leistengegend, wie zum Beispiel Leistenbruchoperationen oder Blinddarmoperationen können das Entstehen eines Beckenschiefstandes begünstigen.

Bei allen von mir untersuchten Patienten mit Krampfader-Problematik fand ich einen mittelmäßig oder stark ausgeprägten Beckenschiefstand. Aus diesem Grund ist bei der Behandlung von Krampfadern unbedingt darauf zu achten, die Fehlstellung zu beheben. In weiterer Folge müssen Dehnungsübungen für die gesamte Beinmuskulatur lebenslänglich durchgeführt werden, um eine erneute Schiefstellung des Beckens zu verhindern. Der Erfolg der Übungen muss regelmäßig kontrolliert werden, da es wichtig ist, die Übungen an die individuellen Bedürfnisse und die Fortschritte des einzelnen Betroffenen anzupassen.

Es gibt Pflanzen, die eine positive Wirkung auf das Venensystem haben:

- Rosmarin
- Rotes Weinlaub
- Hamamelis
- Ringelblume
- Beinwell

um nur einige zu nennen.

Offene Hautstellen an den Beinen

Gerade Patienten, die Herz-Kreislauf- oder Stoffwechselprobleme wie Zuckerkrankheit haben, neigen zu offenen Beinen, auch Ulcus cruris genannt. Wenn offene Stellen an den Beinen auftreten, dann ist es mit der Durchblutung der Beine in der Regel schon über einen längeren Zeitraum nicht mehr zum Besten bestellt. Sehr oft finden sich an den Beinen Narben von Krampfadern-Operationen oder Verödungsmanövern. Krampfadern-Operationen oder Verödungen sollten nur dann durchgeführt werden, wenn auch der Beckenschiefstand mit behandelt wird und andere Maßnahmen, den Patienten beschwerdefrei zu bekommen, gescheitert sind. Sehr oft sind Krampfadern-Operationen der Beginn eines langen Leidenswegs. Zum Beispiel können Geschwüre an den Beinen oft Jahre nach der Verödung auftreten. Jedes einzelne Gefäß hat eine gewisse Funktion und sollte auf keinen Fall ohne dringenden Grund entfernt werden.

Bei offenen Beinen ist die Ernährung besonders zu beachten. Sehr oft sind Menschen mit offenen Beinen nicht bereit, eine konsequente Diät einzuhalten. Man kann versuchen, mit Schafgarbe, Käsepappel oder Eichenrindenanwendungen die Situation in den Griff zu bekommen. Auch Honigauflagen haben schon Erfolge gezeigt. Wichtig ist eine gute Beobachtung der Wunden. Es darf die Haut weder trocken noch zu feucht sein. Kalt-Warm-Wechselbäder können den Heilungsprozess unterstützen. Die Wahl der Therapie muss auf die Symptome des Patienten abgestimmt werden.
Achtung: Bei trockener Haut Vorsicht mit Eichenrindenbädern, da diese die Haut zusätzlich austrocknen können.

Niederer Blutdruck (Hypotonie)

Niederer Blutdruck tritt oft auf, wenn Menschen wenig Bewegung machen oder eine gewisse depressive Grundstimmung haben. Menschen mit niederem Blutdruck sollten grundsätzlich darauf achten, dass sie immer warme Beine haben, und wenn die Beine kalt sind, sie mittels eines Fußbades erwärmen.

Für Fußbäder eignen sich folgende Pflanzen:

- Weißdorn
- Melisse
- Brennnessel
- Salzfußbäder

Tagsüber können auch Rosmarinfußbäder gemacht werden. Am Abend kann Rosmarin allerdings zu stark beleben und dadurch Schlafstörungen verursachen.
Auch Bürstenmassagen haben sich bei niederem Blutdruck bewährt. Wenn die Haut durch das Bürsten gut erwärmt ist, kann man anschlie-

ßend mit einem feuchten Waschlappen zum Beispiel Rosmarintee aufbringen, der eine anregende Wirkung hat. Auch Pfefferminz- und Eisenkrautaufguss wirken anregend.

Fallbericht:

Eine Patientin, Jahrgang 1953, kam mit der Diagnose Raynaud-Syndrom zu mir in die Praxis. Durch die Gefäßerkrankung litt sie unter der kühlen Jahreszeit, da die Hände rasch blau und gefühllos wurden. Die Behandlung von chronischen Erkrankungen dieser Art ist sehr schwierig und erfordert Geduld von beiden Seiten. Nach ausführlicher Anamnese besprach ich mit der Patientin die Vorgangsweise und machte sie darauf aufmerksam, dass der Erfolg fraglich, aber möglich sei. Voraussetzung für den Erfolg sei aber die Konsequenz in der Umsetzung der Maßnahmen von ihrer Seite.
Nach zweieinhalb Jahren waren die Beschwerden bis zum heutigen Tag weitgehend verschwunden. Der Weg dorthin wurde durch zweimal im Jahr durchgeführten Aderlass, Kräuteranwendungen, Ernährungsumstellung, regelmäßige Bewegung, Arbeit an den eigenen Verhaltensmustern erreicht. Zusätzlich achtet sie darauf, nach ihrem persönlichen Rhythmus zu leben und zu arbeiten.

Herr Reg.Rat i.R. E.M., Jahrgang 1924 (Aderlass)

Durch den starken Stress, den ich in meinen letzten Berufsjahren hatte, sind meine arteriosklerosen Beschwerden – hoher Blutdruck und Schwindelanfälle – trotz Yogaübungen, unerträglich geworden.
Durch Intuition las ich eine Abhandlung über den Hildegard´schen Aderlass und suchte einen Arzt, der ihn durchführt. Der Ärztedienst nannte mir Frau Dr. Zizenbacher, die ich dann aufsuchte.
Inzwischen habe ich bereits den dritten Aderlass mit anschließender Ozonbehandlung hinter mir! Auch ein Heilfasten mit zweimaliger Hydro-Colon-Behandlung hat mir sehr gut getan. Ich konnte dadurch die Medikamente auf die Hälfte reduzieren.
Im Großen und Ganzen kann ich sagen, daß ich mich nach den Behandlungen bei Frau Dr. Zizenbacher wie neugeboren fühlte. Mein Blutdruck hat nun Normalwerte und die Schwindelanfälle sind verschwunden.

Das Blut

Blut ist ein besonderer Saft. Jeder Mensch besitzt eine bestimmte, individuell definierte Menge an Blut. Es kommt auf die Größe und das Gewicht des Menschen an, wieviel Blut in seinen Gefäßen fließt. Es sind ca. vier bis sechs Liter. Das sauerstoffreiche Blut strömt in den Arterien, das sauerstoffarme in den Venen.

Die Lungen sind der Ort, an dem die roten Blutkörperchen mit Sauerstoff angereichert werden. Generell unterscheiden wir zwischen drei Hauptgruppen von Blutbestandteilen: die roten Blutkörperchen, die weißen Blutkörperchen und die Blutplättchen. Die Aufgaben der verschiedenen Blutbestandteile sind vielfältig.
Die roten Blutkörperchen können sich sehr gut verformen. Das müssen sie auch können, denn nur so gelangen sie bis in die kleinsten Gefäße. So kann das Gewebe die angebotene Sauerstoffladung ebenso wie die Nährstoffe aufnehmen.
Die weißen Blutkörperchen werden in verschiedene Unterarten eingeteilt: Granulozyten, Lymphozyten, Monozyten und andere. Sie sind für die Gesunderhaltung des Körpers zuständig, stellen sozusagen die Polizei des Körpers dar. Sie haben die Fähigkeit, an Grenzflächen wie Rachen, Haut und Darm, dafür Sorge zu tragen, dass keine Eindringlinge in den Körper gelangen, wie zum Beispiel: Bakterien, Viren oder Pilzsporen. Andererseits sorgen sie dafür, dass im Körper entstandene Abfallprodukte, wie sterbende Zellen oder Bakterien, die Schaden anrichten könnten, in Schach gehalten, abtransportiert oder zerlegt werden.

Auch unter den Abwehrzellen gibt es Spezialisten. Wenn Abwehrzellen schon einmal mit einer Krankheit Kontakt hatten, haben Sie das entsprechende Abwehrprogramm gelernt und in ihrem Zellgedächtnis abgespeichert. Sie erinnern sich im Anlassfall ganz genau, welche Abwehrstoffe bei einer Krankheit wie Grippe oder einer anderen Infektion gebildet werden müssen, um die Erkrankung abzuwehren und in Schach zu halten. Dieser Gedächtnisleistung der Abwehrzellen bedient man sich bei Impfungen. Impfungen versuchen diesen wunderbaren Mechanismus zu nützen. Das heißt, man gibt dem Körper schon abgetötete, krankmachende Bakterien oder Viren, bezeihnungsweise Teile davon, um so Gedächtniszellen zu erzeugen.

Blutplättchen sind dafür verantwortlich, dass Verletzungen im Inneren und Äußeren des Körpers möglichst rasch versorgt werden können. Sie wirken wie ein körpereigener Klebstoff. Unterstützt werden sie bei der Reparatur durch Blutgerinnungsfaktoren. Ein komplexer chemischer Wirkmechanismus wird bei Verletzungen in Gang gesetzt. Verletzte Zellen setzen Informationen frei, welche die Schadensbegrenzung und den Heilungsprozess sofort veranlassen.

Neben den genannten Aufgaben bewältigen die Blutbestandteile auch noch die Verteilung von Nährstoffen, Vitaminen, Spurenelementen und Fetten. Diese sind im flüssigen Bestandteil des Blutes, dem Serum, gelöst. Dadurch wird die Versorgung und der Stoffwechsel von Zellen erst möglich.
Da Blut den gesamten Körper durchströmt, spielt es beim Informationsaustausch und der Versorgung des gesamten Organismus eine zentrale Rolle. Stoffe, die zum Beispiel in Hormondrüsen des Kopfes produziert werden, werden vom Blut bis in die Zehen gebracht. Ebenso werden Verdauungsprodukte, wie Zucker oder Fette, die durch den Verdauungsprozess im Darm entstehen, von dort ins restliche System verteilt. Alles kommt dorthin, wo es gebraucht wird. Ist das nicht wunderbar?

Faktoren, die das Blut belasten können:

- Mangelnde Bewegung und dadurch mangelnde Anreicherung der roten Blutkörperchen mit Sauerstoff
- Rauchen; das Leben in Großstädten
- Ungesunde Ernährung
- Krankheiten der einzelnen Blutbestandteile

Es kann jede Gruppe der Blutzellen erkranken. Die roten Blutkörperchen können vermehrt oder vermindert sein. Alle Untergruppen der weißen Blutkörperchen können Erkrankungen aufweisen, und natürlich auch die Blutplättchen. Wenn zu viele Blutplättchen da sind, bilden sich im Körper Gerinnsel, sogenannte Thrombosen; wenn zu wenige da sind, spricht man von der Bluter-Krankheit.
Auch die Bestandteile des Blutes können Stoffwechselprobleme haben, zum Beispiel wenn sich die roten Blutkörperchen nicht richtig verformen können. Dies wird ausgelöst durch Vitaminmangel oder durch Schwermetallbelastung. Rote Blutkörperchen können in ihrer Stoffwechseltätig-

keit behindert werden, wenn zum Beispiel Schwermetalle den Platz des Eisens im Blut ganz oder teilweise einnehmen.
Eisen ist im roten Blutfarbstoff enthalten und für den Sauerstoffstoffwechsel unersetzlich. Substanzen wie Schwermetalle oder Kohlenmonoxyd behindern den Eisenstoffwechsel. So kann die Zelle nicht ausreichend mit Sauerstoff versorgt werden.

Das Blut fließt in den Gefäßen wie Wasser in seinem Flussbett. So können Sie sich vorstellen, welche Auswirkungen der Druck von Muskeln auf das Strömungsverhalten des besonderen Saftes haben kann. Jegliche Narbe oder die Fehlstellung von Gelenken hat eine Auswirkung auf unsere Gefäße und damit auf den Blutstrom.

Wenn sich im Körper Regionen kühl oder taub anfühlen, ist es mit der Durchblutung dieser Areale schlecht bestellt. Gewöhnlich sind Muskelverspannungen, Narben oder Fehlstellungen des Skeletts die Ursache dafür. Durch Bürstenmassagen, Dehnungsübungen und Kräuteranwendungen lassen sich solche Durchblutungsstörungen meist rasch beheben.

Was kann man tun, um die Qualität des Blutes zu verbessern?

- Regelmäßiges Durchführen von Aderlass. Dadurch wird eine Verjüngung der Blutbestandteile erreicht.
- Ausreichend Bewegung, damit die Sauerstofftransportfähigkeit verbessert wird
- Vitaminreiche Kost
- Sogenannte Blutreinigungskuren, wie sie im Rahmen von Heilfasten üblich sind. Immer wenn die Organe entlastet werden, wird automatisch auch das Blut entlastet und gereinigt.
- Ausreichendes Trinken von Wasser oder dünnen Kräutertees. Der Urin sollte hell und geruchsneutral sein.

Pflanzen, welche die Qualität des Blutes verbessern:

- Saft der Roten Rübe
- Karottensaft

- Brennnesseln, in jeglicher Form genossen
- Blutweiderich
- Zinnkraut
- Ganz allgemein hilft der Genuss von verschiedensten Wildkräutern, das Blut mit Substanzen zu versorgen, die es in der herkömmlichen Kost – leider – nicht mehr bekommt.

Frau Andrea S., Jahrgang 1964 (Aderlass)

Vor 5 Jahren schlitterte ich in eine enorme Lebenskrise. Dr. Petra Zizenbacher schlug mir vor, einen Aderlass zu machen. Ich war erst skeptisch, dann aber voller Vertrauen. Die Reaktion auf den Aderlass war umwerfend. Ich war nach der Behandlung gerade noch in der Lage nach Hause zu kommen, mich auf das Bett zu legen und geschehen zu lassen ... Ich spürte in meinem Kopf Pfeile hin- und herzischen (anders kann ich es nicht beschreiben). Dabei war ich halb bewusstlos. Es war wie ein Großreinemachen. Es tat nicht weh und war auch sonst nicht unangenehm, ich war nur total erschöpft. Nach zwei Stunden ließ die Intensität nach.
Es war wie die wohlige Ruhe nach einer Sauna oder nach einer Massage. Nur viel, viel intensiver. Mein Körper erholte sich innerhalb der nächsten Woche und die Besserung hielt für ca. ½ Jahr an. Mein Denken wurde klar und rein. Mein Lebensweg lag vor mir wie ein gelüftetes Geheimnis. Der Dienst des Aderlasses war es, Schleier zu heben, die Nebel zu lichten. Inzwischen gehe ich regelmäßig zu einem Aderlass.

Da ich mich in diese Behandlung total fallen lasse, spüre ich auch jedesmal nach Abnahme des Blutes, wenn ein Problem, zuerst äußerlich (durch Entfernung des kranken Blutes) und dann auch innerlich (durch Zulassen) heilt. Sogar Monate nach der Behandlung macht mich die Einstichstelle aufmerksam, wenn die Gefahr droht, wieder in alte, falsche Muster zu fallen.
Ich bin froh, dass ich meine perfekte Unterstützung gefunden habe, und meine Lebensqualität und -intensität ist nicht zu vergleichen mit dem Leben, das ich vor 5 Jahren geführt habe. Dabei muss es sich nicht um äußerliche Veränderungen handeln. Durch den Aderlass hat sich mein Körper, mein Geist und auch meine Seele gelichtet und ich habe seitdem wunderbare Dinge erlebt. Ich bin dankbar für diese Art der Lebenshilfe.

Der Verdauungstrakt

Der Mensch ist was er isst. Die Verdauung von Nahrungsmitteln und Flüssigkeiten ist für die Erhaltung des Lebens unerlässlich. Jeder Bissen, jeder Schluck, der die Lippen passiert hat und in der Mundhöhle gelandet ist, durchläuft ausgeklügelte Regelkreisläufe, die unser Verdauungssystem bilden. Der Nahrungsbrei wird mittels Enzymen, die in den Darmschleimhäuten gebildet werden, zerlegt. Die Gefäße in der Verdauungsschleimhaut nehmen die Nahrstoffe auf. Alles, was nicht aufgenommen oder zerlegt werden kann, wird im Idealfall ausgeschieden.

Die Qualität der Nahrungsmittel, die wir aufnehmen, ist daher wesentlich für unsere Gesundheit. Wenn Sie zum Beispiel in ein mit Diesel betriebenes Kraftfahrzeug Benzin einfüllen, werden Sie nur wenige Meter weit fahren können. Unserem Körper jedoch glauben wir unbesorgt alles zumuten zu können: künstlich gehärtete Fette, einen Mangel an Ballaststoffen, künstliche Geschmacksverstärker und Aromastoffe, ein Übermaß an Zucker und die Magenschleimhäute reizende Genussmittel.
Das Verdauungssystem kann Fehlernährung begrenzt ausgleichen, ehe es zu gesundheitlichen Konsequenzen kommt. Leider werden die Zeichen oft nicht wahrgenommen. Über einen längeren Zeitraum wird Fehlernährung scheinbar ohne Probleme toleriert. Aber nur scheinbar. Sodbrennen, Völlegefühl, Aufstoßen bis hin zu Gastritis und Geschwüren sind die Folgen unseres Lebensstils.

Diabetes, Bluthochdruck, Verdauungsbeschwerden – fast alle Erkrankungen – entstehen durch Mangel- oder Fehlernährung.
Mit dem Kauvorgang der „Mahl"zeit beginnt der Verdauungsprozess. Die Zähne zerkleinern die Nahrung, Speicheldrüsen mengen, angeregt durch den Kauvorgang, ihr Sekret in den Speisebrei. Dies ist der erste Schritt der Zerlegung der Nahrung.
Durch die Magensäure wird der vorfermentierte Speisebrei weiter zerkleinert. Die Muskulatur des Magens bewegt sich während des Verdauungsprozesses. Die Nahrung wird „zermahlen". Im Zwölffingerdarm wird der Verdauungsvorgang durch Bauchspeicheldrüsensekret und Gallenflüssigkeit weitergeführt. Dadurch werden weitere Bestandteile der Nahrung für den Körper verfügbar gemacht. Man kann sich sehr leicht vorstellen, welche Auswirkungen auf dieses hochkomplexe Wunderwerk Medikamente haben, welche die Säureproduktion des Magens blockieren oder

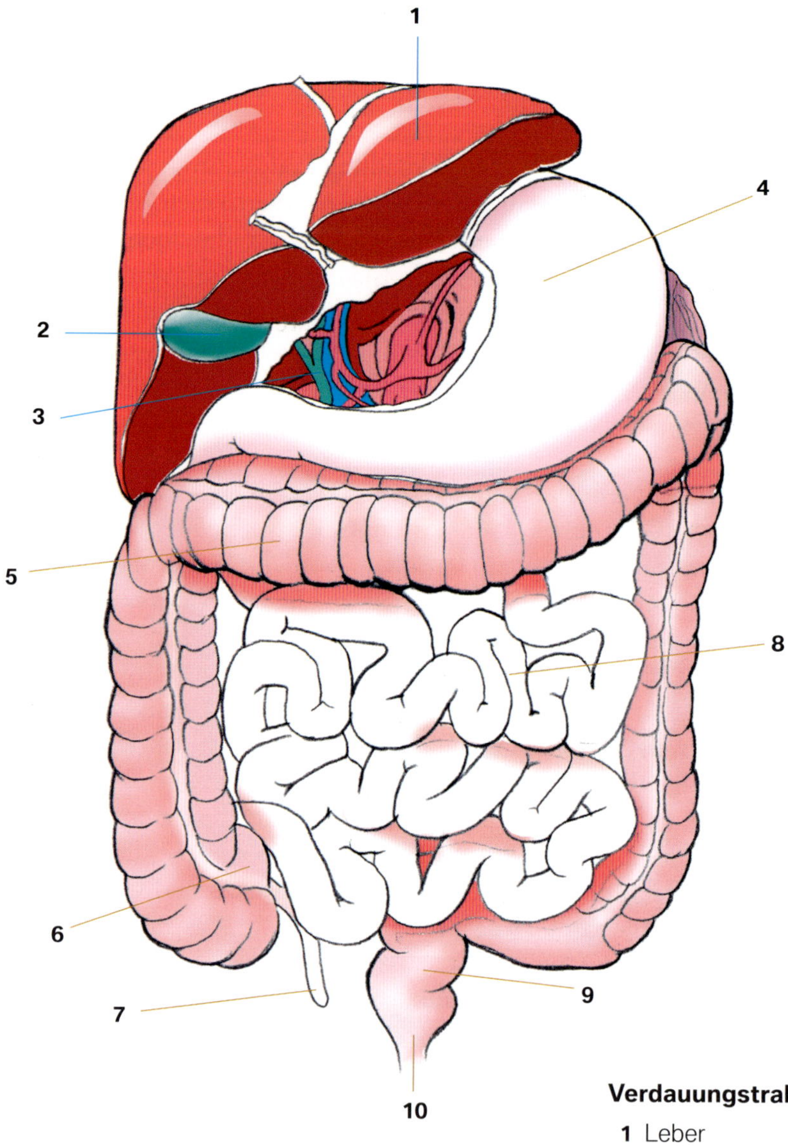

Verdauungstrakt:

1 Leber
2 Gallenblase
3 Gallengang
4 Magen
5 Dickdarm
6 Blinddarm
7 Wurmfortsatz
8 Dünndarm
9 Sigmaschleife
10 Enddarm

die Fettverdauung behindern. Viele Menschen sind eher bereit, täglich eine Vielzahl von Pulvern zu schlucken, als ihre Ernährungsgewohnheiten zu ändern. Leider kümmert sich die moderne Medizin kaum um die Zusammenhänge zwischen Erkrankung von Organen, Ernährung und seelischer Befindlichkeit.

Als Faustregel kann man sagen: Jedes Nahrungs- oder Genussmittel, das nicht natürlich gewachsen ist, sollte unsere Lippen gar nicht erst erreichen. Künstliches Vitamin C kommt in der Natur nicht vor, aus diesem Grund hat es als Nahrungsergänzungsmittel in unserer Nahrungskette nichts verloren. Künstlich gehärtete Fette kommen in der natürlichen Nahrungskette nicht vor, deshalb sind sie für unsere Ernährung nicht geeignet. Künstliche Süßstoffe kommen in der Natur nicht vor, deshalb sollten sie nicht in unserem Ernährungskreislauf landen.

Fragen Sie sich bei jedem Nahrungsmittel, ob es für Sie verträglich ist, ob es auf einem Baum, einem Strauch oder in der Erde wächst. Wenn Sie das nicht sicher bejahen können, überlegen Sie, ob Sie dieses Nahrungsmittel wirklich konsumieren wollen.

Vorbeugung ist die beste Heilung

Die meisten Erkrankungen werden er-essen und er-trunken oder durch Mangel an Bewegung erworben. Natürlich leisten destruktive Gedanken ebenso einen Beitrag.

Der Verdauungstrakt beginnt bei den Lippen und in der Mundhöhle. Die Zähne und der Zahnhalteapparat sind die Faschiermaschine der Galle. Am Zahnfleisch lässt sich leicht erkennen, ob der Verdauungstrakt gesund ist. Zahnbelag und Zahnsteinbildung sind ebenso wie Zahnfleischschwund und Zahnfleischbluten Hinweise dafür, dass unser Freund, der Darm, leidet. Zu oft wird ungenügend Gekautes geschluckt. Durch den Schluckakt wird der Speisebrei über die Speiseröhre in den Magen geleitet und von dort weiter zu Dünndarm und Dickdarm transportiert. Das Ende bilden der Enddarm und die Ausscheidungsschleuse, der After. Damit die Reste des verdauten Speisebreis unseren Körper nicht unkontrolliert verlassen, sorgt ein geniales System aus Muskelringen, Schleimhautfalten und Venen für eine gezielte, bewusst gesteuerte Ausscheidung. Die doppel-S-förmige Schlinge des Enddarmes dient einerseits als Stauraum, andererseits ist sie mit einem komplizierten Nervennetz durchzogen, welches signalisiert, wann die Zeit zur Entleerung gekommen ist.

Erkrankungen des Magen-Darm-Trakts sind heutzutage weit verbreitet. Mangel an Gesundheit äußert sich unter anderem in Karies, in Entzündungen des Magen-Darm-Trakts wie Gastritis, Zwölffingerdarmgeschwür, Entzündungen des Dünn- oder Dickdarms; wie Colitis Ulcerosa oder Morbus Crohn, Verstopfung, Divertikulose oder Hämorrhoiden. Schlimmstenfalls tritt Krebs im Magen- oder Darmtrakt auf.

Vermeidbar sind diese Erkrankungen, wenn man darauf achtet, was man in das System lässt. Es beginnt damit, gut zu kauen, denn: Gut gekaut ist halb verdaut. Gut gekaut, das heißt: So lange kauen, bis der Speisebrei flüssig ist. Gut durchgekaute Speisen haben auch die richtige Temperatur beim Schlucken. Zu heiße und zu kalt genossene Speisen oder Getränke können das empfindliche Magen-Darm-System beschädigen. Ebenso überdehnt ein Zuviel an Speisen den empfindlichen Magen. Auch ein gemischtes Menü, bestehend aus mehreren Eiweiß- und Kohlenhydratsorten, beendet mit Obst, Süßspeisen und Kaffee, kann den empfindlichen Magen-Darmtrakt überfordern und erschöpfen.

Gesunde Nahrung zu finden ist in unserer heutigen Zeit eine große Herausforderung. Es gibt viele einander widersprechende Ernährungsempfehlungen. Zudem sind in der komplexen Gestaltung unseres Alltags gesunde Ernährung und ein individueller Rhythmus bei der Nahrungsaufnahme kaum möglich.

Im Idealfall hat man ausreichend Zeit, um sich dem Essen zu widmen. Man hätte immerhin Zeit und Gelegenheit, bei der Auswahl der Nahrungsmittel den Bedürfnissen des Körpers Rechnung tragen. Das heißt, der Mensch verfügt über eine ausreichende Auswahl an frischen Nahrungsmitteln, aus denen er intuitiv wählen kann, was er seinen Anforderungen entsprechend braucht.

Im Idealfall gehen Sie am Morgen durch Ihren Garten und wählen nach Lust und Laune aus einem Angebot von frischen Früchten, Kräutern und Gemüse. Der Körper kann durch den Geruch, den Duft und den Geschmack entscheiden, was er wann in welchen Mengen braucht. Da ein eigener Garten – leider – nur für wenige Menschen verfügbar ist, sollten Sie Strategien entwickeln, wie Sie zu pflückfrischen Vitaminlieferanten kommen. Balkone, Fensterbretter, Schrebergärten oder Spazierwege in Parks oder im Wald können Quellen der Versorgung sein. Zu Beginn ist es schwierig, solche Quellen mental zuzulassen. Alles erscheint schwierig bis unmöglich. Ich weiß aber aus eigener Erfahrung, dass man in jeder

Großstadt frische, wild wachsende Kräuter finden kann. Am Montmartre in Paris zum Beispiel, erfreute ich mich an Eibenfrüchten und Käsepappel.

Zumindest einige Tage oder Wochen pro Jahr sollten Sie sich Zeit gönnen, dem Körper bei der Gesundung zu helfen.
Durch regelmäßiges, alljährlich oder alle zwei Jahre durchgeführtes Heilfasten können wir den Körper dabei unterstützen, Stoffe, die er ausscheiden möchte, loszuwerden.

An den Lippen, den Zähnen und dem Zungenbelag kann die Gesundheit des Körpers abgelesen werden. Menschen, die rissige, trockene Lippen haben oder zu Fieberblasen oder anderen Entzündungen neigen, könnten wissen, dass dies Symptome dafür sind, dass mit dem gesamten Körper etwas nicht stimmt. Das Betrachten der Zunge und der Schleimhäute rund um den Mund gibt dem geschulten Arzt die Möglichkeit, sich über den Gesundheitszustand eines Menschen zu informieren. Wenn die Zunge geschwollen ist oder sich die Zähne an der Zunge abdrücken, ist dies ein Hinweis darauf, dass der Verdauungstrakt überlastet ist. Auch der Verlust des Geschmackssinnes, der oft schleichend vor sich geht, ist ein Zeichen dafür, dass die Schleimhäute dringend einer Reinigung bedürfen.

Der Verdauungstrakt ist von der Zungenspitze bis zum After ein in sich genau abgestimmtes arbeitsteiliges System. Einen wesentlichen Beitrag zur Verdauung liefern Bakterien. An der Zunge herrschen andere Keimverhältnisse als im Magen, Zwölffingerdarm, Dünndarm, Dickdarm oder im Afterbereich.
In der tibetischen Medizin geht man davon aus, dass zehntausende verschiedene Geistwesen für die Erhaltung der Gesundheit zuständig sind. Wenn man den Terminus „Geistwesen" zeitgemäß auslegt, könnte man ihn mit Bakterien übersetzen. Das würde heißen, dass zehntausende verschiedene Keimarten die Körperfunktionen von der Haut bis ins Innere der Schleimhäute in Gang halten. Dieses fein abgestimmte Milieu mit seinen Keimen hilft einerseits, die Schleimhäute zu schützen, und bewirkt andererseits die optimale Verdauung des Speisebreis. Damit dieses System gut und effektiv arbeiten kann, ist Voraussetzung, dass der Mensch es nicht stört.
In unserer Gesellschaft ist die Angst vor Keimen lebensbedrohlich groß. Anstatt Bakterien, Viren und Pilze als natürliche Wesensformen anzuerkennen, versuchen wir sie „wegzudesinfizieren". Es ist eine Frage der

Art des Milieus, und der Anzahl der Keime, ob diese krankmachend oder hilfreich sind. In einer sterilen Welt können wir nicht leben. Es liegt an jedem Einzelnen, ob er innere Ängste nach außen projiziert. Vor einem äußeren Feind hat man oft mehr Angst als vor dem inneren Feind. Es ist natürlich, dass in unserer Umwelt und in uns selbst Keime vorkommen. Unser Lebensstil und unsere Art des Denkens machen diese Keime zu Freunden oder Feinden. Der Verdauungstrakt ist eine Grenzzone zwischen Innen und Außen. Ihn gesund zu erhalten empfiehlt sich, da so ein gesundes Leben ermöglicht wird.

Ein Beitrag zur Gesunderhaltung ist, dass der Speisebrei gut gekaut und gut mit Speichel durchmischt wird, so dass er flüssig ist, damit er dann optimal weiter zerlegt werden kann. Eigentlich beginnt die Verdauung noch einen Schritt vor der Mahlzeit, nämlich bei der Auswahl der Speisen, die der Mensch zu sich nimmt.
Denn über Geruchssinn, Geschmackssinn und andere Sensoren fühlt der Körper ganz genau, welche Speisen in welcher Form er wann braucht. Nun ist es die große Kunst, aus dem Nahrungsangebot das zu wählen, was im Moment notwendig ist. Man kann sich das so vorstellen: Knochen, Muskeln, Drüsen, Verdauungsorgane, usw. leiten ihren Bedarf an Mineralstoffen, Bausteinen und allem sonst Notwendigen an die Sinne weiter. So kann der Mensch durch seine Sinne, durch den Geruchs-, Geschmacks-, Tast- und Sehsinn, die Nährstoffquellen auswählen, die der Körper zum optimalen Funktionieren braucht.
Wenn dann der Speisebrei von den Zähnen gut zerkleinert und mit Speichel aus den Speicheldrüsen, die sich im Kiefer befinden, gut durchmischt ist, wandert er über die Speiseröhre in den Magen. Der Magen ist eine besondere Konstruktion. Wir finden hier sehr starke Säuren, die den Speisebrei fermentieren. Zusätzlich hat der Magen durch seine muskuläre Struktur die Fähigkeit, den fermentierten Speisebrei durch Muskelanspannung zu zermahlen.
So versteht man, dass es wichtig ist, den Magen nicht bis zum Anschlag zu füllen; auch hier kommt ein altes Sprichwort zum Tragen:
„Beende deine Mahlzeit mit einem kleinen Hunger oder leg nach jedem Bissen den Löffel weg; nur so kannst du fühlen, wann du satt bist".

Man kann sich den gesamten Magen-Darm-Trakt wie eine riesige Marktstraße vorstellen: Hier erhalten alle Organe des Körpers alles, was der Mensch zum Leben braucht. Auf alten Märkten gab es jede Art von Lebensmitteln. Für jede Lebensmittelgruppe gab es eigene Areale. Fisch wurde an einer anderen Ecke verkauft als Fleisch. Auch Handwerker bo-

ten Ihre Dienste an, Scherenschleifer, Schneider, aber auch Aschenhändler und Holzhändler waren vertreten. Die Marktbesucher konnten Dinge des täglichen Bedarfs reparieren lassen oder neu erstehen. Am Markt wurden auch gebrauchte Güter entsorgt. In der Nähe des Marktes war immer Wasser vorhanden, um den Platz nach dem regen Treiben reinigen zu können.
Das heißt, auf unseren Körper bezogen: Der Darm ist Warenumschlagplatz und Kanalisationssystem in einem.
Die Schleimhäute des Dünndarms und ihre besondere Beschaffenheit erlauben es unserem Körper, die ätzenden Säuren des Magens zu neutralisieren.

Am Beginn des Dünndarms, dem Zwölffingerdarm, haben wir eine ganz spezielle Situation: Hier münden im Abstand von ein paar Zentimetern die Drüsengänge von Galle und Bauchspeicheldrüse ein. Diese wichtigen Organe sondern hier ihre Sekrete ab. Über noch nicht ganz entschlüsselte Signale wissen diese Drüsen genau, wieviel Sekret sie abgeben müssen, um den Speisebrei verdaubar zu machen. Wahrscheinlich funktioniert diese Signalübertragung über den Geruchssinn und Rezeptoren in den Wangenschleimhäuten.

Die Bauchspeicheldrüse mengt dem Speisebrei Stoffe bei, die für die Kohlenhydrataufspaltung und die Zuckerverarbeitung zuständig sind. Die Gallenflüssigkeit hilft Fette zu emulgieren, um weitere Bausteine aus dem Nahrungsbrei zu gewinnen. Nun ist es die Aufgabe des Dünndarms, den Speisebrei, dem die Enzyme beigemengt wurden, zu durchmischen und weiter aufzuschließen. Der ganze Darm ist von einem gigantischen Netz an Gefäßen durchzogen. Blut bringt auch Stoffe, die ausgeschieden werden sollen, zum Darm. So hat der Körper die Möglichkeit, Stoffwechselprodukte über die Schleimhäute des Darmes auszuscheiden.
Nährstoffe, die durch den Verdauungsprozess aufgeschlossen wurden, werden vom Blut aus den Schleimhäuten des Darmes aufgenommen und verteilt.

Eine weitere sensible Stelle ist der Übergang vom Dünndarm in den Dickdarm. Hier finden wir den Blinddarm mit seinem Wurmfortsatz. Diese Struktur ist mit zahlreichen Lymphknoten versehen, den Payer`schen Plaques. Viele Lymphknoten sind im Körper an Plätzen, an denen reger Bakterienverkehr herrscht. Im Dickdarm finden wir andere Bakterien als im Dünndarm und auch andere Säure-Verhältnisse. Alle Darmabschnitte werden von bestimmten Bakterien besiedelt. Der Übergang zwischen

Dünn- und Dickdarm ist ein ganz besonderer Bereich. Man kann sich das so vorstellen, als würde ein Süßwasser führender Bach ins Meer münden. Diese Übergangsstelle ist durch eine spezielle Muskelklappe mit dem Dickdarm verbunden.
Bei vielen Menschen befindet sich gerade an dieser Stelle eine Operationsnarbe nach Wurmfortsatzentfernung, also Appendektomie. Dadurch ist die Verdauung, beziehungsweise die Feinabstimmung in diesem Bereich in Mitleidenschaft gezogen. Es ist immer wieder erstaunlich, wieviele gewaltsame Eingriffe der Körper zu kompensieren imstande ist.
Der Dickdarm umspannt den gesamten Dünndarm wie ein Rahmen und mündet im After. Zwecks Oberflächenvergrößerung hat der Dickdarm noch als Besonderheit viele Ausbuchtungen, die sogenannten Haustren. In diesen Ausbuchtungen sammelt sich, wenn der Darm durch Fehlernährung schlaff und vergiftet worden ist, Stuhl. Es bilden sich sogenannte Divertikel. In den Divertikeln kann Stuhl viele Jahre vor sich hin faulen. Dies führt dann zu Entzündungen oder auch zu Krebs.

Das Ende des Darmes bildet eine Doppel-S-förmige Darmschleife, das sogenannte Sigma. Von dort geht es hinunter zum Ausgang, dem After. Auch hier finden sich wieder spezielle Verschlussmechanismen, durch die unwillkürlicher Stuhlabgang verhindert werden kann. Diese Mechanismen bestehen einerseits aus einem starken Ringmuskel, den der Mensch willkürlich zusammenziehen kann, andererseits aus einem Venenpolster, der zusätzlich eine Verschlussmöglichkeit bietet. Eine spezielle Schleimhautstruktur erleichtert das Absetzen des Stuhles.
Gesunder Stuhl riecht nicht, schmerzt nicht beim Absetzen, ist von einer leichten Schleimhaut überzogen, verursacht keine Verschmutzung des Afters, das heißt man braucht nur ein Blatt Papier, um festzustellen, dass der After sauber ist.
Das wichtigste Merkmal ist: Stuhl klebt nicht an der Klomuschel. Bei den heutigen Toilettenanlagen ist es teilweise unmöglich, die Beschaffenheit des Stuhles zu beobachten, da diese sogenannten Tiefspüler aus Geruchsgründen den Stuhl sofort verschwinden lassen.
An Tieren können wir beobachten, dass sie ihren Stuhl sehr wohl beschnüffeln, denn wenn man die Ausscheidungen genau beobachtet, weiß man oder könnte man instinktiv wissen, an was es dem Körper mangelt und in welchem Gesundheitszustand man wirklich ist.

Früher war das Begutachten der Zunge, des Harns und des Stuhles ein wesentliches diagnostisches Hilfsmittel, um sich vom Gesundheitszustand des Patienten ein Bild zu machen. Heute beschränkt man sich darauf, die Stuhlgewohnheiten abzufragen. Erstaunlicherweise wird oft das Absetzen von Stuhl jeden zweiten oder dritten Tag als gesund eingestuft. Dieser Meinung kann ich mich auf keinen Fall anschließen.

An gesunden Säuglingen sehen wir, dass der sogenannte gastrokolische Reflex, wenn also mit der Aufnahme von Nahrung sofort eine Entleerung einhergeht, völlig normal ist. Aus kulturellen Gründen oder auch aus Gründen der Scham haben wir eine sehr seltsame Klo-Kultur entwickelt. Ausscheidungen sind so zusagen ein Ereignis, das möglichst im Geheimen zu passieren hat. Selbst der Betroffene möchte möglichst wenig davon mitbekommen.

Mundhöhle - Zähne und Zahnhalteapparat

Funktionierende Beißwerkzeuge sind eine Voraussetzung, um die Nahrung zerkleinern zu können. Wir kommen zahnlos zur Welt. Trotzdem sind alle Zähne im Kiefer bereits angelegt. Im Gegensatz zu Haifischen stehen uns nur zwei Zahngenerationen zur Verfügung.

Sobald die ersten Zähne das Kiefer durchstoßen, dies ist meistens ab dem vierten Lebensmonat der Fall, ist der Darm bereit, festere Nahrung zu verarbeiten. Ab dem sechsten Lebensjahr beginnt normalerweise der Zahnwechsel. Mit ca. einundzwanzig Jahren ist das Gebiss vollständig. 32 Zähne ermöglichen uns genussvolle Aufnahme unserer Nahrung.

Zuckerhaltige und mineralstoffarme Nahrung setzen unseren Beißwerkzeugen schon im Säuglingsalter zu. Karies – diese entsteht durch bakterielle Zersetzung der Zahnoberfläche – tritt oft schon früh auf.

Ausgrabungen prähistorischer Skelette beweisen, dass Karies die Menschheit schon lange plagt. Sie beweisen jedoch auch, dass es Zivilisationen gab, die von dieser Plage verschont blieben.

Die moderne Zahnmedizin bietet elegante Möglichkeiten, um Fehlstellungen und Zerstörungen durch Karies oder Unfälle unsichtbar zu machen.
Die Naturheilkunde bietet eine Fülle von Möglichkeiten, um schmerzhaften Veränderungen vorzubeugen.

Was kann man tun?

- Die Ernährung beachten
- Den Darm reinigen
- Ölziehen
- Mit Eigenurin die Mundhöhle spülen
- Wildkräuter in die tägliche Ernährung einbeziehen
- Heilkräuter verwenden wie: Salbei, Nelkenwurz, Gewürznelken

Beispiel aus der Praxis:

Zahnfleischbluten und Zahnfleischschwund sind Probleme, die häufig zu einem Ordinationsgespräch führen. Aus der Erfahrung weiß ich, dass regelmäßiges Ölziehen die Beschwerden rasch abklingen lässt. Man muss diese Anwendung jedoch konsequent über einige Wochen durchführen.

Der Mann einer Bekannten saß, während sie zu einer Behandlung in die Praxis kam, wartend in meiner Ordination. Mir fiel auf, dass er eine deutliche Schwellung am linken Unterkiefer hatte. Er sei in zahnärztlicher Behandlung, meinte er; ich empfahl ihm trotzdem, Gewürznelken zu kauen. Wenn man Gewürznelken verwendet, sollten sie nur einen beschränkten Zeitraum lang im Mund bleiben. Gewürznelken, aber auch Nelkenwurz, haben eine desinfizierende und schmerzlindernde Wirkung.

Was kann man tun?

- Reinigen der Mundhöhle durch Ölziehen, Kauen von Kräutern (z. B.: Zitronenschale, Salbeiblätter, Dille, Fenchelsamen, Anis oder andere Blätter, die schmecken)
- Abkratzen der Zunge mit einem Zungenschaber (idealerweise nach dem Ölziehen)
- Statt des Ölziehens kann man auch mit Salzwasser, also einer gesättigten Salzlösung, spülen oder mit Eigenurin

Maßnahmen für Magen und Dünndarm:

- Abgesehen von vernünftiger Ernährung ist die Rollkur – entweder mit Getreidesud oder mit Kräutertee – eine gute Möglichkeit. Anbieten würde sich Eibischwurzel, Käsepappel, Schafgarbe, Odermennig, Beifuß oder ein anderer Tee Ihrer Wahl. Die Rollkur ist unglaublich effizient, vor allem wenn sie mit einem Leberwickel einhergeht. Die Wahl des richtigen Krautes ist allerdings wichtig. Hier sollte man in erster Linie nach der individuellen Sympathie gehen oder sich von einer fachkundigen Person beraten lassen.

Maßnahmen für den Dickdarm:

- Der Dickdarm liebt es, ballaststoffreiche Kost zu verdauen. Er braucht regelmäßige Entlastungstage.
- Zusätzlich kann man den Darm mittels Einläufen oder Hydro-Colon-Therapie reinigen. Gerade das Reinigen des Dickdarms und seiner Ausbuchtungen ist von immenser Wichtigkeit, um alle Verdauungsreste sicher aus dem System zu entfernen, damit die Schleimhaut optimal arbeiten kann.
- Bei Hämorrhoiden oder Juckreiz kann man den Darm mit Sitzbädern unterstützen. Diese können wahlweise durchgeführt werden mit Eichenrinde, Käsepappel, Schafgarbe, Ackerstiefmütterchen, Gänseblümchen oder sonstigen Aufgüssen.
- Auch direkte Sonneneinstrahlung liebt der Dickdarm. Aus dem Yoga kennt man das Einatmen von Sonnenlicht, am besten der Morgensonne, sowohl über die Zunge als auch über den After.

Verdauungsdrüsen

Die Bauchspeicheldrüse, auch Pankreas genannt, liegt hinter dem Magen und mündet in den Zwölffingerdarm. Sie hat eine Länge von ungefähr zehn bis zwölf Zentimeter, ihre Hauptaufgabe ist es, Insulin in ausreichendem Maße zur Verfügung zu stellen.
Insulin kann Zucker für das Blut verfügbar machen. Insulin kann auch aus Kohlenhydraten, wie sie in Getreiden, Kartoffeln, Rüben und anderen Nahrungsmitteln vorkommen, Zucker herstellen. Zucker ist im gesamten Körpersystem eine der „Hauptzahlungsarten". Die richtige Konzentration an Zucker im Blut ist für das Funktionieren aller Körperfunktionen von großer Wichtigkeit. Vor allem der Hirnstoffwechsel hängt mit dem für das Hirn verfügbaren Zucker zusammen. Sinkt der Blutzuckerspiegel zu stark ab, trübt sich das Bewusstsein.
Wenn kein Zucker durch Nahrungsaufnahme ins Blut geschleust werden kann, mobilisiert der Körper aus Fetten und Muskelmasse Energiereserven und verstoffwechselt sie zu Zucker. Ist dieser Mechanismus gestört, kann eine sogenannte Unterzuckerung auftreten. Ein gesunder Körper kann, solange er Fett- und Eiweißreserven hat, ausreichend Nährstoffe aus der körpereigenen Substanz bilden.

Ist allerdings der Insulin- und damit der Zuckerstoffwechsel beeinträchtigt, kommt es zum so genannten Diabetes. Beim Diabetes Typ 1 liegt von Geburt an eine Bauchspeicheldrüsenschwäche vor. Dadurch bildet der Körper, aus welchen Gründen auch immer, zu wenig Insulin. Beim Diabetes Typ 2 kann das zur Verfügung gestellte Insulin nicht verwendet werden. Dieser Zustand wird auch Altersdiabetes genannt. Menschen mit dieser Erkrankung sind meist übergewichtig und ernährten sich über viele Jahrzehnte unzureichend. In den Zellen liegen Stoffwechselprodukte, welche der Körper über Jahre nicht ausscheiden konnte. Dadurch verhungert die Zelle bei scheinbar gedecktem Tisch. Ich erlebe in der Praxis immer wieder, wie sich der Blutzuckerspiegel normalisiert und der Bedarf nach künstlichem Insulin sinkt, wenn die Menschen entgiften und die Ernährung umstellen. Sogar Typ-1-Diabetiker profitieren von der Ernährungsumstellung.

Beeinträchtigungen des Zuckerstoffwechsels haben häufig mit emotionalen Blockaden zu tun. Essen ist eine Tätigkeit, die oft nichts mit dem Stillen des Hungers zu tun hat. Viele Menschen essen, um sich emotional zu befriedigen oder Stress abzubauen. Paradoxerweise ist es für viele Personen fast egal, was sie essen, Hauptsache ist, der Magen ist gefüllt. Dadurch entsteht eine emotionale Befriedigung. Der Verzehr von einem Übermaß an Süßigkeiten, speziell am Abend, und damit oft einhergehend eine verminderte Flüssigkeitszufuhr, erhöht den Blutzuckerspiegel. Wird das zu oft praktiziert, werden die Zellen geschädigt. Gleichzeitig entsteht ein Suchtmechanismus, der ständig nach Befriedigung des Süßhungers schreit. Geht man dieser Sucht zu oft nach, wird das Körpergewebe nachhaltig geschädigt. Durch einen zu hohen Zuckerspiegel im Blut neigt die Person zu Infektionen. Außerdem kommt es zu Ablagerungen in den Gefäßen und dadurch mit der Zeit zu Durchblutungsstörungen.

Üblicherweise toleriert der Körper eher einen überzuckerten Zustand als die Unterzuckerung, die mit dem Leben nicht vereinbar ist.
Da der Zuckerstoffwechsel ein wesentlicher Faktor für unser Überleben ist, kann man sich die dramatischen Auswirkungen für den Körper vorstellen, wenn man ihm künstlichen Zucker oder Zuckeraustauschstoffe zuführt. Das Einschleusen von Zuckern in die Zelle funktioniert wie ein Schlüssel-Schloss-Mechanismus. In jeder Zelle herrscht eine spezielle Konzentration an Zucker. Komplizierte Mechanismen regeln diesen Vorgang. Künstliche Zucker und Zuckeraustauschstoffe zerstören diese Regelkreisläufe mit der Zeit. Oft ist der Körper mit Reparaturarbeiten und Kompensationsmaßnahmen beschäftigt, bis er nicht mehr kann und der Stoffwechsel entgleist.

Da Zucker so wichtig ist für den Menschen, hat der Körper ein entscheidendes System entwickelt: das Hungergefühl. Sinkt der Blutzuckerspiegel ab, tritt Hungergefühl ein. Dies führt zur Nahrungsaufnahme. Wenn diese nicht möglich ist, wird auf Fett- oder Eiweißdepots des Körpers zurückgegriffen. Isst der Mensch mehr als der Körper braucht, wird das Zuviel an Energie als Fett gespeichert. Stoffe, die nicht ausgeschieden werden können, weil sie zu giftig sind oder zu „unhandlich", werden im Bindegewebe abgelagert.
Eigentlich ist das Hungergefühl mit dem Absinken des Blutzuckerspiegels oder dem Zugreifen auf Reserven des Körpers kombiniert. Das heißt, immer dann, wenn die eingelagerten Kohlenhydratdepots zur Neige gehen, entwickelt sich ein Hungergefühl. Hier ist ein Mechanismus zu erklären: Süße Früchte, Honig oder Kohlehydrate, die wir auch im Getreide finden, liefern dem Körper rasch Energie. In den genannten Stoffen sind aber neben Zucker eine Vielzahl von Vitaminen, Spurenelementen und anderen Nährstoffen enthalten. Dadurch kann der Körper vollwertig ernährt

werden. Anders verhält es sich mit reinem Traubenzucker oder anderen künstlich hergestellten Süßungsmitteln. Sie enthalten fast ausschließlich Zucker. Dadurch steigt der Blutzuckerspiegel unnatürlich rasch an. Dies überlastet auf Dauer die Bauchspeicheldrüse.

Erkrankungen der Bauchspeicheldrüse:

- Diabetes
- Entzündungen
- Krebs

Was kann man tun, um die Bauchspeicheldrüse zu stärken?

- Rollkur
- Ernährung
- Dunstwickel

Pflanzen, welche die Bauchspeicheldrüse unterstützen:

- Süßholz
- Wermut
- Klettenwurzel

Milz

In der chinesischen Medizin wird die Milz als Partner des Herzens betrachtet. Sie unterstützt das Herz energetisch. In der westlichen Medizin wird die Milz bis heute eher stiefmütterlich behandelt. Bis vor einiger Zeit wurde sie oft sehr leichtfertig entfernt. Heute versucht man, selbst wenn die Milz durch einen Unfall verletzt wurde, dieses Organ zu erhalten. Man weiß, dass in der Milz Abwehrzellen geschult werden. Blutkörperchen werden in ihrem Gewebe geprüft und bei Bedarf ausgeschieden. Die Milz dient als Blutreservoir. Interessant ist, dass sie aus ähnlichem Gewebe besteht wie die Leber. Sie liegt dieser auch gegenüber. Die große Leber arbeitet mit der kleinen Gallenblase eng zusammen. Die große Bauchspeicheldrüse hat als Partner die kleine Milz. Zu ihrer Entlastung liebt sie Dunstwickel.

Leber und Gallenblase

Eine weitere große Verdauungsdrüse des Körpers ist die Leber, beziehungsweise das Leber-Gallenblasen-System. Auch dieses mündet in den Dünndarm.

In der Leber passieren gigantisch viele Stoffwechselabläufe. Sie hat drei Lappen und ist die Energiezentrale des Körpers: Logistiksystem, kalorisches Kraftwerk, Blutbestandteils-Kontrollsystem und vieles mehr. Zusätzlich wird in der Leber die Gallenflüssigkeit hergestellt, die dann in der Gallenblase, die als Reservoir dient, gesammelt wird. Über den Gallengang wird, je nachdem wie fett die Nahrung ist, die entsprechende Menge an Gallensaft in das Verdauungssystem gepumpt.
Ein Bestandteil der Gallenflüssigkeit ist das Cholesterin. Heutzutage ist Cholesterin in aller Munde und die Vermeidungsstrategien sind kurios. Wenn man versteht, dass der Körper Cholesterin als Bausubstanz zur Herstellung von Zellen braucht, wird die Cholesterin-Hysterie immer absurder.

Wichtig ist es, dass man den Körper nicht dazu zwingt, künstliche und künstlich gehärtete Fette verdauen zu müssen. Es ist dem Körper unmöglich, künstliche als natürlich getarnte Stoffe zu verwerten.

Für Stoffe, die in der Natur nicht vorkommen, fehlen die Enzyme, um sie zu zerlegen. Daher hat der Körper auch Schwierigkeiten, sie auszuscheiden und muss sie irgendwo zwischenlagern. Dieses Zwischenlagern passiert an Grenzflächen wie Organgrenzflächen, dem Bindegewebe und im Fettgewebe.

Wie die genaue Informationsübertragung von der Bauchspeicheldrüse und der Galle zur Zungenspitze gestaltet ist, ist bis heute nicht gänzlich geklärt. Wahrscheinlich sind es Lichtimpulse oder ganz feine Geschmacksinformationen, die von der Zungenpartie zu den entsprechenden Organen geleitet werden. So wissen diese sofort, wieviel von welchem Stoff zu welcher Zeit benötigt wird. Man kann sich vorstellen, wie sehr wir unseren Körper täglich überfordern, indem wir ihm ein Zuviel an mit künstlichen Substanzen versetztem Angebot zumuten.

Gallensteine haben vielfältige Entstehungsursachen: Fette, Stress, Röststoffe, keine Zeit beim Essen, zu viel, zu süß und emotionale Überlastung. Man sagt ja: „Mir läuft die Galle über", wenn man sich ärgert. Die gesamte Leber ist von Gallengängen durchzogen, in denen sich kleine Gallensteine bilden können. Normalerweise spürt man sie kaum, oft reicht dann eine Reizmahlzeit, und man weiß, wo sich Leber und Galle im Körper befinden. Interessant ist, dass viele Menschen unserer Gesellschaft ihre Gallenblase entfernen lassen mussten. Interessant ist auch, dass nach der Operation selten eine Änderung des Lebensstils in Erwägung gezogen wird. Die Gallenblase dient als Reservoir von Gallenflüssigkeit. Ist sie entfernt, ist weniger Emulgator spontan verfügbar. Diesem Umstand sollte man Rechnung tragen.

Man kann mit Fastenkuren die Leber entlasten, ebenso wie mit Dunstwickeln. In letzter Zeit tauchen vielfach Leberreinigungskuren im Internet oder in Büchern auf. Prinzipiell sind diese Maßnahmen zu begrüßen. Es ist jedoch darauf zu achten, dass einige Wochen vor so einer Kur der Körper durch die Ernährung darauf vorbereitet wird. Ebenso sollte der Gallengang mittels Rollkur vorbehandelt werden. Jeder Mensch hat andere Stärken und Schwächen; ein Patentrezept, das für jeden Gültigkeit hat, gibt es nicht. In der Praxis handhabe ich dies so, dass ich einen Patienten untersuche und danach einen individuellen Therapieplan ausarbeite.

Wie kann man die Leber entlasten?

- Leberwickel
- Der Genuss von verschiedensten Pflanzen kann verdauungs- und leberentlastende Wirkung haben. Solche Pflanzen, die Bitterstoffe beinhalten, sind zum Beispiel: Artischocke, Schafgarbe, Wermut, Beifuß, Salbei, Löwenzahn, Mariendistel, Odermennig, Berberitze und viele andere.
- Es ist durchaus sinnvoll, alle paar Monate eine Leberreinigungs-Kur durchzuführen. Zum Beispiel indem man zwei Wochen hindurch zwei mal täglich, morgens und abends, Artischockentee trinkt oder Artischocken-Elixier einnimmt. Dieses gibt es fertig im Handel zu kaufen.
- Man kann auch eine Kur machen, bei der man zwei Wochen hindurch tierisches Eiweiß völlig weglässt, ebenso leberreizende Stoffe, wie Kaffee oder andere geröstete Getränke.

Die Ausscheidungsorgane

Alles, was unsere Lippen passiert, muss auch wieder ausgeschieden werden. Feste Bestandteile übernimmt der Darm. Flüssigkeiten werden über die Niere oder die Haut ausgeschieden. Die Ausscheidungsfunktionen von Haut und Darm sind in eigenen Kapiteln erläutert. Die nun folgenden Zeilen befassen sich mit: Niere, Harnleiter, Blase und Harnröhre.

Die Nieren und die Harnleiter sind paarig angelegt. Die Nieren filtern aus dem Blut alle für den Körper schädlichen Substanzen, um sie dann über die Harnleiter in die Blase zu leiten. Die Nieren liegen im sogenannten retroperetonealen Raum. Das ist die Region, die sich am unteren Rand des Rippenbogens befindet. So sind die empfindlichen Nieren durch den Rippenbogen geschützt. Eine spezielle Schicht aus Bindegewebe umhüllt sie und trennt sie vom Bauchraum ab. Nierenrinde und Kelchsystem bilden, vereinfacht gesagt, die Niere. Die Nierenkelche gehen in die Harnleiter über, von dort geht es weiter zur Blase. Die Nieren sind von einem dichten Gefäßnetz durchzogen. Dadurch wird die Oberfläche des Filters vergrößert, und die für den Körper schädlichen Substanzen werden ausgeschieden. So kann man verstehen, dass aus vielen hundert Litern Blut über den Filtermechanismus der Niere ca. eineinhalb Liter Harn extrahiert und in die Blase geleitet werden.

Neben der Aufgabe als Flüssigkeiten ausscheidendes Organ kommt den Nieren auch eine hormonelle Aufgabe zu. Die Nieren bilden Hormone, welche die Blutbildung anregen. Auf den Nieren sitzen die Nebennieren. In ihnen werden zahlreiche Hormone gebildet.

Zusätzlich hat die Niere eine blutdruckregulierende Funktion: die Gefäße, die an dem Filtervorgang beteiligt sind, benötigen einen bestimmten Blutdruck, um ihre Arbeit tun zu können. Kommt es durch Ablagerungen oder durch ein Ungleichgewicht an Mineralstoffen (zum Beispiel zu viel Salz) zu Durchblutungsstörungen, so werden die kleinen Kanäle verlegt. Dadurch wird ihre Arbeit behindert und der Körper reagiert mit Blutdruckanstieg, um das Ausfiltern weiterhin durchführen zu können.
Die Harnleiter verbinden die Nieren mit der Blase. Die Blase ist ein Hohlorgan, das ein variables Füllungsvermögen hat. Sie kann circa einen Liter Flüssigkeit aufnehmen. Die Blase verjüngt sich in die Harnröhre. Über diese wird der Harn abgesetzt. Über den Druck in der Blase regelt

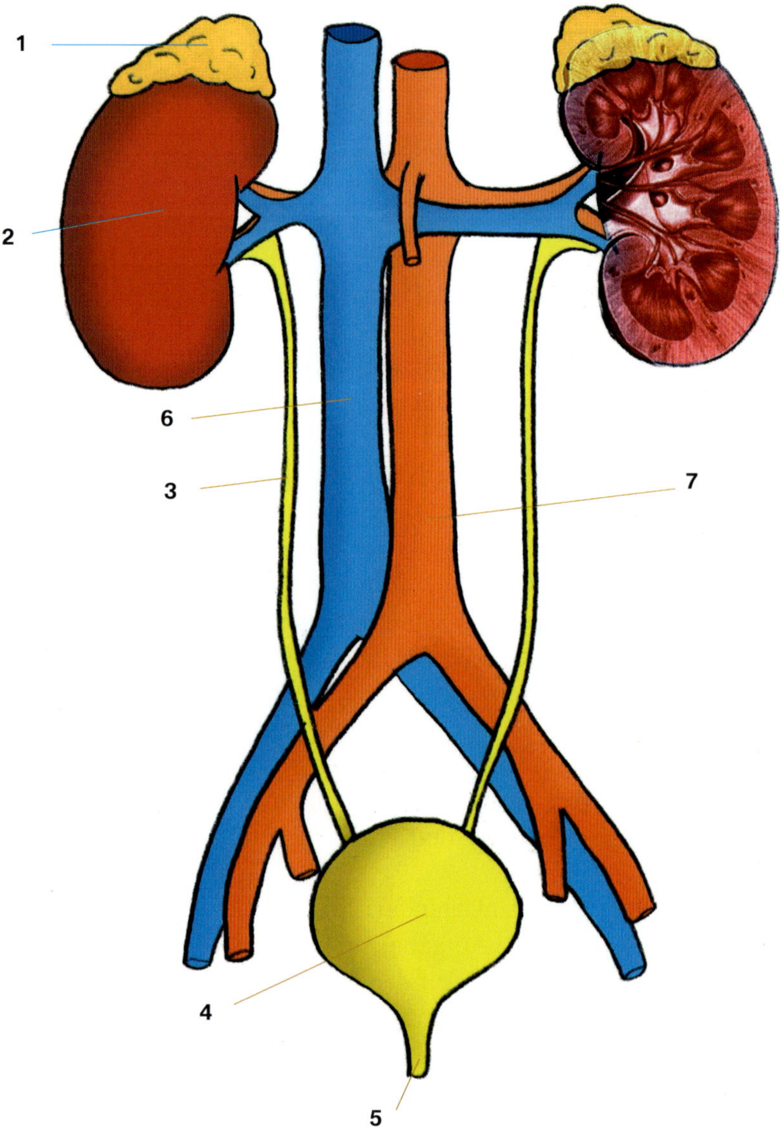

Ausscheidungsorgane:

1 Nebennieren
2 Nieren
3 Harnleiter
4 Blase
5 Harnröhre
6 Vene
7 Arterie

der Körper das Bedürfnis nach Ausscheidung. Deshalb haben Blase und Harnröhre Schleimhaut- und Muskelverschlussringe, mit denen das Absetzten des Harns bewusst gesteuert werden kann.
Die Blase ist das Organ, in dem der Harn aufbewahrt wird, bis es zu einer Entleerung kommt. Je nach Art und Menge der Flüssigkeitszufuhr verweilt der Harn unterschiedlich lange in der Blase.
Die Nieren filtern auch Schleimhaut reizende oder schädigende Substanzen aus dem Blut, wie zum Beispiel künstliche Farbstoffe. Dies erklärt, warum eine geringe Flüssigkeitszufuhr die Harnblasenschleimhaut schädigen kann, wenn zu wenig getrunken wird. Ein Zuwenig an Flüssigkeit ist auch der Grund, warum die Blase anfällig für Entzündungen werden kann und warum krebsartige Veränderungen entstehen können.

Alles, was durch Speisen oder Getränke aufgenommen wird, wie zum Beispiel Farbstoffe, Konservierungsmittel, Schleimhaut reizende Genussstoffe, muss ausgeschieden werden. Zuwenig Flüssigkeit und das Trinken von künstlich gesüßten Getränken, die vielleicht in Behältnissen aufbewahrt wurden, aus denen giftige Substanzen herausgelöst wurden, fördern das Entstehen von Gewebsveränderungen an den harnableitenden Strukturen.

Eine oft vorkommende Krankheit ist die Harnblasen- und Harnröhrenentzündung. Dabei kommt es, wie oben schon erklärt, zu einer Reizung der Schleimhäute sowohl der Blase als auch der Harnröhre. Dadurch können Keime über die Harnröhre in die Blase gelangen und eventuell über die Harnleiter die Nieren erreichen. Meistens sind Fäkalkeime die Ursache.

Erkrankungen der harnableitenden Wege:

- In den Nieren kann es zu **Steinbildungen** kommen, wenn der Körper zum Beispiel mit Substanzen ernährt wird, die er weder verdauen noch komplett ausscheiden kann. Eine Ursache kann ein Zuviel an tierischen Nahrungsmitteln sein. Steine können aus unterschiedlichen Substanzen gebildet werden. Auch die Form ist unterschiedlich. Im Extremfall kommt es zu sogenannten Ausgusssteinen.

Dabei wird das ganze Nierenkelchsystem mit Substanzen, die die Nieren nicht bewältigen können, ausgekleidet. Dadurch ist die Ausscheidung dramatisch eingeschränkt. Üblicherweise sind die Steine klein und können auf normalem Wege, oft von Krämpfen begleitet, ausgeschieden werden.
Folgende Nahrungsmittel fördern die Steinbildung: Tierische Nahrungsmittel, hoher Eiweißkonsum, auch in Form von Suppen, Muscheln, Krustentieren; Süßigkeiten, Kaffee; zu wenig Flüssigkeitszufuhr

› Das gesamte Nierensystem kann sich entzünden, vor allem wenn sich von der Blase aufsteigend eine Entzündung im Nierenkelchsystem festsetzt. **Entzündungen** müssen sofort behandelt werden. Sobald man das Gefühl der Beschwerdefreiheit hat, sollte der Harn kontrolliert werden. Gesunder Harn ist keimfrei.

› Im ableitenden System können sich **Polypen** entwickeln.

› Verschiedene **Tumore oder Krebsarten** können entstehen.

Welche Lösungsmöglichkeiten bietet die Naturheilkunde?

› Wenn man hauptsächlich pflanzliche Kost zu sich nimmt, verringert sich das Steinrisiko.

› Geißfuß, Klettenwurzel und Löwenzahn enthalten Substanzen, welche helfen, die Harnsäure auszuscheiden.

› Bei Nierenbeckenentzündung hilft Zinnkraut hervorragend. Man kann es als Aufguss trinken, darin baden oder Nierenwickel machen. So wird's gemacht: Der Zinnkrauttee wird einige Tage verwendet. Man beginnt mit einem EL Zinnkrauttee, der einige Minuten in einem halben Liter Wasser gekocht wird. Damit macht man Umschläge auf die Nieren- und Blasengegend. Am nächsten Tag gibt man zu dem verbliebenen Zinnkrauttee des Vortages wieder einen Löffel Kraut dazu. So wird der Zinnkrauttee über sechs Tage potenziert und immer intensiver. Diese Anwendung, auch wenn sie umständlich anmutet, bringt die Beschwerden rasch zum Abklingen, die Praxis hat das oft bewiesen.

› Brennnessel-, Birken- und Beerentraubenblätter oder Goldrutentee können getrunken werden.

- Berberitze, Preiselbeeren, Hollerbeeren oder Hagebuttenmarmelade können löffelweise eingenommen werden. Die genannten Pflanzen säuern den Harn an und verhindern dadurch die Vermehrung von Bakterien.
- Es sollte so viel getrunken werden, dass der Harn kaum gefärbt ist oder riecht.
- Sehr hilfreich sind Sitzbäder. Dazu kann man Salzwasser, Brennnesseltee, Schafgarbentee, Salbeitee oder einen anderen beliebigen Tee verwenden.
- Basensuppe hilft den Mineralstoffhaushalt auszugleichen. Entweder Wurzelgemüse oder beliebige Getreide werden ausgekocht und über den Tag verteilt getrunken.

Fallbeispiel:

Eine Patientin, Jahrgang 1963, rief mich an. Sie sei auf dem Weg zu mir, da sie beim Urinieren Schmerzen und ein fiebriges Gefühl habe. Der Harnstreifentest bestätigte die Befürchtung. Sie hatte wieder einmal eine Blasenentzündung. Sofort gab ich ihr Brennnesseltee zu trinken und führte eine Schröpfkopfbehandlung durch. Schon durch die Behandlung haben die Beschwerden deutlich nachgelassen. Für zu Hause empfahl ich ihr das Trinken diverser Tees und Dunstbäder. Die Kontrolle einige Tage später bestätigte den Erfolg der durchgeführten Maßnahmen. Interessant ist, dass die Beschwerden immer dann kamen, wenn Stress oder emotionale Aufregung die Patientin belasteten.

Das Hormonsystem

Nichts in unserem Körper geschieht ohne die Wirkung von Hormonen. Hormone steuern unsere Empfängnis, sie bestimmen den Zeitpunkt unserer Geburt, den Tag- Nachtrhythmus, das Hungergefühl. Das gesamte Leben wird durch Hormone gesteuert. Das Geheimnis um die genaue Zusammenarbeit der verschiedenen Drüsen wartet bis heute auf Entschlüsselung.

Sie können sich das Hormonsystem wie eine Pyramide vorstellen. An der Spitze stehen die kleinsten Drüsen, Kopfdrüsen, welche die vielfältigsten Aufgaben haben. An der Basis finden wir die Keimdrüsen. Sie nehmen einerseits Impulse von den Kopfdrüsen auf, andererseits produzieren sie selbst Hormone.

Das Regelwerk zwischen den einzelnen Hormondrüsen ist derart komplex und fein abgestimmt, dass jede Manipulation, jeder Versuch, in dieses Regelwerk einzugreifen, reichlich überlegt werden sollte.
Gerade in der heutigen Zeit werden Hormone in fast inflationärer Form eingesetzt. Zum Beispiel als Verhütungsmittel. Es entsteht der Eindruck, dass Frauen von der Pubertät weg bis zur Zeit nach der Menopause mit künstlichen Hormonen versorgt werden müssen, um überleben zu können.

Vielen Personen werden Schilddrüsenhormone verschrieben, da Knotenbildung verhindert werden soll oder die Schilddrüse durch eine Operation ganz oder teilweise entfernt wurde. In diesem Zusammenhang frage ich mich oft, welchen Nutzen die Jodierung des Salzes brachte? Seit Jahrzehnten wird unser Speisesalz mit Jod versetzt, um einer Knotenbildung in der Schilddrüse vorzubeugen. Unserem Speisesalz werden wertvolle Substanzen entzogen, um es rieselfreudig und weiß zu machen. Dann wird es speziell präpariert und mit Jod versetzt. Warum verwendet man es nicht so, wie es ursprünglich vorkommt? Welchen Nutzen haben die erwähnten Maßnahmen? Wenn man beobachtet, wieviele Personen entweder Knoten in der Schilddrüse haben oder schon operiert wurden, fragt man sich, ob diese Maßnahmen zu vertreten sind.
Hormone oder hormonähnliche Substanzen finden sich oft in verschiedensten Pflegeprodukten. Speziell in Hautcremes werden, um die Haut zu verjüngen, Zellen aus nicht nur tierischen Embryonen verwendet. Es

stellt sich die Frage, ob wir immer wissen oder wissen wollen, welchen Preis wir für scheinbare äußere Schönheit bezahlen.

In den letzten Jahrzehnten treten vermehrt Krankheiten auf, die früher eher selten waren. Viele Personen haben eine Stoffwechselschwäche, die sich in Form von Diabetes zeigt. Untersuchungen bei nordamerikanischen Indianern zeigen, dass Diabetes häufiger auftritt, seit sie gezwungen wurden, ihre ursprüngliche Lebensform aufzugeben. Bis ins 19. Jahrhundert bildeten Büffelfleisch und Wildpflanzen, die gesammelt wurden, die Grundlage ihrer Ernährung. Heutzutage besteht die Ernährung hauptsächlich aus Weißmehlprodukten und einem Zuviel an weißem Zucker.

Die Industrie hat entdeckt, dass viele Geruchsstoffe, sogenannte Pheromone, eine Wirkung auf unsere Emotionen haben. Auch unser Kaufverhalten kann so beeinflusst werden. Sobald man einen Supermarkt betritt oder eine Illustrierte aufschlägt, ist man, ohne es zu wissen, den Erkenntnissen von Duftdesignern ausgeliefert.
Ich möchte nun kurz auf die Funktionen der einzelnen Hormondrüsen eingehen. Man kann allerdings keine Hormondrüse isoliert betrachten. Alle Hormondrüsen, vom Kopf bis zum Becken, sind miteinander wechselseitig verbunden. Die Kopfdrüsen steuern zum Beispiel die Keimdrüsen, diese geben aber ebenso Informationen an die oberste Steuerungszentrale ab. Wenn ein Drüsensystem eine Disharmonie aufweist, ist das nur ein Zeichen dafür, dass auch die anderen Drüsen betroffen sind, selbst wenn dies auf den ersten Blick noch nicht bemerkbar ist.

Im Gehirn finden wir auch Hormone bildende Organe. Eines davon ist die so genannte Zirbeldrüse. Sie regelt unter anderem unseren Tag-Nachtrhythmus. Man hat noch nicht sämtliche ihrer Funktionen entschlüsselt. Tieren dient dieses Organ als Orientierungshilfe. Vögel und Fische nützen die Zirbeldrüse, um das elektromagnetische Feld der Erde wahrzunehmen. Das ist für sie lebensnotwendig, um lange Wanderungen quer durch die Meere und Lüfte bewerkstelligen zu können. Auch wir Menschen reagieren sensibel auf erdmagnetische Felder, besonders wenn Elektromagnetismus zusätzlich ins Spiel kommt. Unser Orientierungssinn dürfte mit dieser Drüse gekoppelt sein.

Der Hypothalamus ist eine weitere Hormondrüse, welche die Zyklen in unserem gesamten Leben mitbestimmt. Er bildet eine Vielzahl von stimulierenden Substanzen, die andere Drüsen aktivieren. Zum Beispiel

werden die Brust- und Keimdrüsen durch Vorstufen von Hormonen aus dem Hypothalamus angeregt. Vermutlich reagiert der Hypothalamus auf unsere Emotionen und Gefühle. Er wiederum arbeitet seinerseits eng mit der Hypophyse zusammen. Diese hat einen Vorder- und einen Hinterlappen, regt unter anderem die Nebennieren, die Eierstöcke, die Schilddrüse und auch die Nieren an.
Hypothalamus und Hypopyhse, wahrscheinlich im Zusammenspiel mit der Zirbeldrüse, regulieren den Fortpflanzungsmechanismus. Ebenso alle Funktionen, welche das Zellteilungs- und Regenarationssystem unseres Körpers ausmachen. Die Kopfdrüsen liegen anatomisch gesehen in der gleichen Höhe wie Rezeptoren, die Geruchs- und Geschmackseindrücke zu den entsprechenden Hirnarealen leiten. Es liegt auf der Hand, dass subtile, bewusst kaum wahrgenommene Gerüche, in Wechselwirkung mit der Hormonausschüttung treten, zum Beispiel Pherhormone. Das sind geruchlose Stoffe, die über die Sinneshärchen zu den Synapsen des Gehirns geleitet werden und stimulierend auf die Hormondrüsen des Kopfes wirken.

In enger Wechselwirkung mit den Kopfdrüsen stehen Schilddrüse und Nebenschilddrüsen. Sie steuern die Leistung des Herzens. Gemeinsam mit den Nebennieren werden Wärme- und Kälteregulation, beziehungsweise wird der Mineralstoffhaushalt des Körpers geregelt.

Bis ins junge Erwachsenenalter ist die Thymusdrüse ein wichtiges Organ, denn es dient der Schulung von Abwehrzellen. Die Thymusdrüse, auch Bries genannt, liegt beim Herzen hinter dem Brustbein. Im Erwachsenenalter ist sie scheinbar zum Fettkörper degeneriert. In vielen Heiltraditionen spielt sie jedoch das ganze Leben lang eine wichtige Rolle für die Stärkung des Immunsystems. Es gibt sicher noch so manche Aufgaben der Thymusdrüse zu entdecken.

Mit den von der Bauchspeicheldrüse ins Blut abgegebenen Hormonen wird der Zuckerstoffwechsel geregelt. Verschiedene Substanzen, welche die Bauchspeicheldrüse produziert, dienen der Verarbeitung von Kohlenhydraten und Zuckern.
Glukagon, welches in der Bauchspeicheldrüse gebildet wird, dient dazu, Fette, die im Körper als Energiereserve gespeichert wurden, im Bedarfsfall zu mobilisieren. Dieser Mechanismus hilft uns in Notzeiten zu überleben. Aus den Reservespeichern werden mittels Glukagon Stoffe herausgelöst und für den Körper verfügbar gemacht, wenn die Notwendigkeit dazu besteht.

Der Gallensaft hingegen zerlegt Fette, die über die Nahrung in das Verdauungssystem gelangen, und macht sie so für den Körper nutzbar.

Die Nebennieren sitzen auf den Nieren zipfelmützenförmig auf. Sie sind gemeinsam mit der Schilddrüse für den Mineralstoffhaushalt unseres Körpers verantwortlich. Außerdem produzieren sie einen wichtigen entzündungshemmenden Stoff, das Cortison. Auch Adrenalin wird in den Nebennieren gebildet. Dies ist ein Stoff, der blitzartiges Reagieren ermöglicht und uns so bei Gefahr reflexartig handeln lässt.
Stimuliert durch Hormone aus der Schilddrüse und den Keimdrüsen, werden in den Nebennieren Hormone synthetisiert, die das Entwickeln von Geschlechtsmerkmalen bewirken. Tritt auf dieser Hormonachse eine Störung auf, äußert sich das in verstärkter Fetteinlagerung, in Dunkelfärbung der Haut und Zyklusstörungen. Durch das Zusammenspiel von Hormonen, die in den Nieren und in den Nebennieren gebildet werden, wird der Flüssigkeitshaushalt des Körpers gesteuert.

Die Payer'schen Plaques finden sich am Übergang vom Dünn- zum Dickdarm. Sie bilden eine wichtige Säule im Immunsystem. Die Entstehung von Allergien und Nahrungsmittelunverträglichkeiten dürften eng mit dem Funktionieren dieses komplexen Lymphdrüsensystems zusammenhängen.

Den Gegenpol zu den im Kopf gelegenen Hormondrüsen bilden die Fortpflanzungsdrüsen. Sie liegen im Kleinen Becken. Bei der Frau sind dies die Eierstöcke, beim Mann Nebenhoden und Hoden. Im Zusammenspiel von Kopfdrüsen, Schilddrüse und Nebenschilddrüsen werden die Fortpflanzungsdrüsen aktiviert. Bei der Frau äußert sich das im monatlichen Zyklus. Er beginnt normalerweise um das zwölfte Lebensjahr mit der ersten Regelblutung, der Menarche. Der Eisprung, das Auftreten und das Ende der Monatsblutung werden hormonell geregelt. Von der Geburt bis zur Pubertät sind die sekundären Geschlechtsmerkmale noch nicht ausgeprägt. Erst danach wird der Geschlechtsunterschied durch die Wirkung der Geschlechtshormone sichtbar. In Wechselwirkung mit den Kopfdrüsen wird die Fruchtbarkeit gesteuert. Der Menstruationszyklus der Frau – Eisprung und Empfängnis – werden durch einen Hormoncocktail reguliert.
Emotionen haben bei beiden Geschlechtern Einfluss auf die Fruchtbarkeit. Man weiß, dass freudvolle Gefühle Glückshormone freisetzen können. Auch Düfte stimulieren sowohl die Fruchtbarkeit bei beiden Geschlechtern als auch die Empfängnisbereitschaft der Frau. Zeugung und

Geburt sind ohne hormonelle Steuerung nicht möglich. Der emotionale Zustand der Mutter hat einen Einfluss auf die Entwicklung des ungeborenen Kindes. Emotionale Regungen beider Elternteile prägen das Kind von der Zeugung an.

Schon bei der ersten Zellteilung im Mutterleib ist der gesamte Bauplan des Menschen festgelegt. Die hormonelle Stoffwechsellage und die Emotionen der Mutter haben einen Einfluss auf die Entwicklung des Nervensystems und der Organe des werdenden Kindes.

Hormone regeln auch den Geburtsvorgang. Schon Wochen vor dem eigentlichen Geburtstermin bereiten sie die Geburtswege auf das bevorstehende Ereignis vor. Auch die Brustdrüsen werden stimuliert und reagieren mit Wachstum und Milchbildung. Wenn sich die werdende Mutter ganz ihrem Gefühl und ihrem natürlichen Rhythmus hingeben kann, nimmt sie ihre subtilen Bedürfnisse wahr. Sie fühlt die Veränderung in ihrem Körper, auch die Verbindung mit ihrem Kind. In diesem Zustand der Verbindung und Hingabe können die Hormone ihre Geburt vorbereitende Wirkung entfalten. Eine schmerzlose freudvolle Geburt ist möglich.

Emotionen und unbewusste Gefühle sind im Gewebe eingelagert und verkrampfen dieses. So wird die entspannende Wirkung der Hormone blockiert.

Erkrankungen der Hormondrüsen:

Hypophyse:	In der Hypophyse können sich Adenome bilden. Adenome sind Wucherungen von Hormone bildendem Gewebe. Es kommt zu einer Vergrößerung des Organs. Dadurch können mehr Hormone ins Blut abgegeben werden. Dies kann zu Zyklusstörungen führen und Kopfschmerzen verursachen. Meistens werden Adenome durch Zufall entdeckt. In den seltensten Fällen muss therapeutisch eingegriffen werden.

Erfahrungsbericht aus der Praxis:

Schon einige Male wurden Patienten, deren Hypophysenadenom durch Röntgen festgestellt wurde, bei mir vorstellig. Solange Adenome keine Kopfschmerzen verursachen, besteht kein Handlungsbedarf.

Es ist allerdings ratsam, folgende vorbeugende Maßnahmen zu treffen:

- Schlafplatz auf Störzonen untersuchen lassen
- die Sinnesorgane entlasten
- Ernährung beachten

Erkrankungen der Schilddrüse:

- Die Schilddrüse kann sowohl eine Unter- als auch eine Überfunktion zeigen, auch Knoten können sich bilden, die aber selten bösartig werden. Durch spezielle bildgebende Verfahren und Blutuntersuchugen lässt sich der Funktionszustand des Organs abklären. Es ist jedoch immer wichtig, die individuelle Befindlichkeit in den Vordergrund zu stellen und nicht die Untersuchungsergebnisse.

Erfahrungsberichte aus der Praxis - Fallbeispiel 1:

Eine Frau rief mich verzweifelt an und erzählte mir, es sei bei ihr im Spital eine Entgleisung der Schilddrüsenhormone festgestellt worden. Daher sei für den Beginn der kommenden Woche eine Schilddrüsentotalentfernung geplant. Sie fragte, ob naturheilkundliche Maßnahmen die Operation verhindern könnten. Ich möchte in diesem Zusammenhang darauf hinweisen, dass kein Fall mit einem anderen verglichen werden kann, der Mensch ist ein einzigartiges Universum, und was auf den Einen zutrifft, muss noch lange nicht auch für eine andere Person gelten.

In diesem Fall war eine Autoimmunerkrankung diagnostiziert worden. Die Patientin hatte eine Reihe von Symptomen: Blutdruckschwankungen, Hitzegefühl, Unruhe, Nervosität, Herzklopfen; sie war aber gewillt, für ihr Organ, die Schilddrüse, alles zu tun, um es zu erhalten. Sie bekam von mir, nachdem ich sie über die Risiken im Beisein ihres Partners genau aufgeklärt und die Vorgangsweise genau besprochen hatte, einen Therapieplan. Der Operationstermin wurde vorerst abgesagt, trotzdem empfahl ich ihr, regelmäßige Blutkontrollen im Spital durchführen zu lassen.

Der Therapieplan bestand im Wesentlichen aus einer strikten Obst-Gemüse-Getreide-Diät, ergänzt durch Wildkräutergenuss. Zusätzlich empfahl ich völliges Streichen von Koffein und Zucker. Massagen im Halsbereich und Analyse der Konfliktpotentiale, die mit unterdrückten Emotionen verbunden waren, ergänzten das Programm.

In dem konkreten Fall wurden wir rasch fündig. Es gab einen latenten Konflikt mit der Mutter und anderen engen Anverwandten. Ich empfahl der Frau, diese Konflikte zu analysieren und erarbeitete mit ihr Lösungsvorschläge. In der Zeit, in der ich die Frau begleitete, war die Auflösung der Konflikte ein zentrales Thema. Im Laufe der Zeit änderte ich die Therapie, je nach Zustand der Patientin. Topfen- und Zwiebelumschläge halfen sofort, das Hitzegefühl im Bereich des Halses, unter dem sie von Beginn an gelitten hatte, rasch abklingen zu lassen. Die Therapie verlief sehr zufriedenstellend, vier Monate nach dem ersten Telefonat war die Frau weitgehend beschwerdefrei. Die Schilddrüsenwerte zeigten im Spital ein ausgeglichenes Bild, die Operation war natürlich nicht vorgenommen worden und laut Spitalsärzten nicht mehr notwendig.

Erfahrungsberichte aus der Praxis - Fallbeispiel 2:

Eine Patientin kam zu mir. Sie hatte eine massiv vergrößerte Schilddrüse, die ihr im Liegen schon Würgegefühle, Druck am Hals und manchmal Atembeschwerden bereitete. Sie wollte unbedingt eine Operation vermeiden. Deshalb begann sie, auf meinen Ratschlag hin, ihre Ernährung umzustellen.

Die Verwendung von Wildkräutern wurde für sie zur Routine. Zusätzlich wurden alle Konfliktpotentiale aufgespürt und bearbeitet. Dehnungsübungen, Augenmuskelübungen und Entspannung rundeten das Therapiekonzept ab.

Vier Jahre nach dem ersten Termin hat sich die Schilddrüse um 2/3 verkleinert und die Beschwerden sind völlig verschwunden.

Erfahrungsberichte aus der Praxis - Fallbeispiel 3:

Eine Patientin, in deren Familie es häufig zu Schilddrüsenvergrößerungen kam, bemerkte eine Schwellung am eigenen Hals. Sie ließ die Schilddrüse untersuchen, es wurde eine Schilddrüsenunterfunktion festgestellt.

Die Patientin beschloss, dem Übel auf den Grund zu gehen, und entdeckte eine Tendenz zu Sprachlosigkeit und Schweigen bei Konflikten. Nachdem ihr dies in der Selbstanalyse bewusst geworden war, begann sie alle Konflikte ab sofort anzusprechen und dafür Lösungen zu finden. Die akuten Probleme in der Schilddrüse verschwanden rasch und die Vergrößerung ging im Laufe von einigen Jahren völlig zurück.

Daran sieht man, dass gerade die Schilddrüse viel mit Ausdrucksfähigkeit zu tun hat. Egal welche Schilddrüsenveränderung auftritt, es gibt immer eine Lösung. Es stellt sich nur stets die Frage, auf welcher Ebene diese zu suchen und zu finden sei. Kräuter können einen wertvollen Beitrag leisten.

Für die Schilddrüse nützliche Kräuter sind:

- Gundelrebe
- Liebstöckel
- Wolfstrapp
- Lindenblüte
- alle Wildkräuter als Nahrungsergänzung genossen

Erkrankungen der Bauchspeicheldrüse: (siehe Kapitel „Verdauungsdrüsen")

- Diabetes
- Zysten, Krebs

Fallbeispiel für Bauchspeicheldrüse:

Eine einundzwanzigjährige Patientin mit Typ I Diabetes kam zu mir in die Praxis. Sie war seit dem elften Lebensjahr insulinpflichtig und wollte naturheikundliche Maßnahmen testen, um die Bauchspeicheldrüse zu unterstützen.

Interessant war, dass in der Zeit, in der sie sich auf Vollwertkost umstellte, den Verzehr von tierischem Eiweiß einschränkte und vermehrt frische Kräuter aß, der Insulinbedarf um die Hälfte sank. Ich konnte oft beobachten, dass bei Patienten mit Insulinmangel, also Typ I Diabetes, die richtige Ernährung den Insulinbedarf reduziert. Auch das Klären emotionaler Konfliktpotentiale spielt dabei eine wichtige Rolle.

Altersdiabetes - Diabetes Typ II

Diabetes Typ II ist der sogenannte Alters-Diabetes und scheint eine Wohlstandserkrankung zu sein.

Gute Therapieerfolge habe ich erzielt mit:

- Aderlass
- Allgemeinen Entgiftungsmaßnahmen, die Sie im Teil III des Buches finden
- Kräutern
- Darmspülungen (sobald der Darm gereinigt ist, bessern sich zumeist die Blutwerte)

Kräuter, welche die Bauchspeicheldrüse unterstützen:

- Beifuß
- Zinnkraut
- Kren
- Alle inulinhaltigen Nahrungsmittel, wie Topinambur, Klettenwurzeln, Löwenzahnwurzeln, Karotten, rote Rüben, Eicheln

Wenn Patienten die Reinigungsmaßnahmen konsequent umsetzen und Kräuter regelmäßig im Alltag verwenden, steht einer Ausheilung eines Typ II Diabetes meist nichts im Wege.

Die Geschlechtsorgane

Geschlechtsorgane bilden den wesentlichen sichtbaren Unterschied zwischen Mann und Frau. Es sind die primären und sekundären Geschlechtsorgane, die diesen Unterschied sichtbar machen.

Sichtbare primäre Geschlechtsmerkmale sind bei der Frau die großen und kleinen Schamlippen und die Klitoris. Im Körper liegende, schon bei der Geburt vorhandene primäre Geschlechtsorgane sind: Scheide, Gebärmutter, Eileiter und Eierstöcke.
Beim Mann sind äußere primäre Geschlechtsorgane der Hoden und der Penis. Im Körper gelegene, schon bei der Geburt vorhandene Organe sind Prostata, Samenbläschen und der Nebenhoden.

Bis zur Pubertät gleichen sich Bub und Mädchen äußerlich. Die sogenannten sekundären Geschlechtsmerkmale werden erst mit dem Einsetzen der Pubertät sichtbar. Dieser neue Lebensabschnitt wird durch eine veränderte Hormonsituation eingeleitet. Das heißt, es bildet sich der geschlechtsspezifische Haarwuchs, die Stimme verändert sich, beim Mädchen entwickeln sich die Brüste. Die Geschlechtsreife beginnt bei der Frau mit dem Einsetzen der Regel, der Menarche. Beim Burschen zeigt sich die Geschlechtsreife durch die Bereitschaft zum Samenerguss, der bei jungen Burschen zunächst meist unbewusst passiert.

Jeder Mensch wird durch seine Umwelt geprägt, unser Geschlechtsverhalten und der Umgang mit dem anderen Geschlecht ebenso. Sie können sich das so vorstellen: Jeder Mensch ist ein einzigartiges Individuum. In seiner Einzigartigkeit ist der Mensch in die Struktur seiner Familie eingegliedert und wird durch sie geprägt.
Mädchen lernen von ihren Müttern, Burschen von dem Verhalten ihrer Väter. Kinder übernehmen unbewusst die Rollenstruktur ihrer Vorbilder. Diese Prägungen können auch durch Verhaltensmuster weit zurückliegender Generationen erfolgen, da die Vorfahren Träger unserer individuellen Kultur sind. Wenn man Genealogien analysiert, sind die Parallelentwicklungen, zum Beispiel bei Zwillingen, die nicht miteinander aufgewachsen sind, erstaunlich.
Die Gesellschaft und die Kultur eines Landes haben ebenso prägende Auswirkungen auf das Rollenverhalten der Geschlechter. Auf unterschiedlichen Kontinenten finden wir unterschiedliche Erwartungen, mit

denen Männer und Frauen einander gegenüberstehen. Eine Frau, die in einem ländlichen Gebiet Afrikas heranwuchs, erlebt sich als Frau anders als eine Frau, die im großstädtischen Umfeld Japans lebt. Männer übernehmen ebenso die Wertvorstellungen ihrer Kultur und ihrer Ahnen. Selbst wenn Menschen ihren kulturellen Lebensraum verlassen und zum Beispiel in einem anderen Kontinent ihre neue Heimat finden, bleiben die in der Kindheit übernommenen Wertvorstellungen im Körpersystem und im Denken gespeichert.

Vorstellungen, die uns von der Kindheit an begleiten, prägen unser gesamtes Leben und unser sexuelles Verhalten. Angelernte Verhaltensweisen ändern wir nur, wenn wir dies bewusst wollen. Selbst dann ist es erstaunlich, auf wie vielen Ebenen Glaubenssätze und kulturell Erlerntes „abgespeichert" sind.
Der gesellschaftliche Kontext, in dem der Mensch aufwächst, hat einen Einfluss auf die Fruchtbarkeit und das Fortpflanzungsverhalten. Auch der Umgang mit dem Körper und die Art, wie dieser wahrgenommen wird, ist durch die Erziehung geprägt.
Kinder werden schon im Mutterleib durch die Verhaltensweisen ihrer Eltern beeinflusst. Musikalität, Ernährungsvorlieben und den Lebensstil der Mutter übernimmt das Kind großteils unbewusst.

Der Lebensstil der Menschen hat sich in den letzten Jahrzehnten stark verändert. Gerade in den letzten sechzig Jahren haben sich Gesellschaftsstruktur, Lebensweise und Ernährung grundlegend verändert. Noch vor sechzig Jahren lebte ein Großteil der Bevölkerung von selbst Angebautem. Kommunikation erfolgte durch Gespräche, Briefe, Telegramme, in seltenen Fällen durch Telefon. Die individuellen Fortbewegungsmöglichkeiten waren beschränkter, und das Internet war noch nicht erfunden. Was die Berufswahl betrifft, so wurde oft der Spur der Eltern gefolgt. Das Leben war insgesamt langsamer. Die Aufarbeitung der Kriegserlebnisse und die seelischen Verletzungen, die sowohl Männer als auch Frauen erlitten hatten, waren in dieser Gesellschaft kein Thema. Ganz Europa war in den letzten Jahrhunderten in regelmäßigen Abständen von Kriegen betroffen.

Heute weiß man, dass es Jahrzehnte dauert, ehe dramatische Erlebnisse wie Vergewaltigung, Gewalt bis hin zur Tötung, Hunger, Hilflosigkeit und Todesangst verarbeitet werden können. Die genannten Erlebnisse werden ins Unterbewusstsein abgedrängt, um den Lebensalltag nicht zu stören. Die im Unterbewusstsein abgelagerten Bilder und Gefühlseindrücke haben eine Auswirkung auf die Gesundheit und die Empfindungsfähigkeit.

Ganze Generationen in Europa lebender Familien sind kriegstraumatisiert, ohne ihre Traumata je bearbeitet und geheilt zu haben. Das hat Auswirkungen auf das Männer- und Frauenbild, beziehungsweise den Umgang mit dem jeweils anderen Geschlecht.
Moderne wissenschaftliche Untersuchungen beweisen, dass ein unregelmäßiger Lebensstil, Stress und Ernährung, eine wesentliche Auswirkung auf die Fortpflanzungsfähigkeit beider Geschlechter haben.

Die Geschlechtsorgane des Mannes

Der Körper des Mannes verändert sich von der Geburt an bis ins Alter. Es sind Hormone, welche die Pubertät beginnen lassen, ebenso sind es Hormone, welche die Fruchtbarkeit, das Lustempfinden und die Veränderung des Körpers mit den Jahren bewirken.

Die männlichen Geschlechtsorgane sind Penis, Hoden, Nebenhoden, Samenbläschen und Prostata. Die Eichel, liegt an der Spitze des Penis und wird durch eine robuste Haut, die Vorhaut, geschützt.
Bei kleinen Kindern scheint sie oft verengt zu sein. Aus meiner Erfahrung weiß ich, dass die Vorhaut elastisch ist und scheinbare Verengungen spätestens im Schulalter verschwinden. Bei älteren Männern wird die Vorhaut durch Abnahme der elastischen Faser wieder enger. Durch rechtzeitiges Anwenden von Pflanzensalben, wie zum Beispiel Ringelblumensalbe, kann das schmerzhafte Einreißen dieser Struktur verhindert werden.

Hoden und Nebenhoden liegen im Hodensack außerhalb des Körpers. Mit diesem Kunstgriff der Natur wird für eine kühlere Temperatur der für die Fortpflanzung wichtigen Organe gesorgt.
Mit dem Eintreten der Pubertät sorgt ein spezieller Hormoncocktail dafür, dass die Spermienvorstufen, welche in den Hoden heranreifen, im Zusammenspiel mit dem Sekret von der Prostata und dem Samenbläschen, befruchtungsfähig werden. Eng anliegende Kleidung kann einen Wärmestau erzeugen und dadurch Ursache für Unfruchtbarkeit sein.
Die Kopfdrüsen steuern die Reifung der Spermien im Hoden. Emotionen, Erlebnisse – auch unbewusste – und Sinneseindrücke haben auf den Sexualtrieb genauso Einfluss, wie das kulturelle Umfeld, in dem der Mann lebt.

Die Prostata liegt im kleinen Becken zwischen Blase und Dickdarm und wird meistens erst dann wahrgenommen, wenn sie Schmerzen verursacht. Der Harnleiter führt durch sie hindurch und ist durch einen Verbindungsgang mit ihr verbunden. Vom After aus kann sie getastet werden. Wenn sie sich vergrößert oder durch Druck von außen gereizt wird, kann sie sich durch Rückenschmerzen, dumpfes Druckgefühl im kleinen Becken oder im Harnverhalten bemerkbar machen. Die Ursachen, warum sie sich mit der Zeit vergrößert, sind vielfältig und noch nicht gänzlich geklärt.

Beschwerden der Sexualorgane:

› Entzündungen im Bereich der Eichel oder der Vorhaut können in jedem Lebensalter vorkommen. Dadurch kann es zu einer Verengung, auch Phimose genannt, kommen.

Welche Möglichkeiten bietet die Naturheilkunde?

› Bei Kindern die Vorhaut nicht stimulieren oder zurückschieben, sondern zuwarten. In den meisten Fällen regelt sich das Problem mit dem Schuleintritt von selbst. Man kann den Knaben, sobald dies möglich ist, anregen, seine Genitalien nach dem Urinieren gründlich zu waschen. Dann kann die Eichel mit einem Pflanzenöl oder einer Salbe gepflegt werden. Zum Beispiel mit Lavendel/Johanniskrautöl oder einer Pflanzensalbe, damit die empfindliche Vorhaut geschmeidig wird und bleibt.

› Wenn sich der Penis entzündet, was sich durch Rötung, Schwellung und Schmerzen bemerkbar macht, kann dies unterschiedliche Ursachen haben: Pilzbefall, bakterielle Infektionen, Viren, zum Beispiel Herpes, oder eine Geschlechtskrankheit. Bei Auftreten von Beschwerden sollte immer auch an eine mechanische Überbeanspruchung gedacht werden.

› Herpesbläschen lassen sich mit einer Salbe aus Melissenextrakt, die es fertig in der Apotheke zu kaufen gibt, gut behandeln. Auch Eichenrindenbäder lindern Beschwerden, oder gepulverte Eichenrinde, die direkt aufgetragen wird. Es kann davor auch ein Kräuteröl, zum Beispiel Bohnenkraut- oder Lavendelöl, aufgetragen werden.

- Gründliche Hygienemaßnahmen helfen Infektionen vorzubeugen. Die Vorhaut sollte täglich zurückgeschoben und das anfallende Sekrekt, Smegma, abgewaschen werden. Wenn es schon zu Entzündungen gekommen ist, den Penis in Käsepappel-, Schafgarben- oder Kamillentee baden und anschließend mit einem Kräuteröl einreiben.

Wenn eine Infektion vorliegt, muss man unbedingt auch die gesamte Ernährungssitualtion beachten, da der Genuss von Zucker, Kaffee und Weißmehlprodukten das Entstehen und Bestehenbleiben der Beschwerden begünstigt.

Beispiel aus der Praxis:

Ich konnte einige Patienten betreuen, die im Alter an beginnender Vorhautverengung laborierten. Durch regelmäßiges Einölen der Vorhaut konnten die Beschwerden rasch zum Verschwinden gebracht werden.

Vergrößerung der Prostata

Gerade eine Vergrößerung oder Entzündung der Prostata kann sehr unangenehm sein. Manchmal können die Beschwerden nicht eindeutig zugeordnet und mit Kreuzschmerzen verwechselt werden.

Ich empfehle vor jeder Therapie eine genaue Anamnese, Untersuchung des gesamten Körpers und Überprüfung der Blutwerte im Labor. Eine Erhöhung der prostataspezifischen Blutwerte soll aber nicht überbewertet werden. Die Naturheilkunde bietet viele Hilfestellungen, wie zum Beispiel Schröpfen, Blutegeltherapie oder Kräuteranwendungen.

Es gibt zahlreiche Pflanzen, die eine günstige Wirkung auf die Prostata haben:

- Palmkernextrakte
- Kürbiskerne
- Weidenröschen
- Bohnenkraut
- Ehrenpreis

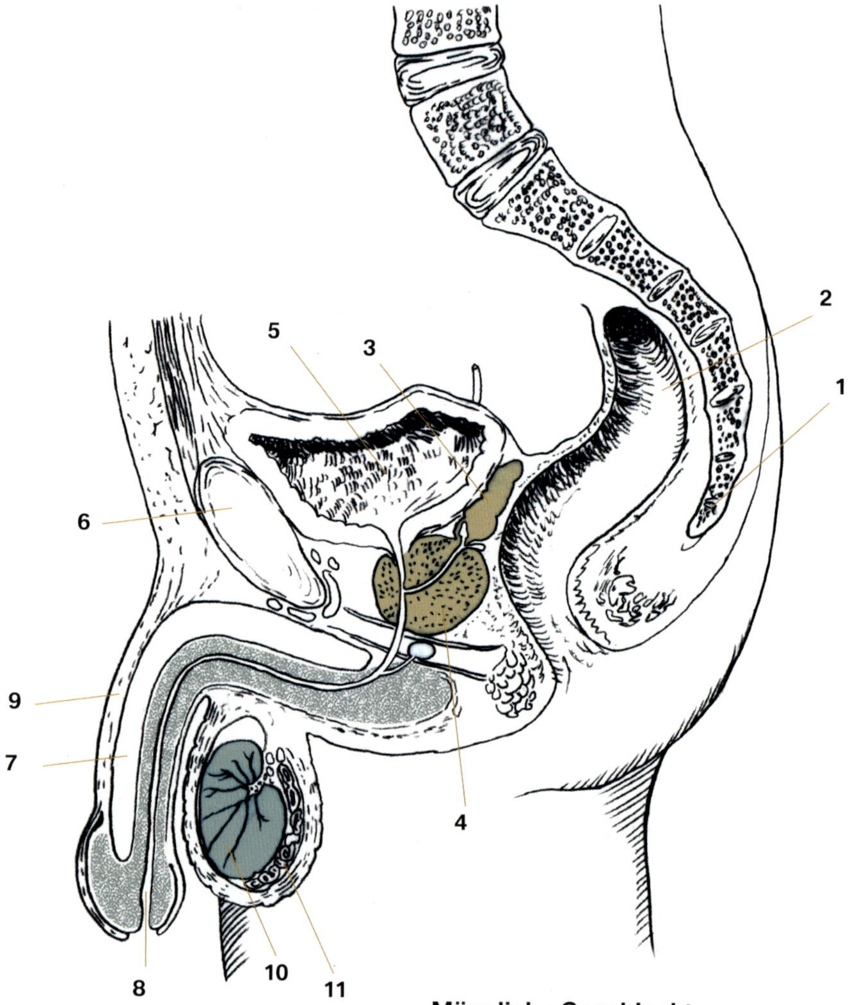

Männliche Geschlechtsorgane

1 Steißbein
2 Dickdarm/ Enddarm
3 Samenbläschen
4 Prostata
5 Blase
6 Schambein
7 Schwellkörper
8 Harnröhre
9 Penis
10 Hoden
11 Nebenhoden

Man kann die genannten Pflanzen als Tees trinken oder Sitzbäder machen. Palmkernextrakt oder Kürbiskerne in Tablettenform gibt es fix und fertig in der Apotheke zu kaufen.

Bei Prostataentzündungen wirken rektal eingeführte Kräuterzäpfchen gut.

Dabei empfehle ich Zäpfchen von:

- Bohnenkraut
- Lavendel
- Majoran
- Thymian

Die Pflanzen wirken entzündungshemmend. Wenn Sie sich entschieden haben, eine Zäpfchenkur zu beginnen, sollte eine Reizung der Prostata, wie sie durch Fahrradfahren, Reiten oder Geschlechtsverkehr geschehen kann, vermieden werden.

So wird die Kur gemacht: Fünf Tage hintereinander ein Zäpfchen abends tief in den After einführen, zwei Tage bleiben behandlungsfrei, das Ganze zwei Wochen lang wiederholen.

Bericht aus der Praxis:

Ein Mann mit erhöhtem Prostatawert und Kreuzschmerzen kam zu mir in die Praxis. Bei der Tastuntersuchung erwies sich die Prostata als vergrößert und druckempfindlich.
Neben Ernährungsmaßnahmen empfahl ich Sitzbäder und Kräuterzäpfchen. Ich konnte beobachten, dass durch diese Art der Therapie die Beschwerden innerhalb von einem Monat verschwanden.

Allerdings muss man nochmals darauf hinweisen: Jeder Patient ist einzigartig und braucht eine auf ihn persönlich abgestimmte Therapie.

Hoden, Nebenhoden

Jeder Mann sollte regelmäßig seine Hoden auf Veränderungen abtasten. Wenn das Abtasten schmerzhaft ist, kann eine Entzündung des Hodens vorliegen. Es sollte dann sofort fachlicher Rat eingeholt werden.
Hodenentzündungen lassen sich gut mit Topfenumschlägen oder mit nicht zu warmen Bädern aus Schafgarben- oder Kamillentee behandeln. Sollten bei der Eigenuntersuchung Knoten bemerkt werden, rasch zum Arzt gehen!

Die weiblichen Geschlechtsorgane

Der weibliche Körper verändert sich ein Leben lang. Die primären Geschlechtsorgane, große und kleine Schamlippen, Klitoris, Scheide, Gebärmutter, Eileiter und Eierstöcke, werden durch Hormonstimulierung auf Fruchtbarkeit, Schwangerschaft und Geburt vorbereitet.
Mit der Pubertät werden die sekundären Geschlechtsmerkmale, wie die Brüste, die Körperform und die Behaarung, sichtbar.

Schon in der Gebärmutter wird das heranwachsende Mädchen durch die Emotionen der Mutter geprägt. Während der Schwangerschaft findet eine individuelle und kulturelle Erziehung und Prägung der Empfindungsfähigkeit statt. Die Umstände, unter denen die Frau schwanger wurde, wirken auch auf ihre Leibesfrucht.

In der Praxis erlebe ich immer wieder den Zusammenhang der genannten Faktoren. Sie äußern sich darin, dass Frauen Schwierigkeiten haben, Lust zu empfinden, oder dass sie Erkrankungen der Sexualorgane erleiden. Wenn der Körper erkrankt, liegt der Grund meist darin, dass eine seelische Verletzung unerlöst ist. Oft sind es übernommene Prägungen, die in einer Familie unbewusst weitergegeben werden. Wenn eine Frau zum Beispiel Schmerzen vor oder während der Menstruation hat, haben meistens andere weibliche Familienmitglieder ähnliche Beschwerden. Sexuelle Übergriffe treten ebenso familiengehäuft auf. Selten wird darüber innerhalb der Familie gesprochen. Erst wenn eine Frau durch eine Krankheit die seelischen Ursachen zu ergründen sucht, werden die auslösenden Zusammenhänge erkannt.

Die Brüste

Die Brüste beginnen mit der Pubertät zu wachsen, und die Frau sollte sie von Anfang an beachten. Schon das heranwachsende Mädchen sollte regelmäßig die Brust, besonders hinter den Brustknospen und unter den Achseln, betasten. Die Konsistenz der Brust verändert sich laufend während eines Zyklus durch den Einfluss von Hormonen. Um den Eisprung und kurz vor der Regel sind die Brüste zumeist etwas geschwollen und das Brustgewebe ist fester.

Manche Frauen neigen zu einer Verdickung des Brustdrüsengewebes, auch Mastopathie genannt. Ich habe beobachtet, dass die Ernährung auf das Brustdrüsengewebe eine Auswirkung hat. Deshalb empfehle ich Frauen mit Mastopathie eine Ernährungsumstellung und regelmäßige Brustmassage. Und so wird sie gemacht: Das Brustdrüsengewebe täglich kreisförmig zehn mal in die eine und zehn mal in die andere Richtung massieren. Auch das Bürsten des Körpers hilft erstaunlich gut, wenn die Brust spannt oder Mastopathie vorliegt. Wichtig ist, dass man unter den Achseln und entlang des Schlüssel- und Brustbeins kräftig bürstet. Dies regt den Lymphfluss an. Dadurch werden die Brustdrüsen automatisch entlastet.

Veränderungen der Brust:

Nach einer Geburt kann es zu einer Entzündung der Brüste (Mastitis) kommen. Auch Abszesse können entstehen.

Was kann man als Frau tun?
Solange Entzündungen bestehen, sofort auf Konsum von tierischem Eiweiß verzichten und Topfen- oder Zwiebelauflagen machen. Diese bringen meistens rasch Linderung. Das Trinken von Tees, schwarzem oder rotem Hollundersaft und ausreichend Wasser unterstützt den Heilungsprozess.

Knoten in der Brust:

Knoten in der Brust müssen nicht unbedingt sofort etwas Schlimmes bedeuten. Auch Zysten können eine tastbare Veränderung hervorrufen. Sie sollten unbedingt ärztlichen Rat einholen, wenn Sie Veränderungen in der Brust bemerken.

Manchmal verschwinden Knoten nach der Regelblutung. Aus diesem Grund sollen Sie selbst die Brustdrüsen nach jeder Regel auf Veränderungen abtasten. Wenn trotz Regelblutung Knoten bestehen bleiben, sollte man unbedingt ärztlichen Rat einholen.

Welche Möglichkeiten bietet die Naturheilkunde?

Sobald Sie einen Knoten ertasten, können Sie Zwiebel- oder Topfenauflagen machen. Auch Verspannungen können Verdichtungen im Brustdrüsengewebe verursachen, da sie die Muskulatur verkrampfen und dadurch den Lymphabfluss blockieren. Daher helfen Übungen, welche die Schulterpartien lockern.
Zum Beispiel: Nackengymnastik, Schulterübungen zur Lockerung (Schulterkreisen) und andere Dehnungsübungen für den Schultergürtel.
Schierlingssalbe, die es fertig in der Apotheke zu kaufen gibt, hilft bei Knoten in der Brust. Sie kann zweimal täglich einmassiert werden.

Beispiele aus der Praxis:

Eine Patientin kam in die Sprechstunde, sie hatte auf der linken Brust zwei gut tastbare circa drei Zentimeter große Knoten. Die Brustknospe zeigte Einziehungstendenzen. Außerdem waren in der Achselgegend und in Richtung Hals vergrößerte Lymphknoten tastbar.

Ich kannte die Patientin, daher schmiedeten wir gemeinsam einen Heilungsplan. Noch bevor Untersuchungen wie Ultraschall, Mammographie und eine Punktion durchgeführt wurden, begann die Patientin täglich mit intensiven Lockerungs- und Dehnungsübungen für den gesamten Nacken- und Schulterbereich. Zusätzlich verwendete sie Schierling- und Zwiebelsalbe und legte Topfen auf. Außer den genannten Maßnahmen durchforstete sie ihre Verhaltensmuster. Dafür nahm sie die Hilfe einer sogenannten Wildwuchs-Therapeutin in Anspruch. Ich sah die Patientin alle zwei Wochen und führte Schröpfkopfbehandlungen durch.

Durch ihre intensive Auseinandersetzung mit sich selbst konnte sie einige ungesunde Verhaltensmuster erkennen und lösen. Die Knoten verkleinerten sich rasch. Erst jetzt unterzog sie sich den verschiedenen Untersuchungen.Es konnte keine eindeutige Diagnose gestellt werden. Die Veränderung in der Brust verkleinerte sich weiter und die Patientin beschloss, den begonnenen Weg fortzusetzen.

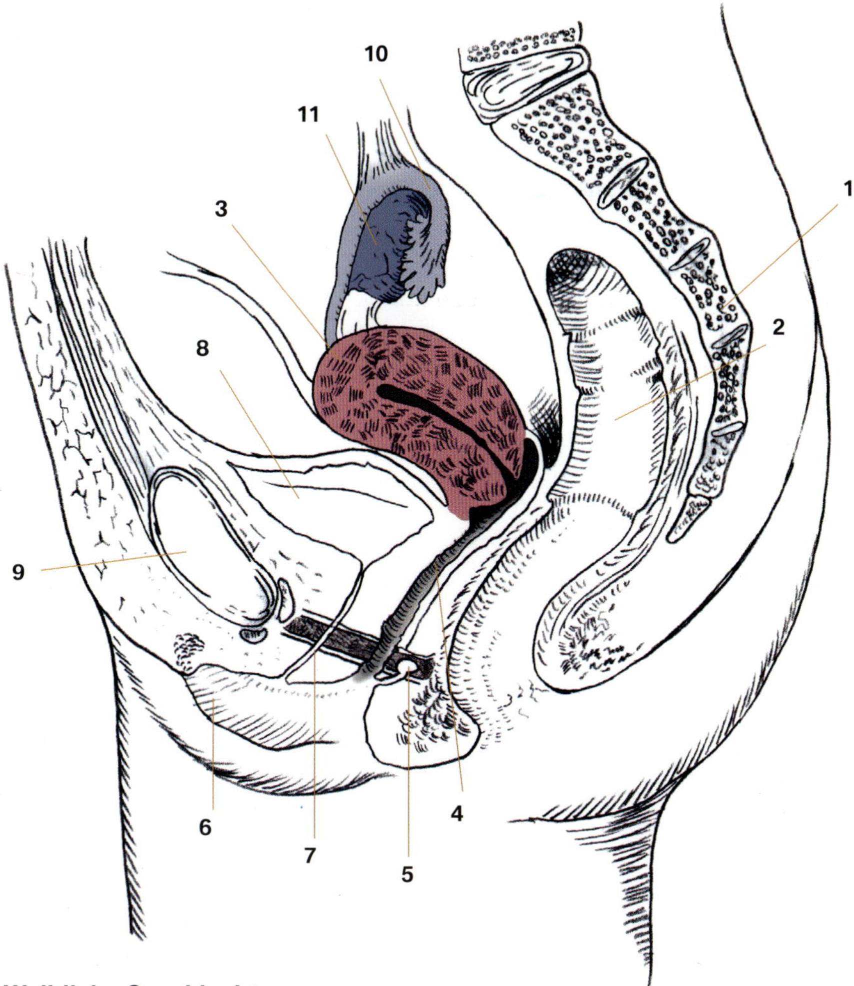

Weibliche Geschlechtsorgane:

1 Steißbein
2 Dickdarm/ Enddarm
3 Gebärmutter
4 Scheide
5 Bartholinische Drüse
6 Schamlippe
7 Harnröhre
8 Blase
9 Schambein
10 Eileiter
11 Eierstock

Nach einem halben Jahr waren alle Knoten verschwunden. Am schwierigsten war es, sich den Angstfeldern fern zu halten. Die Patientin merkte, wie negativ und schwächend ihre Umwelt reagierte, sobald sie die Knoten erwähnte. Daraufhin begann sie, schwächende Gespräche und Begegnungen zu meiden. Alle Gedankenkraft und Konzentration war auf Heilung ausgerichtet.
Menschen, die negativ denken, reden oder handeln, sollte man meiden, wenn man gesunden möchte!

Eine Patientin kam nach einer Brustkrebsoperation zu mir; Teile ihrer Brust waren entfernt worden. Allerdings waren die histologischen Untersuchungen nicht eindeutig. Deshalb war aufs Neue eine Operation geplant, welche die Patientin allerdings vermeiden wollte.
Wir begannen mit intensiver Narbenbehandlung, die sie täglich zu Hause und alle vierzehn Tage bei mir in der Praxis durchführen ließ. Zusätzlich machte die Patientin zu Hause Dehnungsübungen und erforschte ihre Glaubenssätze. Dabei werden, unter Anleitung einer Therapeutin, negative Gedanken bis zu ihrem Ursprung aufgespürt und erlöst. Meistens lassen sich negative Glaubenssätze aus dem kulturellen Kontext heraus erklären und dann auch lösen.
Sichtweisen, die Kinder unbewusst von ihren Vorbildern übernehmen, können krankheitsauslösend wirken. Auch fünf Jahre nach Beendigung der Therapie ist bei der Patientin kein weiterer Knoten aufgetreten. Die regelmäßig durchgeführte Mammographie bestätigt das. Das Brustdrüsengewebe ist jetzt, Jahre nach der Operation, wunderbar weich und die Narbe kaum sichtbar. Die Patientin erfreut sich bester Gesundheit.

Die Scheide

Die Scheide ist die Verbindung zu den im Inneren gelegenen Geschlechtsorganen der Frau. Im Bereich der großen und kleinen Schamlippen finden sich die Bartolinischen Drüsen, die Klitoris und die Harnröhre.

Die Scheide ist mit einer speziellen Schleimhaut ausgekleidet. Das saure Milieu von ca. ph 4, das hier herrscht, wird von speziellen für diese Körperregion wichtigen Bakterien aufrecht erhalten. Es erschwert krank machenden Keimen, sich anzusiedeln.
Am Scheideneingang finden wir eine Vielzahl von Drüsen. Sie sorgen für individuellen Duft und ausreichende Feuchtigkeit. Emotionen und Hormone regeln ihre Tätigkeit.

Erkrankungen der Scheide:

Trockenheit der Scheide kann in jedem Alter auftreten und wird immer als unangenehm und schmerzhaft empfunden. Dieser Zustand kann durch übertriebene Hygiene, Infektionen – meist durch Pilze – oder hormonell bedingt sein. Durch die Trockenheit kann Juckreiz empfunden werden, auch Risse rund um die Scheide bis hin zum After können entstehen. Selten ist Neurodermitis die Ursache.

Narben, wie sie während einer Geburt entstehen können, verursachen in manchen Fällen unangenehme Empfindungen. So vielfältig wie die Ursachen für Missempfindungen der Scheide sind auch die Lösungsmöglichkeiten.

In einer genauen Anamnese versuche ich, einen möglichst weiten Überblick über die Situation der Patientin zu erlangen. Die Ernährung, die psychisch-emotionale Situation, das familiäre Umfeld und der klinische Befund bilden die Grundlage für den Therapievorschlag.

Gerade durch die Scheide wird seelischer Kummer und emotionale Belastung sichtbar. Wenn sich eine Patientin mit bestimmten Situationen nicht bewusst konfrontieren will, erhält sie durch körperliche Symptome die Aufforderung zur Innenschau. Leider werden die Signale des Körpers selten gehört und erkannt. Zu einer nachhaltigen Heilung kann es nur kommen, wenn diese Aspekte mit einbezogen werden.

Welche Möglichkeiten bietet die Naturheilkunde ?

Sitzbäder mit Kamille, Käsepappel oder Eichenrinde können bei Entzündungen der Scheide rasch Linderung verschaffen. Das Anwenden von Lavendel- oder Johanniskrautöl kann die Wirkung der Bäder unterstützen. Gerade Risse an den Schleimhäuten verschwinden durch diese Behandlung sehr rasch.

Entzündungen im Scheidenbereich:

Entzündungen im Scheidenbereich werden durch Viren, Pilze oder Bakterien ausgelöst. Als Erste Hilfe-Maßnahme kann die Scheide mit Essigspülungen (auf 1 Liter Wasser kommen 5 Esslöffel Apfelessig) behandelt werden. Sollten diese Spülungen als unangenehm empfunden werden, bitte **SOFORT** mit einem Kräuteraufguss nachspülen. Schafgarbe, Kamille oder eine andere Ihnen symphatische Pflanze kann verwendet werden.

Außerdem haben sich Scheidenzäpfchen sehr gut bewährt. Es gibt sie fertig im Handel von der Firma Weleda. Mir ist wichtig, dass ausschließlich hochwertige Fette und Pflanzen verwendet werden, keine Vaseline, sondern natürliche Fette, wie Kakaobutter. Es können ätherische Öle, oder noch besser geriebene Pflanzen, die sich mit Fett gut verbinden, zu Zäpfchen verarbeitet werden. Diese werden kurmäßig nach der Spülung abends in die Scheide eingeführt.

Üblicherweise folgen zwei Behandlungsdurchgänge aufeinander: fünf Tage Behandlung, zwei Tage Pause, und dann wiederholen. Es muss unbedingt kontrolliert werden, ob die Beschwerden ausgeheilt sind. Jede Patientin ist anders und bedarf individueller Behandlung.

Fallbeispiele:

Scheidentrockenheit

Eine Patientin, dreiundsiebzig Jahre, kam zu mir in die Praxis mit starkem Juckreiz in der Scheide und Trockenheitsgefühl. Sie hatte in den letzten Jahren schon verschiedene Hormonsalben und auch Cortisonpräpatare ausprobiert und wollte nun Naturheilkundliches erproben. Ich empfahl ihr Joghurt/ Öl-Anwendungen und Lavendel/ Majoran-Kräuterzäpfchen über mehrere Tage. Nach zwei Wochen bat ich zur Kontrolle.

Das Trockenheitsgefühl war weitgehend verschwunden, der Juckreiz noch nicht ganz. Die Kontrolle einige Wochen später ergab, dass die Patientin mit den oben dargelegten Maßnahmen ihre Beschwerden selbst gut im Griff hat.

Scheidenentzündung

Eine Patientin, dreiundvierzig Jahre, kam vor sieben Jahren das erste Mal zu mir in die Praxis. Sie hatte schon eine Odysse hinter sich, um eine immer wiederkehrende Scheidenentzündung endlich loszuwerden. Neben ernährungsbezogenen Empfehlungen und Ratschlägen zur Lebensführung (Stress im Beruf und in der Partnerschaft) empfahl ich ihr Spülungen mit Bohnenkraut- und Schafgarbenaufgüssen sowie Kräuterzäpfchen.

Es dauerte einige Zyklen, bis die Beschwerden völlig verschwunden waren. Bei Stress und nach dem Eisprung tauchten sie oft unvermittelt wieder auf. Die Patientin hat aber im Laufe der Zeit gelernt, ihren Körper immer besser zu verstehen und mit seinen „Eskapaden" umzugehen.

Entzündungen der Bartholinischen Drüsen

Eine Entzündung dieser Drüsen tritt oft nach mechanischer Reizung, wie zum Beispiel Fahrradfahren oder Reiten, auf. Plötzlich kann eine der Drüsen schmerzhaft anschwellen. In den meisten Fällen kann eine Operation durch naturheilkundliche Maßnahmen verhindert werden.
Sitzbäder mit Eichelrinde oder Schafgarbe, das Auflegen von Zwiebeln oder Topfen bringen in der Regel rasch Besserung. Oft kommt es dann zu einer Entleerung des gestauten Sekrets und zum Abklingen der Beschwerden. Eine ärztliche Kontrolle ist immer ratsam.

Die Gebärmutter

Die Gebärmutter ist ein wunderbares Organ. Kein Muskel des Körpers ist so flexibel wie sie. Jede Frau sollte schon in der Pubertät eine Beziehung zu ihrer Gebärmutter entwickeln und regelmäßig mit ihr in Kontakt treten. So kann die Besonderheit des Frauseins erfahren werden. Durch den bewussten Kontakt wird verhindert, dass das Organ krank wird. Wenn eine Frau rechtzeitig spürt, was die Gebärmutter braucht, kann sie dafür sorgen, gesund zu bleiben.

Erkrankungen der Gebärmutter:

- Ausbleiben der Blutungen
- Zu häufige Blutungen
- Myome
- Gewächse
- Veränderungen am Muttermund

Bei gynäkologischen Untersuchungen wird ein Abstrich vom Muttermund gemacht, der dann im Labor untersucht wird. Das Untersuchungsergebnis wird in Abstufungen von I bis V eingeteilt: I und II sind völlig in Ordnung, ab III bis V sind pathologische Veränderungen der Zellen sichtbar.

Die Ursachen für Veränderungen sind vielfältig. Chronische Vaginalentzündungen oder Virusinfektionen können Auslöser sein. Nicht auszuschließen ist, dass langjährige Hormoneinnahme das sensible Zellgefüge der Vaginalflora bei manchen Frauen irritiert und so Zellveränderungen verursacht.
Auf jeden Fall müssen psychische Einflüsse und die Einstellung zur Sexualität mit beachtet werden. In der Praxis erlebte ich oft, dass Zellveränderungen zum Verschwinden gebracht werden können, wenn psychische Auslöser bearbeitet und zusätzlich Kräuteranwendungen und Zäpfchenkuren gemacht werden.

Fallbeispiel:

Eine Patientin kam nach einer Konisation zu mir. Bei dieser Operation wird aufgrund von Zellveränderungen ein Teil des Muttermundes weggeschnitten. Nach der Konisation waren noch immer veränderte Zellen, im Sinne eines PAP IV vorhanden. Nun stand die Entfernung der gesamten Gebärmutter im Raum.

Dies stürzte die Patientin in eine tiefe Depression. Wir begannen mit einer Ernährungsumstellung, mit Spülungen und Zäpfchenkuren über mehrere Monate. Parallel dazu suchte die Patientin Unterstützung durch Akupunktur und chinesische Kräutermischungen.
Nach einem halben Jahr war der Befund bei II und dies blieb bis heute so, was regelmäßige Kontrollen bestätigen.

Myome des Uterus

Viele Frauen entwickeln ab dem dreißigsten Lebensjahr Knoten in der Gebärmutterschleimhaut, sogenannte Myome. Das sind an sich gutartige Wucherungen, die aber das Zusammenziehen der Gebärmutter erschweren, dadurch kann die Regelblutung stärker werden, was als unangenehm empfunden wird. In manchen Fällen können die Blutungen für die Frau schwächend sein.

In dem knotigen Gewebe der Myome steckt meist seelischer Schmerz, der durch unerfüllten Kinderwunsch, durch Abtreibungen oder Ablehnung der Weiblichkeit bedingt ist. Oft haben Frauen mit Myomen auch unregelmäßigen Stuhlgang, manchmal Reizdarmsymptome.

Wenn Patientinnen mit Uterusmyomen in die Praxis kommen, wird ein individueller Therapieplan erstellt. Dabei muss die Darmsituation genauso einbezogen werden wie der seelische Hintergrund. Atem- und Beckenbodenübungen, die eine Verbesserung der Durchblutung bewirken, kommen ebenso zum Einsatz wie Kräuter. Diese werden als Auflagen, Bäder, Salben oder Tees eingesetzt.
Wenn eine Frau wirklich aus ganzem Herzen beschließt, ja zu ihrem Organ zu sagen, dann schafft sie es, die negativen Gedankenmuster zu lösen und ihren Lebensstil zu ändern. Die Myome verschwinden so gut wie immer und das Organ kann erhalten werden. Bei den Patientenberichten finden Sie einen eindrucksvollen Bericht zu diesem Thema.

Die Eierstöcke

Die Eierstöcke sind für die Fruchtbarkeit verantwortlich. Die Funktion der Eierstöcke ist eng mit den Funktionen anderer Hormondrüsen verbunden.
Damit in den Eierstöcken Zellen reifen können, muss der gesamte Hormoncocktail von den Kopfdrüsen über die Drüsen in Schilddrüse und Nebenniere fein abgestimmt sein. Nur dann kommt es zu Eisprung und Befruchtung.

Ausbleiben der Regel:

Üblicherweise tritt die erste Regel, auch Menarche genannt, mit ca. zwölf Jahren ein. Es kann die erste Blutung aber schon mit neun Jahren auftreten oder erst mit neunzehn. In seltenen Fällen, die man primäre Amenorrhoe nennt, bleibt der Zyklus von vornherein aus. Es kann auch vorkommen, dass die Regelblutung von Anfang an sehr schwach oder unregelmäßig ist. Die Ursachen dafür sind vielfältig.

Im Anamnesegespräch komme ich auch auf das soziale Umfeld zu sprechen. Oft haben mehrere weibliche Familienmitglieder Zyklusstörungen. Das Energiefeld, in dem das Mädchen aufwächst, prägt unbewusst sein Verhältnis zum Körper, vieles wird von den Vorbildern übernommen.
Es kann vorkommen, dass nach einer Geburt oder nach Absetzen von Verhütungsmitteln Zyklusstörungen auftreten. Stress, Überforderung und komplizierte Lebensumstände können den Körper und seine hormonelle Feinabstimmung „aus der Bahn“ werfen.

Geduld und konsequente Analyse der auslösenden Faktoren helfen, zum eigenen Rhythmus zurück zu finden. Natürlich bietet auch Mutter Natur ihre Hilfe an.

Was kann man tun?

- Kräuteranwendungen, wie Tees, Sitzbäder, Salbeneinreibungen, etc.
- Ernährung beachten
- Psychische Faktoren berücksichtigen
- Körperübungen regelmäßig durchführen

Fallbeispiel:

Eine 35-jährige Frau kam zu mir in die Praxis, da sie unter starken, unregelmäßigen Regelblutungen litt. In der Anamnese kam eine schon über lange Jahre bestehende Unzufriedenheit mit der Partnerschaft zur Sprache. Weiters leidet sie durch Migrationshintergrund unter Stress.
Es gelang, in Zusammenarbeit Strategien zu entwickeln, um mit den Gegebenheiten besser zurecht zu kommen. Zusätzlich empfahl ich der Patientin, Frauenmanteltee zu trinken und Körperübungen zu machen. Nach einem halben Jahr waren die Beschwerden verschwunden.

Zu starke Regel:

Kommen Patientinnen mit „zu starker Regel" zu mir in die Praxis, versuche ich zuerst zu erfragen, was sie genau damit meinen. Das subjektive Empfinden von Stärke und Schwäche ist relativ. Wenn allerdings das Blutbild auf Anämie hindeutet, gilt es rasch eine Lösung zu finden. Häufig sind es Myomknoten, die starke Blutungen verursachen.

Was kann man tun?

- Die Ernährung beachten
- Kräuter als Tee trinken, wie: Zinnkraut, Schafgarbe, Ringelblume, Blutweiderich, etc.
- Wildkräuter in die tägliche Nahrung einbeziehen
- Psychische Faktoren hinterfragen „Wobei blute ich mich aus?"

Zwischenblutungen:

Zwischenblutungen sind Ereignisse, bei denen entweder um den Eisprung oder schon eine Woche vor der Regel Schmierblutungen auftreten. In diesem Fall ist der gesamte Cocktail der Hormone nicht optimal abgestimmt.

Was kann man tun?

Die Ernährungssituation genau betrachten. Zur Zeit des Eisprungs Schafgarben oder Frauenmanteltee trinken. Verschiedene Zyklustees sind in der Apotheke erhältlich. Man kann sich aber auch eine spezielle Mischung aus den Pflanzenkomponenten selbst zusammenstellen.

Pflanzen, die sich dafür eignen, sind:

- Stiefmütterchen
- Schafgarbe
- Ringelblume
- Himbeere
- Brombeerblätter
- Gänsefingerkraut
- Frauenmantel
- Blutweiderich
- Brennnessel

Durch Blockierungen der Wirbelsäule können Zwischenblutungen begünstigt werden. Yoga und Atemübungen können zur Regulation des Zyklus ergänzend eingesetzt werden.

Psychische Faktoren müssen immer beachtet werden.

Regelschmerzen:

Schmerzen vor und während der Regel treten bei vielen Frauen auf. Dafür gibt es zahlreiche Ursachen. Meistens spielen psychische Komponenten eine wichtige Rolle.

Die Regelblutung wird in unserer Gesellschaft selten als freudvolles Ereignis erlebt. Im Gegenteil: vielen Mädchen wird bei der Menarche vermittelt: „Du Arme, jetzt beginnt es auch bei dir".
In Kulturen, die mit den Rhythmen der Natur leben, wird der Beginn der Regel gefeiert. Die Möglichkeit, Kinder zu empfangen, ist wichtig für den Fortbestand einer Gesellschaft.

Das ist uns heute nicht mehr bewusst. Die Frau muss immer funktionieren, und Blut soll möglichst unsichtbar bleiben.

Was kann man tun?

- Bohnenkrautöl in den Unterbauch oder in den Steißbeinbereich einreiben. Bohnenkrautöl gibt es im Handel, man kann es auch leicht selbst herstellen. Bohnenkraut wird klein geschnitten und lagenweise mit Sonnenblumen- oder Olivenöl übergossen. Die letzte Schicht bildet Öl. In Öl konservierte Pflanzen sollten in kleinen Gebinden aufbewahrt und kühl gelagert werden. Beim Entnehmen ist auf strikte Sauberkeit zu achten. Bis das Öl alle Aromastoffe aufgenommen hat, dauert es ca. 3 Wochen.
- Unterleibssauna mit Bohnenkraut, Schafgarbe, Ysop und Lavendel machen: Wasser in einen Kübel oder ein Schaff füllen und sich auf den mit Kräutersud gefüllten Kübel setzen. Eine Decke umhüllt Körper und Kübel. Die Füße sollten mit Socken bekleidet und die Nierengegend sollte gut eingewickelt sein. Die Kräuter können zusätzlich auf Unterschenkel und Unterleib gepackt werden.
- Die gute alte Wärmeflasche hilft ebenso schon seit vielen Jahren Regelschmerzen zu beheben. Allerdings Achtung: wenn die Blutung schon begonnen hat, kann die Wärme den Blutfluss verstärken.
- Folgende Tees helfen Krämpfe zu lindern: Melisse, Tormentill, Schafgarbe, Frauenmantel, Hopfen
- Nahrung mit verschleimender Wirkung meiden, also Kuhmilchprodukte, Kaffee, Nikotin, Süßes und Salziges.
- Bewegung an der frischen Luft machen

Regelbedingte Verstimmungen: Was kann man tun?

- Bewegung an der frischen Luft machen.

- Ausreichend schlafen.
- Folgende Tees wirken ausgleichend auf die Stimmung: Hopfen, Baldrian, Melisse, Lavendel, Rosenblätter.

Wechselbeschwerden:

Der Zeitpunkt des Beginns der sogenannten „Wechseljahre" ist individuell verschieden. Manche Frauen spüren vor dem vierzigsten Lebensjahr eine Veränderung ihres Zyklus. Andere haben bis Mitte fünfzig regelmäßige Blutungen. Das Verständnis für den Körper und die Art, wie sich eine Frau in ihrer Weiblichkeit wahrnimmt, entscheiden darüber, wie das Ende der fruchtbaren Lebensphase erlebt wird.

Aus der Praxis weiß ich, dass viele Frauen ihren Wechsel ohne Beschwerden durchleben. Ganz sanft kann sich die Regelblutung verabschieden und ein neuer Lebensabschnitt beginnen. Eine Frau, die ihre Lebenserfahrung bewusst nützt und eventuell weiter gibt, empfindet sich als wertvoll.

Wenn Wechselbeschwerden auftreten, kann man Folgendes tun:

- Drei bis vier Mal pro Woche Bewegung an der frischen Luft.
- Täglich den ganzen Körper trocken bürsten, dann kalt abwaschen.
- Entdecken und würdigen Sie die Aspekte Ihres Frauseins und Ihres Alters.
- Eine Gesellschaft braucht Großmütter, braucht weise Frauen, die mit ihrer Lebenserfahrung den Jungen den Weg durchs Leben ebnen bzw. ihnen mit Rat aushelfen können.
- Tee aus Alantwurzel, Eibischwurzel (1EL Wurzel und ½ l Wasser 2 Stunden oder über Nacht einweichen, dann auf 45°C erwärmen), Frauenmantel, Schafgarbe, Himbeer-, Brombeerblätter.

Wallungen:

- Süßes, Kaffee, Schwarztee, Fleisch, Wurst meiden.
- Täglich Sojaprodukte, 1 Apfel und 1 Karotte essen.

- Täglich Sport oder zumindest Bewegung an der frischen Luft machen.
- Folgende Tees kühlen: Salbei (1 Prise und ½ l Wasser 3 Minuten kochen), Pfefferminze, Brennnessel.
- Körper täglich trocken bürsten, dann mit kaltem Salbeitee abwaschen.

Zysten am Eierstock:

Jeden Monat reifen bei der geschlechtsreifen Frau in den Eierstöcken Eizellen, auch Follikel genannt, heran. Beim sogenannten Eisprung wird durch Zusammenziehen des Eierstocks die Eizelle (siehe Abbildung Seite 159) in Richtung Eileiter geschleudert. Es kann vorkommen, dass mehrere Eizellen gleichzeitig reifen, aber im Eierstock verbleiben. Es bildet sich dadurch eine ca. zwei Zentimeter große flüssigkeitsgefüllte Zyste. Es können mehrere Zysten ineinander schmelzen.
Dabei entstehen in manchen Fällen empfindliche Gebilde, die die Tendenz haben, mit der Umgebung, zum Beispiel dem Darm, zu verwachsen und dadurch Schmerzen verursachen.

Was kann man tun?

- Die Ernährung beachten
- Ausreichend trinken
- Den Darm reinigen
- Psychische Komponenten ausforschen und bearbeiten
- Atem- und Visualisierungsübungen praktizieren
- Kräuteranwendungen wie Teeaufgüsse, Sitzbäder, Einreibungen, etc.

Weitere Informationen zum komplexen Kapitel Sexualität finden Sie in meinem Buch „Sexuelle Kraft – Das heilende Feuer".

Operationen

Was uns als eine schwere Prüfung erscheint, erweist sich oft als Segen.
Oscar Wilde

Chirurgische Operationen haben eine sehr lange Tradition. Man sieht an Skeletten, dass Operationen, sogar am Schädel, schon in der Antike durchgeführt wurden. Auch in der Steinzeit wurde nachweislich operiert.
Die Gründe für solche Operationen sind zahlreich: um Wunden oder Verletzungen zu verschließen, zu heilen oder um Fremdkörper zu entfernen. Manche Operationen hatten einen rituellen Hintergrund.

Die moderne Medizin ist ohne Operationen nicht vorstellbar. Die Frage erhebt sich, ob dies ein Segen oder ein Fluch ist. Prinzipiell sollte vor einer Operation alles getan werden, um dem Körper ohne Verlust oder Verletzung seiner Struktur eine Gesundung zu ermöglichen.
Aus meiner Erfahrung in der Praxis weiß ich, dass viele Operationen unnötig wurden, sobald der Patient aktiv wurde. Wenn sich die Betroffenen entschlossen, ihren Körper zu reinigen, ihren Lebensstil zu ändern, Emotionen und seelischen Kummer zu befrieden, verschwanden oft sogar schwere Krankheiten.

Viele Menschen reflektieren ihren Gesundheitszustand wenig bis gar nicht. Sie haben mehr Ahnung von elektronischen Geräten in ihrem Haushalt als von ihrem Körper. Jeder Mensch sieht ein, dass ein Auto ein regelmäßiges Service braucht, und dass es nicht reicht, wahllos auf Tasten zu drücken, wenn man seinen Anrufbeantworter in Gang setzten möchte. Spielt der Körper einmal nicht mit, ist man hilflos und kann mit den Symptomen nicht umgehen. Diesen Umstand unterstützt die moderne Medizin. Sie hat anscheinend für jedes Problem eine Lösung von außen. Die Mithilfe und die Reflexion des Betroffenen werden nicht benötigt, sondern eher ausgeklammert.

Es scheint, dass manche Menschen durch ihre Krankheit Zuwendung erzwingen, die sie sonst nicht erhalten würden. In der Psychotherapie kennt man den Begriff des „Krankheitsgewinns“. Das heißt: Eine Krankheit bringt dem Betroffenen einen „Gewinn“, ohne dass ihm dies bewusst ist.

Wird eine Krankheit diagnostiziert, wird der Apparat des Gesundheitswesens aktiviert. Fachpersonal wird zu Hilfe gerufen, es werden Konzilien einberufen. Die erkrankte Person zieht plötzlich die Aufmerksamkeit von sehr vielen Menschen auf sich. Sie fühlt sich dank ihrer Symptome endlich wahrgenommen.

Die Aufforderung, selbst aktiv zu werden, um die Symptome zu heilen, wird in der Schulmedizin selten formuliert. Der Anteil an seelischer oder emotionaler Bedrängnis als Krankheitsursache wird zu selten gesehen. Gleichzeitig werden die Personen – die Götter in Weiß –, die Symptome zum Verschwinden bringen, mit Hochachtung, Wertschätzung und Dankbarkeit bedacht. Nicht nur vom Patienten (was übersetzt „Geduldiger" bedeutet), sondern von unserer Gesellschaft. Allen ist gemeinsam, dass sie sich gegenseitig die Verantwortung abnehmen.

Stellen Sie sich folgende Situation vor: Ein Patient hat eine Herzerkrankung. Bevor man noch an einen Bypass, einen Klappenersatz oder an eine Herztransplantation denkt, wird der Patient mit psychologischen Methoden, mit Ernährung, Massagen etc. auf die Operation vorbereitet. Nur wenn diese Maßnahmen wirklich nicht fruchten, wird eventuell an eine invasive Vorgangsweise gedacht, aber nicht von vornherein.

Gelenksersatz

Vögel im Käfig sprechen vom Fliegen.
Freie Vögel fliegen.
aus China

Immer wieder habe ich in der Praxis mit Patienten zu tun, denen Gelenke ersetzt wurden. Sie haben oft weniger Beschwerden in dem operierten Körperteil, allerdings können sich die Schmerzen oft verlagern.

Die Ursache für Gelenksabnutzung ist meistens eine über Jahre bestehende Fehlstellung des Bewegungsapparates. Diese wird durch die Operation nur selten behoben. Meine Beobachtung ist, dass sich nach einer Hüftoperation, zum Beispiel, Schmerzen im Knie der gleichen Seite, im Rücken oder in der anderen Hüfte einstellen. Es stellt sich die Frage, ob jeder Gelenksersatz wirklich notwendig ist, nur weil er machbar ist.

In meiner Praxis mache ich sehr oft die Erfahrung, dass viele Knie-, Rükken- oder andere Beschwerden sich leicht beheben lassen, wenn man den Patienten erklärt, wie die Beschwerden zustande gekommen sind. Bei konsequenter Durchführung von Dehnungsübungen, Einreibungen, Massagen und ähnlichen Behandlungen verschwinden die Beschwerden manchmal überraschend schnell. Oft ist auf einmal von der diagnostizierten Abnutzung kaum mehr etwas zu merken, und die Patienten können bei voller Erhaltung der Lebensqualität noch Jahre ohne Gelenksersatz auskommen.

Versuchen Sie sich vorzustellen, dass in eintausend Jahren Körper aus unserer Zeit geborgen werden. Was müssen sich die Archäologen der Zukunft von unserer Kultur denken? Sie finden Körper mit künstlichen Gelenken, verschiedensten Implantaten, nicht nur im Kiefer; sie finden verschiedenste Geräte wie Herzschrittmacher, von deren Sinn sie sich keine Vorstellung machen. Welches Bild bieten wir unseren Nachfahren? Eigentlich kann uns das ja egal sein.

Organtransplantation

Wenn der Kummer zu tief fürs Weinen ist,
kann er ein Lied auf unsere Lippen bringen.
Aus Mexico

Die Organtransplantation ist sicher eine große Errungenschaft der modernen Medizin und als Behandlungsverfahren etabliert. Man sollte allerdings die Möglichkeiten, die uns zur Verfügung stehen, aus einem größeren Blickwinkel betrachten.

Dient alles, was machbar ist, dem Menschen und seiner Entwicklung? Es gibt kaum Gelder für eine Forschung, welche die Wirkung von präventiven Maßnahmen in wissenschaftlich akzeptierter Form darstellt.
Medizinische Forschung und Therapie sollten über den „Reparatur-Gedanken" hinauswachsen in Richtung Prävention. Dem Patienten sollten bei Diagnose einer Erkrankung, ja möglichst schon davor, Zusammenhänge zur Krankheitsentstehung und -vermeidung vermittelt werden. Therapie und Forschung sollten in Richtung Vorbeugung weiterentwikkelt werden.

Die WHO hat schon vor Jahrzehnten die Definition von Gesundheit festgeschrieben: „Gesundheit ist ein Zustand des vollständigen körperlichen, geistigen und sozialen Wohlergehens, und nicht nur das Fehlen von Krankheit oder Gebrechen".

Momentan werden jedoch Körper und menschliche Gesundheit auf ihre bloß materiellen Aspekte reduziert. Operationen, Dauertherapien mit künstlich hergestellten Medikamenten, Intensivmedizin und Organtransplantation stehen uns als Möglichkeiten zur Verfügung. Dies mag von Vorteil sein, dadurch wird aber die Selbstverantwortung nicht gefördert. Körperliche Dysfunktionen werden in unserer Gesellschaft als selbstverständlich akzeptiert; die Möglichkeiten, im Vorfeld etwas dagegen zu tun, sind jedoch kaum erforscht und werden selten empfohlen.

Die heute vor allem betriebene Art von Medizin dient dem bloßen Überleben. Die psycho-onkologische Forschung kennt den Zusammenhang zwischen seelischem Schmerz und dem Entstehen von Krankheiten. Die restliche Medizin scheint diese Tatsache zu ignorieren, denn weder werden emotionale, seelische und durch Umwelt und Gesellschaft verursachte Krankheitsfaktoren in Beziehung zur Krankheit gesetzt, noch werden deren krankheitsauslösende Ursachen wissenschaftlich erforscht.

Viele Transplantationen wären sicher vermeidbar, würden präventive Maßnahmen konsequent angewendet. Außerdem könnten menschliches Leid vermieden und Kosten gespart werden. Es muss auch bedacht werden, dass weiterführende Therapien lebenslänglich angewandt werden müssen, was die Lebensqualität oft einschränkt.
Für Betroffene ist es sicherlich eine große Erleichterung, zum Beispiel nach einer Nierentransplantation keine Dialyse mehr ertragen zu müssen, andererseits kann die regelmäßige Medikamenteneinnahme für viele Patienten eine Belastung darstellen. Außerdem ist auch die emotionale Belastung, mit einem fremden Organ zu leben, nicht unbeträchtlich. Nicht nur mögliche Krankheitsübertragung durch das Spendeorgan, sondern auch eine lebenslange psychische Ausnahmesituation, die oft therapiebedürftig ist, können die Folge sein.

Der Schutz der Privatsphäre aller Beteiligten sowie ethische Richtlinien bei der Entnahme eines geeigneten Organs müssen unter allen Umständen gewahrt werden.
Viele Medienberichte zeigen, dass wirtschaftliche Überlegungen in manchen Ländern den Organhandel begünstigen. Zur Zeit ist die Gesetzesgrundlage in den verschiedenen Staaten sehr unterschiedlich. Die Wahrung der Freiheit für den Einzelnen muss oberste Priorität haben. Bei der Entnahme von Organen, besonders bei Unfallopfern, spielt auch die religiöse Ausrichtung des Organspenders eine Rolle.

Es stellt sich die Frage, ob im Schock, den der plötzliche Tod bei den Hinterbliebenen auslösen kann, die ganze Tragweite einer Zustimmung zu der Organentnahme erfasst werden kann.
Die Phasen des Sterbens und des tatsächlichen Todeszeitpunkts werden in manchen Religionen unterschiedlich gesehen. Aus der Sicht der buddhistischen Tradition, zum Beispiel, dauert der Sterbeprozess drei Tage. So gesehen würde die Organentnahme den Sterbeprozess beeinträchtigen. Für den wissenschaftlich denkenden Menschen sind solche Überlegungen schwer nachvollziehbar.
Wieweit ist die gesetzliche Sicherheit gegeben, dass entnommene Organe wirklich nur für Transplantationen verwendet werden und nicht für andere Zwecke?

Wurde bereits untersucht, welche Belastungen für die Umwelt der Verrottungsprozess eines Körpers darstellt, welcher über Jahre mit Medikamenten gegen Abstoßungsreaktionen behandelt wurde?

Die heutige Medizin ist großartig und höchst leistungsfähig, wenn pathologische Zustände lebensbedrohlich und akut geworden sind.

Nach lebenserhaltenden Maßnahmen sehnt man sich dann, wenn man das Gefühl hat, etwas zu versäumen oder nicht genug gelebt zu haben. Der Kummer über den drohenden Verlust der Möglichkeiten, die ein Körper bietet, bringen sowohl Betroffenen als auch Angehörigen ihre Versäumnisse zu Bewusstsein. Ich wünsche uns allen, dass wir wieder lernen, alle Zyklen des Lebens anzunehmen und zu genießen.

Krebs, Chemotherapie und Bestrahlung

Sei nicht der Diener eines anderen,
wenn du als eigener Herr kannst wandern.
Paracelsus

Wenn die Diagnose Krebs gestellt wird, ist dies für den Betroffenen und seine Familie ein schwerer Schock. In jedem Körperteil kann eine Zellveränderung auftreten. Die Ursachen dafür sind vielfältig.

Man weiß, dass die Rahmenbedingungen am Arbeitsplatz oder in einer Umgebung, in der man sich häufig aufhält, Krankheiten verursachen können. Es sind auch Fälle dokumentiert, in denen nach einer psychischen Ausnahmesituation Krebs festgestellt wurde. Solche Ausnahmesituationen können Todesfälle oder Selbstmorde im engeren Umfeld sein oder seelische Kränkungen, wie zum Beispiel Betrug oder Jobverlust.

Die tägliche Nahrung scheint ebenso eine Rolle bei der Entstehung von Krebs zu spielen. Auf jeden Fall ist nachgewiesen, dass Stoffwechselerkrankungen ernährungsbedingt auftreten.

In den dreißiger Jahren des zwanzigsten Jahrhunderts führte Gustav Freiherr von Pohl in Vilsbiburg in Niederbayern Untersuchungen durch und stellte fest, dass in Häusern, die durch Erdstrahlen belastet waren, vermehrt Krebs auftrat.

Ob man es nun genetische Veranlagung nennt oder Familienkarma, Tatsache ist, dass Krebs in machen Familien gehäuft auftritt.

Alle oben aufgelisteten Einflüsse scheinen bei der Entstehung von Krebs eine Rolle zu spielen. Wie groß die einzelnen Komponenten im Einzelfall wirken, lässt sich nicht sagen.
Krebs ist auf jeden Fall kein Todesurteil. Ich habe erlebt, dass deutlich tastbare Knoten verschwanden, sobald die betroffene Person die Botschaft hinter der körperlichen Erscheinung verstanden hatte.
Die Möglichkeiten der heutigen Medizin täuschen uns vor, dass von Außen in unser Schicksal eingegriffen werden kann. Wir geben freiwillig

die Verantwortung über unser Wohlbefinden ab, weil wir uns überfordert fühlen. Jeder hat es aber in der Hand, seinen eigenen Weg zu gehen. Eine klassische Krebs-Therapie zu machen ist noch keine Garantie dafür, dass das Leben verlängert wird. Man kann auch selbst an der Krankheit arbeiten. Heutzutage ist es aber eine Kunst, aus den Angstszenarien herauszusteigen und den eigenen Weg zu gehen, wenn die Diagnose Krebs gestellt wurde.

Es ist wichtig, Ruhe zu bewahren und zu überlegen, welcher Weg der optimale ist. Ob Sie sich für Operation, Chemotherapie und/oder Bestrahlung entscheiden: kein Arzt der Welt kann die Zusammenhänge, die zu Ihrer Krankheit führten, besser erkennen als Sie selbst. Sie sollten sich Zeit und Muße gönnen, um genau zu analysieren, welchen Weg Sie beschreiten wollen, um sich mit der Krankheit auseinander zu setzen.

Beispiel aus der Praxis - Fallbeispiel 1:

Eine fünfundfünfzigjährige Frau kam zu mir in die Praxis. Mir fiel sofort der spezielle Geruch auf, der von ihr ausging. Sie erklärte mir, sie sei am Dickdarm nach einer Krebserkrankung operiert worden. Anschließend seien sowohl Chemotherapie als auch Bestrahlung durchgeführt worden. Nach der Bestrahlungstherapie sei der behandelnde Arzt zu ihr gekommen und habe zu ihr gesagt: „Sie werden nie wieder Krebs bekommen, allerdings werden Sie für den Rest Ihres Lebens einen Defekt im Steißbereich haben."

Folgendes war passiert: Durch die Bestrahlungstherapie war im Steißbereich eine chronische Entzündung entstanden und eine Wunde, die nicht verheilte. Monatelang wurden verschiedenste Cremen aufgetragen, es blieb eine übel riechende, nicht heilende Wunde zurück.

Ich sagte meiner Patientin ehrlich, dass ich noch nie mit so einem Fall zu tun gehabt hätte, aber zuversichtlich sei, eine Lösung zu finden. Sie war bereit, das Wagnis Naturheilkunde auszuprobieren, einzugehen. Ich begann, die Wunde mit Kräuterölen zu reinigen; Schröpfbehandlungen und Blutegeltherapie rundeten die Behandlungen der nächsten Wochen ab. Zuhause wandte die Patientin Kräuterspülungen an und die Ernährung wurde auf fleischlose Vollwertkost umgestellt. Schon einen Monat später besserte sich der Geruch, nach ungefähr einem Jahr war die Wunde rein und frei von Entzündungen.

Beispiel aus der Praxis - Fallbeispiel 2:

Ein etwa fünfzigjähriger Mann kam zu mir in die Praxis, bei dem Magenkrebs in einem fortgeschrittenen Stadium festgestellt worden war. Er kam in Begleitung seiner Partnerin, die den Termin bei mir veranlasst hatte. Berufsbedingt war er viel im Freien und viel unterwegs.
Er ernährte sich hauptsächlich von Wurstsemmeln, Kaffee und Süßigkeiten. Warmes Essen gab es nur zu Hause. Interessant war, dass nach der Diagnose im Spital keine Ernährungsempfehlungen gegeben wurden. Ich empfahl ihm und seiner Lebensgefährtin, den Körper auf die Operation mittels Rollkur, leicht verdaulichen Gemüse- und Getreidegerichten und Kräutertees vorzubereiten. Sein Wohlbefinden besserte sich durch diese Diät zusehends.
Am Tag vor der Operation erhielt er im Spital gebratene Würste mit Rösti, was seine Lebensgefährtin sehr erstaunte. Auch postoperativ war die Kost im Spital eigentlich nicht gesundheitsfördernd. Mein Patient verließ zwei Monate nach der Operation diese Welt.

Narben

Narben beeinträchtigen den Körper auf mehreren Ebenen: physisch, energetisch und auch psychisch.

Physisch wird Gewebe zerstört und wieder zusammengefügt, dadurch entsteht Narbengewebe. Vergleichbar ist dieser Vorgang mit dem Zerreißen von mehreren Stofflagen und dem anschließenden Wiedervernähen. Auch wenn noch so gut genäht wird: das Gewebe und auch der Muskel werden im Bereich der Naht eine Schwachstelle aufweisen. Stoff nützt sich ja bekanntlich gerne im Bereich von Nahtstellen ab.

Auf der energetischen Ebene werden durch Operationen oder Verletzungen Energiemeridiane durchtrennt. Dadurch kann es zu einer verminderten Energieversorgung der getrennten Gewebeteile kommen. Ein leicht überprüfbarer Hinweis darauf ist, dass um Narbengewebe herum oft Empfindungsstörungen auftreten. Manche Menschen können eine Berührung im Narbenbereich nicht ertragen. Oft ist der Bereich um Narben herum deutlich kühler. Manche Menschen empfinden in abgeheilten Verletzungen und deren Umgebung elektrische Schläge.

Auf der psychischen Ebene sind Narben sehr oft mit dem Gefühl der Hilflosigkeit, der Unterlegenheit oder mit sonstigen psychischen Empfindungen gekoppelt, und diese gestörten Empfindungen werden als Depots im energetischen Feld abgelagert. Es kann sich auch eine an einen früheren Schmerz erinnernde Erfahrung mit anderen Schmerzpotentialen verbinden, die dann unvermutet aus der Tiefe auftauchen. Nur selten sind den Menschen solche Zusammenhänge und Vorgänge bewusst. Die Ursache dafür wird nur selten erkannt. Da Patienten mit ihren Schmerzen oft allein gelassen werden, ist deren Abspeichern im Unterbewussten oft die einzige Möglichkeit, um das Leben weiterhin meistern zu können.

Was kann man tun?

› Dehnen

› Schröpfen

› Massagen

- Neuraltherapie
- Moxa

Physische, aber auch emotionale und energetische Traumata führen meist zu Muskelverkürzungen, da empfundener Stress im Muskel abgelagert wird. Dieses Phänomen kann man mit der Psychokinesiologie sehr leicht testen. Je mehr Traumata im Körper abgelagert sind, desto verkrampfter ist der Körper, desto geringer ist seine Lebenskraft.

Seelische Narben sind meist sehr tief im Unterbewusstsein verborgen. Oft sind sie mit Verpflichtungen, die wir in anderen Leben eingegangen sind, verknüpft. Um diese Verknüpfungen aufzulösen ist es wichtig, die jetzige Lebensaufgabe zu erkennen. Krankheiten entstehen oft, wenn diese Lebensaufgabe nicht erfüllt wird. Dadurch wird der Fluss des Lebens blockiert.

Viele Menschen leben bis zu ihrem letzten Atemzug Prägungen, die sie als Kinder von den Eltern übernommen haben. Sie stellen sich ihr Leben lang nie die Frage nach dem eigentlichen Sinn ihres Lebens. Wenn die Sinnfrage nie gestellt wird, kann sich die Seele nicht entfalten. Es entsteht eine tiefe Traurigkeit. Da der Lebensfluss blockiert ist, reagiert der Körper mit Depression, Unlust oder Krankheit.

Um mich seelisch voll entfalten zu können, ist es wichtig, dass ich mir täglich meiner göttlichen Einzigartigkeit bewusst werde. Sobald jede einzelne Zelle in meinem Körper sich bewusst ist, dass sie ein Gedanke des göttlichen Schöpfers ist – vollkommen, einzigartig, heil und gesund –, ist für Verletzungen in meinem Körper kein Platz mehr. Der Weg zu diesem Bewusstsein führt über die Kontrolle der Gedanken. Wenn mir auffällt, dass ich immer wieder negativ über mich oder das von mir Erlebte denke, dann kann es notwendig sein, Hilfe in Anspruch zu nehmen, um aus diesem Kreislauf herauszukommen.

Was kann man unterstützend tun?

- Sich täglich in der Natur bewegen und ihre Schätze nützen
- Dehnungsübungen machen
- Bachblütentherapie oder Ähnliches

Elektrosmog und Erdstrahlung

Aus der Erde kommt nur Gutes.
Volksweisheit

Dieses Sprichwort gilt bis heute. Die gesamte Erde ist von verschiedenen Energiebahnen durchzogen. Unterirdische Flüsse bilden ein komplexes unsichtbares Netz unter der Erde.

Das Erdmagnetfeld, an dem sich Zugvögel und Fische orientieren, Spannungen in der Erdkruste, die sich entlang von unterirdischen Vulkanen bilden, haben einen Einfluss auf unser Wohlbefinden. Sie können sich diese unterschiedlichen Energieströme wie verschiedene Verkehrsnetze vorstellen. Jede Landschaft hat ihren eigenen Energiekörper. Es gibt Zonen, die Energien aufnehmen, wie unsere Lungen, oder Energie abgeben, wie unsere Ausscheidungsorgane.

Das Wissen um die Nutzung dieser Gegebenheiten ist sehr alt. Tempelanlagen wie Stonehenge in England, der Tempel von Karnak in Ägypten und viele andere zeugen von dem hohen Wissen unserer Ahnen.

Das chinesische Feng Shui ist eine Wissenschaft, mit der man heute noch die Energiefelder der Menschen mit dem Energiefeld der Landschaft abstimmt und umgekehrt. Mit dem Wissen des Feng Shui kann der Energiefluss in einem Wohnraum bewusst genützt werden.

Früher wurde in unserem Kulturkreis kein Haus ohne vorherige Überprüfung des Standortes gebaut. Es gibt Gegenden, in denen sich manche Menschen sehr wohl fühlen, während sich andere dort nicht aufhalten wollen. Heutzutage legt man auf diese Tatsachen keinen Wert mehr. Zudem hat die Nutzung von Strom und die mit Funk arbeitende Kommunikationstechnik in unseren Alltag Einzug gehalten.

Stromfluss und Funksignale gehen mit Erdstrahlen in Resonanz. Dies schafft für unseren Körper und sein Energiefeld unverträgliche Zonen. Sie können Krankheiten mitverursachen oder zu Befindlichkeits- und Schlafstörungen führen.

Man weiß heute, dass durch Erdbewegungen, wie sie im Rahmen von Tunnel- und Straßenbauten etc. geschehen, Störfelder künstlich geschaffen werden. Häufungen von Unfällen an bestimmten Verkehrsrouten zeigen dies.
Weitere Hinweise auf den Zusammenhang von Erdstrahlen- und Elektrosmog auf die Gesundheit findet man darin, dass Krebs und andere Krankheiten in manchen Häusern und Wohnungen gehäuft auftreten. Dies hat Gustav Freiherr von Pohl schon in den 1930er Jahren bewiesen.

Was kann man tun?

- Achten Sie darauf, dass Ihre Wohnung aus natürlichen Baumaterialien gebaut ist (Holz, Ziegel, Lehm). Stahlbeton kann Störzonen schaffen und verstärken.
- Verwenden Sie natürliche Materialien in Ihrem Wohnumfeld: Holz für Möbel, natürlich gewachsene Stoffe für Heimtextilien etc.
- Verwenden Sie in Innenräumen natürlich vorkommende Materialien wie Lehm, Kalk, Bienenwachs etc.
- Vermeiden Sie Metallgerüste als Regale etc.
- Spiegelflächen sparsam und vor allem nicht im Schlafbereich und beim Zählerkasten einsetzen.

Was ist unter „Erdstrahlen“ bzw. Elektrosmog zu verstehen?

Seit Bestehen der Erde treten auf ihrer Oberfläche und im Erdinneren zahlreiche Strahlungen und Energieformen auf. Einige davon sind für Gesundheit und Wohlbefinden des menschlichen Organismus sogar lebenswichtig, wie die Sonnenstrahlung durch ihr Licht und ihre Wärme, ebenso wie die natürliche Erdstahlung. Erst wenn es bei dieser zu erhöhten Konzentrationen kommt (zum Beispiel durch Wasseradern oder Störfelder), spricht man von Störfeldern oder geopathogenen Zonen.

Im Zuge der rasanten technischen Entwicklung im letzten Jahrhundert hat die flächendeckende Versorgung mit Elektrizität und Funk neue, vorher völlig unbekannte Strahlungsarten in unseren Wohnbereich gebracht, nämlich elektrische, magnetische und elektromagnetische Strahlung (Funk). Bei erhöhten Strahlungswerten hat sich für diese technischen Strahlungsarten der Begriff Elektrosmog eingebürgert.

Erdstrahlen, Wasseradern und Elektrizität

Überall dort, wo sich die natürliche Erdstrahlung mit Elektrizität verbinden kann (Sicherungskästen, Haushaltsgeräte, Unterhaltungselektronik usw.), kommt es zu einer Vervielfachung der Intensität und Schädlichkeit der Strahlen.

Magnetische Strahlung:
Überlandleitungen, Bahn, Elektrische Versorgungsstränge, Stromzähler- und Sicherungskästen, Haushaltsgeräte, Computer, Unterhaltungselektronik.

Elektrische Strahlung:
Elektrische Leitungen in den Wänden, aber auch „Kabelsalat" erzeugen eine elektrische Strahlung, welche den Körper belastet.

Mobiltelefon (Handy):
Handysender in unmittelbarer Nähe können erhöhte Strahlungswerte im Wohnbereich zur Folge haben.

Schnurlostelefone (DECT):
Schnurlostelefone (Basisstation) können bei ungünstiger Plazierung extreme Strahlungsintensitäten verursachen.

Kabellose EDV und Unterhaltunselektronik:
WLAN und BLUETOOTH, ursprünglich für Gewerbe und Industrie entwickelt, finden immer mehr den Einzug in den Wohnbereich. Bei sorglosem Umgang sind die Auswirkungen auf die Gesundheit noch nicht abzusehen.

Die Wirkung auf den Organismus:

Für den Organismus stellt eine erhöhte Strahlung, vor allem während der Nacht, eine gefährliche Belastung dar. Anstatt sich zu erholen, muss der Organismus die ganze Nacht gegen die Strahlung ankämpfen. Der Körper wird geschwächt.

Hält der „Strahlenbeschuss" an, kann es in der Folge zu einer bedrohlichen Belastung des Organismus kommen, durchaus vergleichbar einer schweren Vergiftung. Es ist dann meist nur mehr eine Frage der Zeit, bis der Körper bei der Entsorgung dieses „Giftes“ überfordert wird. Das Immunsystem wird blockiert und kann den eigentlichen Aufgaben nicht mehr nachkommen. Bei entsprechender Disposition kann es in der Folge von „einfachen Beschwerden“ bis zu schweren gesundheitlichen Störungen kommen.

Durch eine erhöhte Strahlungsbelastung wird primär das Gleichgewicht des vegetativen Nervensystems gestört. Es kann dadurch eine sehr hohe Zahl von Krankheiten und Beschwerden auftreten, für die der Arzt oft keine Ursache findet.

Erfahrungsbericht zum Thema „Erdstrahlen“

Meine Schwester erkrankte an einem schnell wachsendem Tumor im linken Auge. Sie musste opereiert werden und der Augapfel wurde entfernt.
Der Chirurg riet, einen Wünschelrutengänger beizuziehen. Bei der radiästhetischen Untersuchung der Wohnung fand sich im Kopfbereich des Bettes eine Currykreuzung. Der Rutengänger erklärte uns, dass Menschen unterschiedlich stark auf dieses Phänomen reagieren. Meine Schwester und ich begannen uns mit diesem Phänomen intensiv auseinander zu setzen. Für mich wurde die Radiästhesie eine „Lebenstätigkeit“.

In meiner persönlichen Forschung konnte ich feststellen, dass die Elektrifizierung der Häuser starke Auswirkungen auf das natürlich vorkommende Energiefeld der Erde und auf Wasseradern hat. Erst durch den Strom entstehen für den Menschen schädliche Felder. Es gibt mittlerweile verschiedene Methoden um diese Phänomene für den Menschen verträglich zu machen.

Dr. Inge Schreinlechner

Zusammenhänge erkennen

Bäume sind Gedichte, die die Erde in den Himmel schreibt.
Khalil Gibran

Ich möchte Sie animieren, Zusammenhänge in Ihrem persönlichen Umfeld wahrzunehmen. Ich glaube, es ist für jeden Menschen von Vorteil, vernetzt zu denken.

In regelmäßigen Abständen werden verschiedene Infektionskrankheiten entdeckt, die dann durch die Medien geistern. Die Angst vor schrecklichen Szenarien mit vielen Todesfällen wird geschürt. Begonnen hat dies vor einigen Jahren mit dem HI-Virus, gefolgt von BSE, Vogelgrippe, Masern, Schweinegrippe. In den kommenden Jahren werden sicherlich noch andere große Bedrohungen – echte oder vermeintliche – auf uns zukommen. Begleitet werden diese Horrorszenarien, die Gott sei Dank nie in vollem Umfang eingetreten sind, von Verschwörungstheorien. Die Horrorszenarien sind zu circa 80% überzogen. Natürlich sterben Menschen an Grippe, natürlich sterben Menschen an HIV, BSE usw., man muss sich aber die Relationen vor Augen führen. Viel mehr Menschen sterben an Unterernährung, an Verkehrsunfällen, Suizid und an den Folgen der Umweltverschmutzung.

Das Entstehen von immer neuen Viren und die Angst davor hat mit unserer zerstörten oder mehr und mehr deformierten, misshandelten Umwelt zu tun. Erinnern Sie sich bitte daran, wieviele Bäume in Ihrer Umgebung in den letzten Jahren verschwunden sind und wieviel Erde bewegt wurde. Immer wenn der Mensch Erdreich umschichtet, hat dies Auswirkungen. Ebenso wenn Felsen gesprengt, Tunnel gegraben und Flüsse umgeleitet werden. Wieviele Baulücken wurden geschlossen, wieviele Baugruben wurden in den letzten Jahren auf- und zugeschüttet?

Ein Baum kann sehr alt werden. Die Elsbeere, zum Beispiel, braucht vierzig Jahre, ehe sie Früchte trägt. Wie lange es dauert, bis sie „erwachsen" ist, weiß man nicht. Viele Bäume können nie „erwachsen" werden, bevor sie gefällt werden.
Welche Auswirkungen hat dies für uns? Bäume, die älter sind als hun-

dert oder zweihundert Jahre, findet man in Österreich immer weniger. Es gibt nur ein Waldareal, das in Privatbesitz ist und einige Hektar umfasst, das noch als Urwald bezeichnet werden kann. Alle übrigen Wälder sind künstlich angelegt. Meist ist es niemandem bewusst, dass wir in einer weitgehend künstlich angelegten Umgebung leben.
Auch der Wald um uns herum ist kein Urwald. Das heißt, ursprünglich gewachsene Bäume und Sträucher wurden schon vor zweihundert Jahren im Zuge der beginnenden Industrialisierung beseitigt. Auf Landschaftsbildern aus der Zeit um 1800 ist rund um Städte kein Wald zu sehen. Auch zahlreiche Flusslandschaften und Augebiete rund um Städte wurden trocken gelegt, um Bau- und Ackerland zu gewinnen.

Schon zur Römerzeit fand Umweltzerstörung statt. Die Römer fällten fast alle Wälder des Apenins für den Bau von Schiffen und Kriegsgeräten oder für Opferfeuer.

Der deutsche Kaiser Wilhelm ließ die Augebiete an Oder und Rhein trokkenlegen, um Ackerland zu gewinnen. Wir haben in der Steirischen Landeshymne den Satz „Hoch vom Dachstein an, wo der Ar noch haust, bis zum Wendenland im Tal der Drau ..." Die Wenden waren ein Volk, das in Augebieten gesiedelt hat. Sie lebten von Fisch- und Krebsfang und wohnten in Pfahlbauten. Sie hatten eine eigene Sprache, eine eigene Kultur. Durch das Trockenlegen ihrer Lebensräume wurden sie vertrieben oder assimiliert. Heute findet man Hinweise auf sie nur mehr, wenn man genau sucht.

Welche Auswirkungen hat es, wenn so viele Feuchtgebiete trocken gelegt werden? Wir haben keine Ahnung, wieviele Fische, Lurche und andere Tiere auf Nimmerwiedersehen verschwunden sind. Wenn abgeholzte Flächen neu aufgeforstet werden, dauert es Jahrzehnte, bis manche wild lebende Tiere wieder zurück kommen. Luchse und Wölfe werden als Bedrohung für den Menschen und seine Haustiere gesehen, an ihrer Wiederansiedelung hat kaum jemand Interesse.
Nicht nur aus Augebieten, sondern auch aus den abgeholzten und wieder aufgeforsteten Wäldern und aus den Meeren sind zahllose Arten aus diesem Grund verschwunden.

Ein gutes Beispiel für das Verschwinden einer Art ist die Geschichte der Steller'schen Seekuh. Sie verdankt ihren Namen einem Naturforscher. Er war an Bord eines Schiffes, das neue Seewege erforschte. Auf der Expedition entdeckte und beschrieb er den friedlichen Meeressäuger. Die

Steller'schen Seekühe lebten in Herden um Kamtschatka und die Gouverneursinseln. Sie wurden in der Mitte des 18. Jahrhunderts entdeckt, einige Jahrzehnte später waren sie schon verschwunden. Man hatte sie ausgerottet, um sie zu essen, aus ihrem Fett Tran zu machen und ihr Fleisch bei Expeditionen als Vorräte zu verwenden.

Welche Auswirkungen hat das Verschwinden der Seekuh und das Verschwinden von Flusslandschaften auf unsere Entwicklung?
Welche Auswirkung hat es, wenn im städtischen Bereich immer mehr Bäume gefällt werden, weil sie hohl sind und dadurch anscheinend gefährlich werden? Oft fallen alte Bäume Bauprojekten zum Opfer. Ein Einkaufszentrum hat in unserer Gesellschaft einen höheren Wert als ein Park. Mehr und mehr vergessen wir, dass wir ohne Bäume nicht leben können.

Welche Auswirkungen hat das Verschwinden von alten Bäumen für uns? Alte Bäume haben ein besonders großes Wurzelsystem und auch eine sehr große Krone. Sie bieten Käfern, Vögeln und anderen Tieren Lebensraum. Ganz nebenbei filtern sie die Luft, befestigen den Boden, speichern Wasser und bilden Sauerstoff.

Man kann sich ausmalen, dass sehr wohl ein Zusammenhang zwischen Umweltkatastrophen und Krankheiten besteht. Könnte es sein, dass die veränderten Umweltbedingungen das Mutieren von Viren oder Bakterien begünstigen? Es wird uns vorgegaukelt, dass unser Leben viel einfacher geworden sei. In manchen Bereichen stimmt dies auch. Aber in vielen Bereichen bezahlen wir für die scheinbare Bequemlichkeit im Alltag und die Vereinfachung des Lebens einen hohen Preis.

Sind Einkaufszentren wirklich immer ein Segen? Profitieren wir immer davon, dass Bäche reguliert werden und Brachflächen verschwinden? Sind Urlaube in Übersee wirklich erholsamer? Ist Ihnen bewusst, welchen Beitrag Sie mit Ihrem Verhalten zur Veränderung unserer Umwelt leisten? Haben Sie sich schon jemals gefragt, wie die Landschaft aussah, bevor das Hotel oder der All- Inclusive- Club gebaut wurde, in dem Sie Erholung suchen? Durch die Tourismusindustrie auf der ganzen Welt werden noch immer unschätzbare Naturdenkmäler dem kurzen Vergnügen geopfert. Jeder, der in so einen Tourismustempel zur Erholung fährt, begünstigt die Zerstörung der Umwelt. Man könnte diese Liste beliebig fortsetzen.

Was kann man tun?

Es ist sinnlos, darauf zu warten, dass Regierungsverantwortliche irgendeine Änderung herbeiführen. Sie sind seit Jahren in der Geiselhaft der Wirtschaft und der Konzerne. Es kann nur jeder Einzelne anfangen, seine Konsum- und Kaufentscheidungen zu hinterfragen, auch die Wahl seiner Urlaubsdestination. Es gibt durchaus Reiseveranstalter, die auf die ökologische Verträglichkeit der von ihnen angebotenen Produkte achten.

Eine Möglichkeit wäre es auch, damit anzufangen, Grünflächen im eigenen Land zu erhalten. Sie können in Ihrem Garten ein Fünftel der Fläche mindestens drei Jahre lang sich selbst überlassen. So können Inseln entstehen, in denen sich mehrjährige Pflanzen vermehren können. Auch Insekten nutzen diesen neuen Lebensraum zur Vermehrung. Wichtig ist es, im eigenen Lebensumfeld Natur freizukaufen und so Tieren ihren Lebensraum zurückzugeben. Nur wenn der Mensch eine persönliche, emotionale Beziehung zu einem Stück Landschaft hat, wird er es schützen. Ein Baum oder Strauch, der mit Liebe gepflanzt wurde, entwickelt sich anders als eine ausschließlich zur Zierde und Behübschung gesetzte Pflanze.

Wenn Sie Kinder haben, können Sie diese schon früh für das Thema sensibilisieren. Pflanzen Sie zum Beispiel Bäume oder Sträucher mit ihnen. Kinder entwickeln zu diesen Pflanzen eine besondere Beziehung, wenn sie den Wachstumsprozess mitverfolgen.
Pflanzen, zu denen der Mensch eine persönliche Beziehung hat, werden zum Heilmittel. Die Pflanze zieht mit ihrem Wurzelsystem die Stoffe aus dem Boden, die der Mensch braucht, um gesund zu bleiben oder zu werden. Aus diesem Grund sollten wir die Gaben dieser Pflanzen nützen. Blätter, Wurzeln oder Früchte haben einen hohen Nährwert für den Körper, man hat mehr davon als vom Geld auf einem Sparbuch.

Ich sehe auch einen Zusammenhang zwischen der zunehmenden Veränderung der Nahrungsmittel und der Immunleistung unseres Körpers. Unser Körper ist nicht nur Materie, er umfasst auch Gedanken, Gefühle und seelische Aspekte, die sich durch ihn ausdrücken. Faktum ist, dass sich in den letzten dreißig Jahren unsere Ernährung und das Lebensumfeld drastisch verändert haben. Es stellt sich die Frage, ob dies eine Auswirkung auf unser Immunsystem hat.

Betrachten Sie mit mir bitte Folgendes:

Wenn Sie sich die Wiesen ansehen, auf denen unsere Kühe grasen, so finden Sie hier keine Artenvielfalt an Kräutern, sondern hauptsächlich Gras. Kräuter verschwinden, wenn Böden zu oft gemäht oder gedüngt werden. Kühe, die dieses Gras fressen, leiden meistens an Druchfall. Die meisten Kühe werden während ihrer kurzen Lebensdauer viele Male mit Antibiotika behandelt wegen verschiedenster Entzündungen.
Um bei der Kuh zu bleiben: Noch in den 70er Jahren gab eine Kuh maximal zwanzig Liter Milch. Nicht das ganze Jahr, sondern ungefähr neun Monate des Jahres, die restliche Zeit stand sie trocken, weil sie trächtig war oder ihr Kalb stillte. In ihrer Lebenszeit von bis zu dreißig Jahren schenkte sie ihrem Bauern ungefähr zehn Kälber. Die Kuh von heute gibt sechzig bis einhundert Liter Milch pro Tag. Sie hat eine Lebenserwartung von maximal sechs Jahren und wird durch künstliche Befruchtung in dieser Zeit vier Kälber gebären.

Eine Studentin der Veterinärmedizin erklärte mir, sie werde sich auf Wildtiere spezialisieren, da sie es nicht ertrage, Tiere aus Haus- und Nutztierhaltung zu betreuen.
Wir haben in Österreich das strengste Tierschutzgesetz, und trotzdem wird mit den Individuen während ihrer Lebenszeit erbärmlich umgegangen.

Am Schlachthof sind sie in einer Herde, können sich frei bewegen und haben nur mehr eine kurze Zeit vor sich, ehe sie endlich von ihrem furchtbaren Leid, ausgelöst durch unnatürliche Fütterung und Haltung, erlöst werden. Nur ungefähr 30% der Tierhaltung in Österreich ist Freilandhaltung, die übrigen Tiere sind ihr ganzes Leben lang angebunden und können sich nie bewegen, atmen nie frische Luft. Zudem sind die meisten Kühe enthornt.

Wann wird man sich überlegen und untersuchen, welche Auswirkungen die Tierhaltung auf die Milchqualität hat? Man braucht eigentlich nur gesunden Menschenverstand, um sich vorstellen zu können, wie es einer Kuh geht, die ihr ganzes Leben lang im Stall steht, Silage-Futter oder sonstige Futtermischungen frisst, durch künstliche Besamung trächtig wird, Antibiotika bekommt, als ungeliebtes, namenloses Nutztier ohne Tageslicht und ohne je eine Wiese gesehen zu haben, nur produzieren soll. Die Milch- und Fleischqualität ist eine andere als von einer Kuh, die

mit Artgenossen lebt, ihre Hörner behalten darf, ihr Kalb säugen und lekken kann und deren Fortpflanzungsprozess ohne den Tierarzt läuft.
Diese Art der Tierhaltung können Sie ebenso auf Hühner, Schweine, Kaninchen etc. umlegen. Sie als Konsument haben es in der Hand zu entscheiden, welche Produkte Sie kaufen. Sie können entscheiden, wofür Sie Ihr Geld ausgeben.

Es gibt keine Untersuchungen darüber, welche Auswirkungen auf das Immunsystem der Verzehr von Milch- und Fleischprodukten hat, die aus konventioneller Tierhaltung stammen. In Amerika häufen sich Fälle von Gynäkomastie und Brustkrebs auch bei Männern. Man weiß, dass in Milch und Fleisch Hormonrückstände zu finden sind. Auch Antibiotika hinterlassen ihre Spuren. Durch das Verwenden von unterschiedlichen Medikamenten, welche die Tiere bekommen, werden bei Untersuchungen von Nahrungsmitteln die Grenzwerte der untersuchten Substanzen nicht überschritten.

Das Gleiche gilt für Getreideprodukte. Keine natürlich wachsende Pflanze gedeiht in einer Monokultur. Pflanzen vernetzen sich über ihr Wurzelsystem und sind arbeitsteilig. Jede Pflanze übernimmt andere Aufgaben. So, wie Landwirtschaft derzeit betrieben wird, passieren viele Umweltbeeinträchtigungen: schwere Maschinen verdichten den Boden, töten Mikroorganismen, Amphibien und sonstige Kleinlebewesen wie Hamster, Mäuse, Maulwürfe, Schlangen. Die Verwendung von Dünge- und Spritzmitteln belastet nicht nur den Boden, sondern auch das Grundwasser. Unschätzbar viel fruchtbarer Ackerboden wird durch unsachgemäße Bewirtschaftung auf Jahre geschädigt. Der Rückgang der Artenvielfalt hat unter anderem mit der intensiven Landwirtschaft zu tun.
Können Sie sich vorstellen, wieviele Nährstoffe Pflanzen haben, die durch Hybridisierung vermehrt, vor der Aussaat gebeizt und bis zur Ernte mit Kunstdünger und Spritzmitteln behandelt wurden? Es wird nicht untersucht, welche Auswirkungen auf unser Immunsystem der Verzehr von Nahrungsmitteln aus diesen Anbaumethoden hat. Es gibt auch keine Behörde, die den Vitamin- und Mineralstoffgehalt von Lebensmitteln regelmäßig prüft. Sie als Konsument haben es in der Hand, die für Sie richtige Kaufentscheidung zu treffen.

Schmerzen

Energie folgt der Aufmerksamkeit.
aus Hawaii

Schmerzen zu haben ist so ziemlich das Schlimmste, was einem Menschen passieren kann. Schmerz aushalten zu müssen, vor allem Schmerz, dessen Ursache man nicht kennt, bringt oft Panik und Hilflosigkeit mit sich.
Man weiß nicht, wie lange die Schmerzen dauern und ob sie nicht stärker werden. Das Gefühl der Ohnmacht und des „Ausgeliefertseins" verschärft die Situation. Das Wichtigste ist, einen klaren Kopf zu bewahren und tief zu atmen.
Ein chinesisches Gemälde hat mich sehr beeindruckt. Es zeigt einen Krieger, der in ein Brettspiel vertieft ist, während sein Arm amputiert wird. Konzentration und Wille helfen, sich vom Schmerz abzulenken und in eine andere Realität einzutauchen. Auch heute wird immer wieder über Begebenheiten berichtet, die dies belegen. Sie beweisen, dass Schmerzempfinden durch Atmen und konzentrierte Aufmerksamkeit beeinflussbar ist.

In meiner Tätigkeit als Notärztin erlebte ich häufig, wie Panik und Angst die Situation von Betroffenen verschlimmerten. Die schmerzlindernde Wirkung von Berührung und tröstenden Worten ist verblüffend. Wenn man selbst tief atmet und den Betroffenen dazu animiert, lässt sich der schmerzlindernde Effekt noch steigern. Aus der Traditionellen Chinesischen Medizin weiß man, dass die Blockade von Energiemeridianen Stauungen und dadurch Schmerz im Körper verursacht. Man kann diese durch Atmen lösen. Kinder, die verletzt sind und daher schreien, können durch Zuwendung und Berührung vom Schmerz abgelenkt werden.
Jede Mutter weiß, dass ein leise gesummtes Kinder- oder Wiegenlied hilft, seelischen und körperlichen Kummer verstummen zu lassen.

Schmerz hat zumeist nicht nur eine körperliche Komponente, sondern auch eine emotionale. Wenn eine Person Schmerz empfindet, egal ob körperlichen oder seelischen, beeinflusst dies die Umgebung. Sie kennen dieses Phänomen der Empathie: Wenn sich jemand neben Ihnen verletzt, können Sie den Schmerz selbst ebenso fühlen. Noch kritischer wird die Situation, wenn ein geliebter Mensch betroffen ist. Dann neigen wir dazu, in Panik zu verfallen.

Schmerz hat viele Ebenen. Am leichtesten ist Schmerz zu behandeln, der durch eine Situation entsteht, die man einschätzen kann: zum Beispiel man stößt sich an einer Kante. Jeder weiß, dass der blaue Fleck, der entsteht ebenso vergehen wird wie der Schmerz.
Chronischer Schmerz, wie immer wieder auftretender Kopfschmerz, ist schon schwieriger zu ertragen. Wenn man sich mit dem Körper auseinandergesetzt hat, stellt man fest, dass Schmerz oft dann auftritt, wenn viele Warnzeichen davor nicht richtig gedeutet und die Auslöser nicht ausreichend behandelt wurden. Um beim Kopfschmerz zu bleiben: Wetterumschwünge, Alkoholgenuss, Schlafmangel und Verspannungen des Nackens, um nur einige Faktoren zu nennen, können das Bohren im Kopf auslösen.

Ich konnte immer wieder beobachten, dass Kopfschmerzen verschwinden oder seltener werden, sobald man die Ursachen versteht und behebt. Das Auftreten von Schmerzen ist meistens mit seelischen Aspekten verknüpft. In meinem Buch „Heilkraft der Sexualenergie" habe ich mich ausführlich mit der energetischen Komponente der Schmerzen auseinandergesetzt. Je mehr Verständnis man für sich selbst aufbringt, desto leichter fällt es, mit Schmerz umzugehen.

Oft verschwinden Schmerzen, wenn man beginnt, Verspannungen durch Dehnungsübungen oder Massagen zu lösen oder eine Ernährungsumstellung vornimmt. Aus diesem Grund kann ich nur jedem Menschen dringend ans Herz legen, sich mit seinem Körper genau auseinanderzusetzen, zu einem Zeitpunkt, an dem man sich vollständig gesund wähnt.

Wir alle empfinden Gesundheit als eine uns zustehende Gabe. Wenn auf einmal der Schmerz in unser Leben tritt, sind wir meistens überfordert. Vorsorgeuntersuchungen, ab dem zwanzigsten oder dreißigsten Lebensjahr, sind durchaus sinnvoll. Trotzdem sollte man nie vergessen, dass Normwerte nicht für jeden gelten müssen. Es gibt durchaus Personen, bei denen manche Blutwerte verändert sind, ohne dass sie krank sind. Zum Beispiel haben manche Menschen eine höhere Blutsenkungsgeschwindigkeit als andere, höhere oder niedrigere Eisen- oder Leberwerte. Wenn man erst bei Schmerz Blutuntersuchungen durchführen lässt, hat man keine Ahnung, wie die Ausgangssituation war, als man sich gesund ge-

fühlt hat. Der gesunde Zustand sollte bei der Beurteilung von Krankheiten eine viel größere Rolle spielen, als er es zur Zeit tut. Wenn Blutwerte verändert sind, ist dies aus meiner Sicht kein Grund zur Panik. Es ist eine Aufforderung, sofort und regelmäßig, also lebenslänglich, das Wohlbefinden zu beobachten und etwas für den Körper zu tun.
Es ist erstaunlich, wie einfache Maßnahmen sowohl Blutwerte als auch das allgemeine Wohlbefinden verändern. Bluntuntersuchung oder Abstrichuntersuchung (bei Frauen) helfen den Ist- Zustand der Gesundheit zu erfassen. Solche Parameter sagen aber nichts über den seelischen und emotionalen Zustand aus.

Wir leben in einer Zeit, in der wir fast ausschließlich erst im Akutfall handeln. Das heißt: erst im Schadensfall oder bei Schmerzen wird reagiert. Es sollte jedoch viel früher, nämlich im Zustand des subjektiven Gesundseins, etwas getan werden, damit der Körper nicht erst krank werden muss, um wahrgenommen zu werden.

Unsere Vorfahren wussten um diese Zusammenhänge. Dies ist der Grund, warum rituelle Reinigungszeremonien wie Räuchern, Fastenzeiten und Wallfahrten Teil des gesellschaftlichen Lebens waren. Außerdem wusste man um die schmerzlindernde Wirkung von Pflanzen. Um nur einige Beispiele zu nennen: Hanf wurde von Frauen geraucht, um Regelkrämpfe zu lindern. Mohnsaft wurde zur Beruhigung eingesetzt – bedenklicherweise auch zur Ruhigstellung von Kindern. Zaunrübe wurde als Salbe bei rheumatischen Beschwerden eingerieben.

Unsere Ahnen wussten: *„Die Dosis macht das Gift."*

Beispiel aus der Praxis - Fallbeispiel 1:

Es war Samstag und ein guter Bekannter rief mich verzweifelt an, er habe in der Nacht solche Schmerzattacken gehabt, dass er nicht mehr ein noch aus wisse. Ich empfahl ihm, wenn der Schmerz so stark sei, eine Spitalsambulanz aufzusuchen, was er aber kategorisch ablehnte. Also bot ich ihm an, zu mir in die Praxis zu kommen.
Er wirkte nach der durchwachten Nacht einigermaßen erschöpft. Bei der Untersuchung stellte sich heraus, dass der gesamte Bauch druckempfindlich war. Ich fragte ihn, was er gegessen habe und ob er so einen Schmerz schon einmal gehabt habe, was er verneinte. Am Vorabend war er essen gewesen und beteuerte, nur leichte Kost zu sich genommen zu haben,

da er sich zu diesem Zeitpunkt schon nicht wohl gefühlt habe. Zu Hause hatte er bereits zwei Einläufe durchgeführt, die ihm eine deutliche Erleichterung gebracht hatten.

Ich gab ihm Beifuß- und Wermutwasser zu trinken, machte auf dem rechten Oberbauch, denn dort schien mir das Übel zu liegen, einen Topfenumschlag und setzte am gesamten Bauchbereich Schröpfköpfe. Nach ungefähr einer dreiviertel Stunde war der Bauch sichtbar entspannt und das subjektive Schmerzempfinden um mehr als 50% zurückgegangen. Nach der Behandlung bekam er einen Kräuterwickel auf die Leber und nochmals Beifußwasser zu trinken. Ich ließ meinen Patienten eineinhalb Stunden ruhen. Nach dieser Zeit fühlte er sich ziemlich frisch und meinte, es seien nur mehr 20% Restschmerz übrig. Die Temperatur, die vorher bei 37,6° C gelegen war, war nun 36,8°C, Puls und Blutdruck waren normal. Ich schickte meinen Patienten mit Diätempfehlungen und dem Hinweis, wirklich nur Flüssiges zu essen, viel zu schlafen und noch einen Einlauf zu machen, nach Hause.
Das Telefonat am nächsten Tag war zufriedenstellend. Er hatte kaum noch Schmerzen, ich empfahl ihm trotzdem, am nächsten Tag eine Spitalsambulanz aufzusuchen, um die Ursache der Schmerzen klären zu lassen. Am nächsten Tag hörte ich nichts von ihm, also rief ich ihn an. Er erklärte mir, dass er nach einer Ultraschall- und Blutuntersuchung im Spital sofort dort behalten wurde und dass am folgenden Tag eine Gallenblasenentfernung vorgenommen würde.

Natürlich respektiere ich seine Entscheidung, es handelte sich um seinen Körper und um sein Wohlbefinden. Ich stelle nur die Frage, ob es nicht angezeigt gewesen wäre, eine Darmreinigung, eine Leberreinigung, ein Heilfasten zu machen, die Blutwerte zu kontrollieren, um zu sehen, ob sich der Körper nicht doch regeneriere. Auch wenn eine Gallenblasenoperation heutzutage eine Routineoperation ist, hat die Gallenblase doch eine wichtige Funktion. Wenn die vorgeschlagenen Maßnahmen erfolglos geblieben wären, hätte man die Operation auch noch zu einem späteren Zeitpunkt durchführen können.

Beispiel aus der Praxis - Fallbeispiel 2:

Eine Patientin, Jahrgang 1982, kam zu mir in die Praxis. Sie hatte am Wochenende kolikartige Schmerzen gehabt. Im Spital war ein Nierenstein diagnostiziert worden.

Da ich ihr schon in einem anderen Fall gut helfen konnte, hatte sie viel Vertrauen. Ich empfahl ihr, Klettenwurzelwein, Berberitzenwurzelrinde und Nierentee zu trinken, und nahm an mehreren Tagen Schröpfkopfbehandlungen vor. Die Ultraschall-Kontrolluntersuchung ergab, dass der Nierenstein weg und der Harn in Ordnung war. Die Patientin war glücklich.

Sterben

Fang jetzt an zu leben und zähle jeden Tag als ein Leben für sich.
Seneca

In unserem Kulturkreis hat sich dem Tod gegenüber eine ambivalente Haltung etabliert. Das Sterben findet heute leider meist im Spital statt. Noch vor einigen Jahrzehnten war es völlig normal, dass man zu Hause geboren wurde und auch zu Hause starb. Dadurch bestand eine natürliche Beziehung sowohl zur Geburt als auch zum Tod. Die ganze Familie war in die natürlichen Rhythmen eingebunden. Das Sterben als natürlicher Abschluss des Lebens war für alle sichtbar.

Jeder von uns ist früher oder später mit seinem Abgang aus dieser Welt konfrontiert. Der Tod hat seine eigenen Gesetze. Er hält sich an keinen Terminkalender, und anscheinend ist es ihm gleichgültig, ob die Personen, die er holt, jung oder alt sind.

Es gibt die Überzeugung, dass die Seele selbst bestimmt, wann und wo sie auf die Erde kommt und wann es Zeit ist, sie wieder zu verlassen. Egal welcher Sichtweise wir uns anschließen, irgendwann schlägt die Stunde des Hinübergangs für jeden. Aus der Praxis weiß ich, dass die Themen Tod und Sterben von den meisten Menschen verdrängt werden.

Die moderne Medizin vermittelt den Eindruck, dass Sterben ein Versagen darstellt und verhindert werden kann, besonders wenn junge Menschen betroffen sind. Aber niemand weiß, mit welchem Plan ein Mensch auf die Welt gekommen ist. Es gibt die Ansicht, dass jeder Mensch schon vor der Geburt genau weiß, wie lange seine Lebensspanne dauern wird. Im Tagesbewusstsein ist dieses Wissen nicht mehr präsent.

In etlichen Religionen wird vermittelt, dass es nur ein Leben gibt. Dieses geht dann nach dem Tod in das ewige Leben über. Im Jenseits sühnen Hölle oder Fegefeuer die Schandtaten der Lebenszeit. In diesen Sichtweisen gibt es nur eine einzige Chance, auf der Erde zu sein. Dadurch können sowohl Angst als auch Frustration die Freude und Verantwortung dem Leben gegenüber trüben.

Gibt es ein Leben nach der Geburt? nach Henry Nouwen

Ein ungeborenes Zwillingspärchen unterhält sich im Bauch seiner Mutter.

„Sag mal, glaubst du eigentlich an ein Leben nach der Geburt?" fragt der eine Zwilling.
„Ja, auf jeden Fall! Hier drinnen wachsen wir und werden stark für das, was draußen kommen wird", antwortet der andere Zwilling.
„Ich glaube, das ist Blödsinn!", sagt der erste. „Es kann kein Leben nach der Geburt geben - wie sollte das denn bitteschön aussehen?"
„So ganz genau weiß ich das auch nicht. Aber es wird sicher viel heller als hier sein. Und vielleicht werden wir herumlaufen und mit dem Mund essen?"
„So einen Unsinn habe ich noch nie gehört! Mit dem Mund essen, was für eine verrückte Idee. Es gibt doch die Nabelschnur, die uns ernährt. Und wie willst du herumlaufen? Dafür ist die Nabelschnur viel zu kurz."
„Doch, es geht ganz bestimmt. Es wird eben alles nur ein bisschen anders sein."
„Du spinnst! Es ist noch nie einer zurückgekommen von `nach der Geburt`. Mit der Geburt ist das Leben zu Ende. Punktum."
„Ich gebe ja zu, dass keiner weiß, wie das Leben nach der Geburt aussehen wird. Aber ich weiß, dass wir dann unsere Mutter sehen werden, und sie wird für uns sorgen."
„Mutter? Du glaubst doch wohl nicht an eine Mutter? Wo ist sie denn bitte?"
„Na hier - überall um uns herum. Wir sind und leben in ihr und durch sie. Ohne sie könnten wir gar nicht sein!"
„Quatsch! Von einer Mutter habe ich noch nie etwas bemerkt, also gibt es sie auch nicht."
„Doch, manchmal, wenn wir ganz still sind, kannst du sie singen hören. Oder spüren, wenn sie unsere Welt streichelt ..."

Wenn man die Natur beobachtet, merkt man, dass alles dem Rhythmus von Werden, Reifen, Ernte und Ruhen folgt. Frühjahr, Sommer, Herbst und Winter wechseln einander in beruhigender Gleichmäßigkeit ab. Die Symbolik der Natur nutzten unsere Ahnen, um die Angst vor dem Sterben zu relativieren.

Im eigenen Interesse sollten wir bei bester Gesundheit über die Themen Tod, Sterben und Dahinscheiden nachdenken. Es ist auf jeden Fall hilfreich, sich mit allen Ängsten auseinandersetzten, die uns das Hinübergleiten erschweren könnten. Es gibt Länder, in denen Tiere als Sterbehelfer eingesetzt werden. Der Kater Oscar erreichte internationale Berühmtheit, da er genau spürte, wann eine Person sterben will. Seine beruhigende Anwesenheit und sein Schnurren hat vielen Menschen den Weg in die Anderswelt erleichtert.

Tieren, die sterben, kann man auf hilfreiche Weise beistehen. Ich lehne das Einschläfern von Tieren ab, da sie genauso ihre Zeit brauchen, um ihre verschiedenen Körperhüllen voneinander zu trennen. Wenn man Tiere beim Sterben begleitet, kann man viel für das eigene Sterben lernen.

Ich habe einige Vierbeiner beim Hinübergang begleitet und weiß, wie betroffen man als Mensch ist, wenn das geliebte Tier dabei ist, den Körper zu verlassen. Tiere reagieren auf Emotionen noch empfindlicher als Menschen. Wenn ein Tier dabei ist, seine Hülle aufzugeben, sollte man als Mensch eine angenehme Atmosphäre schaffen; schöne Musik beruhigt den Menschen und auch das Tier. Wenn die Trauer zu groß ist, hilft es, das Tier allein zu lassen, damit es in Ruhe seinen Transformationsprozess abschließen kann.

Tiere spielen in unserer Gesellschaft eine große Rolle – vor allem Haustiere. Auf sie werden viele Emotionen und Wünsche projiziert. Mancher Hund dient als Partnerersatz, vielen Stubentigern geht es besser als manchen Menschen. Es ist ein Spiegel unserer Gesellschaft, zu sehen, dass Menschen zu Tieren eine tiefere Beziehung haben als zu ihresgleichen. Tiere reden nicht zurück und geben bedingungslos Zuwendung.

Vielfach ist es schwer zu ertragen, dem Sterbeprozess eines geliebten Tieres beizuwohnen und dabei gelassen zu bleiben. Oft kürzen wir ihn lieber durch Einschläfern ab. Schon beim Kapitel „Schmerzen" bin ich auf den Zusammenhang von Emotionen und Schmerz eingegangen. Der Tod ist meistens ein Prozess, der Emotionen hervorruft. Wenn diese ein Leben lang verdrängt wurden, kann die letzte Stunde unnötig schwer werden. Wenn man Sterbende in Spitalspflege weiß, kann man sich der Konfrontation besser entziehen. Zuzusehen, wie eine geliebte Person Schmerzen hat (Schmerztherapie wird oft nicht rechtzeitig angeboten), wie sie schwächer wird und langsam aufhört zu atmen, ertragen wir nur schwer.

Friere sie ein! - Erzählung aus dem Leben

Vor einigen Jahren stand ich vor einer schwerwiegenden Entscheidung: Mein Sohn, damals ungefähr elf Jahre alt, bereitete sich auf einen Auslandsaufenthalt vor. Seine heiß geliebte Großmutter war zu diesem Zeitpunkt im Spital und ihr Gesundheitszustand war ziemlich schlecht. Ich fragte meinen Sohn, ob er die Reise dennoch antreten wolle. Es war sein zweiter Englandaufenthalt und er war bei einer Gastfamilie angemeldet, die er schon kannte. Der Tod, das Sterben und wie man damit umgeht, war immer wieder Thema unserer Gespräche. Seine Großmutter liebt er über alles. Viele Ferienaufenthalte verbrachte er mit ihr. Ein inniges Verhältnis verbindet die beiden.

Nach einigen Diskussionen kam er zu folgendem Entschluss: „Wenn ich hier bin in Österreich, sehe ich meine Oma auch nicht jeden Tag. Ich möchte gerne nach England fahren, weil ich mit einem guten Freund hinfahre, und ich freue mich schon sehr auf den Aufenthalt. Sollte die Oma in der Zeit, wo ich in England bin, sterben, sage es mir bitte nicht. Ich möchte die Zeit in England unbeschwert genießen. Du kannst es ja so organisieren, dass du sie einfrierst und dass wir erst wenn ich zurückkomme das Begräbnis haben, weil beim Begräbnis möchte ich auf jeden Fall dabei sein. Und wenn sie dann schon tot ist und du mich anrufst, bin ich traurig und kann meinen Aufenthalt nicht mehr genießen. Helfen kann ich ihr dann auch nicht mehr, denn sie ist ja dann schon tot. Deshalb friere sie ein, und wir machen das Begräbnis, wenn ich zurückkomme."

Diese Maßnahme war, Gott sei Dank, nicht nötig, die Großmutter lebt auch Jahre nach diesem Ereignis noch immer. Ich muss nur bis heute über die unkonventionellen Überlegungen meines Sohnes schmunzeln. Der Tod ist ja nur ein Übergang von einem Leben in ein anderes Leben, und gar nicht so schrecklich, wenn man sich rechtzeitig darauf vorbereitet. Außerdem trifft er jeden von uns früher oder später, es ist einfach eine Frage der Kultur und des Verständnisses von Leben und Sterben, wie man damit umgeht.

Es gibt viele Pflanzen, welche die Grenzen zwischen dem Reich der Toten und dem der Lebenden symbolisieren. Eibe, Buchsbaum und Lorbeer, um nur einige zu nennen, werden gerne an Gräbern gepflanzt, um an den immerwährenden Rhythmus von Leben und Tod zu erinnern.

Einerseits symbolisieren sie durch das immergrüne Blätterkleid und den verwobenen Wuchs die Hoffnung auf Wiederkehr. Andererseits ist die immergrüne Farbe Symbol für Freude und immerwährendes Leben.

Es gibt auch Pflanzen, die das Hinübergehen, das Verlassen des Körpers, erleichtern. Sie tun dies durch ihren Geruch und die Energie, die sie ausstrahlen. Dies sind zum Beispiel Lavendel, Rosenblüten, Wacholder etc. Sie können für den Sterbenden verbrannt werden oder als Kräuteröl oder Kräuterwaschung die Zeit im Sterbebett erleichtern.
Auch Duftrosen, in Wasser gelegt, so dass man ein sogenanntes Rosenwasser hat, eignen sich zu diesem Zweck. Man kann dieses Rosenwasser zur Körperpflege verwenden oder dem Scheidenden Rosenwasser zu trinken geben. Wichtig ist, dass die Umgebung und die pflegenden Personen mit ihrer Trauer und Betroffenheit umgehen gelernt haben. Jegliches Panikverhalten, jede Trauerattacke stört den Prozess und fügt dem Betroffenen Leid zu.

Ein Sterbender spürt genau, wann es Zeit ist, die Essenszufuhr einzustellen. Der Verzicht auf Flüssigkeit ist ebenso ein natürlicher Wunsch, dem Folge geleistet werden sollte. Das Tibetische Totenbuch beschreibt die Phasen des Sterbens eindrücklich. In dieser Tradition ist man sich dessen bewusst, dass die Elemente Erde, Wasser und Luft mit Essen, Trinken und Atmen in Beziehung stehen. Diese Elemente müssen sich vom Körper lösen, damit das Feuer der Seele in die andere Dimension wechseln kann.

Man sollte sich sein Leben lang auf einen guten, angstfreien, schmerzlosen Tod vorbereiten. Dabei kann es hilfreich sein, sich schon in den vitalen Lebensphasen mit den dunklen Seiten in seinem Inneren auseinander zu setzen.
Wenn der Körper durch Dehnungsübungen bis ins hohe Alter geschmeidig bleibt, der Verdauungstrakt durch regelmäßige Reinigungen und hochwertiges Essen jung geblieben ist, das Gemüt während des Lebens fröhlich und unbeschwert blieb, dann wird der Zeitpunkt des letzten Atemzugs freudig erreicht werden. Dann werden wir unser Leben leicht und voll Freude im Rückblick wahrnehmen und entspannt den Körper verlassen.

Dann „ruhen wir in Frieden“.

Einleitung Teil III

Es gibt nichts Gutes, außer man tut es.
Erich Kästner

Ich möchte den Teil „Praktische Umsetzung" unter dieses Motto stellen. In diesem Teil des Buches finden Sie verschiedene einfache Anwendungsmöglichkeiten aus der Naturheilkunde möglichst detailliert beschrieben. Die Anwendungen sind trotz ihrer Einfachheit sehr wirkungsvoll. In Verbindung mit der Anwendung von Pflanzen können sogar unangenehme Krankheiten oder Befindlichkeitsstörungen rasch vergehen. Pflanzen wollen uns ja dienen.

Wichtig ist zu wissen, wie man sie am besten verwendet. Natürlich können Sie bei den Kräuteranwendungen auch intuitiv wählen. Die angegebenen Pflanzen wollen nur eine Inspiration darstellen.

Man kann einen seeligen, seeligsten Tag haben, ohne etwas anderes zu brauchen als blauen Himmel und grüne Erde.
Jean Paul

Teil III
Anwendungen

Wie ernähre ich mich gesund?

Bei der täglichen Verdauung wird eine Menge an Abfallprodukten produziert, die der gesunde Körper ohne Schwierigkeiten ausscheiden kann. Durch Stress, unregelmäßige, hastige Aufnahme ungesunder Nahrung – aber auch durch die Schadstoffe, denen wir durch die steigende Umweltbelastung ausgesetzt sind (vor allem in der Großstadt), gelingt es dem Körper nicht mehr, diese Stoffe auszuscheiden. Die Folgen sind eine Beeinträchtigung der Zellatmung und schließlich der Zelltod.

Das führt zu degenerativen Erkrankungen (rheumatischen Beschwerden, beschleunigtem Alterungsprozess), zu Allergien, Lungen-, Haut- und Verdauungsproblemen, zu verminderter Leistungsfähigkeit, Konzentrationsschwäche, Müdigkeit sowie zu allgemeinem Vitalitätsverlust.

Eine für alle Menschen gültige Ernährungsformel gibt es nicht. Es ist wichtig, dass jeder Mensch lernt, die Bedürfnisse seines Körpers wahrzunehmen. Finden Sie für sich selbst heraus, was Ihrem Körper gut tut, lernen Sie wieder naturbelassene Aromen zu schmecken.

Hier einige Tipps, die Sie bei Ihrer täglichen Ernährung beachten können:

- Möglichst frische Feldfrüchte aus biologisch-dynamischem Landbau (Obst, Gemüse, Getreide, Nüsse und andere Ölsaaten) essen und nur im Notfall auf Dosen und Gefriertruhen zurückgreifen.
- Wildkräuter (z. B. Brennnessel, Bärlauch) und grünes Gemüse (z. B. Fisolen, Stangensellerie, Fenchel, Spinat, Broccoli) liefern dem Körper notwendige, wichtige Mineralien und sollten mehrmals die Woche gegessen werden.

- Obst und Gemüse der Saison essen, d. h. genießen Sie die Früchte, die in Ihrem Land wachsen und essen Sie diese zu der Zeit, in welcher sie natürlich reifen (z.B. Weintrauben nur im Herbst essen). Unser Körper hat sich durch die Evolution an bestimmte klimatische Bedingungen angepasst. Dem sollten wir Rechnung tragen. Eine alte Volksweisheit sagt: „Das Heilkraut wächst am eigenen Grund" – davon können wir ableiten, dass die Nahrung, die uns gesund erhält, aus unserer Umgebung stammt.
- Beim Fleischverzehr ist darauf zu achten, dass die Tiere artgerecht gehalten und würdig geschlachtet wurden.
- Ausreichend trinken: ca. 2 bis 4 Liter am Tag; Wasser, Kräutertees
- Kaffee (auch koffeinfreien) sowie Schwarztee und aromatisierte Tees meiden!
- Zucker ist einer unserer größten Mineralstoffräuber. Süßen Sie – wenn notwendig – mit Honig oder Malz. Künstliche Süßstoffe meiden!
- Verwenden Sie kaltgepresste Öle, Butter oder gutes Schmalz statt Margarine und hocherhitzter, raffinierter Fette und Öle.
- Achten Sie auf gründliches Kauen. Jeder Bissen sollte ca. 30 x gekaut werden.

Durch schnelles hastiges Essen wird man verleitet, mehr zu sich zu nehmen als man will.
Durch langsames Essen und gutes Kauen wird man früher satt.

- Nach 15:00 Uhr sollte kein Obst mehr gegessen werden und keine Rohkost.
- Verwenden Sie verschiedene Küchenkräuter und Gewürze, diese regen die Produktion von Verdauungssäften an. Der Körper braucht die Bitterstoffe, die in den Kräutern vorkommen, z.B. Bohnenkraut, Kerbel, Estragon, Liebstöckel, Petersilie, Galgant. Wechseln Sie die Kräuter auch ab. Wildpflanzen wie Giersch, Löwenzahn, Sauerampfer, Schafgarbe, Vogelmiere, um nur einige zu nennen, werten jede Mahlzeit auf. Sie sind kostenlose Vitamin- und Mineralstofflieferanten.

- Halten Sie vor dem Essen eine kurze Stille ein; schon durch das Betrachten der Speisen wird die Verdauung stimuliert.
- Vermeiden Sie Ablenkungen wie z.B. Zeitunglesen, Fernsehen. Auch das klassische Geschäftsessen sollte vermieden werden.
- Alle Speisen sind ein Geschenk der Natur. Die Mahlzeit ist eine gute Gelegenheit, sich im Stillen bei ihr zu bedanken.

Omega-3-Fettsäuren

Omega-3-Fettsäuren, ihre Wirkung und ihr Vorkommen werden vielfach in den Medien diskutiert. Es handelt sich dabei um Fettsäuren, die natürlich in verschiedenen Nahrungsmitteln vorkommen und dem Körper dabei helfen, Entzündungen und Ablagerungen erst gar nicht entstehen zu lassen.

Über die Medien wird uns weisgemacht, dass diese Fettsäuren nur in Fisch zu finden seien. Fischölkapseln werden um teures Geld in Apotheken verkauft, zum Teil sogar von Krankenkassen gefördert. Tatsache ist, dass zahlreiche Öle, zum Beispiel Leinöl, Hanföl, Rapsöl, Distelöl und Nüsse einen viel höheren Anteil an diesen Fettsäuren beinhalten als Fisch.

Pflanzliche Omega-3-Fettsäuren können vom Körper hervorragend aufgenommen werden.

Es ist nicht untersucht, ob der Fisch, der zur Herstellung von diesen Kapseln verwendet wird, einen gleichbleibenden Fettsäuregehalt aufweist. Meistens stammen die Fische aus Zuchtfarmen; und wie es Fischen auf Zuchtfarmen geht, können Sie auf diversen Internetseiten selbst nachlesen.

Wie verhalte ich mich bei beginnender Krankheit?

Wir bringen täglich unser Haar in Ordnung, warum nicht auch unser Herz?
Chinesische Weisheit

Manchmal spürt man spontan, dass irgendetwas im Körper nicht stimmt. Es ist ratsam, die Zeichen des Körpers beachten zu lernen. Der Körper zeigt an, wann er Ruhephasen braucht und wann das Verdauungssystem entlastet werden sollte, damit die Regenerationsmechanismen des restlichen Körpers in Ruhe arbeiten können. Oft lässt sich eine Krankheit vermeiden, wenn man sich rechtzeitig Ruhe gönnt. Diese Ruhephase sollte auch dazu genutzt werden, im Inneren Ordnung zu schaffen. Es sind nicht nur äußere Einflüsse, die den Körper schwächen. Meistens sind wir uns selbst der größte Feind.

Wenn Sie sich körperlich nicht wohl fühlen, beginnen Sie sofort mit einer milden Reinigungsdiät. Zum Beispiel drei Tage lang eine Tasse Reis mit zwei Äpfeln in vier Tassen Wasser zehn Minuten kochen, ausquellen lassen und über den Tag verteilt essen. Dazu drei Liter Flüssigkeit trinken. So wird der Organismus allgemein entlastet, und alles, was Sie tun, kann die Ordnung wieder herstellen helfen.
Sobald Sie sich nicht gesund fühlen, stellen Sie sofort jeglichen Nikotin-, Alkohol- und Koffeinkonsum ein. Koffein, aber auch Teein können die Wirksamkeit von Arzneien aber auch von Pflanzen beeinflussen. Manche Beschwerden lösen sich von selbst, wenn man zwei bis drei Wochen auf die geliebten Süchte verzichtet und viel Wasser trinkt.
Folgende zehn Punkte helfen Ihnen, gesund zu bleiben oder eine beginnende Krankheit zu vermeiden. Krankheiten sind ja oft Alarmglocken, die uns zwingen, etwas in unserem Leben zu verändern.

Bei drohender Krankheit helfen folgende Maßnahmen, den Körper wieder ins Lot zu bringen:

- Morgens, wenn Sie aufstehen, können Sie den Körper kurz durchbewegen, dann halten Sie zehn Minuten inne, schauen zum Beispiel nur in den Himmel und schicken allen Menschen Ihres Umfeldes gute Gedanken.
- Den Körper täglich morgens oder abends trocken bürsten. Bei den Zehen beginnen, vorne, hinten, Nacken und Achseln nicht vergessen; so lange bürsten, bis die Haut leicht gerötet ist. Wenn kein Fieber besteht: den Körper kalt abduschen oder mit einem Waschlappen und folgenden Kräutertees abreiben: Schafgarbe, Hopfen.
- Augenmerk darauf legen, dass Sie tief und ausreichend atmen.
- Wenn kein Fieber und keine Abgeschlagenheit vorhanden ist, täglich eine halbe Stunde Gymnastik machen und drei, besser sieben Mal die Woche eine Stunde Bewegung an der frischen Luft machen.
- Ölziehen
- Einmal im Jahr drei Wochen fasten in Form einer Mayrkur, Gemüsefasten oder Teefasten. Ihr Arzt/ Ihre Ärztin wird Sie gerne beraten. Solange Sie nicht ganz gesund sind, auf tierisches Eiweiß gänzlich verzichten. Speziell Kuhmilchprodukte sind in Krankheitsfällen zu meiden.
- Bauchwickel/Leberwickel zweimal täglich, um die Leber bei ihrer Entgiftungstätigkeit zu unterstützen.
- Entgiftungsbad
- Täglich vor dem Schlafengehen innehalten und Frieden schließen mit dem, was Sie aus der inneren Ruhe gebracht hat.
- Bemühen Sie sich um innere Zufriedenheit, lenken Sie Ihre Aufmerksamkeit auf die Dinge, die positiv sind. Hungern Sie? Frieren Sie? Werden Sie verfolgt? Kann Ihnen jemand verbieten, glücklich zu sein?

Wie mache ich ...

Wie mache ich einen Bauchwickel/ Leberwickel?

Der Bauchwickel ist eine wohltuende Behandlungsart während einer Fastenkur, wenn man zu Bauchschmerzen neigt, bei Gallensteinleiden oder Blasenentzündung.

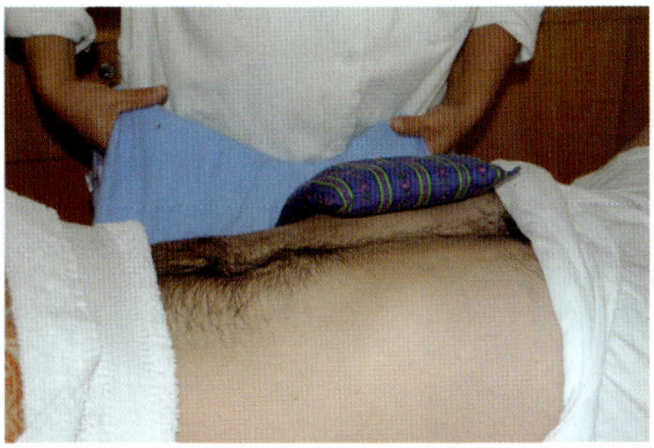

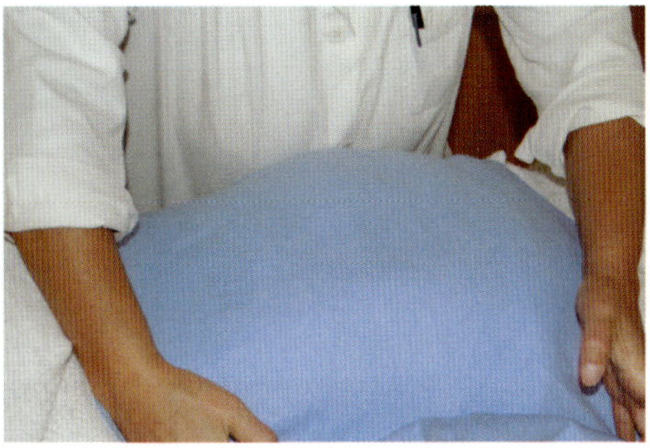

Dabei wird ein Leinen- oder Baumwolltuch in einen Pflanzenaufguss getaucht, ausgewrungen und so warm wie möglich aufgelegt. Darüber kommt eine Wärmeflasche. Dann wird der Körper mit einem Badetuch und mit einer Wolldecke umwickelt. Mindestens zwanzig Minuten belassen oder auch länger, je nachdem wie angenehm es empfunden wird. Der Wickel kann auf der rechten (Leber) oder linken (Milz) Oberbauchhälfte angebracht werden oder auch über dem Schambein (Blasenbereich).

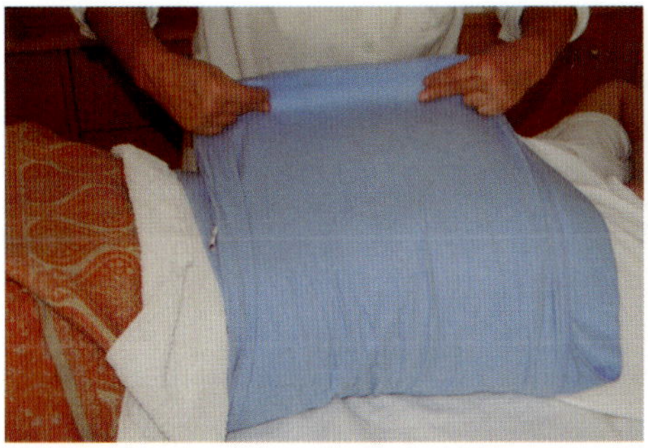

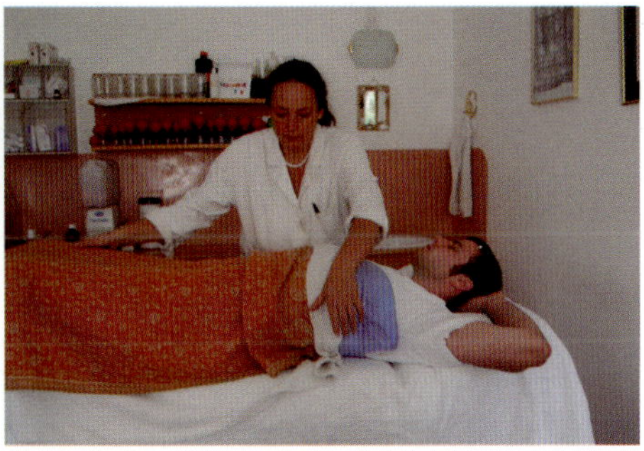

Folgende Pflanzen eignen sich ideal für einen Bauchwickel:

Heublumen, Kleeblüten, Odermennig, Salbei, Schafgarbe, Zinnkraut

Zubereitung:

Einen Viertelliter heißes Wasser, einen Esslöffel Kraut zehn Minuten zugedeckt ziehen lassen

Wie mache ich einen Einlauf?

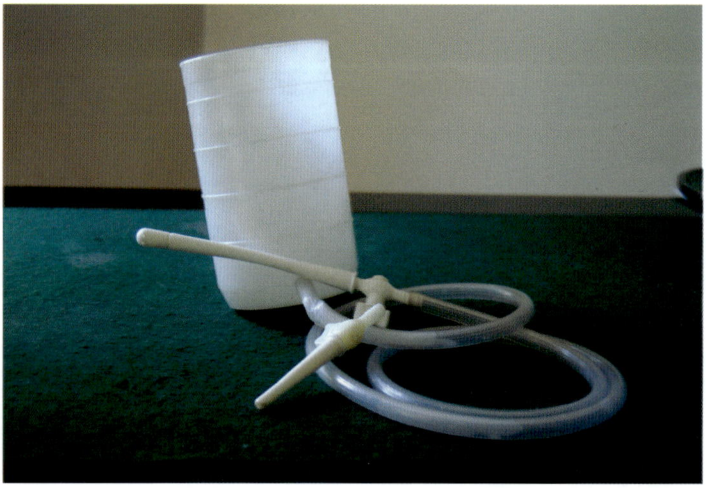

Der Darm ist eines der wichtigsten Entgiftungsorgane des Körpers. Ein gesunder Organismus entleert seinen Körper entsprechend der Anzahl von Mahlzeiten, die ihm zugeführt werden. Wenn Sie zwei Mahlzeiten essen, sollten Sie auch zweimal täglich Stuhlgang haben.
Beobachtet man Kinder, die gestillt werden oder noch Fläschchen bekommen, kann man feststellen, dass immer bei Nahrungszufuhr auch die Entleerung stattfindet – der sogenannte Gastrokolische Reflex.

Erwachsene haben meist aufgrund der guten Tischsitten verlernt, ihrem Stuhlgang ihren Bedürfnissen entsprechend nachzukommen. Das führt zu Verstopfung. Um einer Verstopfung entgegen zu wirken, ist es notwendig, die Ernährung umzustellen. Dies geschieht im Rahmen von Heilfasten. Überhaupt sollte man zweimal im Jahr ein kurmäßiges Heilfasten einlegen, um den Körper von Schlackenstoffen zu reinigen. Das erste Mal sollte man unter fachkundiger Anleitung fasten. Es gibt verschiedene Fastenarten, die den Bedürfnissen der fastenwilligen Personen angepasst sein müssen. Daher ist eine fachmännische Betreuung wichtig.

Auch außerhalb der Kur kann man auf Einläufe zurückgreifen. Einläufe helfen bei Fieber, starken Blähungen oder einfach wenn man das Gefühl hat, dass eine Reinigung des Darms angebracht sei. Der Einlauf wird mittels eines Klistiergerätes durchgeführt. Ein solches kann man in jeder Apotheke käuflich erwerben. Die Temperatur des Einlaufwassers sollte kühler sein als die Körpertemperatur, das heißt zwischen 34° und 36° C. Der Darm ist sehr empfindlich. Aus diesem Grund verwendet man entweder Wasser oder dünne Kräutertees, (eine Prise oder einen Teelöffel auf einen Liter Wasser).

Folgende Pflanzen eignen sich für einen Einlauf:

Eibischwurzel, gestoßener Fenchel, Käsepappel, Kleeblüten, Schafgarbe und Tormentill. Die genannten Kräuter wirken beruhigend auf die Schleimhaut.

Zubereitung:

Einen Liter heißes Wasser, einen Teelöffel Kraut zehn Minuten zugedeckt ziehen lassen, auf 34°C bis 36°C abkühlen lassen.

Wie mache ich ein Fußbad?

Bei beginnender Verkühlung, bei Durchblutungsstörungen der Beine, hohem Blutdruck, Kopfschmerzen, Zyklusstörungen oder einfach zur Entspannung ist ein Fußbad äußerst wohltuend.

Und so wird's gemacht:

Eine Handvoll Kraut mit einem Liter kochendem Wasser übergießen, zehn Minuten zugedeckt ziehen lassen, mit kaltem Wasser auf eine angenehme Temperatur bringen, in einen Kübel gießen (mit den Kräutern). Die Flüssigkeit sollte bis zur halben Wadenhöhe reichen; das Fußbad etwa zwanzig Minuten genießen, ohne sich ablenken zu lassen. Eventuell heißes Wasser zum Nachgießen bereitstellen und so ein „ansteigendes Fußbad" erleben.
Durch Zugießen von heißem Wasser wird die Temperatur erhöht und der Stoffwechsel sanft angeregt. Nach dem Fußbad etwa dreißig Minuten nachruhen.

Folgende Pflanzen eignen sich für ein Fußbad:	
Hoher Blutdruck:	Herzgespann, Rosskastanie, Weißdorn
Zyklusstörungen:	Salbei, Schafgarbe
Zur Entspannung:	Heublumen, Kleeblüten

Wie mache ich ein Kräuterbad?

Die Haut umschließt den Körper wie ein Mantel. Die Haut ist ein sehr komplexes Organ. Mit ihren Schweißdrüsen sorgt sie dafür, dass der Körper überschüssige Hitze abgeben kann. Die Poren dienen dem Stoffwechsel. Es existiert auch eine Hautatmung. Wenn die gesamte Haut verletzt ist oder luftdicht abgeschlossen ist, erstickt der Mensch.

Die Haut dient als Ausscheidungsorgan. Das ist für die Gesundheitsvorsorge von Bedeutung, ebenso wie im Krankheitsfall. Deshalb ist die Pflege der Haut für die Erhaltung der Gesundheit wichtig. Über die Haut können heilende Stoffe in den Körper gebracht werden, wie zum Beispiel bei einem Bad.

Nach einem anstrengenden Arbeitstag, wenn man sich nicht ganz fit fühlt oder wenn man spürt, dass eine Krankheit im Anzug ist, wird der Körper mit einer Borstenbürste kräftig trocken gebürstet.
Anschließend genießt man ein entspannendes Bad. Als Badezusatz kann man zum Beispiel Salz nehmen. Dabei gibt man auf einhundert Liter Wasser ein Kilogramm Salz, Pflanzen eignen sich ebenso als Badezusatz.
Für den Badezusatz kocht man fünf Minuten lang eine Handvoll Salbei oder Wacholder, Rosmarin, Lavendel, Thymian in zwei Litern Wasser und fügt diesen Absud dem Badewasser zu.
Nach dem Baden nicht abtrocknen, sondern Socken anziehen, sich in ein Badetuch wickeln und im Bett eine Stunde nachruhen.

Wenn man kein Vollbad nehmen kann oder zu schwach ist, kann man sich auch mit einem Fußbad helfen.

Sitzbad

Nach Operationen im Unterleibsbereich kann man ein Sitzbad nehmen. Man sollte darauf achten, dass die Füße und der Oberkörper gut bedeckt sind und der Raum, in dem das Sitzbad durchgeführt wird, wohltemperiert ist.

Nach jeder Art von Bad unbedingt mindestens zwanzig Minuten nachruhen.
Während des Bades entspannen, sich nicht durch Musik oder Lektüre ablenken lassen!
Visualisierungsübungen oder Meditation können die Wirkung des Bades unterstützen.

Folgende Kräuter eignen sich für Kräuterbäder:

Käsepappel, Lavendel, Quendel, Rosmarin, Salbei, Schafgarbe, Thymian, Wacholder

Wie mache ich eine Inhalation?

Mit einer Inhalation kann man die Atemwege behandeln, eine verstopfte Nase, einen entzündeten Rachen, aber auch Husten.

Es gibt Inhalationsgeräte, ich möchte hier jedoch auf die gute alte Methode der Inhalation hinweisen, die man mit dem Kochtopf und einem Leintuch durchführen kann. Die Inhalation ist für Kinder und Erwachsene eine sehr wohltuende Behandlung.

Allerdings ist Vorsicht geboten! Kleine Kinder bis zum Alter von sechs Jahren sollten immer mit einer Bezugsperson gemeinsam inhalieren, und es ist streng darauf zu achten, dass das Wasser nicht zu heiß ist, um die Atemwege nicht zu verbrühen. Nicht zu heiß – nicht heißer als 40° bis 50 ° C! Bei Kindern ab sechs Jahren und Erwachsenen kann das Wasser ohne weiteres 70° C heiß sein.

Mittels der Inhalation werden Wirkstoffe aus einer Pflanze gelöst und die ätherischen Öle gemeinsam mit dem Wasserdampf eingeatmet. Dies bewirkt, dass entzündungshemmende, desinfizierende Wirkstoffe direkt an die entzündeten Körperstellen gelangen, wie die Bronchien oder die Nasenschleimhäute.

Der Vorgang zur Vorbereitung der Inhalation ist immer der gleiche:

Man nimmt einen Kochtopf, der ungefähr drei Liter Flüssigkeit fasst, füllt ihn bis ca. zur Hälfte mit der heißen Flüssigkeit, nimmt einen Hocker, auf den man den Topf stellt, einen zweiten Hocker, auf den man sich setzt, bedeckt sich und den Topf mit einem Leintuch. Die Behandlung dauert ungefähr zwanzig Minuten.
Man sollte darauf achten, dass die Füße und der restliche Körper warm gehalten sind und dass man nach der Behandlung im Bett ca. eine halbe Stunde nachruht, oder noch besser gleich schlafen geht.

Vorsicht auch, dass der Topf nicht umfallen kann, besonders wenn man mit Kindern inhaliert. Vorsicht, damit diese sich nicht verbrühen!

Folgende Pflanzen eignen sich zum Inhalieren:

Wacholderbeeren, Salbei, Rosmarin, Thymian, Lavendel

Man übergießt die ausgewählte Pflanze mit heißem Wasser und lässt zehn Minuten zugedeckt ziehen. Vor der Inhaltation sollten Sie die Temperatur nochmals kontrollieren.

Nochmals Vorsicht bei Kindern! Das Wasser unbedingt auf eine ungefährliche Temperatur abkühlen.

Wie mache ich eine Körperwaschung?

Für die Körperwaschung bereitet man einen Kräutertee zu, wobei man auf einen Liter Wasser eine Handvoll Kräuter zehn Minuten ziehen lässt. In diesen Kräutersud taucht man einen Waschlappen und reibt damit den Körper ab.

Anschließend den Körper nicht abwaschen, sondern die Flüssigkeit eintrocknen lassen.
Noch besser kann die Haut die Wirkstoffe der Kräuter aufnehmen, wenn sie vor der Behandlung fünf Minuten trocken gebürstet wird.

Die Kräuterkörperwaschungen bewähren sich bei Wallungen (Salbei, Beifuß), Wasseransammlung (Liebstöckl, Zinnkraut), hohem Fieber (Heublumen, Kleeblüten, Salbei, Wacholder).

Wie mache ich ein Kräuterkissen?

Säuglinge und kleine Kinder leiden öfters an Bauchschmerzen. Auch nach Bauchoperationen oder bei Beschwerden im Magen-Darm-Trakt verschafft ein Kräuterkissen Linderung.

Sie können ein 30 x 50 cm großes Leinen- oder Baumwollkissen mit folgenden Pflanzen selbst füllen:

Heublumen:	So viel nehmen, dass das Kissen leicht gefüllt ist. Vor dem Einsatz wird es im Backofen oder auf der Heizung erwärmt und dann auf den Bauch gelegt.
Mischungsvorschlag 1:	je ein Teil Lavendel und Rosmarin
Mischungsvorschlag 2:	Eberraute, Johanniskraut, Wacholder.

Die Wahl der Mischung obliegt dem Geschmack des Einzelnen.

Wie mache ich eine Kräuterkompresse?

Für eine Kräuterkompresse werden die frischen oder getrockneten Kräuter mit heißem Wasser angefeuchtet, in eine Küchenrolle eingeschlagen und auf die entsprechende Stelle zum Beispiel Unterbauch, Leber oder Milzbereich, Gelenk, Nacken, Kopf aufgelegt. Darüber kann man auch einen mäßig warmen Thermophor legen, und man belässt so die Kompresse mindestens zwanzig Minuten.

Einsatzgebiet der Kräuterkompresse:

Bauchschmerzen, Operationen, Kopfschmerzen, Gelenksschmerzen, Rückenschmerzen, Blähungen, Entzündungen, Zahnschmerzen, Augenentzündung

Wie mache ich einen Nierentee nach Breuß?

Zusammensetzung:

- 15 g Zinnkraut
- 10 g Brennesseln (am besten im Frühjahr gesammelt)
- 8 g Vogelknöterich (=Wegtritt) und
- 6 g Johanniskraut.

Dieses Quantum reicht für eine dreiwöchige Anwendung für eine Person. Nach dreiwöchiger Anwendung sollten Sie unbedingt eine Pause machen.

Eine Prise (Menge zwischen Daumen und 2 Fingern) mit einem ¼ l heißem Wasser überbrühen und 10 Minuten ziehen lassen. Nach dem Abseihen den Teesatz mit ½ l Wasser 10 Minuten kochen. Anschließend beide Kräuterzubereitungen mischen und über den Tag verteilt trinken.

Im Tee sind Stoffe, die nicht gekocht werden dürfen, da sie beim Kochen zerstört werden würden. Pflanzen wie Zinnkraut geben ihre Inhaltsstoffe jedoch erst frei, wenn sie gekocht werden.

Trinken Sie den Tee morgens auf nüchternen Magen. Vor dem Mittagessen und abends vor dem Schlafengehen je eine halbe Tasse des Tees kalt trinken.
Nach dreiwöchiger Kur mindestens 2 bis 3 Wochen pausieren!

Während der Dauer der Kur sollte tierisches Eiweiß gemieden werden, ebenso Kaffee und Schwarztee.

Räuchern mit Kräutern

Der Kranewitt oder auch Kranewetter genannte Wacholderbusch war einst ein begehrtes Räucherkraut. Zu Ostern, Weihnachten, zum Jahreswechsel wurden Wohnhaus, Stall und Stadl ausgeräuchert.
Dabei ging die gesamte Familie, ein Kohlebecken mittragend und Gebete sprechend, durch das ganze Haus. In dem Räucherbecken wurden Wacholderblätter, Wacholderäste, Salbei, getrocknetes Zirbenholz oder Zirbenzapfen, manchmal auch Schafgarbe und Heublumen, verbrannt.

Man ging davon aus, dass diese Dämpfe einerseits Geister verscheuchen und gleichzeitig auch den Raum reinigen. Auch Zimmer, in denen Menschen eine lange Krankheit durchgemacht hatten oder in denen Menschen gestorben waren, wurden so gereinigt.

Ein Gebet zum Reinigen eines Raumes:

Großmutter Erde, Großvater Himmel,
danke dass ich Euer Kind, den Salbei,
nun verwenden kann, um mein Heim zu reinigen.
Ich gebe seinem heilenden Rauch den Auftrag,
alle von mir angesammelte Negativität zu neutralisieren,
sodass ich und meine Familie
hier in Freude, Frieden und Harmonie
wachsen und leben können.
So sei es!

Kräuter, die sich zum Räuchern besonders eignen:

Beifuß, Eberraute, Lavendel, Quendel, Rosmarin, Thymian, Wacholder

Wie mache ich eine Rollkur?

Wenn der Magen schmerzt oder Sodbrennen den Tag vergällt, gibt es ein etwas zeitaufwendiges, aber sehr wirksames Hausmittel – die Rollkur.

Es versteht sich von selbst, dass der Zigarettenkonsum eingestellt werden soll und auf Kaffeegenuss einige Zeit verzichtet werden soll. Auch Gebratenes, Saures (zum Beispiel Essiggurkerln) und Knabbergebäck sollen gemieden werden.
Die Rollkur wird in der Früh vor dem Aufstehen durchgeführt.

Und so wird sie gemacht:

Ein halber Liter Tee wird zubereitet, in angenehmer Trinktemperatur in eine Thermoskanne gefüllt und aufs Nachtkästchen gestellt.

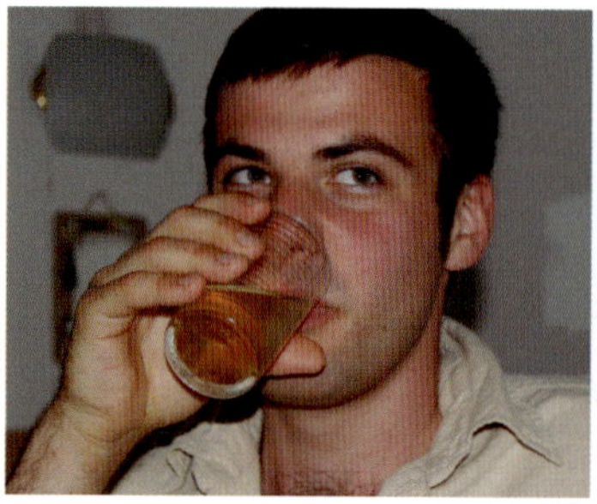

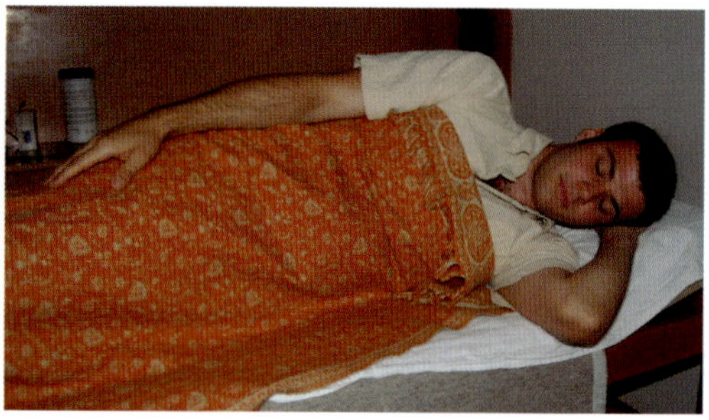

Nun trinkt man einen achtel Liter Tee und legt sich auf den Rücken. Nach fünf bis fünfzehn Minuten trinkt man wieder einen achtel Liter und legt sich auf eine Seite. Nach weiteren fünf bis fünfzehn Minuten wird wieder ein achtel Liter Tee getrunken.
Nun liegt man auf dem Bauch, um nach weiteren fünf bis fünfzehn Minuten und dem letzten achtel Liter Tee auf der anderen Seite zu liegen. Man hat sich Tee trinkend gerollt – der Heiltrank konnte den nüchternen Magen gründlich benetzen.

Diese Prozedur sollte an sieben Tagen wiederholt werden. Werden die Beschwerden nicht besser, ist fachkundige Hilfe in Anspruch zu nehmen. Zusätzlich können Sie einen Leberwickel machen.

Folgende Kräuter eignen sich für eine Rollkur:

Beifuß, Eibischwurzel, Kalmus, Käsepappel, Odermennig, Salbei

Wie mache ich eine Scheidenspülung?

Wenn am Wochenende oder im Urlaub die Scheide zu jucken und zu brennen beginnt, kann eine Scheidenspülung Erleichterung bringen und die Zeit, bis man ärztliche Hilfe in Anspruch nehmen kann, überbrükken.

Der Scheiden-pH-Wert ist im gesunden Zustand im sauren Bereich, ungefähr um pH 4. Bei Entzündungen der Scheide kippt der pH-Wert oft in den basischen Bereich. Dadurch können sich Keime gut vermehren.
Eine Scheidenspülung spült die Entzündungszellen, aber auch die Keime aus und hilft so der Schleimhaut, sich wieder zu regenerieren.

Essigwasser ist ein gutes Allheilmittel, für eine Scheidenspülung. Dabei werden auf einen Liter Wasser fünf Esslöffel biologisch vergorener Essig gegeben.

Allerdings Achtung: Bei Scheidenpilz kann eine Essigspülung den Juckreiz verstärken. Im Zweifel verwenden Sie einen Pflanzenaufguss. Dazu wird eine Prise Kraut auf einen Liter Wasser genommen, fünf Minuten ziehen lassen und dann die Spülung durchführen.

Folgende Kräuter eignen sich dafür:

Eibischwurzel, Käsepappel, Lavendel, Salbei, Schafgarbe, Thymian, Wacholder

Eine Scheidenspülung kann man zweimal am Tag durchführen. Nach der Spülung kann man auch als Erste-Hilfe-Mittel eine geschälte Knoblauchzehe tief in die Scheide einführen und die Zehe mehrmals täglich wechseln.
Wichtig ist, durch ärztliche Kontrolle abzuklären, dass die Entzündung ausgeheilt ist.

Wenn Frauen zur Infektion neigen, empfehle ich, nach der Regel oder einmal pro Woche eine Essigspülung zu machen.

Wie mache ich eine Unterleibssauna?

Bei Blasenentzündung oder Scheidenentzündung kann man - wie beim Fußbad – Kräutersud in einen Kübel oder ein Schaff füllen und sich dann auf den Kübel setzen. Eine Decke umhüllt Körper und Kübel. Es sollten die Füße mit Socken bekleidet und die Nierengegend gut eingewickelt sein. Die Kräuter können zusätzlich auf Unterschenkel und Unterleib gepackt werden. Die Temperatur so wählen, dass sie angenehm ist.

Folgende Kräuter eignen sich dazu:

Beifuß, Efeu, Frauenmantel, Heublumen, Kleeblüten, Lavendel, Schafgarbe, Zinnkraut

Zubereitung:

Eine Handvoll Kraut mit einem Liter kochendem Wasser übergießen, zehn Minuten zugedeckt ziehen lassen, dann mit Wasser auf eine angenehme Temperatur verdünnen.

Wie mache ich einen Wadenwickel?

Wenn Kinder hoch fiebern (über 39°C), bringen Wadenwickel oft Erleichterung. Auch Erwachsene sprechen auf diese Kräuteranwendung gut an.

Und so wird's gemacht:

Ein Baumwoll- oder Leinentuch in Kräutersud (Wacholder, Salbei, Stiefmütterchen, Weidenblätter) tauchen, gut auswringen und damit die Waden umwickeln.
Ein trockenes Wolltuch schließt den Wickel ab.
Auch Essigwasser hat sich gut bewährt (ein viertel Liter Wasser und ein sechzehntel Liter Essig).

Der Wickel wird, bei Bedarf, alle zwanzig Minuten erneuert.

Wie mache ich einen Kräuteraufguss?

Wenn man einen Kräuteraufguss zum reinen Genuss trinken möchte, dann reicht eine Prise der betreffenden Pflanze, d.h. eine Menge, die zwischen drei Finger passt, für einen Liter Wasser. Man nimmt eine Prise Kraut, übergießt sie mit einem Liter Wasser, deckt das Gemisch zu und lässt es ca. fünf Minuten ziehen.

Möchte man Kräuter therapeutisch einsetzen, dann nimmt man pro viertel Liter Wasser einen Teelöffel Kraut und lässt es fünf Minuten ziehen. Salbei wird, wenn man ihn trinken möchte, mit der angegebenen Menge Wasser drei Minuten gekocht.

Jeder Kräuter- oder Gewürztee sollte nur maximal drei Wochen regelmäßig getrunken werden, dann sollte gewechselt werden! Noch besser ist es, täglich einen anderen Tee zu trinken.

Warum ist das Abwechseln so wichtig?

Die gesamte Natur, auch wir Menschen, unterliegen Rhythmen. Die Sonnenstrahlen empfinden wir dank der Jahreszeiten und Wolken nicht jeden Tag gleich stark. Es gibt Tage, da haben wir mehr oder weniger Flüssigkeitsbedarf.

Aufgrund unserer ureigenen Rhythmik benötigen wir, wenn wir „Sand im Getriebe“ haben, Impulse, um wieder rund zu laufen.
Wenn wir immer den gleichen Reizen ausgesetzt sind, schwächt sich die Wirkung ab.

Mit der Zeit kann die anfänglich gute Wirkung (zum Beispiel des Rosmarintees zur Kreislaufstimulation) nicht mehr empfunden werden. Aufgrund dieser Tatsache ist es notwendig, spätestens alle drei Wochen, besser alle paar Tage oder auch morgens, mittags, abends den Tee zu wechseln. Ihr Gefühl sagt Ihnen am besten, wie oft und wann Sie ein anderes Kraut nehmen sollen.

Wie bereitet man einen Kräuteraufguss zu?

Damit sich die ätherischen Öle und die Aromastoffe, die ein Blatt enthält, lösen, ist die richtige Zubereitung wichtig. Getrocknete Pflanzenteile sollten frei im Wasser schwimmen, sodass sie von allen Seiten benetzt werden und auch quellen können. Das Wasser sollte gerade nicht oder nicht mehr kochen. Zugedeckt soll das Aufgussgetränk fünf bis zehn Minuten ziehen.

Noch etwas möchte ich klarstellen: Mir ist bewusst, dass Tee die Bezeichnung für ein Aufgussgetränk ist, das aus Blättern des Tee-Strauches zubereitet wird. Aber wer sagt in unseren Breiten in einem Lokal: „Bitte bringen Sie mir einen Kamillenblüten-Aufguss!"?

Zubereitung von Aufgussgetränken aus Frischpflanzen:

Das Wasser soll die Inhaltsstoffe aus der Pflanze lösen; je zarter zum Beispiel Rosenblatt, die Frischpflanze ist, desto kühler sollte das Teewasser sein. Ein frischer Beifußtrieb verträgt schon ein paar Grade mehr.

Also sollte die Temperatur des Wassers zwischen 70°C und 90°C liegen. Ebenso wieder fünf bis zehn Minuten ziehen lassen.

Zubereitung von Aufgussgetränken aus Wurzel und Rinde:

Gerade was die Zubereitung von Wurzel- und Rindentees betrifft, gehen die Meinungen auseinander. Einzig bei Eibischwurzel- und Käsepappelzubereitungen sind sich fast alle einig, dass diese nicht über 45° C erhitzt werden sollen, da sonst die Schleimstoffe zerstört werden.
Eichenrinde, Meisterwurz und andere Wurzeln oder Rinden werden nach der Meinung vieler Kräuterkundiger über Nacht eingeweicht und dann erwärmt, weil sie sonst zu intensiv sein können.

Aus eigener Erfahrung bin ich zu dem Schluss gekommen, dass diese Pflanzenteile sehr vorsichtig behandelt werden wollen. Wirkstoffe können durch den Kochvorgang zerstört werden. Ich habe zum Beispiel mit Alant und Eichenrinde gute Erfahrungen gemacht, indem ich die Kräuterdrogen einige Stunden einweichte, dann erwärmte und sie verwendte.

Ich rate Ihnen, Ihrer Intuition und Ihrem Gefühl zu folgen, dann werden die grünen Helfer Ihnen mitteilen, wie sie verwendet werden wollen.

Wie mache ich eine Ohrkerzentherapie?

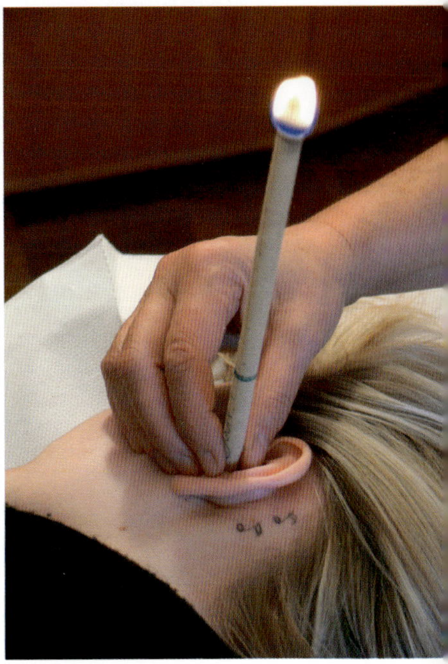

Die Ohrkerzentherapie ist eine sehr alte Behandlungsmethode.
Eine Ohrkerze wird aus einem Stück Leinen, das mit Bienenwachs getränkt und zu einer Rolle geformt wurde, hergestellt. Es gibt Ohrkerzen, die Kräuter wie Lavendel, Salbei, Thymian oder Beifuß enthalten, oder solche die aus Bienenwachs allein bestehen. Die Kräuter haben eine desinfizierende Wirkung. Es bleibt dem Anwender überlassen, für welche Ohrkerzen er sich entscheidet. Wenn der Kopf schmerzt oder das Ohr, bringt das Abbrennen einer Ohrkerze Entspannung.

Diese wird ein paar Millimeter in den äußeren Gehörgang eingeführt und entzündet. Durch das Abbrennen entsteht ein Vakuum, dadurch wird die Eustachsche Röhre entlastet, was als sehr angenehm empfunden wird.

Eingesetzt wird die Ohrkerzentherapie bei allen Entzündungen des Ohres, des äußeren Gehörgangs, aber auch des Mittelohrs. Bei Kopfschmerzen, Verspannungen im Nacken, verschlagenen Ohren oder Tinnitus.

Wichtig ist, dass man bei der Anwendung der Ohrkerzentherapie beim ersten Mal Hilfe hat, damit man sich nicht verletzt. Wichtig ist außerdem, dass man die Ohrkerze nicht zu nah an die Ohrmuschel herab brennen lässt.

Es gibt mittlerweile Ohrkerzen im Handel, die einen Abbrennstopp eingebaut haben, wodurch eine Verletzung verhindert wird. Es empfiehlt sich, ein Gefäß mit Wasser bereitzustellen, um die Ohrkerze abdämpfen zu können. Außerdem sollten Sie darauf achten, dass weder die Haare, noch irgendwelche Stoffteile Feuer fangen können.

Ohrkerzentherapie ist auch für Kinder durchaus geeignet, sie empfinden das Knistern, das beim Abbrennen entsteht, als beruhigend.

Einsatzgebiete der Ohrkerzen:

- Tinnitus
- Entzündungen des äußeren- und inneren Gehörgangs oder Mittelohrs
- Kopfschmerzen
- Verschlagene Ohren
- Verspannungen im Nacken

Wie mache ich Topfen- und Zwiebelwickel?

Bei Entzündungen oder Schmerzen kann als Erste Hilfe-Maßnahme ein Topfen- oder Zwiebelwickel probiert werden. Der Wickel wird zumindest eine halbe Stunde, längstens jedoch über Nacht, aufgelegt. Es ist wichtig, das Wohlgefühl der betroffenen Person zu beachten. Wenn die Anwendung als unangenehm empfunden wird, ist sie sofort zu beenden.

Egal für welche Anwendung Sie sich entscheiden, Sie brauchen einen kleinen Polsterüberzug oder eine Windel, in welcher Sie die Zwiebel oder den Topfen einschlagen. Außerdem benötigen Sie ein Tuch, um den Wikkel zu befestigen.

Und so wird's gemacht:

Topfenwickel:
Normalprozentiger Topfen wird fingerdick auf ein Tuch gestrichen oder in einen Polsterüberzug gegeben und auf der zu behandelten Stelle befestigt.

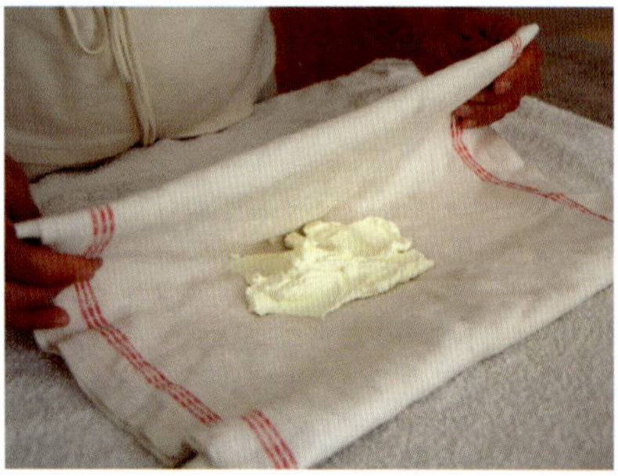

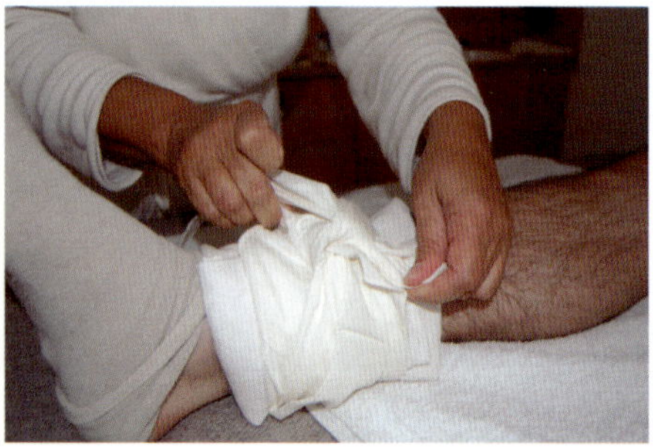

Zwiebelwickel:
Eine rohe Zwiebel wird halbiert, direkt auf der Haut der zu behandelnden Stelle befestigt. Wenn die Zwiebel roh verwendet wird, muss man beachten, dass empfindliche Haut mit Blasenbildung reagieren kann. Aus diesem Grund darf der Wickel nicht zu lange belassen werden.

Wenn die Zwiebel geröstet wird, können Hautreizungen nahezu ausgeschlossen werden. Dazu wird die Zwiebel zerkleinert, in etwas Öl geröstet und warm, entweder in einen Polsterüberzug gegeben oder in ein Tuch eingeschlagen, aufgelegt.

Wie mache ich eine Urintherapie?

Die Verwendung von Eigenurin hat eine lange Tradition. Ein gesunder Mensch hat einen klaren, geruchsneutralen, keimfreien Urin. Bei Verletzungen kam er als erstes Reinigungs- und Desinfektionsmittel zum Einsatz.

Auch heute noch kann jeder von der Wirkung des kostbaren Saftes profitieren. Voraussetzung ist, dass die Ernährung möglichst frei von tierischem Eiweiß ist. Auch koffeinhaltige Getränke und Farbstoffe ändern den Geruch des Harns.

Man kann Harn zur Reinigung von Wunden oder zum Gurgeln bei Hals- oder Zahnfleischentzündung verwenden. Ganz nebenbei werden Sie nach einiger Zeit bemerken, dass Ihre Zähne heller werden.

Urin ist auch ein gutes Hautpflegemittel. Eine ältere Patientin, die ich auf ihre auffallend schöne Haut ansprach, verriet mir ihr Schönheitsgeheimnis: jeden Morgen Urinwaschungen.

Man kann Urin über einige Wochen trinken, zum Beispiel einen Schluck Morgenurin (pur oder mit Wasser verdünnt). Diese Anwendung entgiftet den Körper.

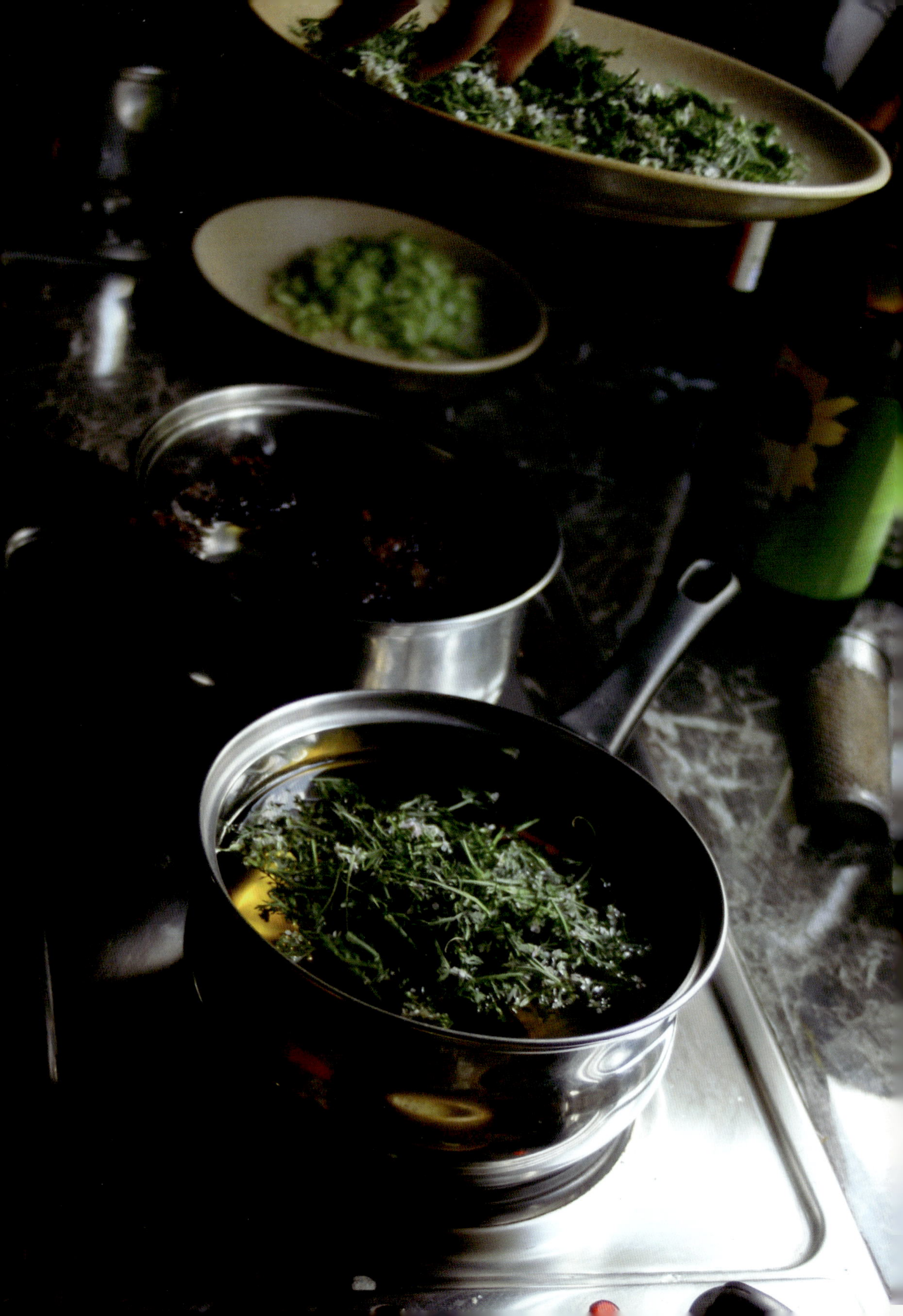

Herstellung von ...

Herstellung von Salben

Die Zubereitung von Kräutersalben klingt umständlich. Tatsächlich ist es sehr einfach, selbst Salben herzustellen. Eine Salbe selbst zuzubereiten ist etwas Besonderes und macht Spaß.

Wichtig ist: Die Ausgangsmaterialien sollten immer hochwertig sein. Zur Herstellung von Salben eignen sich: Schweineschmalz, Rindertalg, Kokosfett, Palmfett, verschiedene Pflanzenöle, die sich durch Zugabe von Bienenwachs verfestigen lassen, Butter bzw. Ghee.

Es gibt viel Literatur zum Thema Salbenherstellung, ich möchte mich hier auf die einfachste Möglichkeit der Salbenproduktion beschränken. Deshalb werde ich Ihnen nur die Salbenherstellung mit Schweineschmalz, Kokosfett und Butter beschreiben.

Bei der Salbenherstellung gehen die Meinungen sehr auseinander darüber, ob man die Pflanze im Schmalz kochen soll oder nicht. Nachdem ich beides ausprobiert hatte, bin ich dazu übergegangen, die Pflanze in ca. 50° C warmes Fett zu geben.

Man nimmt circa ein viertel Kilogramm Schweineschmalz oder Kokosfett. Es versteht sich von selbst, dass das Schmalz von in biologischer Landwirtschaft gezüchteten Schweinen stammen sollte. Fett speichert Arzneimittelrückstände und Schadstoffe. Auch das Kokosfett sollte aus biologischem Landbau stammen.

Das Fett bzw. Öl wird erwärmt, die klein geschnittene Pflanze, zum Beispiel Ringelblume, wird zugegeben, und zwar so viel von der Pflanze, dass sie vom Fett gerade noch gänzlich bedeckt wird; das ist circa eine doppelte Handvoll klein geschnittenes Pflanzenmaterial. Dann wird das Ganze drei Tage stehen gelassen und täglich erwärmt. Vor dem Abfüllen in kleine Gläser wird die Masse durch ein Tuch gepresst, damit alle Pflanzenteile herausgefiltert werden. Beim Entnehmen der Salbe empfiehlt es sich, ein Holzspartel zu verwenden, um Verunreinigung zu vermeiden. Je kleiner das Gebinde, desto größer die Möglichkeit, die Salbe rasch aufzubrauchen! Kühl lagern! Auf diese Weise können Sie jede beliebige Pflanze zu einer Salbe verarbeiten.

Ghee ist geklärte Butter. Ein viertel Kilogramm Butter wird erhitzt, der entstehende Schaum wird abgeschöpft, so lange, bis sich kein Schaum mehr bildet. So entsteht Butterschmalz. Es ist jahrelang haltbar.
In der Ayurvedatradition gilt die Auffassung: Je älter Ghee ist, desto wirksamer. Ghee eignet sich wie Butter zur Salbenherstellung.

Herstellung von Kräuterwein

Die Herstellung von Kräuterweinen ist in der heutigen Zeit völlig unmodern. Zur Zeit Hildegard von Bingens war das Herstellen von Kräuterweinen selbstverständlich. Damals hatte Wein auch einen völlig anderen Stellenwert als heute.

Vorsicht: Allen Menschen, die Probleme mit Alkohol haben, ist das Anwenden von Kräuterweinen verboten!
Wenn man Kräuterwein so einsetzt, wie er vorgesehen ist, nämlich als Medizin, die sechzehntelliterweise eingenommen wird, dann ist Kräuterwein eine phantastische Arznei.

Kräuterwein kann sowohl mit Rot- als auch mit Weißwein hergestellt werden. Das ist eine reine Geschmackssache.

Es gibt mehrere Arten, Kräuterwein herzustellen: Man übergießt die Pflanze, klein geschnitten, mit Wein und lässt sie circa drei Tage stehen, dabei wird sie öfters geschüttelt, dann wird abgeseiht und die Arznei sechzehntelliterweise eingenommen. Oder das Heilkraut wird in Wein gekocht und dann schluckweise getrunken.

Variante 1

Zwei Esslöffel einer beliebigen Pflanzendroge, klein geschnitten, mit einem Liter Wein übergießen. Drei Tage stehen lassen, öfters schütteln, filtern und dann abfüllen.

Variante 2
Zwei Esslöffel einer beliebigen geschnittenen Pflanzendroge mit einem Liter Wein fünf Minuten kochen, zehn Minuten ziehen lassen, abfüllen.

Variante 3
Zwei Esslöffel einer beliebigen Pflanzendroge, klein geschnitten, mit einem Liter Wein übergießen, drei Tage stehen lassen. Nach jeder Entnahme den Wein so lange nachgießen, bis die Pflanze nicht mehr zu schmekken ist.

Man kann bei allen drei Varianten folgendes ergänzen: Wenn kein Diabetes vorliegt, kann Honig oder Zucker nach Geschmack zugefügt werden. Zusätzlich geben Zimt, Gewürznelken, Vanillestangen und Pimentkörner ein gutes Aroma. Bei bitteren Kräutern z.B. Kalmus, Alant und Wermut kann die Einnahme dadurch erleichtert werden.

Nach der Einnahme eines Weinelixiers sollte ein Dunstwickel auf dem Oberbauch gemacht werden, um die Leber bei der Entgiftungstätigkeit zu unterstützen.

Herstellung von Pflanzenöl

Wirkstoffe von Heilpflanzen können als Ölauszug in die Haut eingerieben werden. Dabei wird ein Trägeröl mit der Heilpflanze versetzt. Das ideale Trägeröl ist Olivenöl, man kann auch Sonnenblumen- oder Sesamöl verwenden. Wichtig ist, dass die Ausgangssubstanzen aus biologischem Landbau stammen, damit garantiert ist, dass keine Spritzmittelrückstände im Öl sind. Gerade Öl kann Giftstoffe aus dem Körper heraus lösen, aber auch Heilstoffe in den Körper einschleusen.

Das bekannteste Heilöl ist Johanniskrautöl, das bei Muskelverspannungen und rheumatischen Beschwerden zum Einsatz kommt.
Achtung jedoch! Gerade Johanniskrautöl kann photoallergische Reaktionen auslösen. Johanniskraut scheint Giftstoffe besonders gut in Bewegung zu bringen. Wenn im Bindegewebe solche Schadstoffe abgelagert sind, können sie durch Johanniskrautanwendungen in Bewegung gebracht werden. Dadurch kann eine Hautreizung entstehen. Dies scheint der Grund zu sein, warum manchmal Hautreizungen durch Johanniskraut in Verbindung mit Sonnenlicht beobachtet wurden.

Jede Pflanze, die sich dafür eignet, kann klein geschnitten mit Öl übergossen werden, dann wird sie circa drei Wochen stehengelassen, die Mischung wird mehrfach geschüttelt. Anschließend wird durch ein Sieb oder Leinentuch abgefiltert und das Pflanzenöl zur Einreibung verwendet. Johanniskrautöl kann man auf diese Art herstellen, ebenso wie Rosenblütenöl, Kleeblütenöl etc.

In der Antike war es üblich, den ganzen Körper zweimal pro Woche mit Öl und anschließend mit Linsenmehl einzureiben. Laut Galen (Leibarzt von Augustus, 6 n. Ch.) wurde der Körper nach dem Bad und vor der Körperertüchtigung mit Öl eingerieben.

Herstellung von Tinkturen

Kräuterschnäpse sind in fast jedem Haushalt anzutreffen. Viele Hausfrauen haben ihre eigenen Kräuterschnapsrezepte, die sie wie ein Familienheiligtum hüten. Bei Verdauungsbeschwerden, Grippe, die im Anzug ist, aber auch einfach als Digestif nach einer Mahlzeit wird die Kräuterköstlichkeit getrunken.

Man kann mit Weingeist aus der Apotheke oder selbstgemachten Obstbränden Kräutertinkturen ansetzen. Die klein geschnittene Pflanzendroge wird mit dem Hochprozentigen übergossen und an einem warmen Platz drei bis fünf Wochen stehengelassen. Dann wird abfiltriert, in Flaschen abgefüllt und diese werden gut gekennzeichnet.

So eine Tinktur kann man, je nach Pflanze, für äußere Anwendungen oder auch innerlich verwenden. Bei äußerlicher Anwendung soll die Tinktur immer mit Wasser verdünnt und die zu behandelnde Hautstelle mit Öl eingerieben werden, da es sonst zu Hautreizungen kommen kann. Die innerliche Anwendung geschieht stamperl- oder tropfenweise.

Alkoholumschläge sollen nie über Nacht durchgeführt werden, da es zu Hautreizungen kommen kann.

Personen, die Alkoholprobleme haben, sollten auf eine innerliche Anwendung von Tinkturen verzichten.

Reinigungsverfahren

Hier finden Sie die schon mehrfach erwähnten Reinigungsverfahren detailliert erklärt.
Viele Anwendungen klingen vom Namen her abenteuerlich bis abschrekkend. Bitte überwinden Sie diese eventuell entstandene Vorstellung. Ihr Körper wird es Ihnen mit Wohlbefinden und Gesundheit danken.

Oft kann man sich kaum vorstellen, wie effizient die einfachen Anwendungen sind. Ich habe diplomiertes Pflegepersonal onkologischer Stationen im Rahmen einer Weiterbildung dazu motiviert, die genannten Anwendungen im Pflegealltag und im privaten Bereich auszuprobieren. Das Ergebnis war für uns alle sehr zufriedenstellend. Im stationären Bereich konnten durch Fußbäder, Bauchwickel und andere Anwendungen Medikamente gespart werden und das Befinden der Patienten konnte deutlich gesteigert werden.

Man braucht nicht bettlägrig zu sein, um von den nun angeführten Reinigungsverfahren zu profitieren.

Ganz im Gegenteil: Rechtzeitig angewandt helfen Bauchwickel und Co. Krankheiten erst gar nicht entstehen zu lassen.

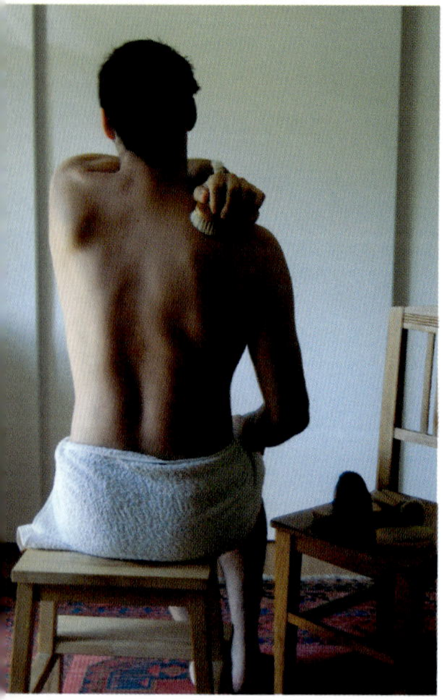

Körper bürsten

Beim trockenen Bürsten wird morgens nach der Frühgymnastik vor der Dusche oder abends vor dem Entspannungsbad der gesamte Körper mit einer Borstenbürste, bei den Zehen beginnend, kräftig gebürstet, bis die Haut eine rötliche Färbung aufweist. Körperstellen, die schmerzen, sollen besonders aufmerksam behandelt werden. Wenn Sie Neurodermitis haben, sparen Sie die betroffenen Hautstellen vorerst aus. Bei Krampfadern den Druck der Bürste an die individuelle Wohlfühldosis anpassen.

Ideal wäre es, den Körper nach der Bürstenmassage kalt abzuwaschen oder kalt abzuduschen.

Aderlass

Der Aderlass ist eine sehr alte Methode, um Giftstoffe aus dem Körper zu entfernen. Dadurch entsteht eine Verbesserung des gesamten Stoffwechsels sowie eine Anregung des körpereigenen Immunsystems.
Im Mittelalter degenerierte der Aderlass zum „zur Ader lassen", einer von Badern ausgeführten Technik mit all ihren negativen Folgen.

Hildegard von Bingen ist es zu danken, dass sie schon vor 900 Jahren diesem Missbrauch einen Riegel vorschob und klare Richtlinien für Zeitpunkt und Durchführung des Aderlasses festlegte. Nach Hildegard von Bingen wird der Aderlass vom ersten bis zum sechsten Tag des abnehmenden Mondes vorgenommen.

Du hast in dir den Himmel und die Erde.
Hildegard von Bingen

Wie wird der Aderlass durchgeführt?

Vor dem Aderlass empfehle ich eine Untersuchung. Zum festgelegten Aderlasstermin kommt man nüchtern – nichts essen, kein Wasser trinken und nicht Zähne putzen.

Bereiten Sie sich bewusst auf den Aderlass vor. Überlegen Sie sich, was Sie alles bei der Therapie bewusst loslassen möchten, zum Beispiel alte Gewohnheiten, Altlasten im Allgemeinen.

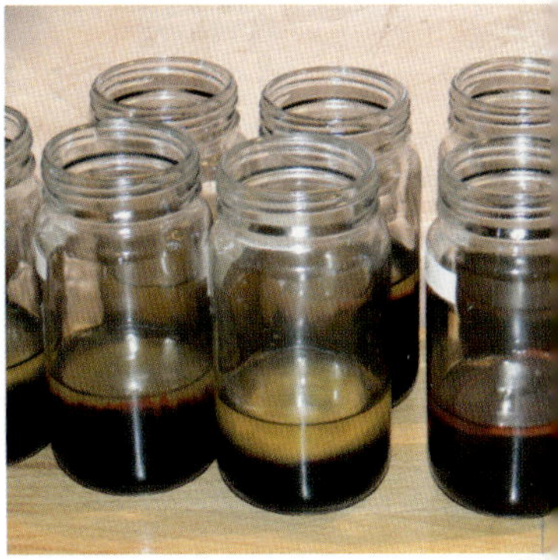

Verzichten Sie schon einige Tage vor dem Aderlass auf Körperlotionen, Deos und/oder Rasierwasser; erlaubt ist Alaunstein.
Nach Messen des Blutdrucks wird der Aderlass vorgenommen. Dabei werden maximal 180 Milliliter Blut entnommen.

Beispiele aus der Praxis:

Eine fünfzigjährige Frau kommt seit drei Jahren jährlich zum Aderlass in meine Praxis. Sie erklärt mir, dass sie seit dem Ausbleiben der Regel immer wieder Spannungszustände verspürte, die nach einem Aderlass für zirka ein Jahr nicht mehr auftreten. Ihr Körper signalisiert ihr sehr deutlich, wann sie wieder zum Aderlass kommen soll.

Ein siebenunddreißigjähriger Mann kommt nun schon einige Jahre zu mir zum Aderlass. Er beschreibt das Gefühl nach dem Aderlass mit einer großen Erleichterung, Freiheit im Kopf und mehr Vitalität.

Immer wieder beobachte ich, dass nach einem Aderlass Bluthochdruck zumindest eine Zeit lang deutlich gebessert ist und weniger Medikamente eingenommen werden müssen.

Auch klimakterische Beschwerden lassen sich durch den Aderlass erleichtern. Manche Menschen sind nach dem Aderlass sehr müde, andere sehr angeregt.

Hydro-Colon-Therapie

Die Hydro-Colon-Therapie wird idealerweise zu Beginn und zu Ende einer Fastenzeit durchgeführt. Durchschnittlich empfehle ich drei bis vier Therapien innerhalb von vierzehn Tagen. Die Anzahl der notwendigen Therapien ist natürlich von Mensch zu Mensch verschieden. Manche Patienten fühlen selbst sehr gut, wie viele Therapien sie brauchen, um den Darm optimal zu säubern.

Der Patient liegt bequem in Rückenlage. Durch ein Kunststoffröhrchen fließt Wasser von speziell abgestimmter Temperatur in den Darm ein. Ein geschlossenes System transportiert das Wasser und den gelösten Darminhalt in den Abflussschlauch. Mit einer sanften Bauchdeckenmassage werden vorhandene Problemzonen ertastet und das einfließende Wasser wird genau in diesen Bereich gelenkt. Atemübungen unterstützen diesen Vorgang. Die Wirkung des Wassers und die gleichzeitige Warm-Kühl-Reizung des Darmes bewirken, dass dieser besser durchblutet wird. Dadurch arbeitet er wieder besser.

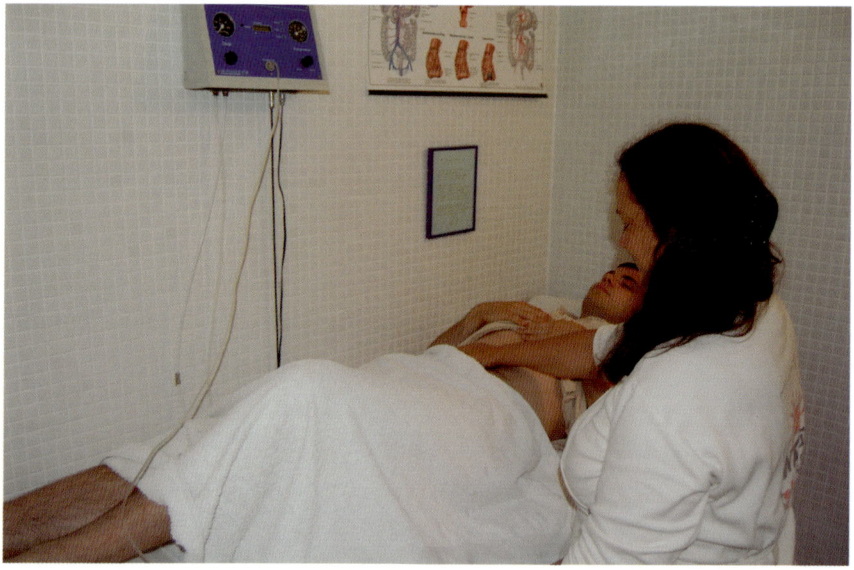

Schröpfen

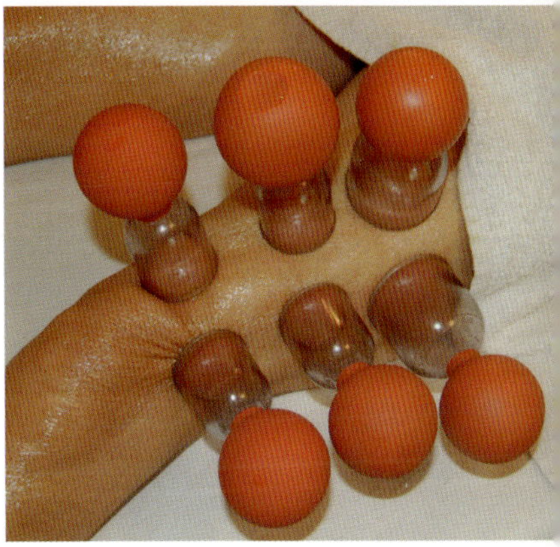

Historisches zum Schröpfen

Der Schröpfkopf galt jahrhundertelang als das Zunftzeichen der Bader. Dieser Umstand zeigt, welch große Bedeutung die Schröpfbehandlung hatte.
Die Schröpfbehandlung war bis vor einigen Jahrzehnten Standardtherapie jedes Arztes, jeder Ärztin.
In China ist die Schröpftherapie bis heute fixer Bestandteil eines Behandlungsschemas.
Hildegard von Bingen, die große europäische Mystikerin, räumt der Schröpfbehandlung einen hohen Stellenwert ein und empfiehlt sie bei vielen Leiden.

Wie wirkt die Behandlung?

Wenn ein Abfluss verstopft ist, kann man ihn mit einer Vakuumpumpe wieder frei bekommen. Ähnlich scheint der Unterdruck zu wirken, den das Schröpfglas erzeugt.

Man unterscheidet zwei Arten des Schröpfens:

› Trocken Schröpfen:	Bei trockenem Schröpfen wird durch den Unterdruck an der behandelten Stelle das darunter gelegene Binde- und Muskelgewebe entlastet und dadurch besser durchblutet. Tiefer liegende Verspannungen, die Massagegriffen unzugänglich sind, werden so erreicht und entlastet. Die Behandlung wird oft als schmerzlindernd empfunden
› Blutig Schröpfen:	Mittels mehrerer Stiche, die mit einer sterilen Nadel beigebracht werden, und anschließendem Anbringen des Saugkopfes, werden Stauungen behoben – das Gewebe wird entlastet.

Wie wird die Behandlung durchgeführt?

Nach genauer Untersuchung wird der Schröpfkopf (es gibt verschiedene Größen) an der entsprechenden Körperstelle angebracht – mittels Blasbalg, der ein Vakuum erzeugt.

Hat die Behandlung Nebenwirkungen?

- Die Behandlung ist für Menschen jeden Alters bestens geeignet. Die Stelle, an der die Saugnäpfe wirken, zeigt zumeist leichte Blutergüsse, die allerdings ein erwünschtes Therapieziel sind und nach einigen Tagen ohne Behandlung verschwinden.
- Müdigkeit kann als Folge der Behandlung verspürt werden.

Rödern

Rödern hat sich als Bezeichnung für eine Reinigung der Nasengänge mit einem Reflexöl eingebürgert.
Herr Röder war ein Naturheilkundler, der Ende des 19. Jahrhunderts gewirkt hat. Er entwickelte die nach ihm benannte Technik, bei der in die drei Nasengänge jedes Nasenlochs vorsichtig ein mit Reflexöl getränktes Wattestäbchen eingebracht wird. Nach Einführen des Wattestäbchens in den Nasengang wird langsam und tief durch die Nase geatmet. Dadurch verteilt sich das Öl. Es kommt einerseits zu einem Abschwellen der Schleimhäute, andererseits wirken die ätherischen Öle entzündungshemmend.

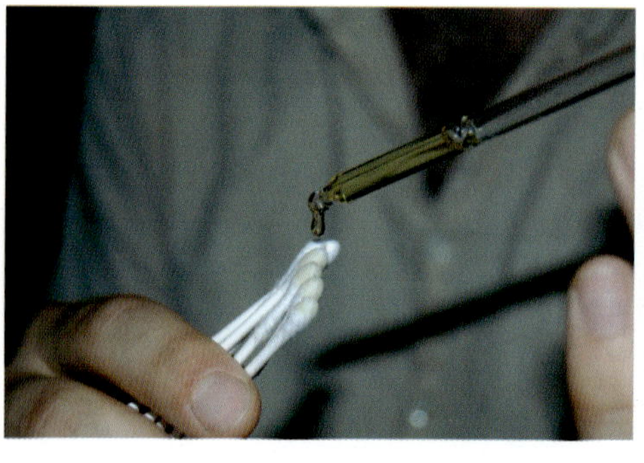

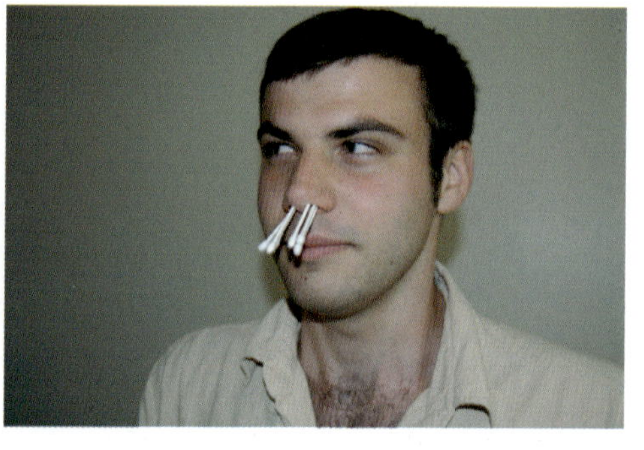

Während der Fastenzeit sollte man täglich alle sechs Nasengänge rödern. Damit wird eine bessere Durchblutung der Stirn- und Kieferhöhlen erreicht. Dies macht den Kopf frei und hilft Fastenreaktionen, wie Kopfschmerzen und Müdigkeit, zu verhindern.

In der Praxis habe ich sehr oft die Erfahrung gemacht, dass beginnender oder auch schon chronischer Schnupfen, Kopfschmerzen und auch Tinnitus verschwanden oder deutlich besser wurden, nachdem die Patienten diese Behandlung einige Zeit durchgeführt hatten. Wichtig ist es, qualitativ hochwertiges Nasenreflexöl zu verwenden.

Ölziehen

Ölziehen ist eine Entgiftung des Mund- Rachen- Raumes und Anregung des Lymphabflusses.

Um den Mund- Rachen- Raum zu entgiften wälzen Sie 1 EL Sonnenblumen- oder Olivenöl 5 Minuten lang im Mund. Anschließend spucken Sie das Öl aus. Wiederholen Sie diesen Vorgang 3 bis 4 Mal. Danach putzen Sie gründlich die Zähne und kratzen die Zunge mit einem Löffel ab.

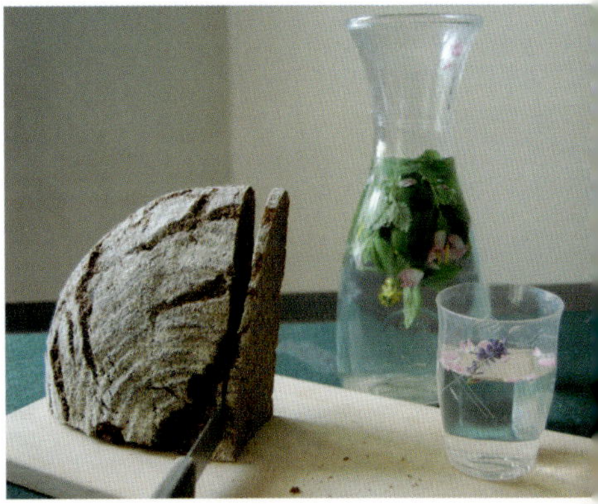

Fasten

In allen Kulturen kennt man Zeiten der kulinarischen Enthaltsamkeit, sogenannte Fastenzeiten. Diese Zeiten des Leermachens wurden meist vor Frühlings-, und Winterbeginn oder vor wichtigen Zeremonien angesetzt. Seherinnen im alten Griechenland, Priester im alten Ägypten, Priester in verschiedensten Religionsgemeinschaften zogen sich vor Abhaltung großer Zeremonien zurück, um in der Abgeschiedenheit, fern von allen weltlichen Genüssen die Verbindung mit den himmlischen Dimensionen zu pflegen.

Auch für Nichtpriester ist es ratsam, immer wieder die Askese zu suchen, da die nahrungsmäßige und auch sonstige Enthaltsamkeit hilft, die eigenen Energieressourcen kennenzulernen und zu spüren, was der Kern des Daseins ist. Abgesehen von der geistigen Reinigung ist es auch für den Körper wichtig, dass die Ausscheidungsorgane wie Darm, Niere, Leber, Lunge und Haut regelmäßig gereinigt werden.

Bei einem technischen Gerät, wie zum Beispiel dem Automobil, finden wir es selbstverständlich, dass Filter gereinigt und gewechselt werden, Motoröl nachgefüllt oder ein Ölwechsel vorgenommen wird. Auch eine

Wohnung, die wir bewohnen, braucht regelmäßige Pflege. Und selbst wenn wir vom Urlaub zurückkehren, finden wir in der unbewohnt gebliebenen Stube Staub. Es liegt einfach in der Natur der Dinge, dass Verschmutzung eintritt. Mit dem Körper verhält es sich genauso.

Wir benützen unseren Körper täglich. Unser Herz pumpt zirka sechzig mal in der Minute, unsere Lungen arbeiten regelmäßig. Alle unsere Organe sind im Dauereinsatz. Durch Heilfasten geben wir dem Körper die Chance, sich zu regenerieren und gleichzeitig geben wir ihm die Möglichkeit, Abgelagertes zur Ausscheidung zu bringen.

Wichtig ist, dass man sich beim ersten Heilfasten in kompetente Hände begibt, sodass man während des Fastens eine unterstützende, beratende Anlaufstelle hat.
Aus meiner Praxistätigkeit weiß ich, dass viele Beschwerden von selbst verschwinden, wenn man die Körperorgane reinigt.

Diese Reinigung erfolgt in mehreren Stufen:

Die **erste Stufe** ist ein **Umstellen der Kost** auf einfache Vollwertkost. Die in diesem Buch vorgestellten Rezepte können eine Anregung sein. Die Ernährung sollte abwechslungsreich sein. Jeden Tag sollte ein anderes Getreide, Obst und/oder Gemüse gegessen werden.

Die **zweite Stufe** besteht darin, dass man Mahlzeiten weglässt, zum Beispiel das Abendessen. Man kann schon ab 15.00 Uhr **auf eine feste Mahlzeit verzichten.**

Die **dritte Stufe** besteht im **Weglassen von fester Nahrung** oder je nach individuellem Bedarf im Einhalten einer mehrtägigen beziehungsweise mehrwöchigen Individualkur.

Wichtig ist, dass während des Heilfastens der Aspekt des Gewichtverlustes nicht im Vordergrund steht. Es geht in erster Linie um die Reinigung der Ausscheidungsorgane. Aus diesem Grund muss man die Ausscheidungsorgane schon bevor man fastet entlasten. Welche Art des Fastens und der Reinigung für Sie die beste ist, sollten Sie im Einvernehmen mit Ihrem Fastenbegleiter festlegen.
Es gibt viel Fastenliteratur, so dass ich hier nicht im Detail auf das Fasten eingehen möchte. Trauen Sie sich, an das Thema Fasten heranzugehen – Ihr Körper wird es Ihnen mit Gesundheit danken.
Der Körper muss auf das Fasten vorbereitet werden, um Fastenreaktionen

(Kopfschmerzen, Übelkeit, Erschöpfung, Gelenksschmerzen und anderes) zu vermeiden. Die oben angeführten Reinigungsverfahren können schon ein bis zwei Wochen vor dem Fasten angewendet werden. Während des Fastens sollten täglich zumindest ein bis zwei Anwendungen durchgeführt werden.

Verschiedene Arten des Heilfastens:

F.X.-Mayr-Kur

Der Arzt und Forscher Dr. Mayr entdeckte Ende des 19. Jahrhunderts den Zusammenhang zwischen Ernährung und Krankheit und entwickelte die nach ihm benannte Heildiät. Das Prinzip der Mayr-Kur ist das Entlasten des Darmes, indem über einen Zeitraum von zwei bis vier Wochen durch das gute Kauen und damit Einspeicheln von Milch und Semmeln der Darm entlastet wird.
Die Mayr-Kur wurde weiterentwickelt und ergänzt durch die sogenannte erweiterte Mayr-Kur. Dabei werden zusätzlich zu Semmeln, Käse, Schinken, Ei und Joghurt in den Speiseplan aufgenommen. Die sogenannte milde Ableitungsdiät ergänzt den Erfolg der Mayr-Kur. Es gibt zahlreiche Bücher zu diesem Thema im Handel.

Getreide-, Gemüse-, Obstfasten

Über einen individuell festgesetzten Zeitraum wird jeden Tag ein anderes gedünstetes Getreide, eine Obst- und/oder eine Gemüsesorte gegessen. Bei dieser Art des Fastens ist es wichtig, gut zu kauen und herauszufinden, welche Nahrungsmittel den Körper am besten unterstützen.

Man kann die verschiedenen Fastenarten natürlich auch miteinander kombinieren und so den individuellen Bedürfnissen anpassen. Der wichtigste Punkt beim Fasten ist, sich der eigenen Süchte bewusst zu werden.

Die Nulldiät

Dabei wird über einen individuell festgelegten Zeitraum nur Wasser, Kräutertee und eventuell eine Wurzelsuppe getrunken. Bei dieser Diätform ist es wichtig, den Körper optimal vorzubereiten und anschließend sehr vorsichtig mit der Aufnahme von fester Nahrung zu beginnen. Gutes Kauen ist wichtig, um den ruhig gestellten Darm nicht zu überlasten.

Trinken von Säften und/oder Wurzelsuppen

Verschiedenste Fastenkuren empfehlen in irgendeiner Art das Trinken von Säften.

Sowohl die Buchinger-Diät als auch die Breuß-Diät basieren hauptsächlich auf dem Reinigen des Körpers mit Säften und Wurzelsuppen. Je nach Beschwerden werden eine gewisse Zeitlang nur Säfte und Wurzelsuppen eingenommen.

Wie oft soll man fasten?

Einmal im Jahr, längstens alle zwei Jahre, zirka drei bis vier Wochen in einer dem körperlichen Gesundheitszustand angepassten Form.

Die im europäischen Kulturkreis traditionellen Fastenzeiten sind vierzig Tage vor Ostern und die Adventzeit.

Bachblütentherapie

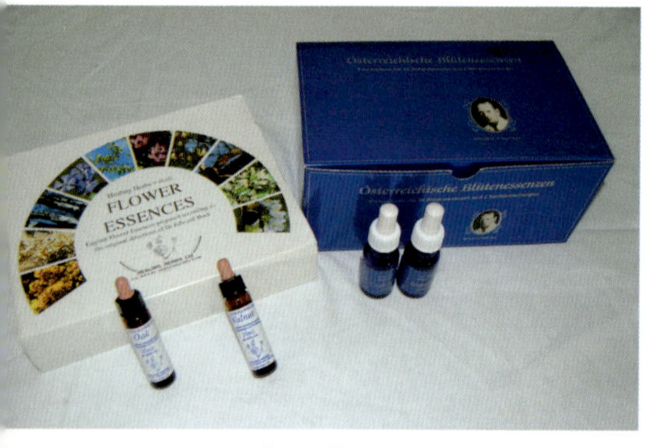

Die Bachblütentherapie wurde von einem englischen Arzt im neunzehnten Jahrhundert entwickelt. Dr. Bach war ein hellfühliger Mensch. Er bemerkte, dass Pflanzen die Fähigkeit haben, blockierte Seelenzustände eines Menschen zu lösen. Er entwickelte eine spezielle Methode, um die Essenz einer Pflanze einzufangen.

Auch heute noch werden Bachblüten auf dieselbe Art und Weise hergestellt, wie Bach sie beschrieb. Dr. Bach fand siebenunddreißig verschiedene Pflanzen, und ein spezielles Quellwasser, aus denen Bachblüten bis heute hergestellt werden. Der Einsatz, der aus den Pflanzen und dem Wasser gewonnenen Essenzen, hilft, blockierte Seelenzustände zu lösen.

Kinder und Tiere sprechen auf die Bachblütentherapie besonders gut an. Die Blütenessenzen lassen sich innerlich und äußerlich anwenden.

Massagen

Massagen haben eine sehr lange Tradition. Auf allen Kontinenten finden sich auch prähistorische Hinweise, dass Massagen eingesetzt wurden.
Es gibt verschiedene Massagearten. Im asiatischen Raum wird nicht nur mit den Händen, sondern auch mit den Füßen massiert. Prinzipiell kann man den gesamten Körper massieren, mit und ohne Öl, nur mit den Händen oder auch unter Zuhilfenahme von Massagestäbchen oder Schröpfköpfen. Sinn der Massage ist es, ein spezielles Stimulus zu setzen. Je nach Art der Massage werden die Muskeln, gestaute Lymphflüssigkeit oder Reflexzonen stimuliert. Durch die Massage werden die verschiedenen Schichten der Haut gegeneinander bewegt. Dadurch entsteht eine bessere Durchblutung, Verklebungen können sich lösen, der Stoffwechsel der behandelten Stellen wird angeregt.

Es gibt unterschiedliche Massagearten, die auch kombiniert werden können: Sportmassage, Lymphdrainage oder Bindegewebemassage, um nur einige zu nennen. Eine Spezialform ist die Reflexzonenmassage.
Dabei werden genau definierte Punkte an Händen, Füßen, Ohren oder am Rücken behandelt. Die genau definierten Punkte stehen mit Organen in Verbindung. Man behandelt zum Beispiel die Leber über Fernpunkte an den Füßen, Händen, Ohren oder dem Rücken.

Einige Massagearten:

Die klassische Ganzkörpermassage:

Dabei wird der Körper von Kopf bis Fuß massiert, das heißt, die Haut und das Bindegewebe werden gegen die Muskeln bewegt. Die Behandlung kann mit oder ohne Öl erfolgen.

Die Sportmassage:

Dabei werden Muskeln entlang ihres Verlaufs durchbewegt. Diese Behandlung ist nach sportlicher Betätigung empfehlenswert und hilft Verletzungen zu vermeiden.

Die Reflexzonenbehandlung:

Reflexzonen sind Punkte oder Areale an Händen, Füßen, Ohren, Rücken oder auch Kopf. Diese werden entweder mit den Fingern oder mit einem Stäbchen behandelt.

Lymphdrainage:

Mittels rhythmischer Handbewegungen wird die Lymphe durch den Körper bewegt. Man beginnt in einem Areal, das nicht gestaut ist. Dann wird die zu behandelnde Körperregion mit langsamen rhythmischen Bewegungen entstaut. Diese Stauungen entstehen nach Verletzungen, Operationen oder durch ungesunden Lebenswandel. Es ist erstaunlich, wie leicht auch stark geschwollene Problemzonen auf diese sanfte Behandlung reagieren.

Osteopathie:

Eine besondere Form der Behandlung ist die Osteopathie. Dabei wird durch sanften Zug am Körper Spannung gelöst. So versucht der Therapeut, den blockierten Eigenpuls des Körpers wieder herzustellen. Diese Art des Eigenpulses hat nichts mit dem Herzschlag zu tun, sondern ist ein eigener Rhythmus im Körper. Blockierte Faszien, Fehlstellungen von Gelenken und auch Narbenzüge können so behandelt werden.
Daher eignen sich osteopatische Behandlungen, um Fehlstellungen der Wirbelsäule, des Beckens oder fehl gestellter Extremitäten zu lösen. Sie eignen sich auch zur Nachbehandlung von Verletzungen, Operationen oder nach Geburten.

Energetische Behandlung:

Bei der energetischen Behandlung kommt es oft gar nicht zur Berührung. Es gibt verschiedenste Behandlungsarten. Auch Fernheilung ist möglich. Es gibt mittlerweile zahlreiche Studien, welche die Kraft und Wirkung von gerichteten Gedanken bestätigen.
Manche Therapeuten beheben Stauungen im Körper, indem sie ihn aus einigen Zentimetern Abstand behandeln. Diese Therapeuten arbeiten in Aura-Schichten. Jeder Mensch kann das Energiefeld des Körpers, auch Aura genannt, nach einigem Training wahrnehmen.
Auch Handauflegen ist eine energetische Behandlung. Dabei werden die Hände auf zu behandelnde Körperstellen aufgelegt, womit eine Energiedisbalance ausgeglichen werden kann.

Akupunktur:

Akupunktur nennt man eine Behandlung, bei der Nadeln verwendet werden. Je nach Problemstellung werden Nadeln aus unterschiedlichen Metallen in unterschiedliche Tiefen gestochen. Die Akupunktur-Nadeln werden in genau definierte Energiepunkte gestochen. So möchte man erreichen, dass eine blockierte Energiebahn wieder durchgängig wird. Der ganze Körper ist von Meridianen durchzogen.

Man kann sich das so vorstellen:
Energie durchzieht unseren Körper wie Wasser, das im Bachbett fließt. Energie fließt durch Meridiane. Wenn ein Meridian blockiert ist, entsteht mit der Zeit eine Erkrankung. Mittels Akupunktur kann man diese Blokkaden lösen.

Moxatherapie:
Unter Moxatherapie versteht man das Erwärmen von bestimmten Reflexpunkten oder Arealen. Man verbrennt auf einer Kartoffelscheibe getrocknete Kräuter, zum Beispiel Beifuß, Brennnesseln, Salbei etc., oder man erwärmt die Punkte mittels einer angezündeten Beifußzigarre.

Zehn einfache Übungen für den Körper

Ein Spaziergang am Morgen ist ein Segen für den ganzen Tag.
Henry David Thoreau

Zehn einfache Übungen für den Körper:

1. Auf Zehenspitzen stehen und so einige Minuten im Raum herumspazieren. Dann das Gewicht auf die Fersen verlagern, die Zehenspitzen anheben und ebenso einige Minuten durch den Raum spazieren.
2. Leicht in die Knie gehen, Abstand zwischen den Füßen ca. zehn cm. Die Hände auf die Knie legen, die Knie kreisen lassen, die Kreise allmählich vergrößern, dann wieder kleiner werden lassen und dann die Richtung wechseln.
3. Die Knie leicht gebeugt lassen, die Füße schulterbreit parallel positionieren. Nun das Becken, mit kleinen Kreisen beginnend, immer größer werdend in eine Richtung bewegen, die Kreise wieder kleiner werden lassen und erst jetzt die Richtung wechseln.

4. Die Schultern mit kleinen Kreisen, die immer größer werden, in eine Richtung bewegen, dann wieder kleiner werden und erst jetzt die Richtung wechseln.
5. Auf den Rücken legen, die Beine in den Himmel strecken, ebenso die Arme. Nun Arme und Beine einige Minuten kräftig schütteln. Anschließend lang auf dem Boden ausstrecken.
6. Am Boden liegend diagonal rechtes Bein und linken Arm weit von der Körpermitte wegdehnen. Beim nächsten Atemzug linkes Bein und rechten Arm wegdehnen etc.
7. In den Vierfüßlerstand gehen und abwechselnd einen Katzenbuckel machen und den Rücken durchhängen lassen.
8. Auf den Bauch legen, die Hände mit der Handfläche nach unten in Schulterhöhe plazieren, die Arme durchstrecken und Brust und Bauch dehnen. Diese Übung wird im Yoga Kobra genannt.
9. Aufsetzen und langsam das Kinn von einer Schulter zur anderen im Halbkreis bewegen. Dabei die Schultern hinunterziehen und fixieren.
10. Flach auf den Rücken legen und einige Minuten tief atmen, wobei Einatmen-Halten-Ausatmen-Halten gleich lang dauern.

Diese Übungen können täglich mehrere Male wiederholt werden.

Alles ist in Bewegung und nichts bleibt stehen.
Heraklit von Ephesus

Sei vorsichtig beim Lesen von Gesundheitsbüchern,
der kleinste Druckfehler kann dein Tod sein.
Mark Twain

Teil IV
Heilpflanzen

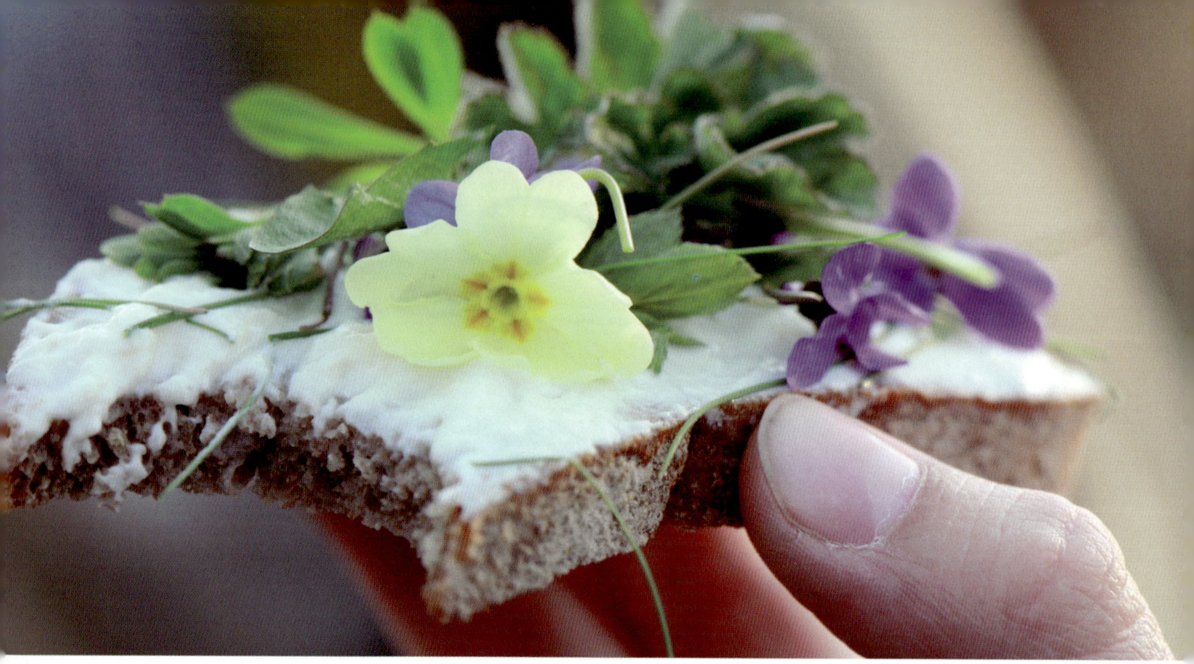

Verwendung von Heilpflanzen als Nahrungsmittel

Ideal ist es, wenn man Heilpflanzen auch in die tägliche Nahrung miteinbezieht. Vogelmiere, Brennnessel, Löwenzahn, Spitzwegerich, um einige zu nennen, sind wunderbare Gemüsekräuter, die sich in den täglichen Speiseplan integrieren lassen. Manche Pflanzen, wie Huflattich, Giersch und Beinwell, können, wenn sie mehrmals die Woche gegessen werden und die Ausscheidungsorgane geschädigt sind, zu Beschwerden führen. Sie enthalten nämlich auch zellschädigende Inhaltsstoffe. Lernen Sie deshalb, die Signale Ihres Körpers und Ihrer Intuition kennen. So werden Sie die Schätze von Mutter Natur genießen können, ohne Schaden zu nehmen.

Blüten von Klee, Löwenzahn, Gundelrebe, Taubnessel lassen sich auf Salate streuen oder aufs Butterbrot geben. Jeder Spaziergang im Grünen kann mit dem Genuss von ein paar Blättern oder Pflanzenteilen Ihren Organismus entlasten und den Stoffwechsel anregen.

Wildpflanzen enthalten eine harmonische Mischung aus Mineralstoffen, Spurenelementen und Vitaminen. Weise und mit Maß eingesetzt kann ihnen keine von Menschenhand hergestellte „Vitamintablette“ das Wasser reichen.

Wie finde ich das Heilkraut, das zu mir passt?

Man kann hinausgehen in die freie Natur und Pflanzen beobachten. Wenn einem eine wilde Schönheit besonders sympathisch erscheint, kann man mittels Pflanzenbestimmungsbuch erfahren, welche Heilkräfte in ihr wohnen. Man kann auch so vorgehen, dass man zuerst ein Kräuterbuch durchblättert und die einzelnen Bilder auf sich wirken lässt, um dann die natürlich wachsende Entsprechung in der Natur zu suchen.

Bei Blasenentzündung oder Blasenschwäche helfen uns Brennnessel, Birkenblätter, Petersilie, Sellerie, Zinnkraut, Storchenschnabelkraut, um nur einige zu nennen.
Wie wählt man das richtige Kraut bei Blasenbeschwerden? Entweder man nimmt die Pflanze, die einem empfohlen wird von einer Freundin, den Eltern oder Ihrem Arzt. Oder man sieht sich die verschiedenen Pflanzen an und wählt dann die, die einem am sympathischsten erscheint. Im Zweifelsfall immer eine fachkundige Person zu Rate ziehen – jemanden, der mit Heilpflanzen Erfahrung hat und schon weiß, welche Pflanze bei welchem Leiden und zu welchem Menschentyp passen könnte.

Jeder Mensch ist ein einzigartiges Individuum. Von außen betrachtet können wir weder feststellen, welche Vorlieben noch welche Abneigungen er hat. Man kann von außen auch nicht erkennen, welche genetischen Schwachstellen er mitbringt, natürlich auch nicht welche Stärken. Zudem ist eine Pflanze ein vielschichtiger Kosmos. Die Kunst ist, Schloss (Problem) und Schlüssel (Heilpflanze) zu finden. Es muss ein Schlüssel, der einmal gepasst hat, nicht immer wieder passen. Der Mensch wie auch die Pflanze unterliegen rhythmischen, kosmischen Veränderungen. Dies macht auch unsere einzigartige Großartigkeit aus.

Auch Pflanzen sind vielschichtige Wesen. Zum Beispiel die Gundelrebe: Die Gundelrebe ist eine Pflanze, die verwendet wird bei hormonellen Störungen, bei Lebererkrankungen, aber auch bei Entzündungen. Je nach Fall und je nach Typ wird man sie für eine bestimmte Verwendung heranziehen.

Wichtig ist auch, dass man Pflanzen immer wieder abwechselt. Spätestens nach 3 Wochen regelmäßigen Gebrauchs muss die Pflanze gewechselt werden oder zumindest eine 3-wöchige Pause eingelegt werden. Ich glaube, dass eine Vielzahl von Unverträglichkeitsreaktionen und allergischen Reaktionen darauf zurückzuführen sind, dass manche heilkräftigen Pflanzen zu oft zum Einsatz gekommen sind. Die Kamille ist so eine Pflanze. Als Tee, als Konzentrat, in Salben findet man den wertvollen Helfer, aber es gibt viele Menschen, die mittlerweile auf Kamille allergisch reagieren. So wird durch unvernünftigen Gebrauch eine wertvolle Heilpflanze ihrer Möglichkeiten zu helfen beraubt.

Wenn Sie sich nicht sicher sind, ob Sie das richtige Kraut vor sich haben, lassen Sie die Finger davon. Durch Verwechslung und falsche Anwendung sind Heilkräuter in ein schiefes Licht geraten. Schierling- und Wiesenkerbel sehen ähnlich aus. Für den Ungeübten ist ein Auseinanderhalten zu Beginn etwas schwierig. Deshalb im Zweifelsfall: Finger weg von einer Pflanze, die Sie nicht kennen!

Wie dosiere ich richtig?

Die Dosis macht das Gift! - Diesen Spruch hat Paracelsus vor etlichen Jahrhunderten geprägt. Er gilt noch heute.

Heutzutage glauben wir, je mehr wir von etwas nehmen, desto besser sei es. Der Körper ist ebenso wie die Pflanze ein äußerst komplexes Wesen. Krankheit oder Missstimmung entstehen, wenn die Regelkreisläufe im Körper ins Ungleichgewicht geraten sind oder wenn Schad- und Giftstoffe nicht ausgeschieden werden können. Auch energetische Blockaden können den Energiefluss von Meridianen blockieren und so Unwohlsein oder Krankheit auslösen.

Für den täglichen Frühstückstee: 1 Prise (das ist die Menge, die Sie zwischen Daumen, Zeige- und Mittelfinger fassen können) auf 1 Liter nicht kochend heißes Wasser geben, zugedeckt 10 Minuten ziehen lassen. Eine Prise ist völlig ausreichend. Im täglichen Gebrauch können Sie die Kräuter ohne weiteres zwei Mal aufgießen. Solange Geschmack herausgelöst wird, ist auch Wirkstoff dabei.

Wenn Sie den Tee therapeutisch trinken, dann nehmen Sie 1 Prise auf ½ Liter Wasser und lassen sie 10 Minuten ziehen. Ich empfehle Ihnen, zu Beginn die Kräuter einzeln zu verwenden, nicht zu mischen. D. h. trinken Sie in der Früh z. B. Holunderblütentee und am Abend Melissentee. Tagsüber nehmen Sie eine Kanne Ringelblumentee zum Arbeitsplatz.

Wenn Sie inhalieren wollen, können Sie eine Hand voll getrockneten Krautes auf 2 Liter Wasser nehmen. Dann die Temperatur entsprechend abkühlen lassen, bevor Sie die Inhalation vornehmen.

Für Sitzbad und Vollbad ebenso nach Gefühl dosieren, ca. 1 bis 2 Hand voll des entsprechenden Krautes verwenden! Manches Mal ist vielleicht auch nur 1 Prise notwendig. Lassen Sie sich von Ihrem Gefühl leiten!

Ackersenf (Sinapis arvensis)

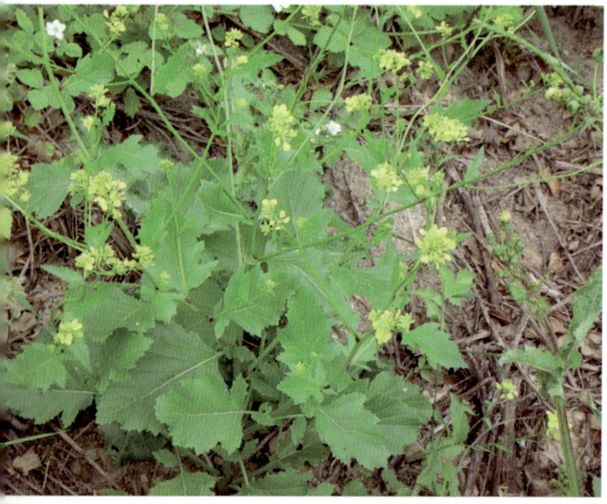

Ackersenf wächst auf Wiesen, im Garten, auf Äckern und wird bis zu 1 m hoch. Die gelben Blüten können frisch geerntet und fein geschnitten auf Salate, Suppen oder als Brotaufstrich verwendet werden.
Senf wird schon seit sehr langer Zeit als Würze verwendet. Die Pflanze hilft, schwer verdauliche und fette Speisen bekömmlicher zu machen und ist so eine ideale Verdauungshilfe.

In der Medizin wird gemahlenes Senfmehl sowohl vom gelben als auch vom schwarzen Senf verwendet. Die Haut wird vorsätzlich gereizt, um eine bessere Durchblutung eines Areals zu bewirken. Das Schwarzsenfmehl ist stärker wirksam als das gelbe Senfmehl.

Gemahlenes Senfmehl als Fußbad verwendet, hilft bei Schweißfüßen, kalten Füßen und Durchblutungsstörungen. Auf ein Fußbad, je nach Empfindlichkeit der Haut, werden 1 bis 3 Esslöffel Senfmehl gegeben. Senfmehl zu einem Teig angerührt, den man auf ein Tuch streichen kann, wirkt als Zugpflaster. Ischiasbeschwerden, unreife Abszesse oder Muskel- und Gelenksschmerzen sprechen auf diese Behandlung gut an. Bei empfindlicher Haut unbedingt die Hautstelle einölen, um eine zu starke Reizung zu vermeiden. Empfindliche Haut kann schon nach 6 bis 10 Minuten Blasen bilden, was zwar eine gewünschte Reaktion ist; wenn man die Senfanwendung aber längere Zeit belässt, kann es zu richtigen Verbrennungen kommen. Deshalb Vorsicht!
Ansonsten ist jegliche Senfanwendung eine fantastische Therapie bei Nervenschmerzen, Muskelschmerzen, Gelenksschmerzen, Rheumatismus, Sehnenentzündungen.

Senf ist auch eine Bachblüte und hilft Frohsinn und Heiterkeit ins Leben zu bringen. Das heißt, dass diese hübsche Pflanze nicht nur innerlich wirkt; auch das Betrachten der Blüten bringt Frieden.

Sammelgut:	die blühende Pflanze, Blätter, reife Schoten
Wirkung – Anwendung:	Rheumatismus, Gelenkschmerzen, Abszesse, Muskelschmerzen, Nervenschmerzen; durchblutungsfördernd, verdauungsanregend
Zubereitung:	als Suppenwürze, Wildgemüse; die reifen Samen werden zu Senfmehl verarbeitet; Basis für Gewürzpaste, Senf, als Tinktur, Bachblüte, Fußbad, Senfpflaster

Achtung: Kann Hautreizungen verursachen!

Akelei (Aquilegia vulgaris) Schwach giftig!

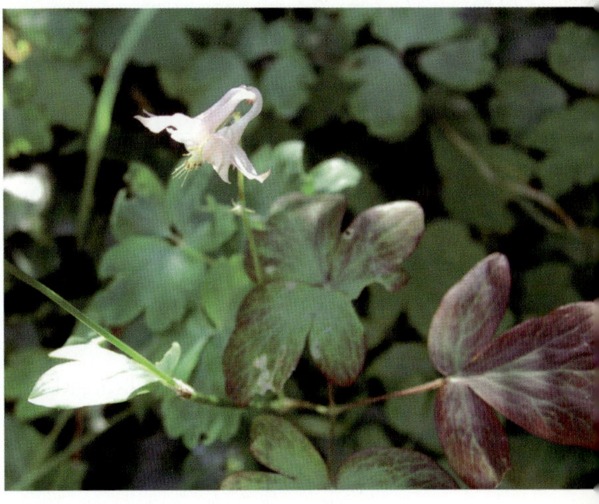

Wildwachsende Akelei steht unter Naturschutz. Akelei ist eine vergessene Heilpflanze, außerdem gilt sie mittlerweile als giftig. Die Dosis macht das Gift – oft reicht eine Prise, um im Regelwerk Körper eine Veränderung in Richtung Heilung zu erreichen. Hildegard von Bingen schätzte die Kraft der wunderhübschen Pflanze. „Bei wem die Halsdrüsen zu wachsen beginnen, der esse oft roh Akeleiblätter ...". „Wer viel Schleim auswirft, der beize Akelei in Honig und esse davon oft"; „Wer Fieber hat zerstoße Akelei, filtere den Saft, gebe diesen zu Wein und trinke ihn oft". Akelei wird also bei Lymphdrüsenschwellung, Verschleimung und Fieber eingesetzt. Auch in Wein kann sie konsumiert werden. Einige Blätter und einige Blüten kann man ohne Befürchtungen genießen.

Sammelgut:	Blüten, Blätter
Wirkung – Anwendung:	Fieber, Verschleimung, Lymphknotenschwellung, Halsschmerz, Mandelentzündung
Zubereitung:	in Honig, Wein, frisch, gepulvert

Alant (Inula helenium)

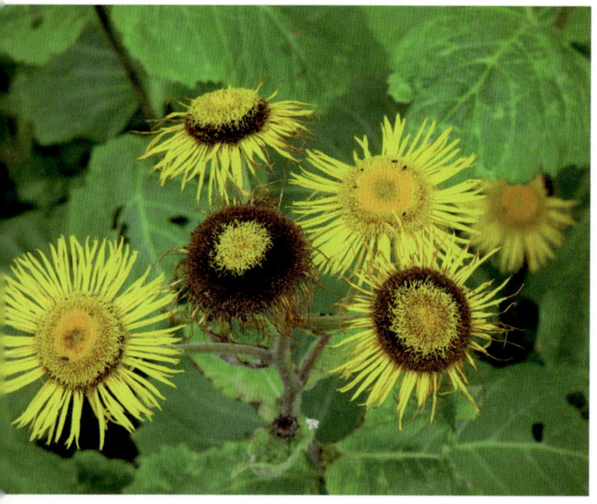

Mindestens 3 Jahre wächst der Alant vor sich hin, bevor im Frühjahr oder Herbst die heilkräftigen Knollen ausgegraben werden. Alant ist eine Pflanze, die mannshoch wird, wunderschöne gelbe Blütenköpfe entwickelt und von der Landbevölkerung seit jeher hoch geschätzt wird. Die Blüten des Alant waren Bestandteil des neunteiligen Kräuterbusches, der am 15. August bei der Kräuterweihe in die Kirche getragen wurde, um dann im Herrgottswinkel die segensreiche Wirkung der Familie zur Verfügung zu stellen.

Alant ist und war Bestandteil vieler Kräuterarzneien, speziell zur Stärkung der Verdauungsorgane. Der Alant hat eine erweiternde Wirkung, d. h. er hilft in jeglicher Darreichungsform Verkrampfungen zu lösen und die Verdauung in Gang zu bringen. Hildegard von Bingen empfiehlt Alant in unterschiedlicher Zubereitungsform bei Lungenerkrankungen, aber auch bei Migräne und Augenerkrankungen.

Hier einige, zum Teil direkt überlieferte Rezepte:

› **Alanttee:** 1 Teil Feigen, doppelt so viel Alantwurz, etwas Galgant - mit diesen Zutaten soll man einen klaren Trank, d.h. Tee, zubereiten. Feigen, Alant und Galgant in Wasser kochen, abseihen und dann gesüßt schluckweise trinken. So ist es laut Hildegard ein lungenstärkendes Getränk.

› **Alantwein:** „Lege das ganze Jahr hindurch getrockneten oder grünen Alant in reinen Wein. Wenn ein Teil geschrumpft ist, dann sind die Kräfte ihm vergangen, er soll weggeworfen und neuer Alant eingelegt werden. Wenn jemand an der Lunge leidet, der soll täglich davon ein wenig nehmen. Es nimmt ihm das Gift von seinen Lungen, unterdrückt die Migräne und klärt die Augen." Diese Anwendung soll aber nur bei Beschwerden verwendet werden. Sie ist nicht für den täglichen, prophylaktischen Gebrauch.

› **Alantsalbe:** Gut gereinigte Wurzel in kleine Stücke zerklopfen, am besten mit einem Nudelwalker; die gleiche Menge Schweineschmalz zerlassen und das noch warme Schmalz in den Wurzelbrei einrühren. Gut verrühren, einige Tage stehen lassen, dann nochmals erwärmen, filtrieren, in kleine Gebinde füllen und bei Knochenbrüchen, Quetschungen, Blutergüssen auftragen.

Bei diversen Hauterkrankungen kann ein Bad in einer Wurzelabkochung Erleichterung verschaffen. Auch Kräuterkompressen haben diese Wirkung.
Ich setze den Alant gerne bei allgemeiner Schwäche, bei Rekonvaleszenz als Tee ein.

Sammelgut:	Wurzeln, Blüten
Wirkung – Anwendung:	bei Diabetes, Gallflussstörungen, Gebärmutterschwäche, Lungenerkrankung, Knochenbrüchen, Quetschungen, Augenerkrankungen; Rekonvaleszenz
Zubereitung:	als Salbe, Tee, Schnaps, Wein

Aloe Vera (Aloe vera)

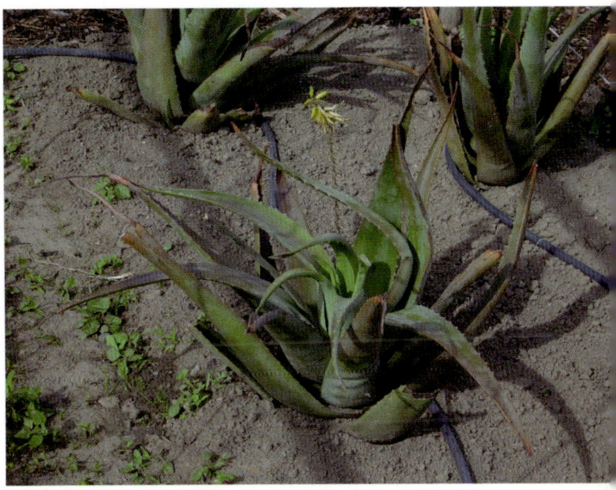

Das Gel der Pflanze ist ein universelles Antientzündungsmittel, aber auch ein phantastisches Schönheitsmittel. Die fleischigen Blätter schneidet man in dünne Scheiben und behandelt damit Wunden oder macht eine Gesichtspackung.
Bei einer Scheidenentzündung kann man ein Stück Blattgel in die Scheide einführen (einige Tage in Kombination mit Essigspülungen wiederholen, so können Entzündungen gut zum Abheilen gebracht werden).
Das Blattinnere kann auch bei Entzündungen des Magen-Darmtraktes angewendet werden. Vorsicht – manche Menschen bekommen Durchfall. Man sollte nicht mehr als 6 EL Aloe Vera täglich einnehmen.

Die äußeren Blattteile kann man abkochen und entzündete Körperteile darin baden, oder eine Haarspülung machen. Hautreizungen durch ein Zuviel an Sonne klingen nach einer Behandlung mit Aloe Vera-Saft oft über Nacht völlig ab. Ich pflege meine Haut vor der „Sommersaison" gerne und oft mit Aloe- oder Hauswurzsaft.

Aber: „Das Heilkraut wächst am eigenen Grund".

Dieser alten Weisheit folgend empfehle ich bei diversen Beschwerden die Behandlung mit heimischen Pflanzen.
Die Aloe Vera ist eine Pflanze, die in unseren Breiten normalerweise nicht wächst. Sie braucht viel Sonne, d. h. die volle Heilwirkung kann die Pflanze nur in den Ländern entwickeln, wo sie optimale Umweltbedingungen hat. Man kann sie allerdings auch zu Hause im Topf ziehen. Eine Heilwirkung hat sie dann noch immer, allerdings etwas abgeschwächt. Übrigens: die heimische Entsprechung der Aloe Vera ist die Hauswurz.

Die Aloe Vera wird äußerlich angewendet bei allen möglichen Entzündungen der Haut oder bei Schuppenflechten bzw. auch Schuppen der Kopfhaut.
Man kann auch den Saft der Aloe Vera trinken, wobei dieser leicht abführend wirkt. Ein Stückchen der geschälten Aloe Vera kann auch als Tampon verwendet werden. Die Schalen, nachdem man die gelhaltigen Pflanzeninhalte herausgeschabt hat, können ausgekocht als Fußbäder oder Vollbäder verwendet werden. Diese wirken entgiftend und hautberuhigend.

Wirkung – Anwendung:	Entgiftend; Saft – leicht abführend, entzündungshemmend, blutreinigend, bei Sonnenbrand, Entzündungen der Haut und Haare, hautberuhigend; Neurodermitis, Akne, Verbrennungen; Wundbehandlung, Magen-Darm-Entzündungen, Ulcus cruris, Scheidenentzündung
Zubereitung:	Frischsaft auspressen, Abkochung der Außenhaut

Andorn (Marrubium vulgare)

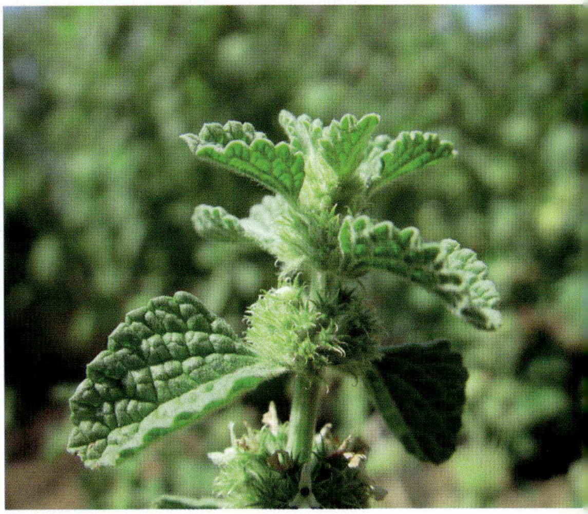

Andorn ist eine Pflanze, die sich in freier Natur auf Wiesen, aber auch auf Schottergelände ausbreitet und früher in jedem Kräutergarten kultiviert wurde. Andorn ist Bestandteil verschiedener Klosterspezialitäten, die zur Heilung von Lungenerkrankungen gebraut werden. Wenn man die Blätter des Andorn zwischen den Fingern zerreibt, riecht man den würzig herben, aromatischen Duft. Er ist ziemlich bitter, wirkt zusammenziehend, und daraus kann man schon seine Einsatzgebiete ableiten: er wirkt Auswurf fördernd. Einerseits schleimlösend, wenn die Lunge entzündet oder verschleimt ist, andererseits regt er mit seinen Bitterstoffen die Leber an und tonisiert die Gallenwege. Wenn der Magen-Darm-Trakt beleidigt ist, weil man vielleicht zu fett gegessen hat oder irgend etwas nicht vertragen hat, wirkt der Andorn auf die Magen-Darm-Schleimhaut beruhigend, Durchblutung fördernd, ausgleichend. Das Pulver des Andorn sollte im Gewürzregal stehen und sparsam Speisen zugemischt werden, da man so einerseits Verschleimung vermindern und gleichzeitig auch die Verdauung anregen kann. Die Bitterstoffe des Andorn könnten so die eher süß und sauer dominierte Küche der modernen Zeit bereichern. Allen rekonvaleszenten Personen kann man Andorn wärmstens ans Herz legen.

Hier einige Anwendungsmöglichkeiten:

- **Andorn als Tee** getrunken, mit etwas Honig gesüßt, wirkt lungen- und herzstärkend und kann ungesüßt auch für Entgiftungsbäder zur Reinigung oder bei Hauterkrankungen verwendet werden.
- **Andorn gehackt**, mit etwas Zucker vermischt und teelöffelweise eingenommen, löst Husten aber auch Verstopfung
- Menschen, die Probleme mit dem Fettstoffwechsel haben, sollten frischen **Andorn vor der Mahlzeit kauen**, um die Gallensekretion anzuregen oder auch Andorn in Weingeist konserviert – nach der Mahlzeit teelöffelweise einnehmen.

Hildegard von Bingen hat ein Rezept für Krankheiten des Kehlkopfs:
1 EL Andornkraut und 125 ml Wasser, ¼ l Wein, einige EL Butter oder Obers – kräftig aufkochen, mehrmals täglich schluckweise warm trinken.

Eine andere Mischung, ebenfalls nach Hildegardscher Anweisung, hilft bei Leberleiden aber auch bei Verdauungsstörungen und Grippe:
100 g Andorn, 300 g Fenchelkörner, 300 g Dillkraut – aus dieser Mischung täglich einen Tee zubereiten. Man kann auch jeweils einen EL aus dieser Mischung in ¼ l Wein kurz aufkochen und dann schluckweise trinken.

Sammelgut:	das ganze Kraut, am besten vor oder während der Blütezeit
Wirkung – Anwendung:	bei Husten, Heiserkeit, Verstopfung, Leber- und Gallenerkrankungen, Hautausschlägen
Zubereitung:	Tee, in Wein gekocht, mit Honig, als Badezusatz

Arnika (Arnica montana)

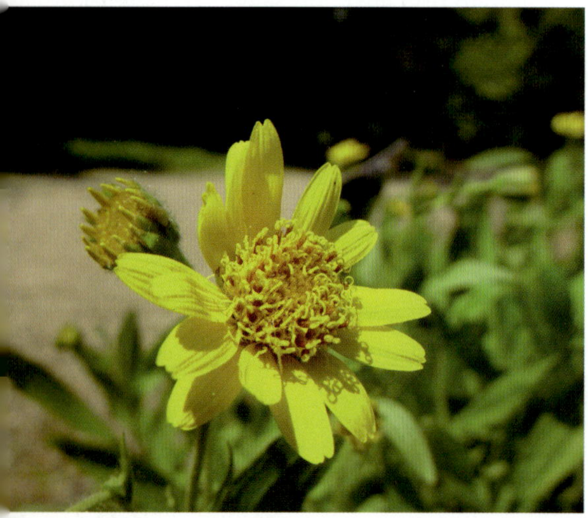

Arnika ist eines der bekanntesten und verbreitersten Wundmittel. In fast jeder Hausapotheke, von der Stadt bis ins Hochgebirge, findet sich ein Fläschchen Arnikatinktur. In der Homöopathie verwendet man Arnika D6 bis D30 bei allen Arten von Verletzungen, um die Wundheilung sofort anzuregen und den Wundschock zu lösen.

Die sonnengelben Blüten werden gesammelt und entweder sofort mit Weingeist zur Tinktur angesetzt, oder getrocknet und dann entweder als Aufguss zubereitet oder zur Tinktur weiterverarbeitet. Bei der Verwendung von Arnikatinktur sollte auf jeden Fall beachtet werden, dass der Alkohol verdünnt wird, da sonst wiederholte Anwendungen zu Hautreizungen führen können. Ich habe in der

Praxis mehrfach starke Hautreaktionen auf wiederholte Arnikatinktur-Anwendung gesehen. Wenn man die Haut mit einem Öl einreibt, kann Hautreizungen vorgebeugt werden, auf jeden Fall sollte die Tinktur 1:2 oder 1:5 mit Wasser verdünnt werden. Die individuelle Reizschwelle ist sorgfältig zu beobachten. Arnikaumschläge maximal 2-3 Stunden belassen.

Wann kommt Arnika zum Einsatz?

Bei allen Verletzungen, seien es Schnitt-, Stich-, Stoßverletzungen, Quetschungen, Schürfwunden, Knochenbrüche, Abszesse, verunreinigte Wunden. Bei jeder Art von Verletzung kann Arnika zur Wundreinigung verwendet werden.

- Die Firma Weleda bietet eine phantastische Arnikasalbe an, die z.B. bei Zerrungen, Knochenbrüchen abwechselnd mit Arnikatinktur angewandt werden kann.
- Auch nach Operationen, Gehirnerschütterung oder nicht lokalisierbaren, inneren Blutungen kann Arnikatinktur homöopathisch, aber auch als verdünnte Tinktur gegeben werden, um die Heilung anzuregen.
- Nochmals Vorsicht! Arnikatinktur nur vorsichtig und verdünnt verwenden und die Haut mit Öl oder Salbe abdecken.

Heilkräftig sind auch die Wurzelteile, die natürlich vor oder nach der Blüte gesammelt werden, also zwischen Oktober und April. Die Wurzel wird in Alkohol gelegt, um zur Tinktur weiter verarbeitet zu werden. Man kann aber auch ein Aufgussgetränk herstellen.

In der Volksheilkunde wurde die fein gemörserte Wurzel bei verschiedensten Arten von Bauchgrimmen und Darmblutungen eingesetzt, messerspitzenweise in Wein verrührt und getrunken. Vor übermäßigem Gebrauch wird gewarnt, da ein potentes Heilmittel bei übertriebenem innerlichen Gebrauch natürlich auch Nebenwirkungen zeigen kann. Wenn die Droge tropfen-, messerspitzen- oder stamperlweise verwendet wird, ist keine Nebenwirkung zu erwarten.

Sammelgut:	Blüten, Kelche, Wurzeln

Wirkung – Anwendung:	› bei allen Arten von Verletzungen: Schnitt-, Stoßverletzungen, Quetschungen, Brüche, Zerrungen, Muskel- und Gelenksschmerzen, aber auch entzündeten Wunden, Abszessen; › innerlich – Globuli D6, D12, D30; alle 2 Stunden 3 bis 4 Globuli auf der Zunge zergehen lassen, oder Arnikatinktur 20 Tropfen in 1/8 Liter Wasser geben und schluckweise trinken; › äußerlich, indem man Arnikatinktur 1:10 verdünnt zum Bad gibt, oder als Umschlag auflegt.
Zubereitung:	Tinktur aus Wurzeln und Blüten, Salben, getrocknet, gepulvert oder als Tee

Aronstab (Arum maculatum) GIFTIG!

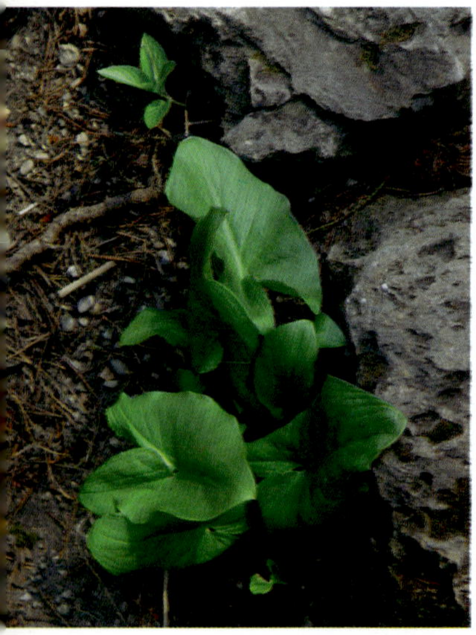

Blätter und Beeren sind giftig! Die heilkräftige Wurzel wird nur im Herbst geerntet und nur im getrockneten Zustand verwendet - als Mittel gegen Melancholie, klimakterische Beschwerden, Magenverstimmung. Hildegard von Bingen räumt dem Aronstab einen wichtigen Platz bei der Behandlung der eben genannten Krankheiten ein. Im Herbst bildet sich ein wunderschöner mit roten Beeren ausgestatteter Fruchtstand aus. So findet man auch die Wurzel.

ACHTUNG! Der Aronstab steht unter Naturschutz und darf daher nur im eigenen Garten geerntet werden. Durch die Trocknung und den Kochvorgang verliert die Wurzel ihre Giftigkeit.

In der Homöopathie wird der Aronstab als Mittel gegen Husten und Schnupfen und als Mittel gegen Heiserkeit verwendet.

Sammelgut:	Wurzel
Wirkung – Anwendung:	nervenstärkend, Magen entschleimend, stimmungsaufhellend; bei Wechselbeschwerden

Zubereitung:	Getrocknete Wurzel in Wein 10 Minuten kochen; Hildegard von Bingen empfiehlt folgende Zubereitung: 12 g Aronstabwurzel, 600 ml Wein, 5 Minuten kochen!

Augentrost (Euphrasia officinalis)

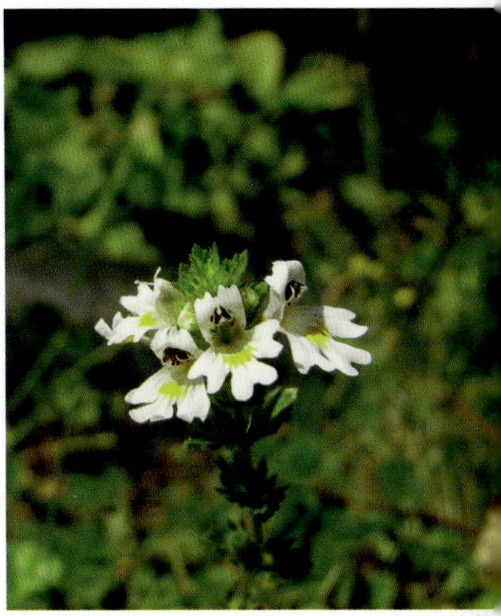

Die mittelalterliche Signaturlehre hilft die Wirksamkeit dieser wunderhübschen Pflanze zu erkennen. Die Pflanze wird ca. 10 bis 20 cm hoch und zeigt blassviolette, gestreifte Blüten.

Der frische und der getrocknete Augentrost - es wird hierzu das ganze Kraut gesammelt und an einem schattigen Ort getrocknet - wird bei allen Arten von Augenleiden als Kompresse, Augenbad, aber auch innerlich angewendet.

So wird Augentrosttee zubereitet: 1 bis 2 TL des geschnittenen Krautes mit ¼ l kalten Wasser übergießen, zum Kochen bringen, 2 Minuten ziehen lassen, etwas Salz zusetzen und mit dem Sud Augenspülungen, Kompressen und Umschläge machen. Der ungesalzene Tee kann auch innerlich angewendet werden. Auch bei Schnupfen, der sich oft auf die Augen auswirkt, kann Augentrost verwendet werden, zum Inhalieren oder als Umschlag, aber auch als Tee getrunken.

Folgende Teemischung klärt die Augen, als Trank aber auch als Kompresse: 1 Teil Fenchelsamen, 1 Teil Kamillenblüten, 1 Teil Augentrost, mit kochendem Wasser übergießen, 10 Minuten ziehen lassen und dann trinken, oder auch als Kräuterkompresse auflegen. Alle Menschen, dic empfindliche Augen haben, sollten immer Augentrosttee vorrätig haben.

Eine weitere Teemischung zur innerlichen und äußerlichen Anwendung:
1 Teil Augentrost, 1 Teil Käsepappel

Sammelgut:	ganzes blühendes Kraut
Wirkung – Anwendung:	bei allen Augenkrankheiten, aber auch bei Schnupfen und Nebenhöhlenproblemen
Zubereitung:	Tee, zum Inhalieren, Augenbad, Kompresse

Baldrian (Valeriana officinalis)

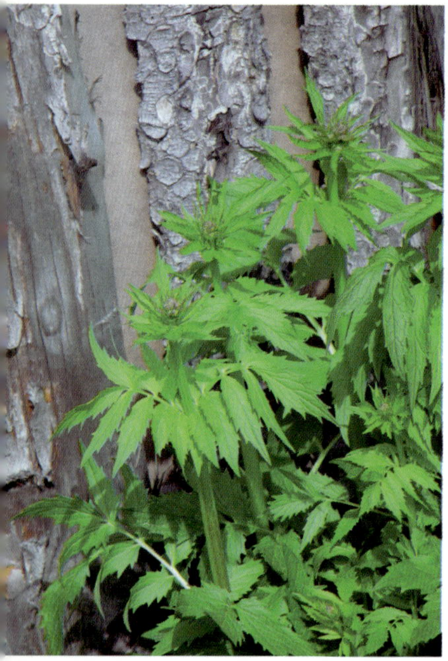

Baldrian wird ca. 1 m hoch und liebt feuchte Böden. Heilkräftig ist die Wurzel, die ab September gegraben wird, um dann frisch oder getrocknet weiterverarbeitet zu werden. Ich konnte mich in meiner Zeit als Turnus-Ärztin immer wieder von der Wirkung des Baldrians überzeugen.

Das Haupteinsatzgebiet des Baldrians sind alle Arten von nervösen Beschwerden: Schlafstörungen, Unruhezustände, auch nervöse Herzbeschwerden, aber auch klimakterische Beschwerden. Entweder man greift auf ein fertiges Apothekenpräparat zurück oder man besorgt sich die Baldrianwurzel in freier Natur.

So wird sie verarbeitet: Man kann aus der frischen oder getrockneten Wurzel einen Tee bereiten. Es werden 2 EL klein geschnittene Baldrianwurzel mit ¼ Liter kochendem Wasser überbrüht, das Ganze lässt man 1 Stunde über stehen, seiht ab und trinkt den Tee warm langsam vor dem Schlafengehen. Baldrian kann auch sehr gut mit Hopfen, Melissenblättern, Lindenblüten oder Schafgarbe gemischt werden.

Baldrian eignet sich auch, um ein Entspannungsbad zuzubereiten. Dazu wird 1 Handvoll klein geschnittener Baldrian mit 1 Liter Wasser übergossen. Das Ganze bleibt tagsüber stehen und wird abends vor dem Schlafengehen bis zum Siedepunkt erhitzt und dem Vollbad zugesetzt. Nach diesem Vollbad, bei dem man noch 1 Tasse Hopfen-Baldriantee trinken kann, sofort ins Bett gehen!

Sammelgut:	Wurzel, Blüte, Blätter
Wirkung – Anwendung:	bei nervösen Zuständen, klimakterischen Beschwerden, unruhigen Herzbeschwerden, Schlafschwierigkeiten
Zubereitung:	als Tee; Tinktur; fertige Präparate sind in der Apotheke erhältlich

Bärlauch (Allium ursinum)

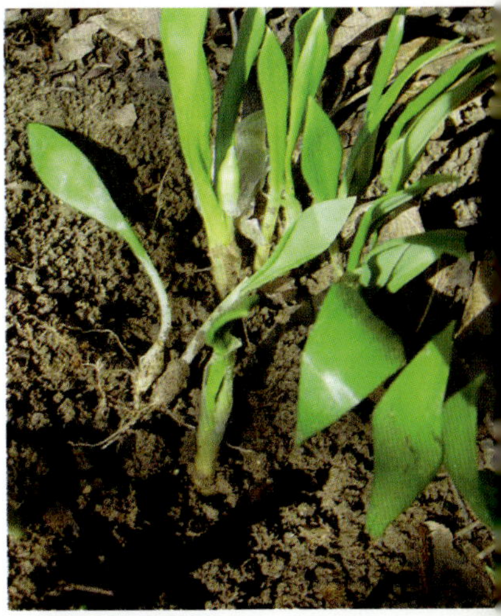

Bärlauch ist einer der ersten Frühlingsboten. Die Sage weiß, dass die Bären nach ihrem Winterschlaf in den Wald kamen und Bärlauch abweideten, um so ihre Gedärme zu reinigen.

Bärlauch hat eine blutreinigende und entgiftende Wirkung, außerdem hilft er Schwermetalle auszuscheiden. In der Praxis haben mir Patienten erzählt, dass ihnen von oftmaligem Bärlauchgenuss schlecht wurde. Ich kann mir das nur mit der entgiftenden Wirkung von Bärlauch erklären. Es gibt allerdings Menschen, die Bärlauch nicht mögen und auch nicht vertragen. Solche Personen sollten Bärlauch meiden.

Bärlauch isst man als Gemüse, als Suppe gemeinsam mit Brennnesseln oder klein gehackt aufs Butterbrot. Die Blüten kann man in die Kräuterbutter geben oder auf die Suppe streuen. Im Herbst und im Jänner kann man die Knollen des Bärlauchs ausgraben und zu einem schmackhaften Gemüse verarbeiten. Ab Ende März strecken auch die Maiglöckchen ihre Blätter aus der Erde – diese sind giftig! Wenn man einmal ein Maiglöckchenblatt und ein Bärlauchblatt nebeneinander gesehen hat, ist eine Verwechslung nicht mehr möglich. Auch Herbstzeitlosenblätter wachsen zur selben Zeit. Wenn Sie im Kräutersammeln ungeübt sind, achten Sie bitte immer auf den Geruch der gesammelten Blätter. **Nur Bärlauch riecht nach Knoblauch!** (Maiglöckchen- und Herbstzeitlosenblätter wachsen völlig anders aus dem Boden.) Im Zweifelsfall jedes Blatt zerreiben: riecht es nach Knoblauch, ist es das richtige. Wenn Bärlauch zu blühen beginnt, werden die Blätter holzig und dadurch ungenießbar.
Bärlauch verliert beim Trocknen seine Wirkung, auch Einfrieren reduziert die Wirkung deutlich. Gut lässt sich Bärlauch in Öl konservieren.

Sammelgut:	Blätter, Blüten, Zwiebeln, Knospen, Samen
Wirkung – Anwendung:	zur Frühjahrskur, gegen Frühjahrsmüdigkeit, Darmreinigungsmittel, blutreinigend, Schwermetall ausleitend, entschlackend, Leberreinigungsmittel
Zubereitung:	Frischpresssaft: täglich 1 bis 2 EL im Rahmen einer Blutreinigungskur, als Gemüse oder Suppe, aufs Brot, in Öl eingelegt für den Winter

Beifuß (Artemisia vulgaris)

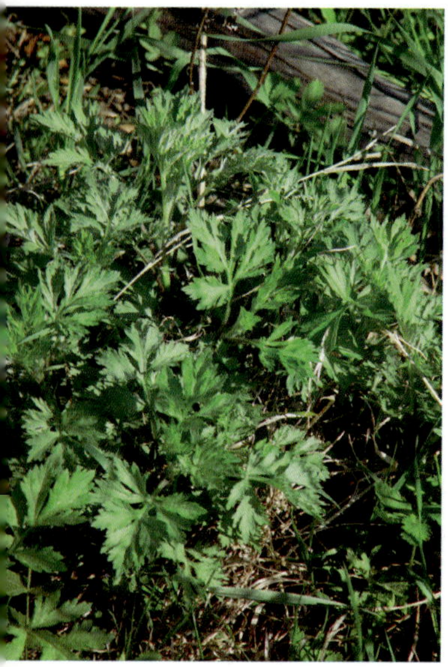

Beifuß war in der Antike der Artemis geweiht, daher auch der Name „Artemisia vulgaris". Er ist mit dem Wermut verwandt, nur bei weitem nicht so bitter wie sein Verwandter. Er spielte früher eine wichtige Rolle als Würzkraut. In Bayern wird er noch heute als „Ganslkraut" bezeichnet und kommt in jede Hühnersuppe oder zu jedem Geflügelbraten als Gewürz. Dies deshalb weil Beifuß seit jeher als Leber- und Gallenkraut hochgeschätzt wird. Auch auf die Bauchspeicheldrüse wirkt er ausgleichend. Im Admonter Kräuterbuch wird darauf hingewiesen, dass er in der Volksheilkunde, um bei langen Wanderungen Blasen vorzubeugen, „bei Fuß" getragen wurde. In der chinesischen Medizin wird Beifuß geschätzt, sowohl zum Moxen als auch als Tee. Beifuß findet sich als Beimengung zu verschiedenen Kräuterarzneien.

Der Beifuß kommt in unseren Breiten fast überall vor. Er wächst auf Wiesen und Schotterhalden und ist ab Ende März bis in den November hinein zu finden.
Man kann die jungen, frischen Triebe als Frühjahrsgemüse verwenden – sowohl roh als auch gekocht – und so seine vielfältige Wirkung vorbeugend in Anspruch nehmen.

Er ergibt einen äußerst bekömmlichen Frühstückstee. Nur Schwangere sollten ihn meiden, da er, regelmäßig getrunken, blutungsauslösende Wirkung haben kann. Daraus ergibt sich ein weiteres Einsatzgebiet: Frauen, die ihre Blutung fördern möchten, können den Beifußtee trinken, um dem prämenstruellen Syndrom vorzubeugen; ebenso Schwangere, die sich auf die Geburt vorbereiten. Wenn die Geburt schon im Gange ist, ist es für die Wöchnerin hilfreich, Kräuterumschläge mit Beifuß auf den Bauch zu packen, oder mit getrocknetem Beifuß den Rücken zu moxen (siehe Moxabustion).

Laut Hildegard von Bingen sollte man gepulvertes Beifußkraut in alle Speisen geben, um sie besser verdaulich zu machen. Das Beifußelixier wird von Hildegard außerdem bei der Schwäche der Bauchspeicheldrüse empfohlen.

Beifuß ist oft Bestandteil von Moxazigarren, ist aber auch lose als Moxapulver zu bekommen. Das Erwärmen von Reflexzonen hat eine tiefgreifende, entspannende Wirkung. Beifuß ist eines der Räucherkräuter(siehe auch „Räuchern"), die auf Räucherkohle verbrannt, Räume reinigen können.

Achtung: In aktuellen Studien wurde in Beifuss Thujon gefunden. Diese Substanz gilt als unverträglich bis giftig. Fest steht allerdings, dass Beifuss seit Jahrhunderten erfolgreich in Verwendung ist. Wie in vielen Fällen macht sicher auch hier die Dosis das Gift.

Sammelgut:	Blätter und Triebe
Wirkung – Anwendung:	zur Verbesserung der Fettverdauung, bei Diabetes, in der Endphase der Schwangerschaft während der Geburt, in der Zyklushälfte zur Auslösung von Regelblutungen; Klimakterium, Galle- und Leberleiden, Entzündungen
Zubereitung:	Tee, Kräuterkompresse, Räucherkraut, Moxakraut, Gewürz, Salat, Gemüse, Elixier (Hildegard'sche Spezialität)

Beinwell (Symphytum officinale)

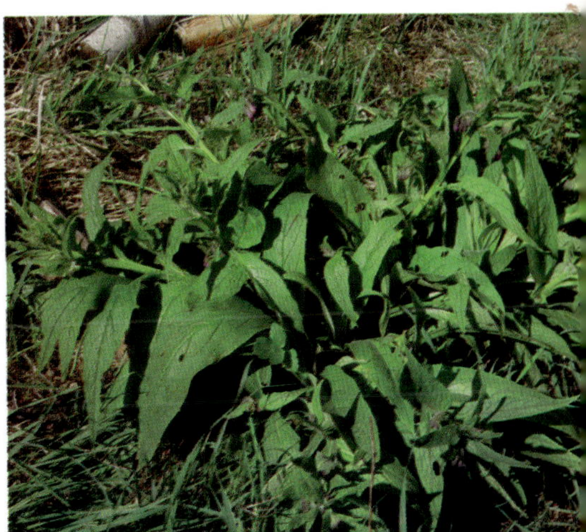

Schon die lateinische Bezeichnung symphytum, die sich vom griechischen symphytom ableitet, gibt einen direkten Hinweis auf das Geheimnis, das Beinwell in sich birgt. Wie der Name schon sagt ist Beinwell seit undenklichen Zeiten im Dienste der Menschen, die sich in irgendeiner Form am Bein verletzt haben. Beinwell ist eine Pflanze, die den Heilungsprozess fördert, der genaue Mechanismus ist noch nicht geklärt.

Knochenbrüche, Prellungen, Quetschungen, sonstige Verletzungen können mit Zubereitungen aus Beinwell versorgt werden. Beinwell enthält Allantoin in hoher Konzentration. Dieser Stoff wirkt anregend auf das Zellgewebe.

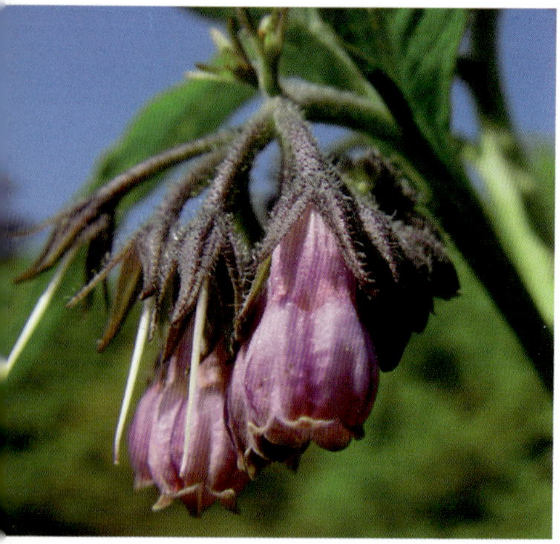

Auch Pyrrolizidin-Alkaloide wurden gefunden, dies dürfte die Ursache dafür sein, dass Beinwell mittlerweile auf der Liste der Giftpflanzen gelandet ist. Schwangere sollten Beinwell nicht oder nur sehr vorsichtig einsetzen.
Im freien Handel sind Beinwellprodukte nur mehr in homöopathischer Verdünnung erhältlich.
Ab März, sobald die Erde von den Sonnenstrahlen erwärmt wird, strecken die Beinwellblätter ihre Spitzen aus der Erde. Der Busch wird dann ca. 1 m hoch und hat rosarote bis violette Blüten.
Die Beinwellblätter haben Ähnlichkeit mit dem roten Fingerhut. Nur ist der rote Fingerhut samtig weich, wo hingegen die Beinwellblätter rau bis borstig sind. Also Vorsicht, wenn man die Blätter pflückt, ohne sie wirklich ausgezeichnet zu kennen!

Der Wurzelstock ist mehrjährig und hat fingerdicke Wurzeln, die tief in den Boden hinein ragen. Die Wurzel ist frisch aber auch getrocknet heilkräftig. Zur Aufbewahrung wird sie zwischen Oktober und März gestochen, längs halbiert und aufgefädelt an einem luftigen Ort getrocknet. Da das Wurzelinnere sehr fleischig ist, sollten Sie darauf achten, dass das Sammelgut nicht schimmelt. Haltbar kann man Beinwell auch mit Alkohol machen.

Man kann die Wurzeln natürlich auch frisch verwenden, dabei werden sie mit einem Nudelwalker weich geklopft, nachdem man sie vorher mit einem Tuch abgedeckt hat.
Der Wurzelbrei wird auf Verrenkung, Verstauchung oder verletztem Knochen aufgebracht. Wenn man den Wurzelbrei mit Lehm vermischt, hat man einen entzündungshemmenden und gleichzeitig stützenden Wundverband. Über den Beinwellwurzel-Lehm-Brei kann man ein feuchtes Leinentuch geben, damit das Ganze noch mehr Festigkeit entwickelt. Den Wurzelbrei mit oder ohne Lehm kann man ebenso bei allen Formen von Entzündungen verwenden, so z. B. Abszessen, Furunkeln, Krampfadern, Amputationsstümpfen, entzündeten Brustdrüsen etc.

Die **Spanische Schwarzwurzel** (*Scorpunera hispanica*) ist mit unserem Beinwell verwandt, sie ist die Speiseform der Schwarzwurzel. Sie wächst nicht wild sondern nur im Küchengarten und gibt die schmackhaften

Schwarzwurzelstangen, welche als Gemüse oder Salat hervorragend schmecken. Medizinisch ist sie nicht relevant.

Beinwelltinktur

Klein geschnittene Wurzeln werden in ein Glas gegeben, mit Hochprozentigem gut bedeckt und ca. 14 Tage bis 3 Wochen stehen gelassen. Dann wird die Tinktur abgeseiht und im Bedarfsfall 1:10 mit Wasser verdünnt, tropfenweise eingenommen oder als Umschlag verwendet.

Beinwellsalbe

Einem ½ kg Salbengrundlage werden 200 g klein geschnittene Beinwellwurzeln zugefügt, einige Tage stehen gelassen. In dieser Zeit gibt die Wurzel ihre Inhaltsstoffe an das Fett ab, dann wird das Ganze erwärmt. Nach dem Erwärmen wird die Salbe durch ein Leinentuch gefiltert. Die Salbe in Dosen, die nicht aus Metall sind, aufbewahren und bei Bedarf verwenden.

In der Praxis habe ich auch mit der Anwendung von im Handel erhältlichen Beinwellsalben ausgezeichnete Erfolge beobachten können.
Beinwell ist eine Pflanze, die Menschen mit Knochenleiden unschätzbare Dienste erweist. Die hohe Heilkraft erfordert einen respektvollen und maßvollen Einsatz dieses ehrwürdigen Heilkrautes. Dann werden Nebenwirkungen und Vergiftungserscheinungen dem Heilsuchenden kein Problem bereiten. Auf jeden Fall sollte die Anwendung von Beinwell nach einigen Tagen für 3 Tage unterbrochen werden, um dann wieder fortgesetzt zu werden. Beinwell eignet sich nicht als Dauertherapie.

Achtung:

Untersuchungen haben gezeigt, dass Beinwell Pyrrolizidin-Alkaloide enthält. Diese Substanz kann eine Leberschädigung auslösen. Alle im Handel befindlichen Beinwellprodukte müssen frei von diesen Substanzen sein.
Wenn man selbst Beinwell sammelt, sollte man darauf achten, dass man die Verwendung spätestens nach drei Wochen einstellt. Menschen mit Leberschwäche müssen besonders vorsichtig sein.

Sammelgut:	Wurzel, Blätter, junge Triebe
Wirkung – Anwendung:	Knochenbrüche, Quetschungen, Zerrungen, Prellungen, Gicht, Knochenheilungsschwäche
Zubereitung:	frisch; als Tinktur; als Salbe; als Tee

Berberitze (Berberis vulgaris)

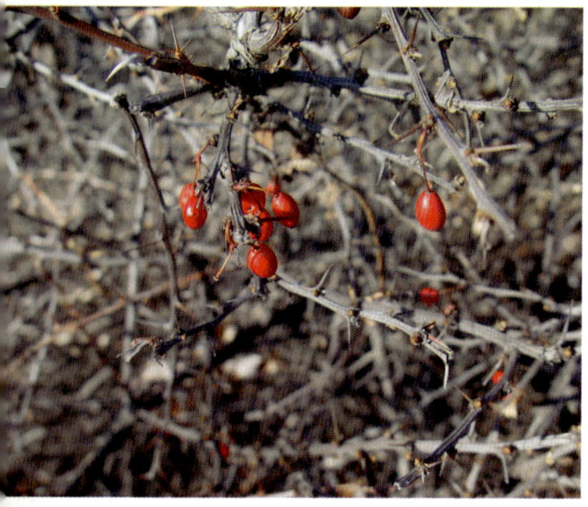

Die Berberitze kommt in lichten Wäldern vor. Der dornige Strauch bildet im Frühling hübsche Blüten. Ab August beginnen die Früchte zu reifen. Die länglichen, angenehm säuerlich schmeckenden Früchte sind bis zum Frühjahr zu finden. Sie werden nach und nach von den Vögeln verspeist.

Den Indianern Nord- und Südamerikas ist die Berberitze eine vertraute Freundin, mit der sie diverse Beschwerden behandeln. Sie setzen die Früchte und Blätter bei Angina und als Immunstärkungsmittel ein. Die Rinde des Strauches und die Wurzelrinde werden bei Bronchitis als Tee und bei Wundheilungsstörungen äußerlich verwendet, indem mit der gepulverten Rinde ein Umschlag gemacht wird. Berberitzenrinde und Wurzelrinde sind auch bestens geeignet für die Behandlung von Steinen der Gallen- und der Harnwege.

Das Sammeln der Früchte mag etwas mühsam sein, aber der fruchtige Geschmack lohnt die Mühe. Das vitaminreiche Sammelgut lässt sich zu Marmelade und Saft verarbeiten oder im Backrohr trocknen für späteren Genuss. Die Wurzelrinde wird ab November geerntet und ist ein vorzügliches gallflußförderndes Heilmittel. Auch die Strauchrinde lässt sich als Heilmittel verwenden. Die getrocknete, gepulverte Rinde kann bei Störungen der Fettverdauung dem Essen beigemengt werden. Schwangere sollten die Berberitze meiden, da nicht ausgeschlossen werden kann, dass sie wehenfördernd ist. In manchen Büchern wird die Berberitze auch bei Erkrankungen der Harnwege und der Blasensteinbildung empfohlen. In Indien gelten die Früchte der Berberitze als eines der besten Mittel, um Toxine aus dem Körper herauszulösen und Fettgewebe abzubauen. So stellt sich heraus, dass diese unscheinbare Frucht ein optimaler „Fatburner" ist. Man bekommt Berberitzentropfen in Apotheken und Drogerien.

Die jungen Blätter können vor der Blütenbildung als Frühjahrsgemüse verwendet werden. Früher wurden die Blätter bei Skorbut und Fieber verwendet. Sobald sie hart werden, sind sie jedoch ungenießbar.

Sammelgut:	Blätter (solange sie weich sind), Früchte, Wurzel
Wirkung – Anwendung:	Früchte und Blätter – Vitaminlieferanten, bei Fieber, Blasenentzündung Rinde und Wurzelrinde – bei Gallenentzündung, Fettstoffwechselstörung, Gallenstau, Steinbildung der harnableitenden Wege
Zubereitung:	Marmelade, Saft, trockene Früchte, Blätter als Salat, Wurzelrinde und Rinde als Tee oder gepulvert als Gewürz

Berufkraut (Conyza canadensis)

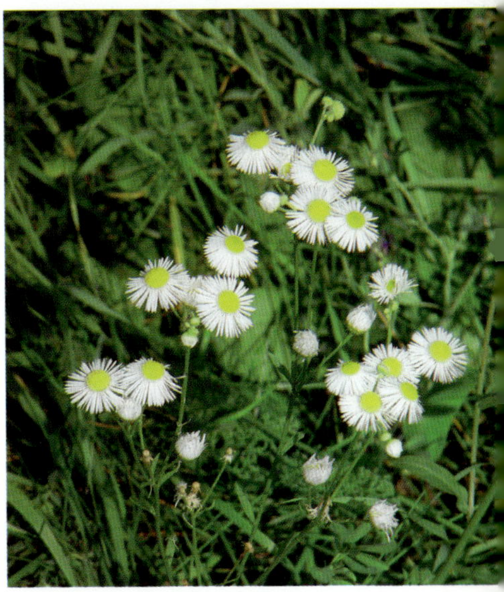

Berufkraut ist in den letzten paar hundert Jahren aus Nordamerika zu uns gewandert. Es ist eine Sommerpflanze und wird über 1 m hoch. Die hübschen kleinen weißen Blüten mit gelben Blütenkelchen findet man entlang von Böschungen, Schutthalden und Holzschlägen. Gesammelt wird die ganze Pflanze. Nach dem Trocknen werden die verholzten Teile entfernt, man kann sie noch für einen Badezusatz verwenden. Als Tee werden nur die zarten Blüten und Blätter verwendet.

In erster Linie wird das Berufkraut als Blutreinigungsmittel und als Mittel bei Durchfällen verwendet. Es wird allein oder mit anderen Pflanzen gemeinsam als Tee getrunken. Auch als blutstillendes Mittel wird es eingesetzt. Es gibt Berufkrautarten, die sehr bitter schmecken.
Waschungen mit Berufkrautaufguss helfen, die eigene Berufung besser zu erkennen.

Sammelgut:	die ganze Pflanze
Wirkung – Anwendung:	bei Durchfällen, Blutungen, Gicht, Rheuma
Zubereitung:	als Tee, Badezusatz, Körperwaschung

Betonie (Betonica officinalis) oder Heilziest (Stachys officinalis)

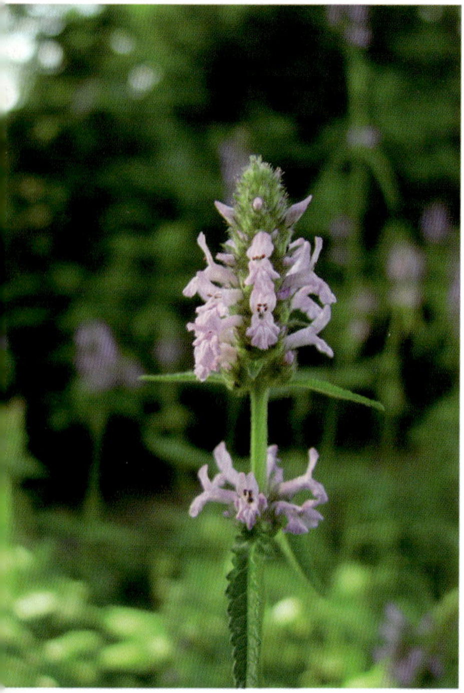

Der Name „Ziest“ ist wahrscheinlich durch Lautverschiebung aus „Zehren“ entstanden. Betonie wird auch „Zehrkraut“ genannt. Das bedeutet, dass alle auszehrenden Erkrankungen mit Heilziesttee, Körperwaschungen oder Bädern behandelt wurden. Gesammelt wird vom Heilziest nur das blühende Kraut. Es wird getrocknet und im dunklen Glas aufbewahrt. Auch frisch kann der Heilziest verwendet werden. Er wird zur Reinigung von Wunden und bei verschiedenen Magen-Darm-Beschwerden verwendet. Heilziest kann als Tee getrunken oder als Einlauf verabreicht werden.

Betonie wird auch bei Frauenerkrankungen verwendet. Unregelmäßige Blutung, Schmerzen im Unterleib zählen zu den Indikationen. Tee oder Unterleibsauna wird als entspannend empfunden.

Hildegard von Bingen empfiehlt die Betonie bei starker Menstruationsblutung. Betonienkraut soll in Wein gekocht und von der Frau stamperlweise mehrmals täglich getrunken werden. Weiters empfiehlt Hildegard von Bingen das getrocknete Betonienkraut bei Schlafstörungen. Man kann getrocknetes Betonienkraut ins Kräuterkissen geben.

Heilziest hat eine schmackhafte Gemüseschwester: „Gemüseziest“ oder „Stachys“, der interessante spiralige Wurzeln ausbildet, die ähnlich wie Schwarzwurzel gekocht und zubereitet werden.

Sammelgut:	das blühende Kraut
Wirkung – Anwendung:	Magen-Darm-Probleme, Frauenleiden wie starke Regelblutung oder Krämpfe; Erschöpfungszustände, Rekonvaleszenz
Zubereitung:	Tee, Unterleibssauna, gepulvert als Gewürz, Wein

Bibernelle (Pimpinella major od. saxifraga)

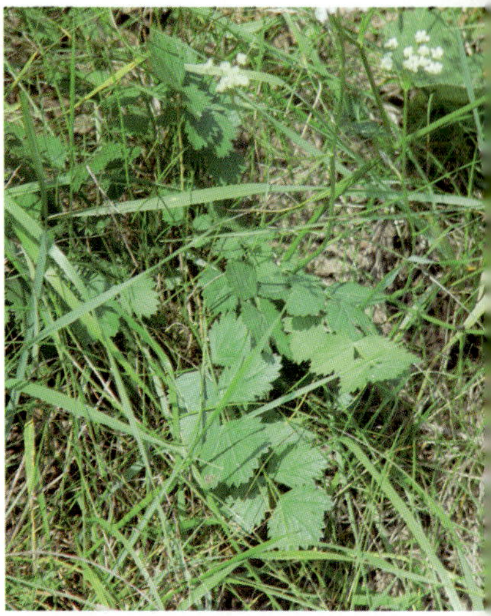

Bibernelle ist eine Pflanze, die sehr häufig auf Wiesen zu finden ist. Es gibt verschiedene Arten. Wobei der Kleinen Bibernelle, pimpinella saxifraga, größere Heilwirkung zugeschrieben wird. Heilkräftig ist die ganze Pflanze. Die Wurzel wird zwischen Oktober und März gegraben. Bibernelle hat einen an einen Geißbock erinnernden Geruch, daher wird sie in manchen Regionen auch „Bockswurz" genannt. Die Blätter werden ebenfalls verwendet, sie enthalten weniger Heilkraft.
Die Große Bibernelle wird, je nach Standort, bis zu 1 m hoch. Sie hat weiße bis rosa Blüten. Die Kleine Bibernelle ist zierlicher und hat feinere Blätter. Es ist wichtig, die Pflanze genau zu bestimmen, da Ähnlichkeit zu anderen auch giftigen Doldenblütlern besteht, z. B. dem Schierling.

Die heilkräftige Bibernellenwurzel erntet man zwischen September und April. Sie wird an einem luftigen Ort getrocknet und bei verschiedenen Krankheiten als Stärkungsmittel eingesetzt. Zahlreiche Hustenzuckerln enthalten Bibernellwurzelextrakt. Bibernellwurzel wird bei chronischer Bronchitis oder überhaupt bei Erkrankungen der Atemwege eingesetzt. Festsitzende Krankheiten jeglicher Art werden mit Bibernellentee behandelt, um eine Lösung der Entzündungsherde zu erreichen.

Äußerlich kann man sie bei jeder Art von Entzündungen anwenden. Ekzeme, auch Wunden heilen leichter durch Behandlung mit Bibernelle.

Hildegard von Bingen schätzt und empfiehlt Bibernelle, und zwar in Form von Keksen, die bei Magen-Darm-Erkrankungen gegessen werden. Aus 62 g Mutterkümmel, 22 g weißem Pfefferpulver, 16 g Bibernellwurzelpulver, Eigelb und Dinkelmehl einen Teig bereiten und Kekse backen. Diese Kekse werden bei den genannten Beschwerden gegessen.

Sammelgut:	Blüten, Wurzel
Wirkung – Anwendung:	Heiserkeit, Erkrankung der oberen Atemwege, allgemeines Stärkungsmittel; Wundreinigung
Zubereitung:	Tee, Tinktur, homöopathisch, Wein, Weinelixier, Bad

Birke (Betula)

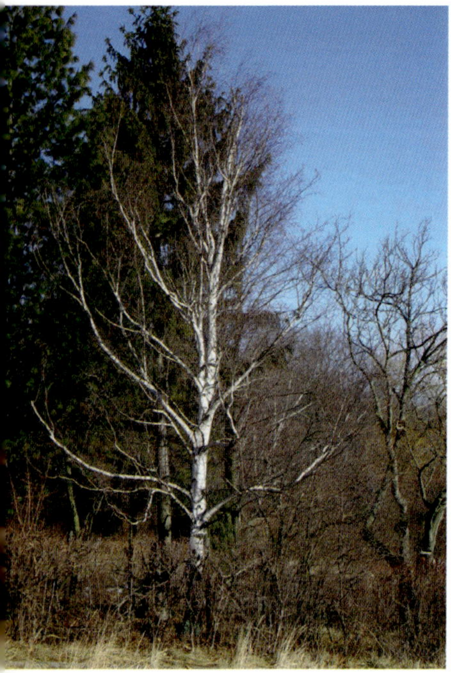

Die Birke, die sich auch in kalten Regionen wohl fühlt, ist seit jeher ein Baum, dessen Heilwirkung sehr geschätzt wird. Man sagt, dass Birkenhaine der Sitz der Feenkönigin sind. Wenn man die Gedanken neu ordnen will, dann ist die Birke eine gute Ratgeberin, um in ihrem Schatten den roten Faden im Leben wieder zu finden.

Die Birke ist ein Baum, der den Zugang zur weiblichen Kraft in uns fördert, genauso wie der Holunderstrauch und der Haselnussstrauch.

Die jungen Birkentriebe ergeben im Frühjahr einen wunderbaren nierenreinigenden Aufguss.

Die Birke hat eine ausgleichende Wirkung auf den Wasserhaushalt des Körpers. Diese Wirkung kann man ideal als Frühjahrskur nützen, indem man, bevor die Knospen brechen, ca. 20 bis 50 cm oberhalb des Bodens ein 2 bis 3 cm großes Loch in die Birke bohrt, eine Rinne oder ein Glasrohr hinein schiebt und so Birkensaft gewinnt.

Einige Dinge sollte man dabei beachten:

1. Es sollte eine eigene Birke sein oder das Vorhaben mit dem Besitzer abgesprochen werden.
2. Der Baum sollte kräftig genug sein, um den „Aderlass“ unbeschadet zu überstehen.
3. Es sollte nicht mehr als 1 ½ Liter Saft entnommen werden, da der Baum sonst geschwächt wird.
4. Das geschnittene Loch muss nach Entnahme der genannten Menge mit Baumharz verschlossen werden.
5. Den Saft in einem Glas oder einem Plastikbehälter auffangen.

Der Saft wird als Blutreinigungskur genützt – täglich 4 bis 5 Stamperl davon trinken. Den Rest im Kühlschrank aufbewahren.

Birkenblätter können bis in den Sommer hinein gesammelt werden. Birkenblättertee ist für Menschen gut geeignet, die zu Wasseransammlungen neigen oder eine Nierenschwäche haben. Auch bei Lungenödem kann die entwässernde Wirkung der Birke Erleichterung bringen. Wenn die Blätter nicht zur Verfügung stehen, kann man auch die Rinde verwenden.

Zubereitungen aus Birkenblättern oder -rinde helfen auch bei rheumatischen Beschwerden. Diese Stoffwechselerkrankungen sind ja mit einer trägen Nierentätigkeit verbunden. Da hilft die Birke den Nieren, wieder auf Touren zu kommen. Es empfiehlt sich bei dieser Erkrankung auch eine Blätter- oder Rindenabkochung als Badezusatz zu verwenden. Dazu verwendet man 4 doppelte Hände Birkenblätter oder 1 doppelte Hand Rinde, die mit 3 Liter Wasser 10 Minuten gekocht werden. Die Rinde sollte dazu mindestens 12 Stunden im Wasser eingeweicht werden, anschließend wird das Ganze einem Vollbad zugesetzt.

Birkentee und -saft können in die Haare massiert werden, das stärkt die Haarwurzeln und beugt Haarausfall vor.

Birkenasche und -kohle können als Toxinbinder bei Darmentzündung und Durchfall eingenommen werden.

Sammelgut:	Blätter, Rinde, Saft, Birkenholzkohle
Wirkung – Anwendung:	harntreibend, entsäuernd, haarwurzelfestigend, antirheumatisch, nierenreinigend › Frischsaft zur Frühjahrskur: 4 bis 5 Mal täglich 1 Stamperl 2 Wochen lang. › Blätter und Rinde: Tee, Haarwasser, Wundreinigung. › Kohle: zerrieben täglich 2 bis 4 Mal 1 TL in Wasser einnehmen - bei Vergiftungen, Durchfall, Enteritis, Rheuma, Gicht

Blutweiderich (Lythrum salicaria)

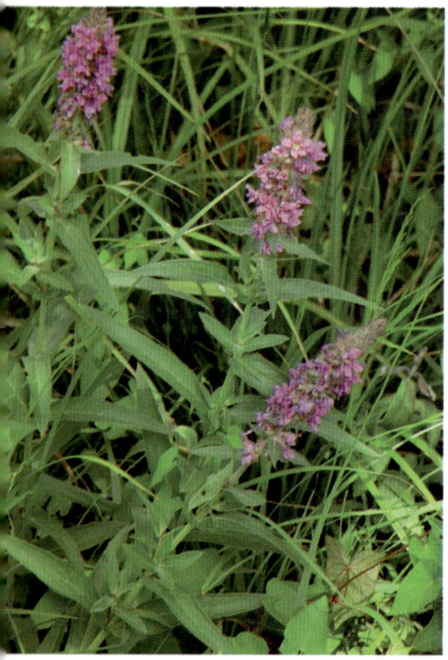

Wie der Name sagt, wird Blutweiderich hauptsächlich bei Blutungen eingesetzt. Die Pflanze wird in der Blütezeit gesammelt, allerdings nur auf eigenem Grund – sie steht unter Naturschutz. Die noch nicht blühende Pflanze kann als Salat oder Gemüse gegessen werden. Blutweiderich liebt feuchte Böden und wächst entlang von Seen, Bächen und in Mooren. Bei Blutungen, Verletzungen und Entzündungen wird die zusammenziehende Pflanze innerlich und äußerlich verwendet.

Sammelgut:	ganze Pflanze, Blätter, Blüten
Wirkung – Anwendung:	Abschürfungen, Wunden, Halsentzündungen, Daumenentzündung, Scheidenentzündung
Zubereitung:	Tee, Bad, Scheidenspülung, Gurgelmittel, Einlauf; Gemüse, Salat

Blutwurz oder Tormentill (Potentilla erecta)

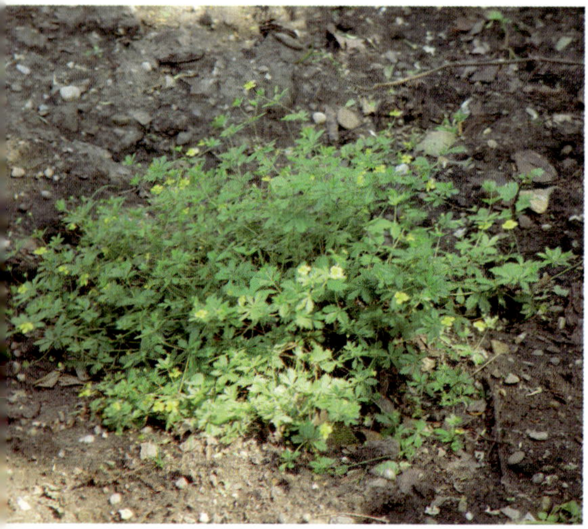

In der Volksheilkunde wird die Tormentill auch „Blutwurz" genannt. Ein vielversprechender Name für eine Pflanze, die wunderschöne gelbe Blüten und handförmige Blätter hat. An dem verdickten Wurzelstock wird der Bruch bzw. die Schnittstelle zuerst weißlich, dann zeigt sich intensive Rotfärbung. Von diesem Wurzelstock richtet sich die Pflanze zehn bis fünfzehn Zentimeter hoch auf. Man findet sie in ganz unterschiedlichen Lagen, von der Ebene mit trockenen Böden bis in höhere Lagen mit eher moorigem Boden.

Gesammelt wird der Wurzelstock vom Herbst bis ins Frühjahr. Dann wird die gebürstete Wurzel auseinander gebrochen und getrocknet oder frisch verwendet. Wie das Synonym schon anklingen lässt, wird Blutwurz bei allen Arten von Blutungen verwendet. Egal ob es sich um Schleimhautblutungen im Mundbereich handelt oder um Wunden der Haut, innere Blutungen, starke Regelblutung: überall dort, wo Blut fließt, kommt die Blutwurz zum Einsatz.

Die Anwendung und Zubereitung der Wurzel ist auf verschiedene Arten möglich. Man kann frische Wurzeln zerklopfen und auf Wunden auflegen oder daraus einen Aufguss bereiten. Man kann die Wurzel in Alkohol legen und eine Tinktur bereiten. Man kann die Pflanze in Wein kochen und dann schluckweise einnehmen. Tormentillwurzel sollte in jedem Haushalt in getrockneter Form vorhanden sein, da sie gepulvert oder eben auch als Tee sofort eingesetzt werden kann, wenn es ein Familienmitglied nötig hat. Tormentillwurzeltee wird bei Nasenbluten eingesetzt, indem man den lauwarmen Tee aufschnupft. Auch Entzündungen des Rachenraumes, wie zum Beispiel Mandelentzündung, lassen sich mit Tormentilltee, der gegurgelt und getrunken wird, gut und rasch behandeln.

So wird der Tee zubereitet: Drei Esslöffel zerkleinerte Wurzel oder ein Esslöffel gepulverte Wurzel mit einem einem Viertelliter Wasser ansetzen, einige Stunden stehen lassen, erwärmen, abseihen und schluckweise trinken, eventuell Honig zugeben.

Die gepulverte Wurzel kann man auch sofort auf Wunden streuen. Die zusammenziehende Wirkung der Tormentill bringt Blutungen rasch zum Stillstand. Auch bei schmerzhafter Regelblutung kann man die Tormentill einsetzen, und zwar folgendermaßen: Ein Esslöffel frische oder gepulverte Tormentill in einem halben Liter Rotwein kurz aufkochen, abseihen und diesen Trank über Tage verteilt trinken. Menschen, die zu Magen-Darm-Entzündungen oder Blutungen neigen, sollten gepulverte Tormentill immer wieder über das Essen streuen und so die zusammenziehende, tonisierende Wirkung des Krautes oft erfahren.

In der Homöopathie wird Tormentill gerne bei Regelkrämpfen und anderen Blutungen verwendet.

Sammelgut:	Wurzel (je höher der Standort desto mehr Heilkraft!)
Wirkung – Anwendung:	alle Arten von Blutungen, Entzündungen und Blutungsneigung des Magen-Darm-Trakts, starke Regelblutung

Zubereitung:	Tee; Tinktur; Wein – sowohl frische als auch getrocknete, gepulverte Wurzel; frische Wurzel auch als Wundauflage; die Blüten können auf Salat oder Brot gegessen werden

Braunelle (Prunella)

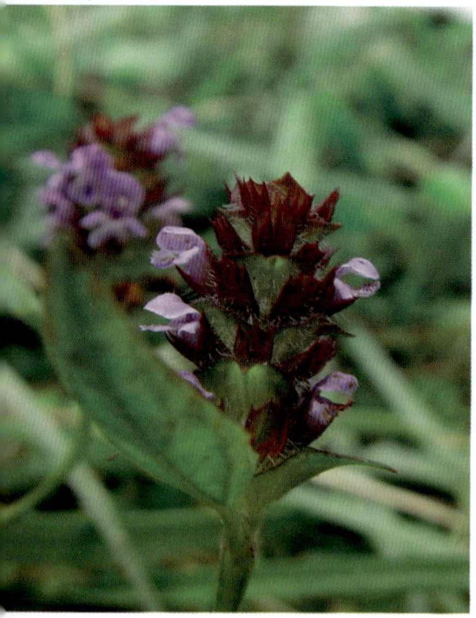

Manchmal wird Braunelle auch als Brunelle bezeichnet. Es gibt verschiedene Braunellenarten, ab Mai zieren sie Wiesen und Böschungen mit ihrer blauen Blüte. Braunelle ist eher ein Wildgemüse, kann aber auch Kräutermischungen aufwerten. Neueste Untersuchungen zeigen, dass sie bei viralen Erkrankungen wie Fieberblasen eingesetzt werden kann. Braunelle kann als Tee, Kompresse, Bad und natürlich auch als Salat oder Gemüse verwendet werden.

Sammelgut:	Blüte, Blätter
Wirkung – Anwendung:	schmeckt gut, tut gut
Zubereitung:	Tee, Bad, Salat, Gemüse

Brennnessel (Urtica)

Wenn die Menschen sich der Gesundheit erhaltenden Wirkung der Brennnessel bewusst wären, würden sie nur mehr Brennnesseln anbauen. Die Brennnessel ist eine Pflanze, die an wärmeren Plätzen fast das ganze Jahr zu finden ist.

Hildegard von Bingen schreibt der Anwendung von Brennnesseln als Gemüse, aber auch als Tee, eine hervorragende Wirkung zu. Brennnessel wirkt als Tee, Gemüse oder Suppe entsäuernd, nierenreinigend, blutreinigend. Brennnesseltee oder Brennnesselsaft ist das Blutreinigungsmittel schlechthin. Aus diesem Grund ist die Brennnessel fixer Bestandteil jeder Frühjahrskur. Menschen, die an hohem Blutdruck, an Störungen des Fettstoffwechsels oder Gelenksbeschwerden leiden, sollten die Brennnessel

sooft wie möglich auf ihren Speiseplan setzen. Brennnessel hat einen sehr hohen Proteinanteil mit einem ausgewogenen Verhältnis an Aminosäuren (übrigens mit allen essenziellen), weiters einen hohen Eisengehalt, weshalb sie die Blutbildung fördert. Auch der Vitamin C-Gehalt der Brennnessel ist unübertroffen.
Die Samen der Brennnessel sollten jeden Herbst als stärkender Vorrat für den Winter gesammelt werden. Man kann sie über Speisen streuen oder dem Gewürzsalz beimengen.

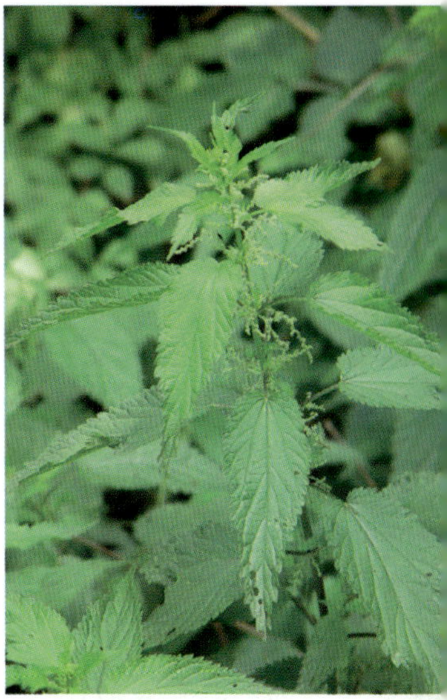

Brennnesselaufguss als Fußbad oder Badezusatz unterstützt die energetische Reinigung des Körpers.
Seit einiger Zeit gibt es wieder Brennnesselfasern, die zu Stoffen verwebt werden, im Handel. Als Kleidung verarbeitet schützt uns die Brennnessel im Alltag.

Frühjahrskur: täglich 1 Liter Brennnesseltee trinken (besser frisches Kraut als getrocknetes), 3 Wochen lang (1 TL auf ¼ Liter heißes Wasser).

Sammelgut:	Blätter, Wurzeln, Samen
Wirkung – Anwendung:	Blasenentzündung, Gelenksbeschwerden, Nierenschwäche, Rheuma, Gicht, Übersäuerung, Prostatahypertrophie, entwässernd, entzündungshemmend, entschlackend, blutbildend; hoher Eisen- und Vitamin-C-Gehalt
Zubereitung:	als Tee, Gemüse, Suppe, Kräuterbutter; Wurzeln 3 Minuten kochen (1 TL auf ¼ Liter Wasser) bei Prostatahypertrophie

Brombeere (Rubus fructicosus)

Die Brombeere hat ähnliche Anwendungsmöglichkeiten wie die Himbeere. In der Volksheilkunde ist die Nutzung der Brombeere seit Jahrhunderten bekannt.

Die Blätter der Brombeere haben in der Frauenheilkunde als Bestandteil des Geburtsvorbereitungstees einen fixen Platz. Dabei werden sie 1:1 mit Himbeerblättern und Erdbeerblättern gemischt. Man kann natürlich

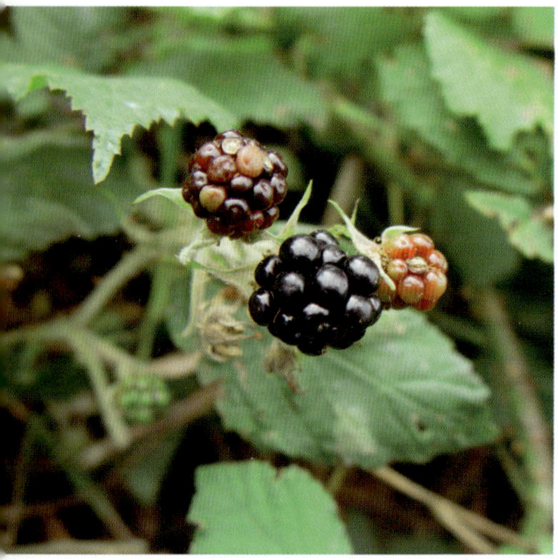

auch die Brombeerblätter allein als Tee verwenden, sie haben eine stärkende Wirkung auf den Unterleib und wirken hormonell ausgleichend.

Weiters haben die Blätter eine entzündungshemmende Wirkung und werden bei allen möglichen Entzündungen als Tee, Klistier (bei Hämorrhoiden und Entzündungen des Enddarmes), als Badezusatz bei Hautproblemen und zum Gurgeln verwendet.

Die Wurzeln der Brombeere haben eine nierenstärkende Wirkung. Sie können allein oder als Teemischung mit Odermennig verwendet werden. Die Wurzeln müssen allerdings, um ihre volle Wirkung entfalten zu können, mindestens 3 Stunden eingeweicht und anschließend 2 Minuten gekocht werden. Daraus ergibt sich, dass die Odermennigblätter erst zum Schluss zu dem Wurzelsud kommen – das Ganze 5 Minuten zugedeckt ziehen lassen.

Rezept bei Nierenschwäche:
1 TL kleingeschnittene Brombeerwurzeln, 1 TL Odermennigkraut, ¾ Liter Wasser

Die Früchte lassen sich vielfältig verarbeiten, zum Beispiel roh, als Marmelade, Kompott, Saft.

Hildegard von Bingen empfiehlt die gepulverten Blätter als Heilmittel gegen die Stiche der Dasselfliege. In Form des Elixiers empfiehlt sie es bei Verschleimung der Atemwege.

Sammelgut:	Blätter, Triebe, Beeren, Wurzeln
Wirkung – Anwendung:	als Bestandteil des Geburtsvorbereitungstees (1:1:1 – Himbeere, Erdbeere, Brombeere); bei Hautausschlägen, Wundeiterungen, Magen-Darmentzündung, Vitaminmangel Früchte – als Vitaminlieferant, leichte Krankenkost Wurzeln – für Ödeme, Nierenschwäche Beeren und Triebe – bei Durchfall, Darmentzündung, Darmblutung; blutreinigend, schleimlösend

Zubereitung:	Blätter – für Tee, Kompressen Früchte – als Mus, Saft, Kompott Wurzeln – als Tee

Hier das Brombeerelixier zum Selbermachen:
250 ml Weißwein, 10 g Honig, 5 g Dost, 2 g Ysop, 7,5 g Brombeerblätter, 9 g Bertrampulver
Wem dies zu umständlich ist, der kann es auch käuflich erwerben.

Brunnenkresse (Nasturtium aquaticum)

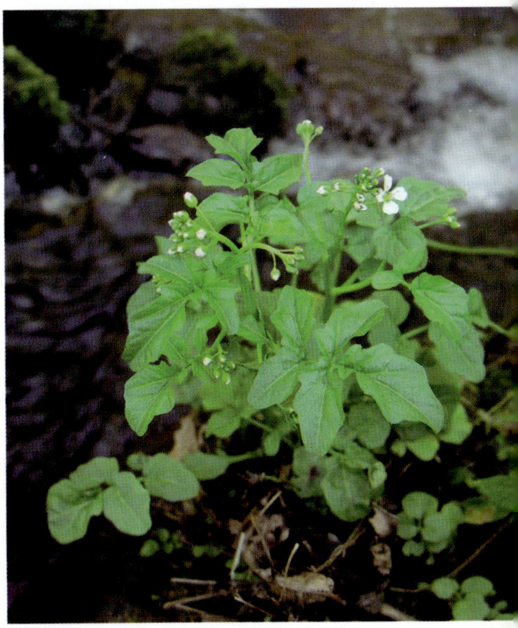

Brunnenkresse ist eine Pflanze, die sich dort üppig ausbreitet, wo es sauberes und kühles Wasser gibt. Sie wird bis zu 70 cm hoch und hat einen kriechenden Wurzelstock. Man erkennt sie am Geschmack, der scharf, würzig ist. Brunnenkresse wird nur frisch verwendet, da sie beim Konservieren zu viel an Wirksamkeit und Aroma verliert. Sie ist ein Gewächs, das reich an Spurenelementen (Jod, Eisen), Senfölen und Vitaminen ist. Sie eignet sich hervorragend als Salat- und Suppenwürze oder als schmackhafter Brotbelag. Außerdem hilft sie, die Darmflora ins Gleichgewicht zu bringen.

In der Volksheilkunde dient Brunnenkresse als Blutreinigungsmittel. Weiters werden Aufgüsse bei Gallenstauung und Blasenleiden eingesetzt. Brunnenkresse ist ein Kraut, das man gut als Erste Hilfe-Mittel bei oben genannten Beschwerden verwenden kann, wenn es auf dem eigenen Grund wächst. Äußerlich wird sie laut Wilfort als Umschlag bei kreisrundem Haarausfall und auch bei Hauterkrankungen eingesetzt – dabei wird frischer Kressesaft in die Haut gerieben. Aber Achtung – der Saft ist ziemlich scharf! Aus diesem Grund vorsichtig damit umgehen, damit es zu keinen Hautunverträglichkeiten kommt. Zum Beispiel kann man den Frischsaft mit Olivenöl mischen – so wird er verträglich.

Sammelgut:	Blätter, junge Stängel
Wirkung – Anwendung:	Vitaminlieferant, reich an Spurenelementen, entzündungshemmend, gallenflußfördernd, frisch als Salat, Suppenzusatz, Umschlag, Teeaufguss, Einreibung des frischen Saftes

Buche (Fagus)

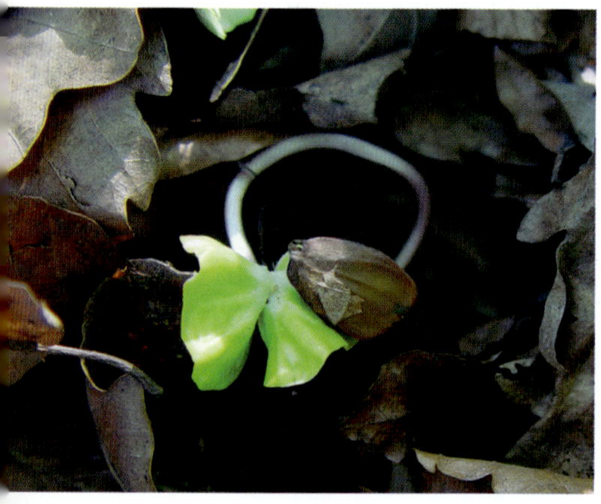

Der Wienerwald ist voll mit Buchen. Wenn man den Wald durchstreift, hat man oft das Gefühl, man durchschreite einen Dom: So viel Würde strahlen diese Bäume aus. Es gibt verschiedene Buchenarten. In der Naturheilkunde spielen sie kaum mehr eine Rolle. Einzig bei den Bachblüten findet man zwei Buchenarten, nämlich Beech als Bachblüte Nr. 3, die Toleranz und Verständnis im Menschen fördert. Und auch die Hainbuche, Horn Beech, die für geistige Frische und Tatkraft steht.

In der Volksheilkunde spielte die Buche früher eine vielfältige Rolle. Wie mir eine kräuterkundige Ärztin mitteilte, wurden die Buchenblätterabkochungen bei verschiedenen Krebsleiden als Badezusatz empfohlen, um allgemeine Abgeschlagenheit und Schwäche zu behandeln. Hildegard von Bingen schreibt der Buche ebenso Heilkraft zu. Zum Beispiel wird der Buchenschwamm in der Geburtshilfe eingesetzt, indem man ihn in Wasser kocht, sodass er zerfällt, und dann wird er zu Suppe verkocht und der Frau in der Geburtsphase löffelweise verabreicht.

Die Früchte der Buche, die Bucheckern, sind eine fast vergessene Köstlichkeit. Sie können im Herbst frisch verzehrt werden und schmecken, geröstet oder ungeröstet, hervorragend. Man sollte jedoch darauf achten, dass die braune Schale Blausäure enthält und die Bucheckern daher vor dem Verzehr schälen. Die Blausäure verschwindet beim Trocknen.
Im Frühjahr bieten sich die keimenden Bucheckern ebenfalls als Nahrungsmittel an: frisch im Wald als Snacks oder als Salat und Brotbelag.
Im Herbst gesammlte Bucheneckern liefern ein wertvolles Öl, welches in Notzeiten für die Bevölkerung oft das einzig verfügbare Fett war.

Die jungen Buchenblätter sind eine an Vitaminen und Mineralstoffen reiche Köstlichkeit, die man bei jedem Waldspaziergang genießen sollte, solang die Blätter weich sind.

Hainbuche (Carpinus betulus)

Die Hainbuche ist mit der Birke verwandt und wird auch Weißbuche genannt. Sie wirkt laut Hildegard glücksbringend, man sollte daher immer ein Stück Hainbuchenholz bei sich tragen. Hainbuchenblätterzweige werden laut Hildegard eingesetzt, um Unfruchtbarkeit zu überwinden. Man soll „junge Hainbuchenzweige, solange sie grün sind, in guter Schafsmilch kochen und von diesem Absud eine Suppe bereiten, die man isst." Bei den Bachblüten findet man eine Hainbuchenessenz: Hornbeam. Diese Essenz hilft, den Lebensrhythmus wiederzufinden und bringt Spannkraft und Frische ins tägliche Leben.

Sammelgut:	junge Blätter, Früchte (Bucheckern), frische Triebe
Wirkung – Anwendung:	als Vitaminspender, bei Erschöpfungszuständen, Hainbuchenzweige lt. Hildegard bei Unfruchtbarkeit
Zubereitung:	Blätter als Salat, Frühjahrsgemüse, Tee, Badezusatz, Bucheckern als Öl; Buchentriebe als Tinktur; Viehfutter

Diptam (Dictamnus albus)

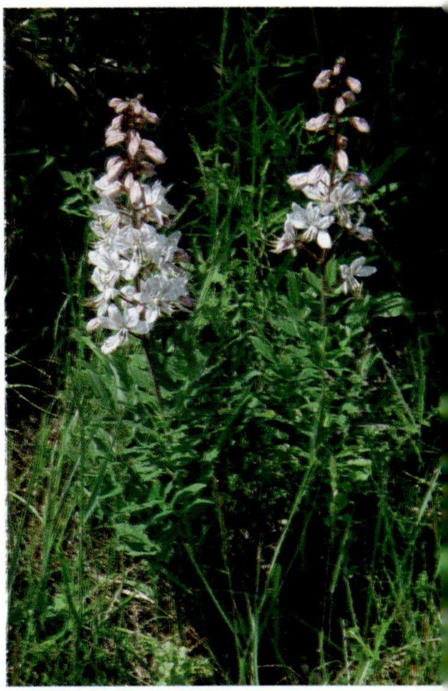

Diptam oder Spechtwurz ist eine der alten, fast vergessenen Heilpflanzen. Hildegard von Bingen erwähnt ihn als sehr hilfreiches Heilmittel für diverse Beschwerden. Heutzutage ist er sehr selten geworden. Diptam wird circa ein einhalb Meter hoch und bildet rosafarbene Blüten aus. Die wunderschönen an Orchideen erinnernden Blüten verströmen einen wunderbaren Duft.

Dieser Duft durchströmt schwüle Sommernächte in jenen trockenen, kalkreichen Gegenden, in denen der Diptam wächst. Heutzutage hat der Diptam keinen Stellenwert mehr in der Therapie. Schade! Denn diese Pflanze kann bei verschiedenen Beschwerden gut Abhilfe schaffen, und der Mensch hat sich in den letzten hundert Jahren nicht wesentlich verändert. Was unseren Ahnen gut getan hat, könnte auch noch uns helfen.

Die ganze Pflanze ist heilkräftig, hauptsächlich jedoch der Wurzelstock. Das Kraut wird kurz vor der Blütezeit geerntet. Diptam wurde als Magen- und Darmmittel eingesetzt, speziell bei Blähungen und stinkenden Stuhlgängen. Dies lässt vermuten, dass es auch damals Verpilzungen des Darms gegeben hat und Diptam dafür eingesetzt wurde. Auch als Frauenmittel, zur Regulierung der Regelblutung, kam Diptam zum Einsatz. In der Volksheilkunde diente er auch als Würzmittel.

In der Antike spielte Diptam als Heilmittel eine große Rolle. Vor allem auf Kreta galt er stets als Mittel, das aphrodisierend wirkt und Frauen die Geburt erleichtert. Auch als Wundheilungsmittel kamen die Diptamumschläge zum Einsatz, dabei sollte Diptam dem Körper helfen, Speerspitzen und andere Fremdkörper aus dem Körper auszuscheiden.

Folgendes kretisches Rezept wird empfohlen, um die Geburt zu beschleunigen und zu erleichtern:
Je ½ g Diptamkraut und Myrrhe, 1 g Anis, dies alles wird zerrieben, mit Wasser angerührt und der Gebärenden schluckweise zum Trinken gegeben.

Folgendes empfiehlt Hildegard:
„Wenn in einem Menschen der Blasenstein zu wachsen anfängt, so pulvere er den Diptam und esse dieses Pulver häufig mit Weizenbrot. Das verhindert das Wachsen des Steines. Wer im Herzen Schmerzen leidet, esse aus dem Diptam gemachte Pulver, und der Herzschmerz vergeht."

Disteln

Es gibt auf der ganzen Welt hunderte verschiedene Distelarten. Disteln wachsen auch in unseren Breiten. Man findet Disteln auf eher trockenen Wiesen und man findet z.B. die Eberwurz in den Bergen. Disteln wurden als Heilpflanzen immer schon hoch geschätzt. Nur ist es manchmal etwas mühsam, sie zu ernten, da die stacheligen Blätter dem Sammler doch einige Beharrlichkeit abverlangen. Heilkräftig ist zumeist die ganze Pflanze, wobei die Heilkraft in den Wurzeln sehr konzentriert ist. Wurzeln werden, wie bei allen Pflanzen, in den Winter- bzw. Frühjahrsmonaten gegraben. Die oberirdischen Teile der Pflanze können dann in den Sommermonaten gesammelt und zu Heilzwecken verwendet werden.

Eberwurz (Carlina acaulis)

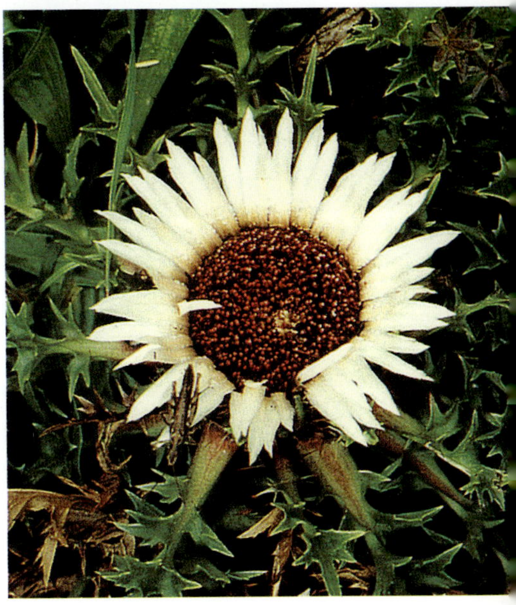

Eberwurz, auch Silberdistel, Wetterdistel, Jägerbrot genannt, findet sich in Wäldern und Wiesen und wächst bis in große Höhen. Sie ist seit Jahrhunderten, wahrscheinlich seit Jahrtausenden eine besondere Pflanze für den Wanderer und den Jäger. Wenn sie sich in ihrer vollen Schönheit zeigt, ist das Wetter schön und trocken, sobald sie sich aber verschließt, ist auf jeden Fall mit Regen zu rechnen.

Eberwurz steht unter strengem Naturschutz und darf daher nicht gepflückt werden. Wahrscheinlich ist sie deshalb so selten, weil sie gerade im Mittelalter als Heilpflanze fast ausgerottet wurde.

Noch heute gilt der Silberdistelschnaps in den Bergen als verdauungsfördernd und als Grippevorbeugungsmittel. Der Fruchtstand der Distel wird als Jägerbrot bezeichnet und wurde von Wanderern wegen des süßen Geschmacks und der stärkenden Wirkung als Wegzehrung geerntet.

Sammelgut:	die ganze Pflanze
Wirkung – Anwendung:	als Grippevorbeugungsmittel, bei allen Arten von Krankheit, zur Immunabwehr, als allgemeines Stärkungsmittel; die Tinktur bzw. der Wein als verdauungsförderndes Mittel
Zubereitung:	als Wein, frisch als Jägerbrot, gepulvert, als Tinktur

Efeu (Hedera helix)

Efeu ist weder Strauch noch Baum. Zuerst kriecht er am Boden entlang. Sobald er eine Möglichkeit hat, rankt er sich an einem Baum oder Stein empor. Die rankende Pflanze ist sagenumwoben und wird seit der Antike von Menschen als Heilpflanze verwendet. Sie ist immer grün und jederzeit verfügbar. Die Ernte ist prinzipiell jederzeit möglich, am wirkstoffreichsten ist jedoch die noch nicht blühende Pflanze. Haupteinsatzge-

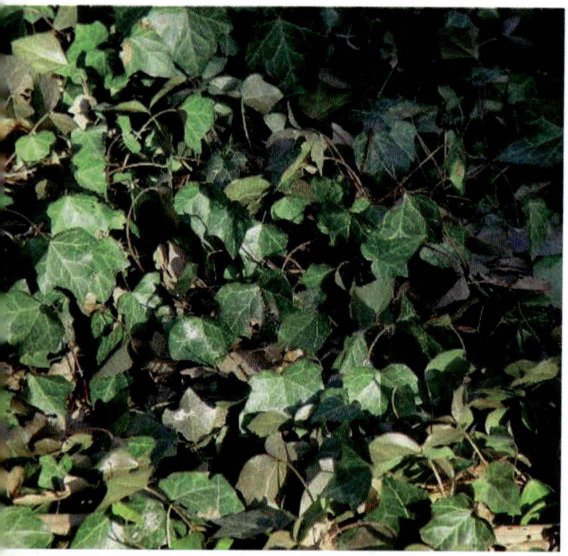

biete des Efeus sind Erkrankungen der Atemwege. Verschiedenste Sirupe und Kräutersäfte aber auch Pillen enthalten Efeuextrakt und werden bei Husten, Bronchitis, Asthma und auch Keuchhusten eingesetzt.

Neben seiner beruhigenden Wirkung auf die Atemwege wird dem Efeu auch noch eine pilztötende Wirkung nachgesagt. Bei allen Arten von Pilzerkrankungen, Fuß-, Nagel-, Scheiden-, Hautpilz, kann man sich diese Eigenschaft zunutze machen. Man führt Waschungen oder Spülungen mit Abkochungen des Efeus durch. Die lederartigen Blätter müssen 2 bis 5 Minuten kochen, um ihre Wirkung voll entfalten zu können.

In manchen Kräuterbüchern wird Efeu bei Gallenbeschwerden und Rheuma als Tee oder als Kräuterumschlag vorgeschlagen. Hildegard von Bingen empfiehlt Efeukräuterumschläge und Unterleibssauna bei Ausbleiben der Regelblutung. Der warme Efeu wird auf die Schenkel und den Bauch gepackt.

Sammelgut:	Blätter
Wirkung – Anwendung:	alle Erkrankungen der Atemwege (Husten und Verschleimung bis hin zu Asthma und Keuchhusten), Pilzerkrankungen, Gallenerkrankung Getrocknet als Viehfutter
Zubereitung:	Tee, Bad, Sitzbad, Kräuterumschlag, Scheidenspülung; als fertige Arzneien in Form von Sirup, Alkoholauszug im Handel vertreten. ACHTUNG – die Beeren sind giftig!

Ehrenpreis (Veronica officinalis)

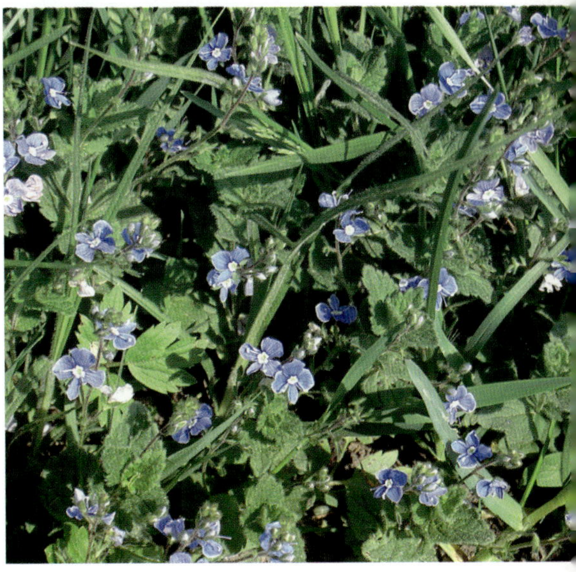

Ehrenpreis – diesen Namen hat die Pflanze vom Volk bekommen. Die Menschen drückten damit aus, wie sehr sie die Wirkung dieser unscheinbaren Pflanze preisen und wertschätzen. Der botanische Name Veronica bedeutet „die Siegreiche". Ehrenpreis ist eine von jenen zahlreichen Pflanzen, die in unseren Breiten wachsen und deren Wirkung heute verkannt und vergessen ist. Eine der volkstümlichen Bezeichnungen des Ehrenpreises ist „Männertreu". Man findet in diversen Kräuterbüchern Hinweise auf die stärkende Wirkung, die der Ehrenpreis auf die Manneskraft hat. Er kann als Viagra der Volksheilkunde bezeichnet werden.

Hildegard von Bingen nennt eine Ehrenpreisart „Bachbunge" und empfiehlt sie bei Hämorrhoidalleiden oder wenn bei dem Stuhlgang Blut austritt. In diesen Fällen soll man den Ehrenpreis frisch oder getrocknet dem Essen beimengen. Bei der Indikation Hämorrhoiden wäre ein gutes Rezept: Je einen ½ TL von frischem oder getrocknetem Salbei, Beifuß, Schafgarbe, Ehrenpreis als Kräutermischung über 3 Wochen der täglichen Nahrung zusetzen.

Vom Ehrenpreis gibt es ungefähr 20 verschiedene Arten. Solche, die zum Beispiel, wie Hildegard erwähnt, entlang des Baches wachsen, aber auch in alpinen Lagen sind die zart blau blühenden Ehrenpreisarten zu finden. Ehrenpreis ist eine sehr robuste Pflanze. Sobald der Schnee geschmolzen ist, strecken die ersten Ehrenpreisarten gleichzeitig mit der Vogelmiere ihre zarten Blätter aus der Erde. Ehrenpreis hat einen sehr verzweigten Wurzelstock und ist im Frühjahr als kriechende Pflanze an Wegrändern und in Weingärten zu finden. Zu Beginn des Hochsommers beginnt er dann bis zu 10 cm hohe Triebe zu bilden, die mit hellblauen Blüten besetzt sind. Vom Geschmack her ist er eher zusammenziehend bis neutral, getrocknet ist er fast geschmacklos. Die typischen hellblauen Blüten sind charakteristisch für den Ehrenpreis.

Von Leberschwäche, Gallenstau, Harngriesbildung, ekzematösen Veränderungen bis hin zum Kurieren von Bronchialkatarrhen reicht die Verwendungsmöglichkeit dieses Krauts. In der Volksheilkunde ist der Ehrenpreis das Universalkraut, das bei Leiden verschiedenster Art zum Einsatz kommt, in Form von Tee, aber auch als Gewürzbeimengung zur täglichen Nahrung, wo er seine stärkende und blutreinigende Wirkung entfalten kann. Schlecht heilende Wunden oder Ekzeme werden mit Umschlägen oder Kräuterpackungen des Ehrenpreises behandelt. Die Volksheilkunde setzt ihn sehr gern bei Prostatavergrößerung und sogenannten Männerleiden ein – auch als Aphrodisiakum.

Ehrenpreis ist in verschiedenen Teemischungen enthalten. Sobald der Ehrenpreis zu blühen beginnt, sind die Stängel ziemlich holzig und müssen klein geschnitten oder getrocknet und dann pulverisiert werden. Der Ehrenpreis kommt auch auf anderen Kontinenten vor. Bei den Zeneka-Indianern wird die Wurzel des Ehrenpreises verwendet, allerdings muss sie vor Gebrauch ein Jahr gelagert werden und kommt dann bei Entzündungen der Gallenblase und bei Gelbsucht zum Einsatz.

Sammelgut:	Triebe, Blätter, Wurzel
Wirkung – Anwendung:	Hämorrhoidalleiden, Leberschwäche, Gallenleiden, Impotenz, Gelbsucht, Wunden, Ekzeme
Zubereitung:	als Tee, Kompresse, Sitzbad bei Hämorrhoidalleiden; homöopathisch, Alkoholtinktur

Eibisch (Althaea officinalis)

Eibisch ist eine bis zu 2 m hoch wachsende Pflanze. Auf den ersten Blick ähneln sowohl die Blüten als auch die Früchte der Käsepappel. Jedoch sind die Blüten anders geformt und die Früchte vielspaltig, während die Malvenfrüchte dreispaltig sind. Außerdem schmeckt die Eibischpflanze ganz anders. Die behaarten Blätter haben einen angenehmen Geschmack und können jedem Salat beigemischt werden.

Heilkräftig ist die gesamte Pflanze, auch die Wurzel. Die Wurzel wird allerdings erst von den 2- bis 3-jährigen Pflanzen geerntet. Sie wird bei allen Arten von Verschleimungen eingesetzt. Auch Entzündungen sowohl des Rachens als auch des Magen-Darm-Traktes werden mit Eibisch behandelt. Viele von Ihnen kennen wahrscheinlich den Eibischteig, den man in Apotheken und Zuckerlgeschäften bekommt. Er hilft bei Halsschmerzen.

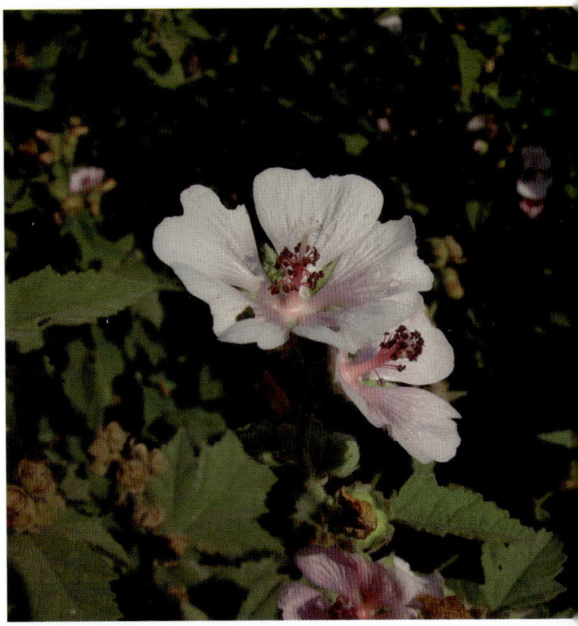

Eines ist jedoch ganz wichtig: Eibisch darf NIE gekocht werden! Maximale Erhitzung 45° C. Auch die Wurzeln dürfen nur erwärmt werden, dann den Sud abgießen und verwenden. Durch das Kochen werden die heilkräftigen Schleimstoffe zerstört.

Die schleimige Flüssigkeit, die beim Zubereiten von Eibischtee entsteht, kann man zur Wundreinigung, aber auch als Klistier und Scheidenspülung verwenden. Der Schleim der Eibischpflanze wird auf allen entzündeten Körperstellen als wohltuend und heilend empfunden.

Hier ein Hustentee:
Klein geschnittene Eibischwurzel, 1 Teil Thymian, 1 Teil Huflattichblätter – von dieser Mischung 1 EL mit ½ Liter Wasser übergießen, ½ Stunde stehen lassen, dann auf 45° C erwärmen, abseihen, mit Honig süßen und schluckweise trinken.
Noch besser: 1 EL Eibisch und ½ Liter Wasser kalt ansetzen, nach 2 bis 4 Stunden erwärmen. Die anderen Kräuter vor dem Genuss mit heißem Wasser überbrühen, 10 Minuten ziehen lassen, dann mit dem Eibischtee mischen.

Tee für einen entzündeten Magen-Darm-Trakt:
1 Teil Käsepappel, 1 Teil Eibischwurzel, 1 Teil Gänsefingerkraut mischen, davon 1 EL mit ½ Liter Wasser übergießen, einige Stunden stehen lassen, auf 45° C erwärmen, abseihen und davon schluckweise trinken.
Auch hier gilt: Eibisch ansetzen, nach 2 bis 4 Stunden erwärmen. Die anderen Kräuter vor dem Genuss mit heißem Wasser überbrühen, 10 Minuten ziehen lassen und dann mit dem Eibischtee mischen.

Natürlich kann man die Wurzel auch allein zubereiten. Sie schmeckt gut und tut gut. Auch die Blätter lassen sich zu therapeutischen Zwecken ebenso wie zum Genuss verwenden.

Sammelgut:	ganze Pflanze, Wurzel
Wirkung – Anwendung:	Heiserkeit, Husten, Halsschmerzen, Entzündungen, Hämorrhoiden, Scheidenentzündungen, Verbrennungen
Zubereitung:	Tee, Bad, Sitzbad, Klistier, Scheidenspülung

Achtung: Nie über 45° C erwärmen!

Eiche (Quercus)

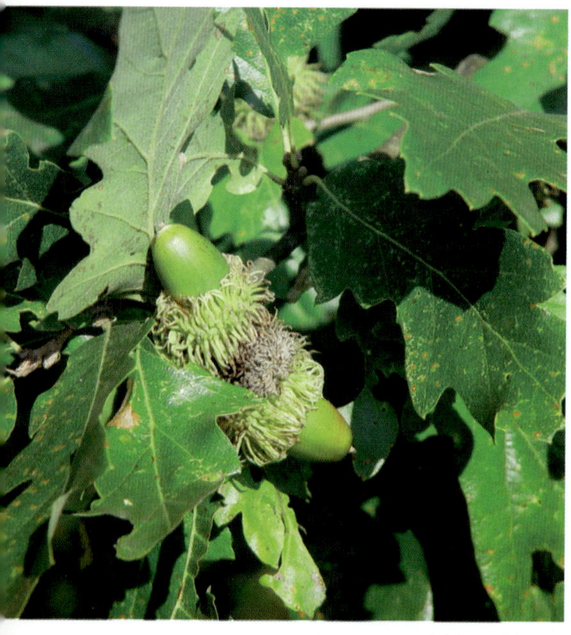

Kaum ein anderer Baum ist so legendenumwoben wie die Eiche. Die Eichenwälder waren unseren Ahnen heilig. Eichenhaine waren heilige Orte für Zeremonien, Eichenlaub wurde für Auszeichnungen verwendet. Die Eiche ist das Sinnbild für Kraft, Stärke, Beständigkeit, Ausdauer. Eichenholz dient uns Menschen schon immer als Werkstoff für Werkzeuge, Behausung, Bodenbelag, Brennstoff. Die Eiche als Bachblüte Nr. 22 hilft Standfestigkeit und Ausdauer zu stärken.

Es gibt viele verschiedene Eichenarten. Sie alle sind heilkräftig. Verwendet wird die Rinde von Zweigen und Ästen, die noch keine dicke Borke entwikkelt haben. Es wird die Rinde von Zweigen verwendet, die glänzen und noch leicht geritzt werden können. Die Rinde wird ab Oktober gesammelt, am leichtesten löst sie sich im Frühjahr, bevor die Säfte in die Zweige und Blätter steigen. In dieser Zeit enthält sie auch die meisten Wirkstoffe. Gesammelt wird nur die Rinde von kräftigen Bäumen, sodass die Entnahme eines Astes oder der Rinde eines Astes nicht den gesamten Baum schädigt.

Auch die Eicheln, die Früchte der Eiche, werden für Heilzwecke verwendet, sobald sie im Herbst vom Baum fallen.

Quasi ein Nebenprodukt sind die **Galläpfel**, die sich bilden, wenn die Gallwespe ihre Eier auf die Blätter legt. Diese beulenförmigen, harten Galläpfel sind seit jeher ein hochgeschätztes Entgiftungsmittel, das bei allen Arten von Vergiftungen eingenommen wird. Die Galläpfel werden gepulvert und denn täglich mehrmals messerspitzenweise eingenommen. Dazu muss man natürlich ausreichend trinken. Schlecht heilende Wunden werden mit Galläpfelabkochung oder auch Galläpfelpulver behandelt. Die stark zusammenziehende Kraft der Galläpfel wird bei allen Arten von Entzündungen und Wunden eingesetzt.

Eichelkaffee wiederum ist in Notzeiten ein Kaffeeersatz gewesen, gleichzeitig aber auch ein stärkender und reinigender Trank bei Vitaminmangelerkrankungen, Hauterkrankungen oder einfach zur Blutreinigung.

So wird der Eichelkaffee zubereitet:
Die reifen Eicheln werden geschält, in kleine Stücke geschnitten und in einer Pfanne braun geröstet. Sofort nach dem Rösten werden sie im Mörser zerkleinert und in luftdichten Gefäßen aufbewahrt. Dieses Pulver wird in Wasser gekocht und zwar: 2 TL auf ¼ Liter Wasser 10 Minuten kochen lassen und nach Bedarf süßen. Öfters von diesem Eichelkaffe trinken, um die stärkende Wirkung zu erfahren.

Die Eichenrinde (cortex quercus) hat bekanntlich eine zusammenziehende, austrocknende Wirkung und wird als Sitzbad bei Scheidenentzündung, Dammschnitten, Hämorrhoiden, Mastdarmvorfall, Prostataleiden verwendet. Als Kompresse dient sie auch bei nicht heilenden Wunden oder Hautausschlägen.Vorsicht jedoch! Bei oftmaliger Anwendung kann die Haut durch die Eiche ausgetrocknet werden. Dann ist es ratsam, zwischendurch die Behandlung mit Käspappeltee vorzunehmen oder die Eichenrinde mit Käspappel zu mischen. Abkochungen der Eichenrinde können bei allen Hauterkrankungen dem Badewasser zugesetzt werden, oder es können die betroffenen Hautstellen mehrmals täglich mit Eichenrindensud betupft werden.

Bei Halsschmerzen und Zahnfleischentzündung kann mit Eichenrindentee gegurgelt und gespült werden.

Die Früchte der Eiche kann man geschält und von der braunen Haut befreit Gemüsen, Suppen oder anderen Gerichten beigeben.
Achtung jedoch: Es gibt unterschiedlich bittere Sorten.

Sammelgut:	Rinde von Ästen, die an der Oberfläche noch glänzt; Eicheln, Galläpfel
Wirkung – Anwendung:	alle Arten von Hauterkrankungen, alle Entzündungen oder Verletzungen des Unterleibes und Beckenbodens, Operationsnarben, Wunden, alle Arten von Entzündungen; Eichelkaffee, als Stärkungsmittel bei Vitaminmangelerkrankungen
Zubereitung:	Eichenrinde – als Sitzbad, Tee, Badezusatz Eicheln – als Kaffee Galläpfel – gepulvert, als Tinktur

Eisenkraut (Verbena officinalis)

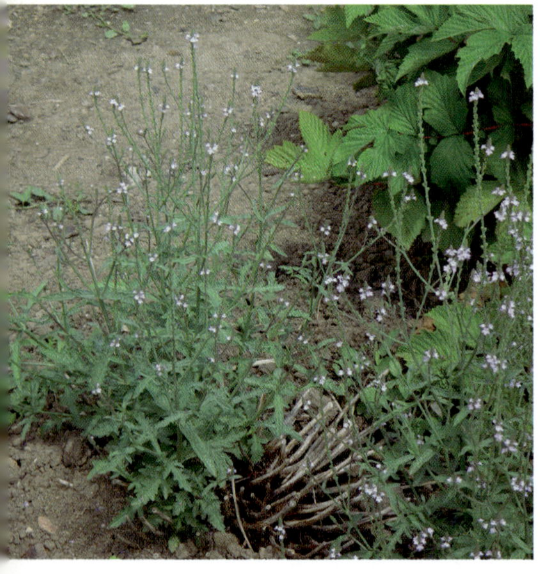

Eisenkraut ist eine Pflanze, die ab dem Hochsommer auf trockenen Wiesen zu finden ist. Sie wird ca. 60 bis 70 cm hoch und hat wunderschöne, kleine, blassrosa bis blaue Blüten.

In der Heilkunde spielt sie heutzutage kaum mehr eine Rolle, früher wurde sie zur Wundbehandlung und bei Venenentzündungen eingesetzt. Als Bachblüte Nr. 31 wird Eisenkraut zur Unterstützung der Selbstdisziplin und des Durchhaltevermögens eingesetzt. Die duftende Schwester lippia triphylla wird gerne als Tee allein oder mit Schwarztee gemischt getrunken.

Hildegard von Bingen empfiehlt Eisenkraut-Umschläge bei Schilddrüsenschwellung. Dazu wird frisch gesammeltes Eisenkraut mit einem Nudelwalker gequetscht, anschließend wird das Kraut mit heißem Wasser überbrüht und so warm wie möglich um den Hals gebunden. Die Anwendung einige Tage hintereinander wiederholen. Hildegard empfiehlt die gleiche Anwendung auch bei allen Arten von Abszessen, Schleimbeutelentzündungen, Brustdrüsenentzündung, Lymphdrüsenschwellung. Wenn die Kräuterkompresse trocken geworden ist, soll man sie sofort durch eine frische ersetzen und die Behandlung so lange fortsetzen, bis die Schwellung verschwunden ist.

Man kann Eisenkraut auch zur vorbeugenden Mineralisierung als Tee trinken, wobei es keine spezielle Indikation gibt.

Sammelgut:	ganze Pflanze
Wirkung – Anwendung:	bei Schilddrüsenschwellungen, allen Arten von Entzündungen und Abszessen
Zubereitung:	äußerlich als Kompresse (überbrüht oder frisch), Tee

Engelwurz – Angelika (Angelica archangelica)

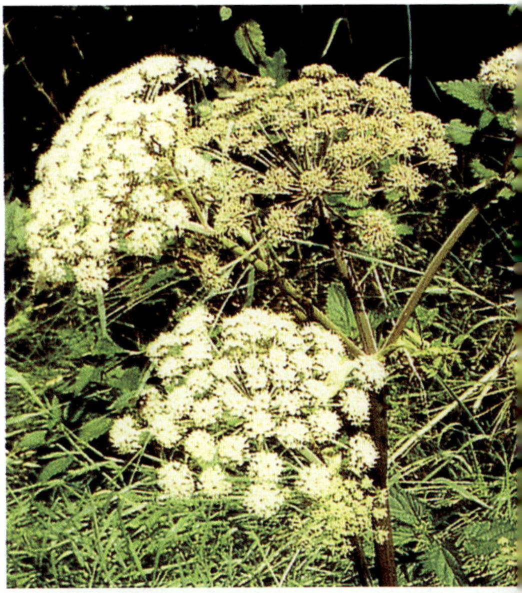

Sie ist eine mächtige Pflanze. An günstigen Standorten wird sie bis zu 2 m hoch. Die Hohlstängel verströmen beim Zerreiben einen aromatisch unverwechselbaren Geruch. Wenn eine Pflanze schon einen himmlischen Namen hat, hat es damit meistens eine besondere Bewandtnis.

Die Anwendungsmöglichkeiten von Engelwurz sind sehr vielfältig. Alle Magenerkrankungen zählen zum Zuständigkeitsbereich der Engelwurz, ebenso wie Drüsenschwellungen und Verschleimungen bzw. Husten. Sehr gute Erfahrungen habe ich mit Engelwurz in Salbenform gemacht. Es gibt ein sehr gutes fertiges Präparat, das bei Halsschmerzen oder Drüsenschwellungen mehrere Tage hintereinander als Salbenverband angelegt wird. Natürlich ist es wichtig, innerlich die Ausleitungsorgane durch Trinken von z.B. Brennnessel- oder Lindenblütentee anzuregen.
Engelwurztee kann in Form einer Rollkur bei allen Arten von Magenbeschwerden und Sodbrennen eingesetzt werden. Bei Verschleimungen, Husten und Entzündungen der oberen Atemwege ist Inhalation mit Engelwurz und Trinken von Engelwurztee hilfreich. Man kann die Samen der Engelwurz rösten und die dabei entstehenden Dämpfe einatmen. Das hilft bei Beschwerden der oberen Atemwege.

Engelwurz kann man auch als Wein verwenden und schluck- oder löffelweise bei Völlegefühl, Aufstoßen usw. einnehmen.

Neben der bis zu 2 m hohen Engelwurz gibt es auch eine Wiesenengelwurz, die der großen Schwester sehr ähnlich ist, einen ähnlichen Geruch und eine ähnliche Wirkung hat. Kräuterbüchern zufolge ist die kleinere Wiesenengelwurz noch heilkräftiger als die große Engelwurz.

Sammelgut:	Wurzel, Samen
Wirkung – Anwendung:	Magen-Darm-Beschwerden, Erkrankung der oberen Atemwege, Stockschnupfen, Drüsenschwellung, Halsschmerzen
Zubereitung:	Wein, Tee, Tinktur, Salbe, die Samen geröstet, Engelwurz als Gemüse, Engelwurz-Stängel kandiert

Enzian (Gentiana lutea)

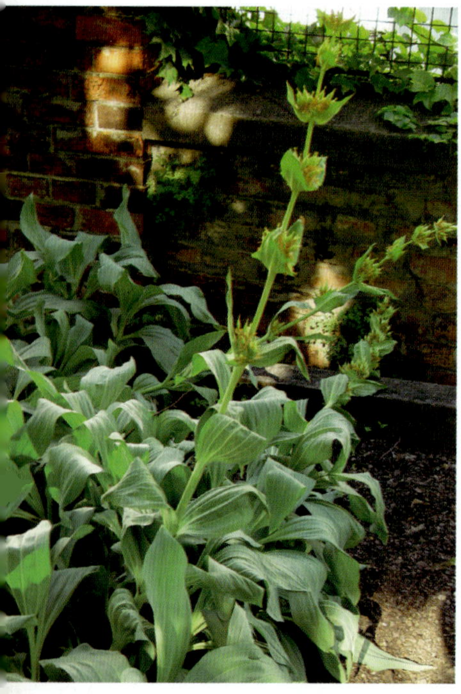

Es gibt viele verschiedene Enzianarten, sie alle sind heilkräftig. Am heilkräftigsten allerdings ist der gelb blühende Enzian. Früher war er den Almbauern ein lästiges Unkraut, sodass er fast ausgerottet wurde. Heute steht er unter Naturschutz und darf nicht mehr gepflückt werden. Allerdings tut dem Wurzelstock Verjüngung gut.

Der Wurzelstock des gelben Enzians wird bis zu 50 Jahre alt. Ab dem Frühjahr wachsen die Blätter über einen Meter hoch. Im grünen Zustand ähnelt der heilkräftige gelbe Enzian dem giftigen weißen Germer.

Folgender Unterschied ist zu beachten:
Der Wurzelstock des gelben Enzians ist außen braun bis grau und innen, an der Schnittstelle, gelb. Der Duft ist geruchlos bis zart aromatisch. Der weiße Germer ist innen weiß und die Wurzel hat einen eher widerlichen, durchdringenden Geruch. Außerdem blüht der weiße Germer, wie der Name schon sagt, immer weiß und der gelbe Enzian immer gelb. Im Zweifelsfall soll man warten bis die Blüte die Pflanze identifiziert.

Ebenso wird so Frühjahrsenzian, der blau blüht, für Heilzwecke verwendet. Auch er steht unter Naturschutz. In der Volksheilkunde wird Enzian in Form von Schnaps als Heilmittel verwendet. Enzian hat einen hohen Gehalt an Bitterstoffen und gilt als Magentonikum. Achtung jedoch: Bei Magengeschwüren sollte er nicht zum Einsatz kommen, auch nicht bei Verkrampfungen des Magens. Eingenommen wird er tropfenweise oder stamperlweise als Verdauungsschnaps. Gelegentlich wird er auch als tonisierendes Mittel zur Wundreinigung verwendet. Wenn man den Schnaps nicht verträgt, dann kann man auch auf einen Enziantee zurückgreifen. Es gibt zwei Zubereitungsarten: Man kocht entweder die Wurzel oder man macht einen Kaltansatz, der erwärmt und mit Honig gesüßt getrunken wird.

Enzian ist eine Bachblüte und kommt zum Einsatz, wenn es darum geht, das Gottvertrauen zu stärken. Die seit Jahrtausenden geschätzte Heilpflanze kann sicherlich auch in unserer Zeit vielen Menschen das Leben erleichtern, vor allem wenn es um Verdauungsstörungen geht.

Sammelgut:	Wurzel
Wirkung – Anwendung:	Verdauungsstörungen, Übelkeit, Magenschwäche, Entzündungen, zur Unterstützung der Wundheilung
Zubereitung:	Tinktur, Tee, Umschlag, ev. Badezusatz

Erdbeere (Fragaria vesca)

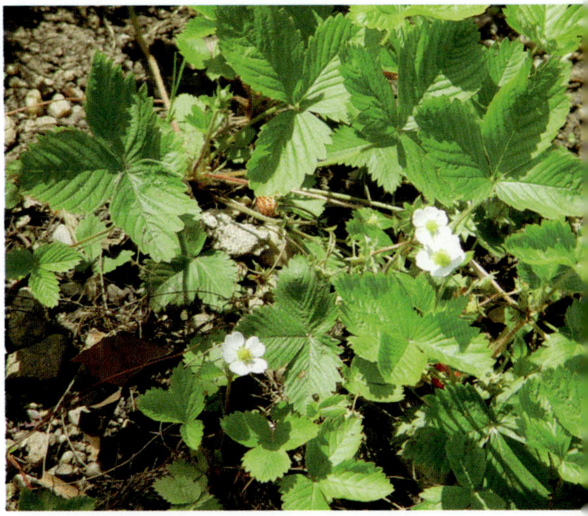

Die kleinen, fruchtig frischen Walderdbeeren finden sich ab Juni an sonnigen Böschungen und haben in der Zeit ihrer Reife schon Generationen von Menschen ein fruchtiges Geschenk gemacht. In der Volksheilkunde kommen sowohl die Blätter als auch die Früchte zum Einsatz. Sie werden gegen Blutarmut, Frauenleiden, aber auch zur Blutreinigung eingesetzt. In Zeiten wie wir sie jetzt erleben, in denen das ganze Jahr gezüchtete Erdbeeren verfügbar sind, haben sich allerdings viele Allergien ausgebildet. Menschen reagieren auf den Genuss von gezüchteten aber auch von Walderdbeeren mit Atemnot oder Ausschlägen. Diese Menschen sollten auch die Erdbeerblätter meiden.

Walderdbeeren werden als Vitaminlieferant frisch, getrocknet oder zu Marmelade verarbeitet genossen. Die Blätter werden vor der Reife der Beeren geerntet und bei hormonellen Störungen angewendet, aber auch bei Leber- und Gallenbeschwerden. Ein Geburtsvorbereitungstee besteht aus 1:1:1 Erdbeer-, Himbeer- und Brombeerblättern. Erdbeerblätter ergeben auch allein verwendet einen schmackhaften Frühstückstee. Eine weitere Hausteemischung: 1 Teil Erdbeerblätter, 1 Teil Johanniskraut, 1 Teil Rosenblätter.

Die Wurzeln, im Herbst oder im Frühjahr geerntet, werden in der Volksheilkunde bei Gelbsucht und Durchfall eingesetzt.

Sammelgut:	Beeren, Blätter, Wurzeln
Wirkung – Anwendung:	hormonregulierend, blutbildungsfördernd; Wurzel bei Durchfällen und Gelbsucht; Vitaminlieferant, Erfrischungsgetränk
Zubereitung:	Blätter als Tee; Wurzel als Abkochung; Beeren frisch oder zu Marmelade verarbeitet, Saft, Sirup

Erdrauch (Fumaria officinalis)

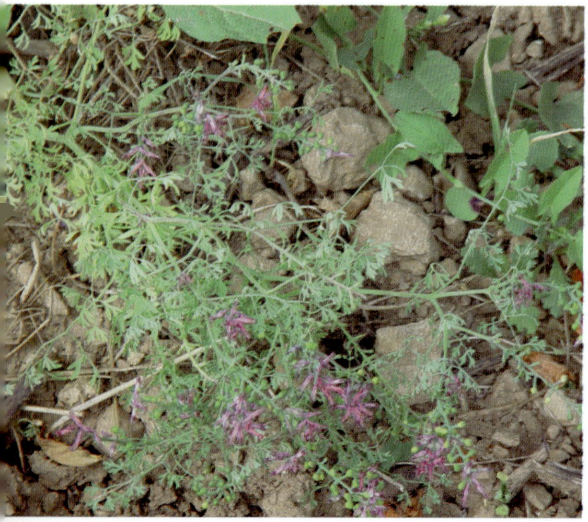

Der Erdrauch ist eine sehr genügsame Pflanze. Im Sommer wächst er zahlreich auf Schutthalden, Schotterwiesen, an Wegrändern. Seine hübschen, purpurroten Blüten zieren so manchen Sommerstrauß.

Das zierliche Gewächs gehört zur Pflanzengruppe der Mohngewächse. Aus diesem Grund sollte er auf keinen Fall als Dauertherapie verwendet werden. Kurmäßig einige Tage, maximal drei Wochen getrunken kann er gute Dienste leisten.

Von Dioskurides angefangen geben viele Kräuterkundige Hinweise auf die Wirksamkeit des Erdrauchs, und mir scheint, dass das eine Pflanze ist, die aus ihrem Dornröschenschlaf erweckt werden sollte. Zubereitet wird sie in Form von Tee, den man innerlich aber auch äußerlich anwendet, und immer wenn Hautunreinheiten oder andere Hautprobleme auftreten, kann er zur Waschung, aber auch zur inneren Anwendung herangezogen werden. Auch bei Harnwegsinfekten oder Nierenproblemen kann dieses Kraut gute Dienste leisten.

Sammelgut:	die ganze blühende Pflanze
Wirkung – Anwendung:	Gallenabflussstörung, Verstopfung, Wasseransammlung, Hautausschläge
Zubereitung:	als Tee

Farn

Farne sind Relikte aus einer längst vergessenen Zeit. Sie haben sich seit Urzeiten in ihrer Form erhalten. Die in unseren Breiten wachsenden Farne sind urgeschichtlich eine der ältesten Pflanzenfamilien. Früher wurden Farne hoch wie Bäume. In südlichen Klimazonen werden Farne noch immer busch- bzw. mannshoch, in unseren Breiten werden sie ca. 1 bis 1 ½ m hoch.

Es gibt unterschiedliche Farnarten. Sie alle sind heilkräftig. Kräuterpfarrer Künzle empfiehlt getrocknetes Farnkraut bei allen rheumatischen Schmerzen, aber auch Gicht. Dazu werden das Unterbett oder Matratzen mit getrocknetem Farn gestopft. Diese Bettunterlage muss jedoch jährlich gewechselt werden.

Farnanwendungen helfen bei Schädlingsbefall, zum Beispiel von Flöhen, Läusen und Wanzen. Innerlich kann der Farn gegen Würmer angewandt werden. Bei Krampfzuständen des Körpers wirkt das frische Kraut aller Farne. Auch ein Fußbad, Handbad oder Sitzbad kann Abhilfe schaffen. Man soll jedoch nur eine Farnart entweder als Kräuterkompresse oder als Kräuterbad verwenden. Das restless-leg-Syndrom spricht gut auf Fußbäder mit Farn an.

Hildegard von Bingen empfiehlt frisches Farnkraut bei Fehlsichtigkeit jeglicher Art. Frische Farnblätter, im Sommer gesammelt, werden grün und saftig über Nacht auf die Augen gelegt. Weiters empfiehlt sie Farnumschläge als geburtserleichterndes Mittel. Außerdem sollen Kinder immer mit Farn umgeben sein, damit schlechte Träume und böse Geister abgehalten werden.

In der Mongolei werden junge Farntriebe wie Gemüse eingelegt.
Bei uns gilt Farn als giftig und vom Verzehr wird, unter anderem wegen des Blausäuregehaltes, abgeraten. Ich habe selbst schon zahlreiche Farntriebe verzehrt und konnte keine Nebenwirkungen feststellen. Wahrscheinlich macht die Dosis das Gift aus.

Sammelgut:	Blätter, Wurzelstock (Wurmfarn)
Wirkung – Anwendung:	Gicht, Rheuma, Wurmmittel, Bronchitis, Verhärtungen, Drüsenschwäche
Zubereitung:	Bettauflage, gepulvert, Tee, Badezusatz, Elixier

Farn, Hirschzungen- (Asplenium scolopendrium)

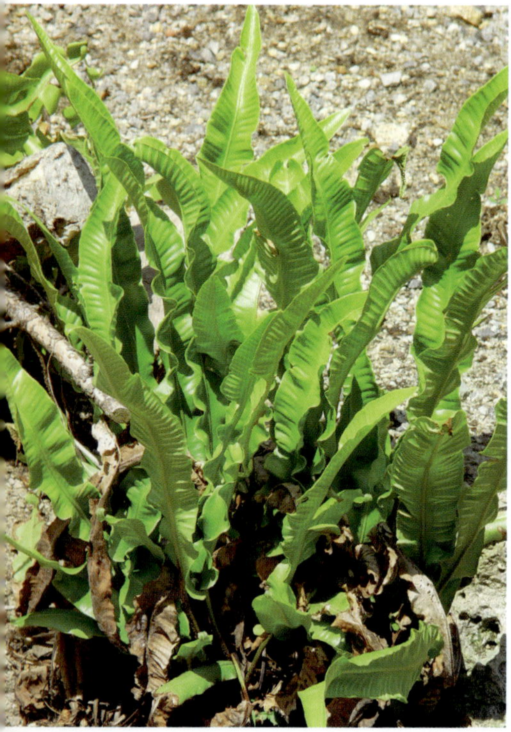

Der auch nur „Hirschzunge" genannte Farn ist ein beliebtes und bekanntes Hildegard-Heilkraut. Einerseits wird das Hirschzungenkraut getrocknet als Küchengewürz verwendet, andererseits kommt es als Elixier zum Einsatz – bei allen Drüsenerkrankungen, d.h. sowohl Schilddrüsenerkrankung, Eierstockbeschwerden und Wechselbeschwerden. Hildegard sagt, Hirschzungenfarn nütze der Leber, der Lunge und allen Eingeweiden, dazu gehören auch die Sexualorgane.

Das Hirschzungenelixier gibt es fertig im Handel. Die Kur – 3 Mal täglich ein Likörglas – sollte einige Wochen durchgeführt werden.

Hirschzungenfarnpulver wird bei Hildegard als Gewürz eingesetzt. Nach Operationen, Unfällen, bei verschiedenen Befindlichkeitsstörungen, bei Kopf- oder Brustschmerz, wird das Pulver kurz einmal aufgekocht und schluckweise getrunken.

Hirschzungenfarn kann natürlich auch als Kräuterkompresse, Badezusatz oder getrocknet als Bettauflage verwendet werden.

Farn, Wurm- (Filix mas) GIFTIG!

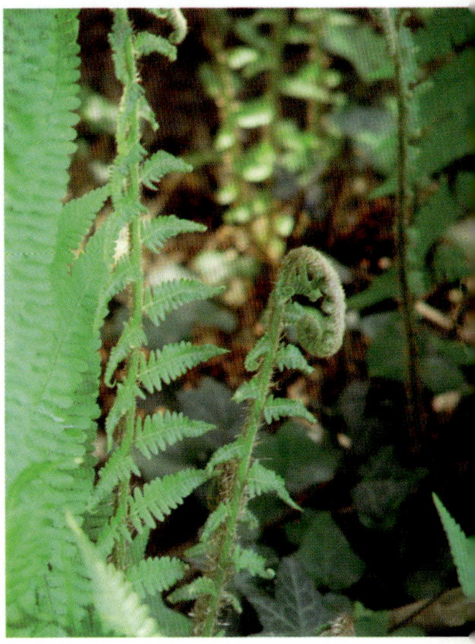

Der Wurmfarn war ein geschätztes Volksheilmittel, um Band- oder Spulwürmern beizukommen. Für die Wurmkur wird der gepulverte, im Herbst gesammelte Wurzelstock eingenommen, wobei sich die Dosis nach der Körpergröße richtet und vom Anwender einige Erfahrung erfordert. Wichtig ist auf jeden Fall, dass einige Tage eine vorbereitende Diät gemacht wird, in erster Linie mit flüssiger Kost. Viel Zwiebel und Knoblauch als Würze beigefügt, schwächen die Würmer. Dann wird teelöffelweise die gepulverte Farnwurzel eingenommen. Für ausreichendes Abführen ist zu sorgen, damit einerseits die Würmer ausgeschieden werden und gleichzeitig ein zu langes Verbleiben des Farnpulvers im Körper vermieden wird.

Faulbaum (Rhamnus frangula) GIFTIG!

Der Faulbaum ist ein Gewächs, das die Höhe liebt und auch die Feuchtigkeit. Entlang von Flüssen und anderen Feuchtgebieten finden sich häufig Faulbäume. Der Faulbaum wächst zumeist als Strauch in eine Höhe von 2 bis 3 Metern, selten wird er über 5 m hoch. Heilkräftig ist die Rinde. Sie wird von den Ästen, die nicht zu borkig sind, genommen und zwischen Mai und August geerntet.

Die jungen Äste sind grünlich, der ältere Baum wird bräunlich-grau. Die Blätter sind verkehrt eiförmig. Wenn man sie einmal gesehen und gerochen hat, wird man den Geruch nie wieder vergessen. Die Fruchtstände sind zwischen grün, rot und schwarzviolett, und sie sind giftig. Alle Pflanzenteile haben den typischen Geruch, der ein Verwechseln mit an-

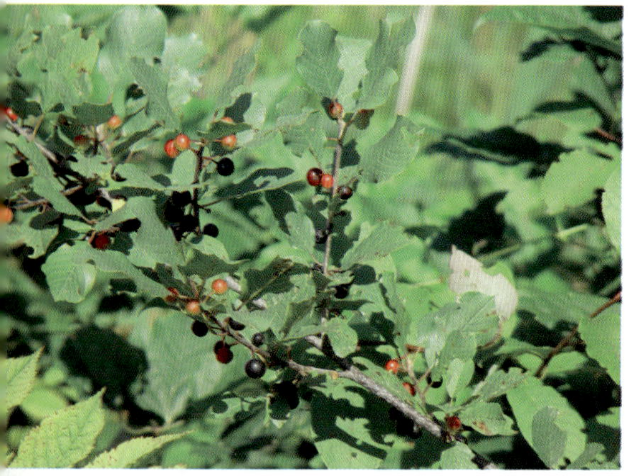

deren Bäumen unmöglich macht. Typisch sind längliche weiße „Striche" auf der Rinde.

Faulbaum ist ein Abführmittel. Im Gegensatz zu anderen Abführmitteln wirkt die Rinde des Faulbaums Darm-Schleimhaut regenerierend und führt auch zu keiner Gewöhnung. Es darf ausschließlich die getrocknete Rinde verwendet werden, da die frische Rinde Brechreiz auslösen kann.

In der Praxis habe ich die Erfahrung gemacht, dass die Rinde des Faulbaums nicht bei allen Menschen die gleiche Wirkung erzielt, und manche Menschen einen regelrechten Ekel vor dem Geschmack haben. Diese müssen eine andere Heilpflanze heranziehen. Ansonsten ist der Faulbaum für Menschen, die trägen Stuhlgang haben, sehr geeignet und auch bei allen Darmentzündungen zu empfehlen. Die Dosierung des Faulbaums ist sehr individuell, da empfindliche Menschen schon auf einen halben Teelöffel mit Bauchgrimmen reagieren, während andere bis zu 2 TL hervorragend vertragen. Ausprobieren ist angesagt. Es wird 1 TL mit ¼ Liter Wasser über Nacht angesetzt, dann kurz aufgekocht und frühmorgens getrunken. Je nach individueller Reaktion die Dosis verringern oder erhöhen.
Man kann die Rinde und das Holz des Faulbaums auch als Färbemittel verwenden. Es ergibt einen gelbbraunen Farbton. Beim Eierfärben ist jedoch Vorsicht geboten, da sich der Wirkstoff in das Ei hineinziehen kann, und dann verschenkt man ein abführendes Osterei.

Auch bei Kopfschmerzen und Hautausschlägen ist die Verwendung von Faulbaumrinde angezeigt, da diese Beschwerden meist mit Darmträgheit und dadurch verringerter Entgiftung einhergehen.

Achtung: Faulbaum ist für Schwangere nicht geeignet!

Sammelgut:	Rinde
Wirkung – Anwendung:	Stuhlverstopfung, Darmentzündung, Hämorrhoidenleiden, Völlegefühl, Kopfschmerzen
Zubereitung:	Die Rinde ca. 1 Jahr vor Verwendung trocknen lassen

Fette Henne (Sedum) LEICHT GIFTIG!

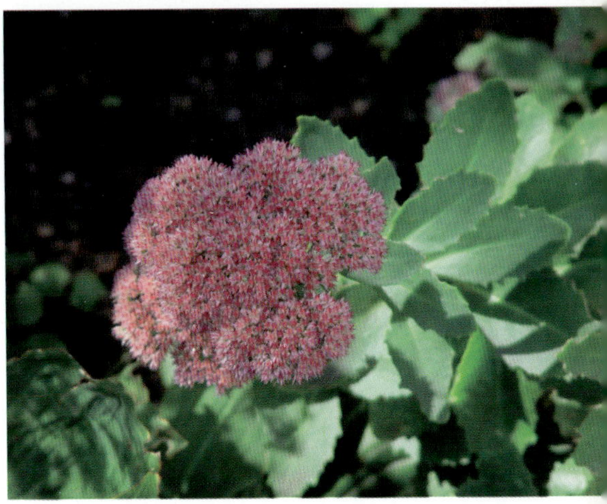

In vielen Küchengärten sprießt sie – die Fette Henne. Der Geschmack der Blätter ist eher unspektakulär. In der Volksheilkunde wird sie als Hilfsmittel bei Wasseransammlungen verwendet. Aber auch als Wundauflage bei Insektenstichen, Verbrennungswunden, Sonnenbrand, Wundschwellung kommt sie zum Einsatz.

Als Würzkraut wird sie bei der Suppenzubereitung herangezogen. Geschnittene Blätter der Fetten Henne werden der Fleischsuppe zugesetzt, wenn diese von der Flamme genommen wird und nur mehr zieht, um das Gericht bekömmlicher zu machen.

Fette Henne gilt als schwach giftig. Wie so oft macht die Dosis das Gift! Sparsame Anwendung (ein Blatt) ist bedenkenlos.

Sammelgut:	Blätter
Wirkung – Anwendung:	als Suppenzusatz; äußerlich bei Insektenstichen, Verbrennungen, Sonnenbrand, Schwellungen

Fichte (Picea)

Fichtenteile, nämlich die Wipferln, aber auch die Nadeln können verwendet werden wie die der Tanne. Man kann auch Fichten- und Tannenwipferln mischen.

Sirup aus Fichtenwipferln oder der Aufguss von jungen Fichtenwipferln, solange diese eine hellgrüne Färbung zeigen, ist ein wunderbarer Schleimlöser und auch ein hustenberuhigender Tee. Die Abkochung von Fichtenadeln kann als Erkältungsbad verwendet werden, ebenso zum Inhalieren. Aus Fichtennadeln lässt sich ätherisches Öl gewinnen.

Fingerkrautarten

Fünffingerkraut (Potentilla repens)
Gänsefingerkraut (Potentilla anserina)
Tormentill = Blutwurz (Potentilla erecta)

Zu den Fingerkrautarten zählen das Fünffingerkraut, das Gänsefingerkraut und die Tormentill. Sie gehören zu einer Familie. Wenn man die Blüten betrachtet, merkt man die Familienzusammengehörigkeit. Die Blattform differiert etwas. Das Gänsefingerkraut hat längliche, gefiederte Blätter.

Es gibt auch Unterformen des Fünffingerkrauts, das Kriechende und das Goldene Fünffingerkraut. Das Goldene Fünffingerkraut ist heilkräftiger als die anderen Fünffingerkräuter.

Von Kräuterpfarrer Künzle werden die Potentillas auch als „Gewaltkraut“ bezeichnet, da alle Fingerkrautarten „gewaltig“ heilkräftig sind und bei Krämpfen, Blutungen und Schmerzen oft prompte Abhilfe schaffen.

Fingerkraut, Fünf- (Potentilla repens)

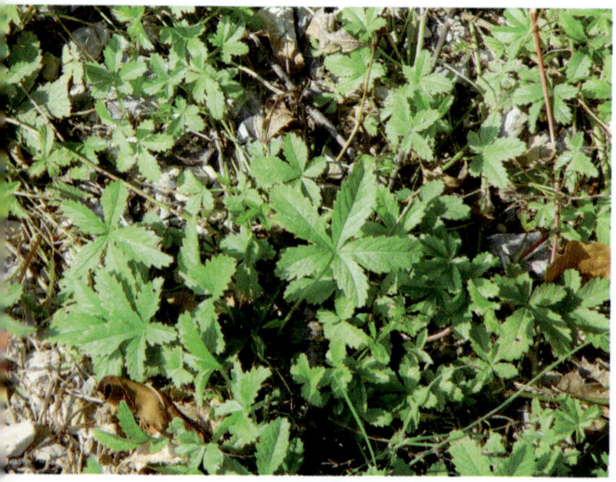

Das Kriechende Fünffingerkraut ist eine weitschichtige Verwandte des Gänsefingerkrauts, auch wenn die Blätter auf den ersten Blick ganz anders aussehen. Die Blüten haben ein ähnlich leuchtendes Gelb. Der Wurzelstock ist kriechend.

Es werden die Blätter vor oder während der Blüte gesammelt und an einem schattigen Platz getrocknet. Das Fünffingerkraut ist Bestandteil verschiedenster Kräutertees und wird in erster Linie zur Anregung der Verdauungsdrüsen eingesetzt. Alle Menschen, die mit dem Zuckerstoffwechsel oder Gallenstoffwechsel Probleme haben, können immer wieder auf die Blätter des Fünffingerkrauts zurückgreifen. Die Blätter können auch mit Himbeer- oder Brombeerblättern gemischt werden.

Sammelgut:	Blätter
Wirkung – Anwendung:	alle Arten von Verdauungsstörungen (speziell Gallenfluss-Störungen und Bauchspeicheldrüsenschwäche), Verstopfung, Hautausschläge, Zuckerkrankheit
Zubereitung:	als Tee, Tinktur

Fingerkraut, Gänse- (Potentilla anserina)

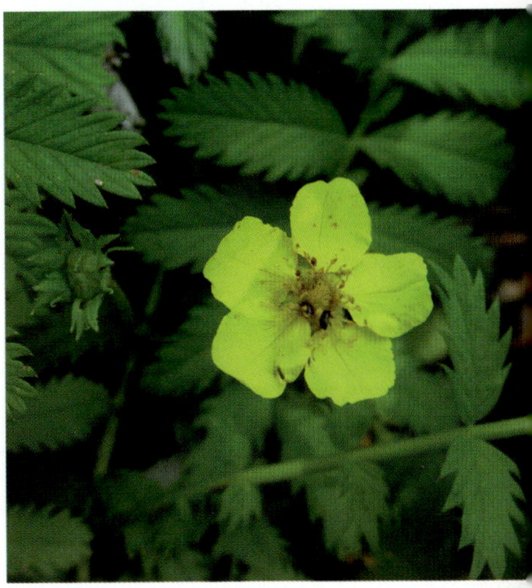

Im Volksmund heißt das Gänsefingerkraut „Krampfkraut". Dies gibt einen Hinweis darauf, wie das Gänsefingerkraut eingesetzt wird. In erster Linie bei krampfartigen Schmerzen, schmerzhafter Regelblutung, aber auch bei Krampfzuständen des Magen-Darm-Trakts. Die silbrig glänzenden Blätter des Gänsefingerkrauts findet man ab Mai auf Wiesen und entlang von Wegen. Das mit einem kriechenden Wurzelstock ausgestattete Pflänzchen ist, wenn man genau schaut, fast überall zu sehen. Die hellen, sonnengelben Blüten leuchten am Wegesrand. Wenn man einmal gelernt hat, die Blätter zu erkennen, wird man sich überall von diesem heilkräftigen Pflänzchen umgeben finden.

Gesammelt werden die Blätter ausschließlich vom Mai bis in den September hinein, von Pflanzen, die gerade blühen oder Knospen tragen. Verwendet wird die Pflanze bei allen Arten von Krampfzuständen. Bei Regelkrämpfen kann man auch eine Unterleibssauna mit Gänsefingerkraut machen und Kräuterpackungen auf den Unterleib auflegen. Auch in die Homöopathie hat die Pflanze Eingang gefunden und wird als *Potentilla anserina* von Urtinktur bis zu höheren Potenzen bei Regelbeschwerden verschrieben.

Auch in der Tiermedizin wird das Krampfkraut eingesetzt. Wie beim Menschen bei allen Magen-Darm-Verstimmungen, wird es in Form von Aufgüssen dem Trinkwasser der Vierbeiner zugesetzt. Bei Mauke, einer Pferdekrankheit, wird Gänsefingerkraut in Form von Umschlägen angewendet.

Sammelgut:	Blätter, Blüten
Wirkung – Anwendung:	Regelkrämpfe, Magen-Darm-Krämpfe, Verdauungsstörungen, Ausschläge
Zubereitung:	als Tee, Kräuterkompresse, Sitzbad, Unterleibssauna, Badezusatz

Frauenmantel (Alchemilla vulgaris)

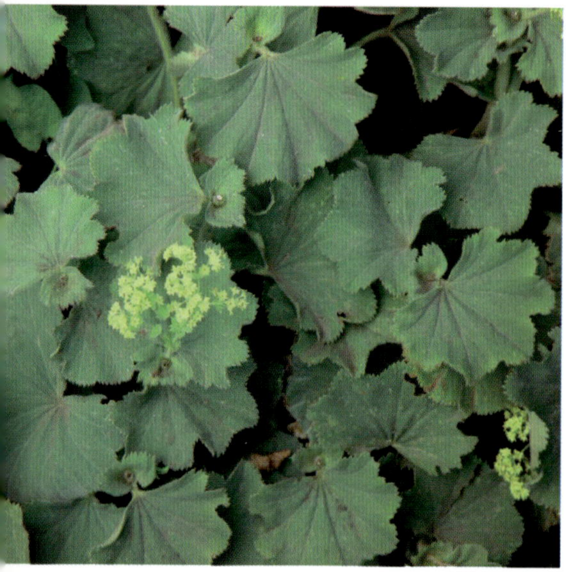

Frauenmantel ist, wie der Name schon sagt, ein spezielles Frauenkraut. Die Blätter sind halbrund, haben einen gezackten Rand und sind – je nach Standort – mehr oder weniger behaart. In diesen Härchen finden sich die Morgentautropfen, die wunderbar glänzen, und es sieht dann aus, als wären die Blätter mit Diamantsplittern übersät. Im Mittelalter wurden die Tautropfen, die sich auf den Frauenmantelblättern gebildet haben, gesammelt, um in den alchimistischen Werkstätten weiterverwendet zu werden. In alpinen Standorten können die Blätter des Frauenmantels silbrig glänzen. Von der Bevölkerung wird er daher auch „Silberner Frauenmantel" genannt.

Die Wirksamkeit der Frauenmantelblätter steigt mit der Höhe ihres Standortes. Frauenmantel ist eine Pflanze, die ab April auf den Wiesen zu finden ist. Bis zum August wird sie dann circa vierzig Zentimeter hoch, hat verzweigte Stängel und bildet hellgrüne Blüten aus.

In der Frauenheilkunde wird in erster Linie der Tee aus den Blättern des Frauenmantels verwendet. Er wird eher in der zweiten Zyklushälfte eingesetzt, da er gestagenhaltig ist. Er hilft auch in den Wechseljahren und bei Hitzewallungen.
Schwangere sollten Frauenmantel erst gegen Ende der Schwangerschaft trinken, das heißt ab drei bis vier Wochen vor dem erwarteten Geburtstermin. Früher getrunken kann er stimulierend auf die Gebärmutter wirken.

In manchen Kräuterbüchern findet man den Hinweis, dass Frauenmanteltee bei Ekzemen und Wunden äußerlich verwendet werden kann. Aber auch Magen-Darm-Entzündungen und Durchfall können mit Frauenmantel behandelt werden. Angeblich wurde er aufgrund der zusammenziehenden Wirkung auch zur Wundversorgung in Kriegen eingesetzt.

Für Sitzbäder wird der Frauenmantel ebenso verwendet, und zwar bei diversen Unterleibserkrankungen, von Regelschmerzen über Harnwegsinfekte bis zu Bauchkrämpfen. Es kann Frauenmantel mit Haferstroh und Zinnkraut gemischt werden – 1:1:1. Jeweils eine Handvoll nehmen und in fünf Liter Wasser kurz aufkochen lassen, zehn Minuten ziehen lassen, in ein Sitzbad gießen, warme Socken anziehen und zehn bis zwanzig Minuten sitzbaden; dabei die Kräuter auf den Unterbauch packen und dann im Bett nachschwitzen.
Mit dieser Mischung kann man auch Wunden und Geschwüre waschen bzw. Kräuterkompressen machen.

Sammelgut:	Blätter und Triebe
Wirkung – Anwendung:	Hormone regulierend, wundheilend, zusammenziehend; Klimakterium
Zubereitung:	Tee, Aufguss, Sitzbad, Kompresse; homöopathisch

Gänseblümchen (Bellis perennis)

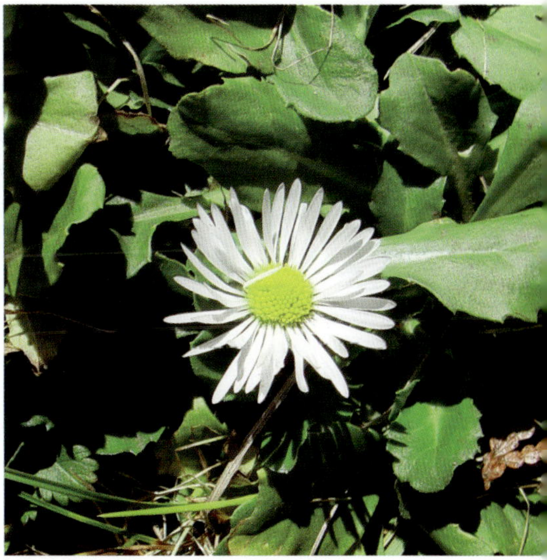

Das Gänseblümchen ist eine Pflanze, die das ganze Jahr über zu finden ist. Es ist ein unscheinbares und überall präsentes Pflänzchen. In der Heilkunde wird es wegen seiner entzündungshemmenden und drüsenanregenden Wirkung sehr geschätzt, z.B. kann bei Zahnfleischentzündungen ein Teeaufguss von frischen Pflanzen gemacht werden. Mit dem Tee spült man die Mundhöhle. Die Pflanzenteile können auch als Kompresse auf das Zahnfleisch aufgelegt werden. Es kann auch äußerlich als Kompresse bei Verrenkungen und Verstauchungen eingesetzt werden.

Weiters kann es innerlich als Tee bei Verschleimung und Entzündungen des Magen-Darmtraktes angewendet werden. Der Tee oder Frischsaft (die ganze Pflanze wird zerkleinert und der Saft ausgepresst) des Gänseblümchens ist eine gute Unterstützung bei Frühjahrskuren.

Morgens zum Beispiel einen Teelöffel Frischsaft auf nüchternen Magen einnehmen. Es lohnt sich, es auszuprobieren.

Sammelgut:	ganze Pflanze
Wirkung – Anwendung:	äußerlich – bei Verletzungen, Zerrungen innerlich – bei Magen-Darm-Problemen, Entzündungen, wirkt drüsenanregend, entschleimend, entgiftend, wundheilend, blutreinigend
Zubereitung:	als Tee, Umschlag, Kompresse; auf den Salat, in die Kräuterbutter

Giersch oder Geißfuß (Aegopodium podagraria)

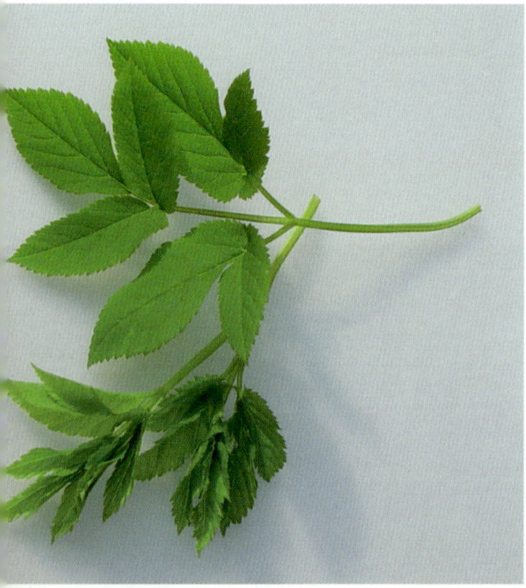

Giersch oder Geißfuß hat einen sehr verzweigt wuchernden Wurzelstock, und wenn er sich einmal im Garten festgesetzt hat, wird er als unausrottbares Unkraut gefürchtet. Dabei war der Geißfuß in der Antike ein hochgeschätztes Heilkraut gegen Gichtanfälle und ganz allgemein gegen Harnsäureablagerungen.

In unseren Breiten spielte er in der Volksheilkunde als Würzkraut und Wildgemüse sehr lange eine wichtige Rolle. In den meisten Kräuterbüchern findet er keine Erwähnung, wahrscheinlich aus dem Grund, weil er als Doldenblütler giftige Verwandte hat.

Unterscheidungsmerkmale sind:

1. Der Blattstiel ist im Querschnitt dreieckig.
2. Die Blätter riechen angenehm würzig. Der Geruch erinnert etwas an Petersilie. Wenn man einmal den Geschmack des Geißfußes am Gaumen gespürt hat, wird man ihn nie wieder vergessen.

Auch die Form der Blätter ist einprägsam. Die jungen noch nicht ganz entfalteten Geißfußblätter haben die Form eines Ziegenfußes – daher auch der Name. Die Triebe des Geißfußes kann man ca. von Mitte April bis Mitte November entlang der Waldränder finden. Die Triebe werden gesammelt und entweder klein geschnitten als Salat gegessen, kurz überbrüht als Gemüse zubereitet oder auch, wenn man gichtartige Schmerzen oder rheumatische Beschwerden hat, als Tee getrunken oder als Umschlag verwendet. Er hat eine blutreinigende Wirkung. Auch kann er als schmerzstillendes Mittel eingesetzt werden.

Der alkoholische Auszug der Blätter kann auch als Tinktur bei Hauterkrankungen angewendet werden. Die Blätter des Geißfußes lassen sich auch trocknen und im pulverisierten oder gerebelten Zustand als Küchengewürz verwenden.

Sammelgut:	Blätter
Wirkung – Anwendung:	Antigichtmittel, nierenreinigend, entzündungshemmend, schmerzstillend, blutreinigend, äußerlich bei Hauterkrankungen und Ekzemen (in Form von Alkoholauszug)
Zubereitung:	Gemüse, Salat, Suppe, Teeaufguss, Alkoholauszug

Ginkgo (Ginkgo biloba)

Der Ginkgobaum ist ein Dinosaurier unter den Pflanzen, der es geschafft hat, die klimatischen Veränderungen der Erde mitzumachen. Dies setzt voraus, dass diese Pflanze zwar sehr sensibel ist, jedoch einen starken Kern hat. Vor ca. eineinhalb Millionen Jahren war der Ginkgobaum auch bei uns in Europa heimisch. Heute findet man ihn in Parkanlagen und Gärten.

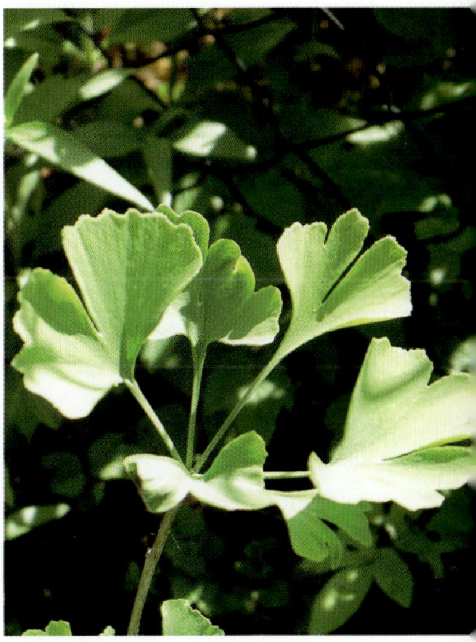

Er wird wieder angepflanzt, da sich aus seinen Blättern durchblutungsfördernde, nebenwirkungsfreie Arzneien gewinnen lassen. Zahlreiche Studien haben gezeigt, dass diese Pflanze der Menschheit große Dienste erweisen kann.

Die getrennt-geschlechtliche Pflanze ist Bestandteil zahlreicher die Durchblutung fördernder Rezepte. In den asiatischen Ländern wird Ginkgo in Tempelanlagen gepflanzt und kultisch verehrt.
Besonders auf den Hirnstoffwechsel haben die Wirkstoffe des Ginkgo einen anregenden Einfluss. Deshalb werden Ginkgopräparate speziell nach Schlaganfällen, Hirnleistungsstörungen, Schwindelanfällen und bei Gefäßverkalkung eingesetzt. Aus Ginkgo werden alkoholische Auszugspräparate, Tabletten und Injektionslösungen hergestellt. Es gibt zahlreiche verschiedene Präparate im Handel.

Aus Ginkgoblättern kann man auch Tee zubereiten. Durch das Aufgießen allein werden nicht so viele Wirkstoffe freigesetzt wie durch einen Alkoholauszug. Der leicht säuerliche Geschmack der Ginkgoblätter lässt sich auch in der Küche verwenden. Fein nudelig geschnittene Blätter einem Salat beigemengt, geben diesem eine interessante Geschmacksnote. Klein gehackt können sie einer Kräuterbutter zugefügt werden oder auch einem Dessert, gemeinsam mit Zitronenmelissenblättern zum Beispiel.

Sammelgut:	Blätter
Wirkung – Anwendung:	bei Durchblutungsstörungen, Hirnleistungsstörungen, nach Schlaganfall, bei Arterienverkalkung, Nervosität
Zubereitung:	fertige Präparate im Handel, als Tee und Küchenwürze, alkoholischer Auszug

Goldrute (Solidago virgaurea)

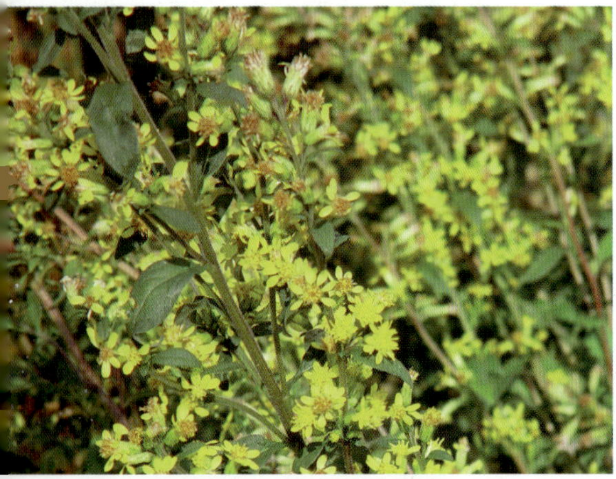

Goldrute wird als Tee und homöopathisch bei allen Arten von Blasen- und Nierenentzündungen eingesetzt. Sie ist ein Erste Hilfe-Mittel bei Harnwegsinfekten und Brennen beim Urinieren.

Es gibt unterschiedliche Goldrutenarten. In den letzten Jahren hat sich die bis zu zwei Meter hoch wachsende kanadische Goldrute in vielen Gärten ausgebreitet. Die bei uns ursprünglich heimische Goldrute wird etwa vierzig bis sechzig Zentimeter hoch.

Gicht, Rheuma und Hautprobleme zählen zu den Einsatzgebieten der Goldrute, da dies Erkrankungen sind, bei denen das Ausscheidungsorgan Niere betroffen ist. In der Volksmedizin wird Goldrute auch bei Zahngeschwüren und Wunden verwendet. Dazu werden die frisch gequetschten Blätter aufgelegt. Bevor man beginnt, Schwermetalle auszuleiten, sollte Goldrute verwendet werden, um die Nieren auf den Ausleitungsvorgang vorzubereiten.

Sammelgut:	ganze Pflanze
Wirkung – Anwendung:	Blasenentzündung, Nierenentzündung, Gicht, Rheuma, Hautleiden, Zahnschmerzen
Zubereitung:	Tee, Sitzbad, Unterleibssauna, als Kräuterkompresse

Gottesgnadenkraut (Gratiola officinalis) GIFTIG!

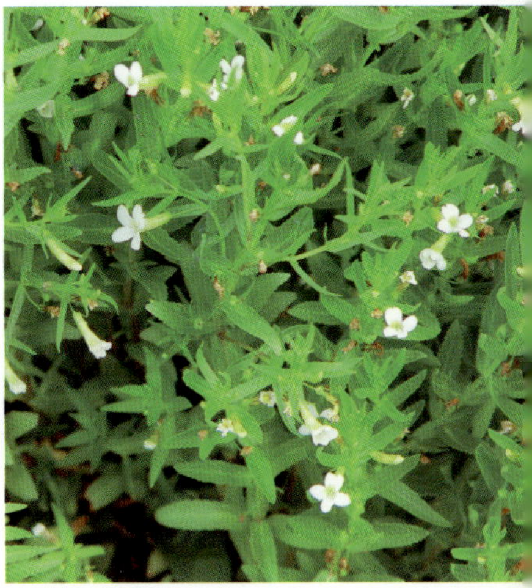

In manchen Hausgeräten findet man das circa fünfzig Zentimeter hoch wachsende Kraut, das spitz zulaufende Blätter hat und zarte, weiße bis lilafarbene Blüten. An feuchten Uferböschungen wächst es in der freien Natur. Gartenteiche und Seeufer sind bevorzugte Standorte.

Schon der Name deutet an, dass es in der Volksheilkunde eine wichtige Rolle spielte. Es wurde innerlich und äußerlich bei verschiedenen Beschwerden eingesetzt. Allerdings ist eine gute Kenntnis der Wirkung dieser Pflanze wichtig, da sie giftig ist. Ähnlich wie der Rote Fingerhut wirkt Gottesgnadenkraut auf die Herztätigkeit. In der Volksheilkunde wurde die Pflanze auch als die Regel auslösendes Mittel eingesetzt. Geschwüre der Haut wurden mit Gottesgnadenkraut behandelt.

Von der Frischpflanzenverwendung ist abzuraten, da die therapeutische Breite, das heißt die genaue Dosierung der Giftpflanze, zu wenig erforscht ist und Erfahrung erfordert. Einzig als homöopathische Tinktur kann Gottesgnadenkraut empfohlen werden.

Die Pflanze steht wegen ihrer Seltenheit unter Naturschutz.

Sammelgut:	ganze Pflanze
Wirkung – Anwendung:	Regelblutung fördernd, wundheilend, abführend, Leber und Galle reinigend
Zubereitung:	als Tinktur, aber immer mit Wasser verdünnt; noch besser homöopathisch potenziert verwenden

Gundelrebe (Glechoma hederaceum)

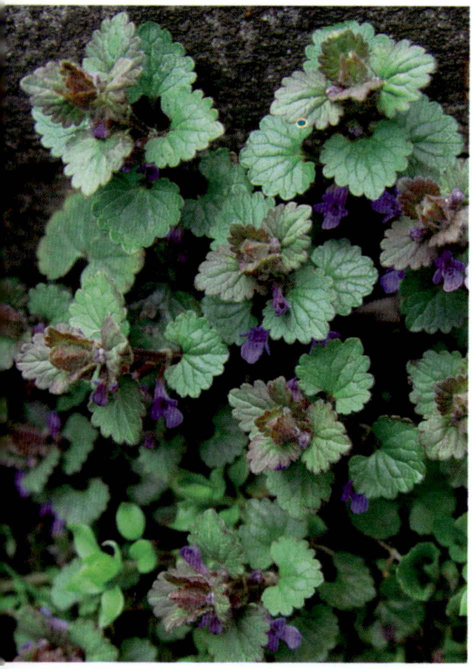

Im Volksmund wird sie auch „Gundermann" oder „Zickelskraut" genannt. Die Gundelrebe ist eine leider kaum mehr verwendete Heilpflanze. Ihre Einsatzgebiete sind vielfältig. Sie wirkt blutreinigend und auswurffördernd. In alten Kräuterbüchern finden sich Hinweise, dass die Gundelrebe früher gemeinsam mit anderen Pflanzen zum Auslösen der Monatsblutung verwendet wurde. Aus diesem Grund sollten schwangere Frauen die Gundelrebe in keiner Form anwenden. Angeblich wirkt sie auch kontrazeptiv, dies müsste noch näher erforscht werden.

Da ihr eine die Blutung auslösende Wirkung zugeschrieben wird, kann sie von Frauen verwendet werden, die unter Ausbleiben der Regelblutung leiden. Auch um das Abgehen der Nachgeburt zu beschleunigen kann sie eingesetzt werden. In diesem Fall kann sie, gemeinsam mit Frauenmantel und Beifuß, als Tee oder als Kräuterkompresse verwendet werden.

Gundelrebe ist eine Pflanze, die ganzjährig auf Wiesen, an Wegrändern und Schutthalden zu finden ist. Sie hat zarte, violette Blüten und einen aromatisch eigentümlichen Geruch. Gesammelt wird sie kurz vor oder während der Blütezeit. Sie kann frisch oder getrocknet verwendet werden.

Hildegard von Bingen schreibt der Gundelrebe viele Einsatzgebiete zu. Bei Ohrgeräusch soll man sie laut Hildegard als Kräuterkompresse über Nacht um den Kopf binden. Davor wird sie kurz in Wasser gekocht und dann warm aufgelegt. Dies soll man einige Nächte hindurch machen. Hildegard schreibt ebenso, dass man sie gemeinsam mit Liebstöckl 1:1 mischen und als Kompresse bei Schilddrüsenvergrößerung beziehungsweise -entzündung einsetzen soll. Bei Verschleimung der Lunge wird sie als Kräuterkompresse auf den Brustkorb gepackt.

Bei Leberstauung, Wasseransammlungen und zur Blutreinigung kann die Gundelrebe verwendet werden. In der Praxis habe ich mit Gundelrebe schon einige beeindruckende Behandlungsergebnisse gehabt.

Da die Gundelrebe im Frühjahr zu finden ist, sollte sie fixer Bestandteil der Frühlingskräutersuppe und der Frühlingskräuterbutter sein. Hautunreinheiten, Ekzeme, Ausschläge und schlecht heilende Wunden können mit Gundelrebe als Badezusatz oder Kräuterauflage behandelt werden.

Sammelgut:	die ganze Pflanze vor und während der Blüte
Wirkung – Anwendung:	die Regelblutung auslösend, hormonregulierend, die Leber anregend, die Lunge entschleimend, blutreinigend
Zubereitung:	frisch und getrocknet zum Würzen; als Badezusatz, als Kräuterumschlag, als Tee

Habichtskraut (Hieracium pilosella)

Sobald der Frühsommer beginnt, sieht man auf den Wiesen und Wegrändern eine hoch aufschießende Pflanze, die einen gelben Blütenkopf trägt – das Habichtskraut. Auf den ersten Blick scheint sie dem Löwenzahn ähnlich zu sein, doch hat das Habichtskraut einen nicht so fleischigen Stängel und völlig anders gezeichnete Blätter. Außerdem liebt das Habichtskraut trockene kalkreiche Standorte.

Den Namen Habichtskraut trägt es einerseits weil es so hoch aufschießt und gleichsam den Überblick wie ein Habicht hat, aber auch weil es in der Volksheilkunde verwendet wurde, um die Sehschärfe zu stärken. Habichtskraut hat als Heilpflanze kaum mehr Bedeutung – zu Unrecht. Habichtskraut ist eine Pflanze, die den Gallenfluss reguliert, Steinleiden beheben hilft, als Stärkungsmittel dient und als Gemüse gegessen werden kann, sowohl die Blüten, die Stängel als auch die Blätter.

Kräuterpfarrer Künzles empfiehlt nach starkem Blutverlust oder bei allgemeiner Schwäche folgendes **Stärkungsrezept:** Ein Ei mit einem Teelöffel gepulvertem Habichtskraut verrühren und löffelweise einnehmen. Einige Male wiederholen und man kommt rasch wieder auf die Beine.

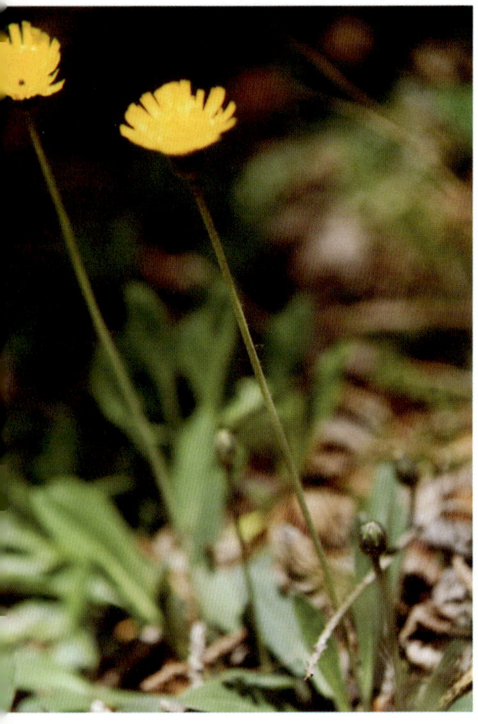

Bei Rekonvaleszenz empfiehlt er, das Habichtskraut in Wein, Suppe oder gesotten in Milch.

Bei Sehstörungen soll man Habichtskrauttee als Umschläge auf die Augen legen und die Augen öfters damit ausspülen. Habichtskraut kann man allein oder mit anderen Pflanzen gemischt bei Verdauungsbeschwerden, Völlegefühl, Sodbrennen und Steinleiden einsetzen.

Bei Entzündungen des Rachenraumes können mit Habichtskrauttee Zahnfleisch und Mund gespült werden.

Habichtskrauttee:

Einen Esslöffel Habichtskraut mit einem Viertelliter heißem Wasser übergießen, zehn Minuten ziehen lassen und dann damit fleißig gurgeln und spülen.

Sammelgut:	die ganze Pflanze vor und während der Blüte
Wirkung – Anwendung:	als Stärkungsmittel, bei Sehschwäche, Verdauungsbeschwerden, Wasseransammlung
Zubereitung:	als Tee, getrocknet und gepulvert; kann auch gegessen werden; frisch zubereitet zu Salaten, Gemüse, aufs Butterbrot

Hagebutte – Heckenrose (Rosa canina)

Hagebutten sind die Fruchtstände der abgeblühten Heckenrose. Hagebuttentee im Beutel gibt es in fast jedem Lokal. Nur können diese Fertigprodukte mit selbst gepflücktem Hagebuttentee keinesfalls verglichen werden. Hagebutten haben einen hohen Vitamin C-Gehalt, auch in Form von Hagebuttenmarmelade, Wein und Sirup.

Nicht nur die Früchte der Heckenrose sind heilkräftig, auch die Blätter können vor der Blüte geerntet und getrocknet als Tee getrunken werden. Im Mittelalter galten Rosenblätter als Wirkstoff gegen Tollwut. Daher auch der lateinische Name „Hunds-Rose". Die wilde Rose ist auch eine Bachblüte. Die Bachblüte Nr. 37, Wildrose, steht für Lebensfreude und wird bei allen Zuständen der Depression und bei Verlust der Lebensfreude eingesetzt. Die kultivierte Gartenrose bildet ebenso Fruchtstände aus, die wie die Hagebutte verwendet werden können. Die Wirksamkeit und die geschmackliche Intensität sind natürlich nicht so stark wie bei der wild wachsenden Rose.

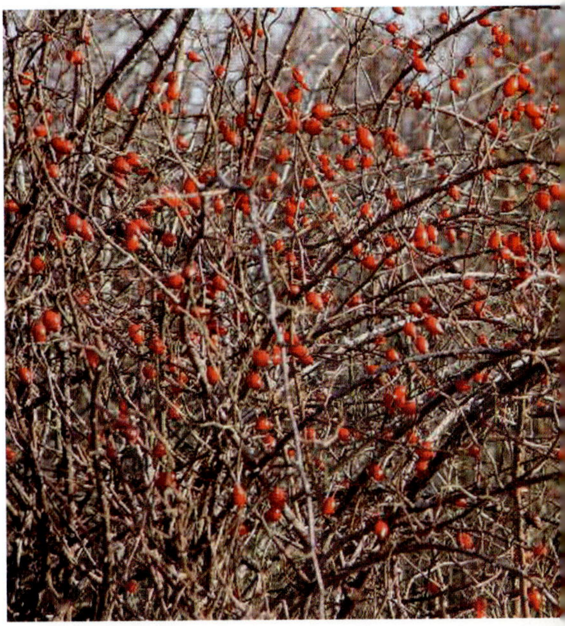

Rosenblütenblätter ergeben durch Destillation eines der teuersten und feinsten ätherischen Öle – das Rosenöl. Rosenblütentee gilt als aphrodisierend und die innere Schönheit erweckend. Menschen, die an gedrückter Stimmung leiden, sollten immer wieder Rosenblütentee trinken, entweder pur oder mit Lindenblüten gemischt. In der Heilkunde werden Hagebutten zur Behandlung von Nierengries, Nierensteinbildung und Entzündungen der ableitenden Harnwege eingesetzt. Sobald man ein Brennen beim Urinieren verspürt, sollte man sofort beginnen, Hagebuttenmarmelade zu essen oder Hagebuttentee zu trinken.

Ein altes Heilmittel gegen Ablagerungen in der Niere ist Hagebuttenpulver. Wenn man Hagebuttenmarmelade macht, kann man die Samen und Fruchtfleischreste trocknen und anschließend zermahlen. Von dem so gewonnenen Pulver zweimal täglich einen halben Kaffeelöffel in Wasser aufgelöst einnehmen. Diese Kur maximal drei Wochen lang machen.

Forschungen haben bewiesen, dass Kosmetika mit Wildrosenöl die Regeneration der Haut positiv beeinflussen. Deshalb sollte man im Sommer oder bei Kälte die Haut mit diesem edlen, duftenden Schönheitsmittel verwöhnen.
Ein tolles Massageöl lässt sich aus einem Teil Rosenöl und zehn Teilen Mandelöl herstellen.

Sammelgut:	Blüten, Blätter, Früchte sobald sie weich sind; dies sind sie zumeist nach dem ersten Frost
Wirkung – Anwendung:	Blüten als schmackhafter Frühstückstee, zur Nervenstärkung, aphrodisierend; die Hagebutten bei allen Arten von Nieren- und Blasenleiden
Zubereitung:	als Tee, Kräuterkompresse, Bad, ätherisches Öl, zermahlene Kerne

Hahnenfuß (Ranunculus acris) GIFTIG!

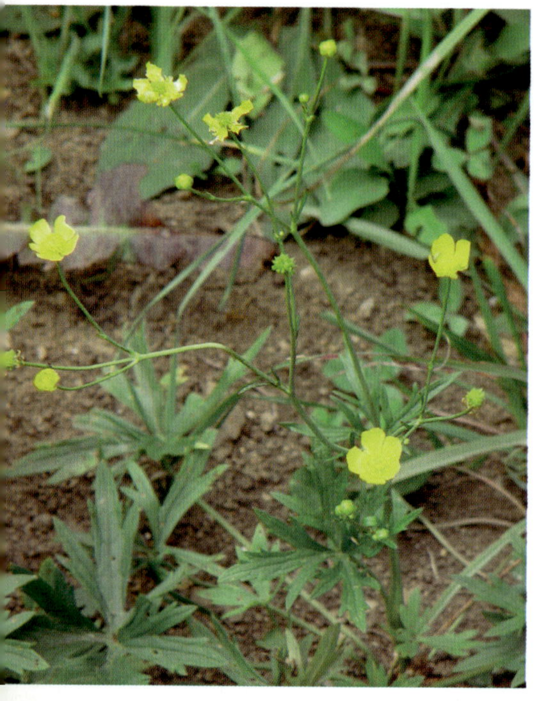

Ab dem Frühjahr sind die Wiesen voll mit den gelben Blüten des Hahnenfußes. Wenn die Blüten abblühen, bleibt ein grüner zerklüfteter Fruchtstand zurück, den man mit den Fingern ganz leicht zerbröseln kann. Tiere fressen Hahnenfuß nicht. Sie spüren instinktiv, dass er giftig ist, getrocknet verliert er seine Giftigkeit.

Trotzdem ist Hahnenfuß eine Heilpflanze. Eine Heilpflanze, die äußerlich angewendet werden kann und Menschen schon oft geholfen hat, speziell bei rheumatischen Beschwerden. Es ist allerdings große Vorsicht angebracht, da der Saft, der beim Pflücken aus der Pflanze austritt leicht reizend ist. Deshalb sollte man sehr vorsichtig sein und auf keinen Fall Schleimhäute mit dem Saft benetzen.

Es gibt verschiedene Arten von Hahnenfuß. Sie alle sind äußerlich verwendbar. Auch gegen Warzen, Muttermale und andere Hautunebenheiten wurde Hahnenfußsaft verwendet. Dazu wird Hahnenfuß geklopft und der Pflanzenbrei auf die zu behandelnde Stelle aufgelegt. Die Blätter bleiben so lange liegen, bis sich Blasen bilden.
Bei Schmerzen in der Hüfte und anderen Gelenksleiden wurde Hahnenfußkraut aufgelegt. Durch die Blasenbildung werden, nach Vorstellung antiker Heiler, Giftstoffe aus dem Körper gezogen. Es wird darauf hingewiesen, dass die Hautschäden ohne Narbenbildung wieder abheilen.

Ich persönlich habe diese Hahnenfußanwendung noch nie ausprobiert. Wenn jemand dieses Experiment wagt, sollte er zuerst die Kräuterumschläge sehr kurz belassen, um zu sehen, wie die Haut reagiert. Kräuterpfarrer Künzle empfiehlt Hahnenfuß-Kräuterauflagen bei allen Gelenksleiden.

Sammelgut:	das gesamte blühende Kraut
Wirkung – Anwendung:	bei Warzen, Muttermalen, Hüft- und Gelenksschmerzen
Zubereitung:	Das frische Kraut klopfen und als Kräuterkompresse auflegen.

Achtung: Hahnenfuß kann Hautreizungen verursachen!

Hamamelis (Hamamelis virginiana)

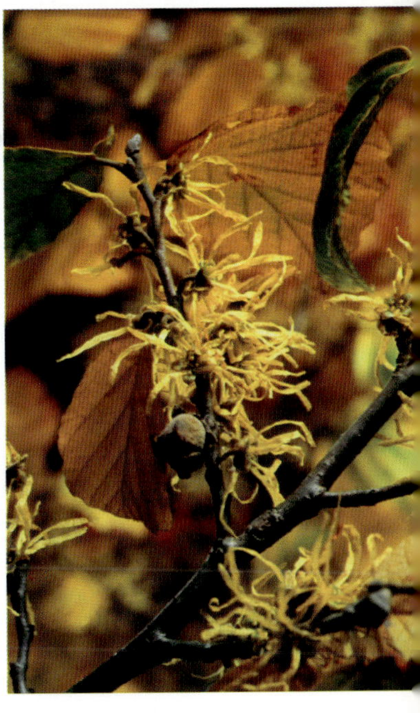

Hamamelis ist eine Pflanze, die ursprünglich in Nordamerika heimisch war und nun auch bei uns gepflanzt wird. Für die Ureinwohner war die „Virginische Zaubernuss" seit jeher eine geschätzte Heilpflanze, speziell zur Behandlung von Wunden und Entzündungen verschiedenster Art.

Die Pflanze blüht im Herbst und bildet die Früchte im darauf folgenden Jahr. Bei flüchtigem Hinsehen erinnern die Blüten an die Forsythie, die Blätter an den Haselnussstrauch. Heilkräftig sind die Blätter, aber auch die Rinde. Man verwendet wässrige Auszüge zum Spülen bei Zahnfleischbluten, anderen Entzündungen im Rachenraum oder auch zur Wundpflege. Im Handel erhält man Hamamelispräparate, die zur Behandlung verschiedener Wunden empfohlen werden.

Die Blätter und die Rinde lassen sich zu Tee, Sitzbad und Spülungen verwenden.

Sammelgut:	Blätter, Rinde

Wirkung – Anwendung:	Zahnfleischbluten, Wundbehandlung, Neurodermitis, Schnittwunden, Entzündungen, Hämorrhoiden
Zubereitung:	Tee, Tinktur, Sitzbad, Vollbad, fertige Präparate im Handel erhältlich

Haselnuss (Corylus avellana)

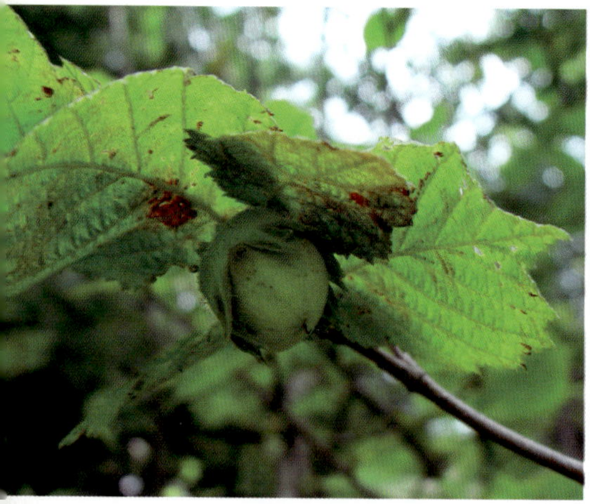

„Wenn man auf seinem Lebensweg an einem Scheidepunkt steht, dann soll man unter einem Haselnussstrauch, einem Hollerbusch oder einer Birke schlafen, und so wird man die Antwort auf die Fragen, die einen bewegen, finden." Dies hörte ich von einem „Kräuterweibl", als ich sie nach dem Nutzen der Haselstaude fragte. Haselnüsse sind eine allgemein gut verträgliche Nussfrucht, ein Lieferant guter Fette. Gleichzeitig haben sie auch eine beruhigende Wirkung auf das Nervensystem.

Dr. Aviva Ilan erzählte mir von der antidepressiven Wirkung von Haselnussblattbädern. Auch als Tee können die Haselblätter getrunken werden. Solange sie weich sind, ergeben sie auch einen schmackhaften Zusatz zum Salat.

Hildegard von Bingen rät nur jungen, gesunden Menschen zum Genuss von Haselnüssen, bei Kranken werden die Säfte zu stark in „Wallung" versetzt. Haselnusssprossen empfiehlt Hildegard von Bingen als Mittel gegen Unfruchtbarkeit des Mannes: „Dazu werden Leber von Ziegenböcklein mit Gewürzen und Haselsprossen gekocht und oftmals gegessen."

Sammelgut:	Nüsse, Blätter
Wirkung – Anwendung:	zur Blutreinigung (Blätter im Frühjahr), gegen Depressionen (Bad und Tee), Nüsse als Hirnnahrung; Zweige der Hasel werden von Rutengehern gern verwendet, mit ihnen lässt sich Wasser leichter finden

Zubereitung:	Nüsse: als leckere Zwischenmahlzeit zum Knabbern Blätter: im Frühjahr – auf den Salat oder in die Suppe; im Sommer und Herbst – als Tee oder Badezusatz

Hauhechel, dorniger (Ononis spinosa)

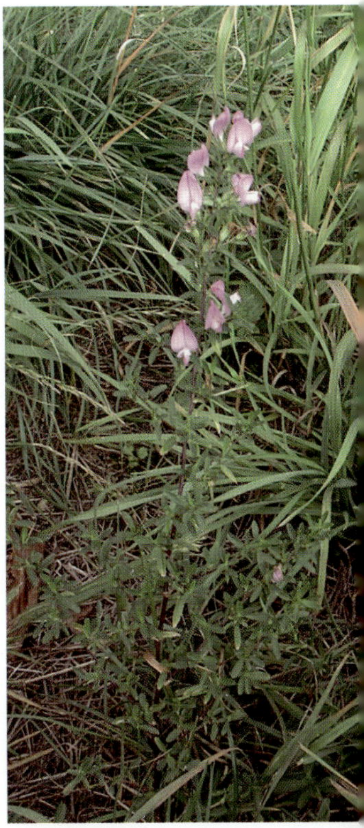

Die Hauhechel, auch „Dorniger Hauhechel" genannt, ist eine sehr hübsche Pflanze. Ab Sommer sind die hellrosa Blüten des dornigen Gewächses auf vielen Wiesen zu finden, wobei die Dornige Hauhechel trockene Böden bevorzugt.

Ich habe meine Erfahrungen mit dem Hauhechel schon vor etlichen Jahren gemacht. Damals wunderte ich mich sehr, wie eine mit so starken Stacheln bewehrte Pflanze es geschafft hat, sich als Heilkraut zu etablieren. Es kann nur an der starken Wirkung der Wurzeln liegen, dass Dorniger Hauhechel nicht in Vergessenheit geraten ist. Denn die Pflanze zu pflücken und an ihre Wurzeln heranzukommen, erfordert einiges Geschick.

Heilkräftig ist in erster Linie die Wurzel, diese ist noch dazu sehr tief in den Boden eingegraben. Wenn man es geschafft hat, sie aus einem halben Meter Tiefe zu ernten, wird die Wurzel aufgefädelt, vorher wenn notwendig zerkleinert, um sie zu trocknen. Haupteinsatzgebiet der Dornigen Hauhechel sind alle Arten von Blasen- und Nierenproblemen. Sie wirkt auf die Wasser ausscheidenden Organe heilsam.
Dorniger Hauhechel ist auch den Römern und anderen antiken Ärzten eine vertraute Heilpflanze gewesen. Überall findet man Hinweise, dass sie bei Harnrückstau, Gicht oder allgemeinem Wasserstau eingesetzt wurde. Auch zur Vorbeugung von Steinbildung wird Hauhechel eingesetzt. Die Homöopathie hat sich ebenso der *Ononis spinosa* angenommen und setzt sie als Urtinktur, aber auch in höheren Potenzen zum Ausschwemmen von Wasser ein.

Die Zubereitung eines Tees erfordert einiges an Fingerspitzengefühl, da Kochen die Wirkstoffe wahrscheinlich zerstört. Idealerweise setzt man die zerkleinerten Wurzeln über Nacht in Wasser an und erwärmt am nächsten Tag das Ganze bis ca. 50° C. Man lässt den Tee noch zugedeckt zehn Minuten ziehen und trinkt ihn dann schluckweise. Eine andere Zubereitungsmöglichkeit ist, dass man zwei gehäufte TL geschnittener Wurzel mit einem Viertelliter kochendem Wasser übergießt und zugedeckt eine halbe Stunde ziehen lässt.

Sammelgut:	Wurzel
Wirkung – Anwendung:	Wasserstau, Nierenschwäche, Blasenschwäche, Steinbildung in den ableitenden Harnwegen, Gicht, Rheuma
Zubereitung:	Tee, Bad, homöopathisch

Hauswurz - Aloe der Alpen (Sempervivum tectorum)

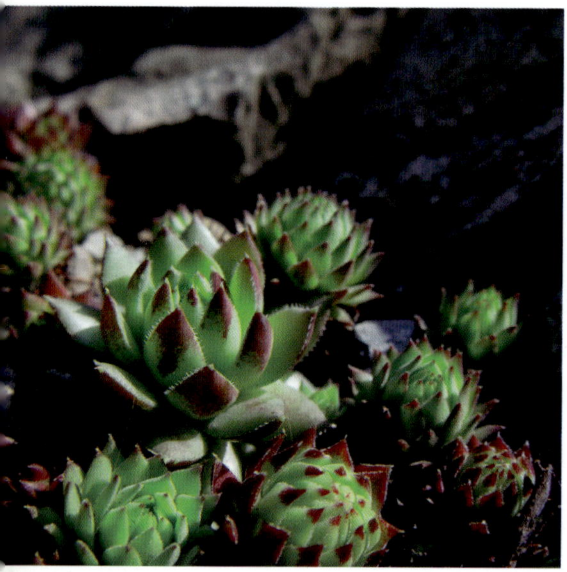

Hauswurz gehört zur gleichen Pflanzenfamilie wie die Aloe vera und hat auch die gleichen Anwendungsgebiete. Die Blätter sind nur weniger fleischig, daher ist mehr „Rohmaterial" erforderlich. Man beachte auch die lateinische Bezeichnung der „immer Lebenden".

Hildegard von Bingen empfiehlt sie als Hauswurz-Milchsuppe bei männlicher Unfruchtbarkeit und Lustlosigkeit. An drei bis fünf Tagen soll folgende Suppe gegessen werden: Einige Stunden Hauswurzblätter in Ziegenmilch einlegen, dann die Milch mit der Pflanze aufkochen und Eier dazugeben.

Bei Wurmbefall wurde die Hauswurz von der ländlichen Bevölkerung ebenso eingesetzt. Dabei werden zweimal täglich zwei Esslöffel Hauswurzsaft und Öl eingenommen. Zusätzlich werden bei hartnäckigem Befall zwei zerdrückte Knoblauchzehen dazu gegeben. Innerlich angewendet kann der Hauswurzsaft bei manchen Menschen Durchfall auslösen.

Der frische Saft der Hauswurz wird äußerlich bei allen Arten von Hautverletzungen, Hautentzündungen und bei Augenentzündungen angewandt. Auch bei Herpes Zoster bringt die Hauswurz Linderung. Die betroffenen Hautareale werden mit warmem Olivenöl bestrichen und die aufgeschnittenen Blätter werden mit einem Tuch fixiert. Dies bringt auch bei Verbrennungen Linderung.

Die Hauswurzsalbe – 250 g Schweineschmalz zerlassen, 100 g kleingeschnittene Hauswurz dazugeben und erkalten lassen. Am nächsten Tag das Fett erwärmen, durch ein Tuch seihen und auspressen. Kühl lagern! Kann auf Wunden, Quetschungen, Ausschläge etc. aufgetragen werden.

Die Blätter der Hauswurz schmecken gut, sie können klein geschnitten auf Salat gegeben werden. Im Winter kann man bei jeder Gelegenheit ein Blatt essen – die Hauswurz ist ja winterfest, das gibt dem Körper Vitamine.

Sammelgut:	Blätter
Wirkung – Anwendung:	entzündungshemmend, zusammenziehend, blutreinigend, hautberuhigend, wurmtreibend; Blitzschutz auf Dächern; frische Blätter – als Wundauflage, Saft – bei Herpes Zoster und Verbrennungen; Suppe – bei männlicher Unfruchtbarkeit
Zubereitung:	Saft, Suppe, frische Blätter, Salbe

Heidekraut - Erika (Erica vulgaris)

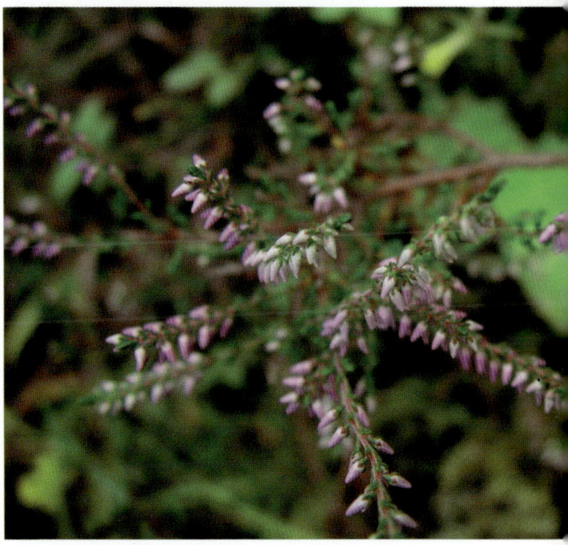

Heidekraut oder Erika ist eine Pflanze, die höhere Lagen bevorzugt. Die bis zu dreißig Zentimeter hohe, kriechende, weit verzweigt wachsende Pflanze gedeiht gerne in Gesellschaft von Preisel- und Heidelbeeren. Vor und zur Blütezeit wird das gesamte Kraut ohne Wurzeln gesammelt und im Schatten getrocknet.

Erika ist eine Heilpflanze, die in der Volksheilkunde verankert ist. Sie dient als Mittel gegen Depressionen, aber auch als Blutreinigungsmittel, das auch alle Arten von Verhärtungen ausscheiden hilft. Sebastian Kneipp empfahl das Heidekraut bei Ekzemen, Gicht und Rheuma äußerlich und innerlich. In der Praxis konnte ich mich schon öfters von der stimmungsaufhellenden Wirkung des Erikatees überzeugen. Außerdem wirkt das Kraut bei Scheidenentzündungen hervorragend – als Spülung und getrunken als Tee.

Heidekraut ist eine der Bachblüten, Nr. 14, und wird eingesetzt, wenn eine Person sehr selbstbezogen ist. Heather hilft das „innere Kind" zu heilen.

Sammelgut:	Kraut
Wirkung – Anwendung:	Unruhe, Depression, Scheidenentzündung, Steinleiden jeglicher Art; harntreibend, blutreinigend allgemein
Zubereitung:	als Tee, Scheidenspülung, Badezusatz, Kräuterkompresse, Bachblüte

Heidelbeere (Vaccinium myrtillus)

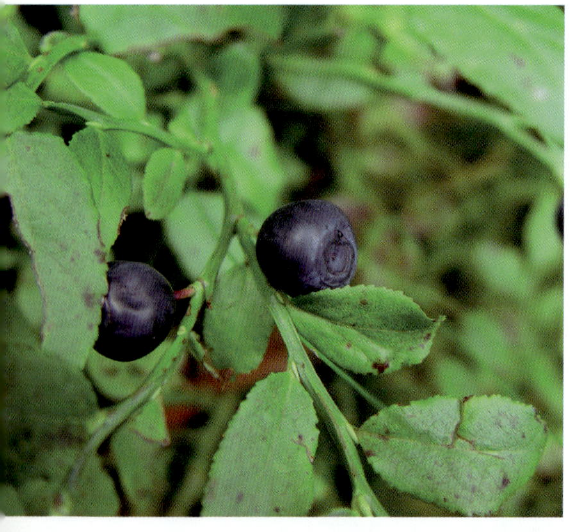

Die Heidelbeere ist ein beliebtes Gewächs der Volksheilkunde und wurde auch wissenschaftlich auf ihre Wirkung getestet. Dabei stellte sich heraus, dass sowohl die Beeren als auch die Blätter signifikante Heilwirkung haben. Wobei man darauf achten muss, dass die Blätter vor der Blütezeit, spätestens zur Blütezeit, gepflückt werden. Wenn die Beeren reif sind, haben die Blätter keine Wirkung, da die gesamte Kraft der Pflanze in die Fertigstellung der Beere gesteckt wurde.

Eine sehr nahe Verwandte der Heidelbeere ist die sogenannte **Rauschbeere**, die sich aber leicht von der Heidelbeere unterscheiden lässt, da sie im Gegensatz zur Heidelbeere blassgrünes Fruchtfleisch hat.

Hildegard von Bingen zählt die Heidelbeere zu den Küchengiften. Aber wie bei allem macht die Dosis die Heilwirkung oder das Gift aus. Die Heidelbeere hat, richtig eingesetzt, schon vielen Menschen Gutes getan.

Das Hauptanwendungsgebiet der Heidelbeere ist die Teeanwendung der Blätter bei Diabetes. Die getrockneten Früchte werden bei Durchfallerkrankungen und Blutarmut eingesetzt, der Saft der Heidelbeere bei Eisenmangel. Die getrocknete Wurzel der Heidelbeere wird in der Wundbehandlung verwendet. Dabei wird die getrocknete, gepulverte Wurzel auf Wunden gestreut bzw. das Pulver der Heidelbeerwurzel in Lehm eingerührt und so als entzündungshemmende Wundauflage auf entzündete Wunden aufgelegt.

Pfarrer Kneipp lobte das blühende Kraut als Mittel gegen Rheumatismus und überhaupt als blutreinigendes Mittel. Heidelbeersaft oder -sirup wird als Stärkungsmittel nach Krankheiten verabreicht. Die Früchte der Heidelbeere sind mineralstoff- und vitaminreich, vor allem reich an Vitamin C. Die Früchte werden ab Juli gesammelt und entweder zu Marmelade, Sirup, Saft verarbeitet oder getrocknet. Getrocknet werden sie, indem man sie locker auflegt und entweder auf einem Dörrapparat oder im Backrohr so lange trocknet, bis sie fertig sind zur Aufbewahrung.

Die Blätter werden bis zur Blüte gesammelt und an einem schattigen Platz getrocknet oder frisch verarbeitet. Die Blätter wirken blutzuckersenkend. Wie bei allen Pflanzenanwendungen sollten sie nicht länger als 3 Wochen getrunken werden: dazu auf 2 TL Blätter einen ½ Liter Wasser kurz aufkochen und 10 Minuten ziehen lassen, 3 Mal täglich eine Tasse trinken. Bei Spulwurmbefall wird alle 2 Stunden ein Stamperl frischer Presssaft getrunken, dies 3 Tage lang. Idealerweise isst man zusätzlich frühmorgens 3 geraffelte Karotten, die man mit 1 TL Rizinusöl vermengt.

Aufgüsse von Heidelbeerlaub werden auch bei Schleimhautentzündungen, Zahnfleischentzündungen und Hauterkrankungen angewendet. Die getrockneten Heidelbeeren sind ein altbekanntes Mittel gegen Durchfall, wogegen die frischen Heidelbeeren abführend wirken. Die getrockneten Heidelbeeren werden auch bei Bauchtyphus verwendet und gelten laut alten Kräuterbüchern als bestes Mittel gegen alle Arten von Darmentzündung. Dabei wird mehrmals täglich ein Kaffeelöffel voll Beeren gekaut und mit Flüssigkeit getrunken. Auch bei Hämorrhoidalblutungen wird der kurmäßige Genuss von getrockneten Heidelbeeren empfohlen. Dabei werden über 3 Wochen hindurch 3 bis 4 Mal täglich 2 EL Heidelbeeren gegessen. Ein Blutbildungsmittel ist der Heidelbeerlikör, dabei werden Heidelbeeren mit Zucker, Zimt, Nelken und hochprozentigem Alkohol angesetzt, 5 Wochen in der Sonne stehen gelassen und abgeseiht. Von diesem Heidelbeerauszug wird 2 bis 3 Mal täglich ein Esslöffel pur oder verdünnt genommen.

Sammelgut:	Triebe bis zur Blüte, Beeren, Wurzel
Wirkung – Anwendung:	Blutarmut, Diabetes, Würmer, Eisenmangel, schlecht heilende Wunden, Durchfall; allgemeines Stärkungsmittel
Zubereitung:	trockene Beeren, Marmelade, Sirup, Tee aus Wurzeln und Trieben

Herzgespann (Leonorus cardiaca)

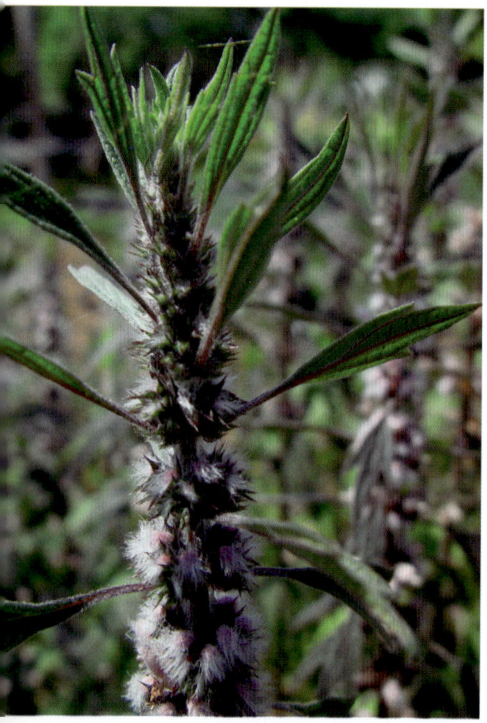

Einige Pflanzen sehen einander ziemlich ähnlich, aber nur auf den ersten Blick: Taubnessel, Wolfstrapp, Hohlzahn und Herzgespann.

Wenn man Herzgespann genauer betrachtet, merkt man, dass die Blätter paarig versetzt am Stamm wachsen und eine Dreiteilung aufweisen. Die Blüten sind blassrosa und wachsen büschelartig um den Blattstand herum. Herzgespann wächst über einen Meter hoch. Der Name verrät schon einiges über die Anwendungsmöglichkeiten.

Herzgespann wirkt auf den gespannten, überanstrengten Herzmuskel lockernd. Auch die lateinische Bezeichnung weist darauf hin, dass die Pflanze zur Therapie des Herzens eingesetzt wird. Alle Arten von Druck- und Engegefühl um die Brust, wie zum Beispiel Angina pectoris, Bluthochdruck und klimakterische Beschwerden, fallen in das Einsatzgebiet des Herzgespanns. In manchen Kräuterbüchern wird Herzgespann in erster Linie als Magentherapeutikum bezeichnet. Man kennt auch in der Medizin Herzbeschwerden, die aufgrund von Völlegefühl und Blähbauch entstehen. Auch bei Engegefühl im unteren Brustbereich (Magendrücken und Völlegefühl) kann Herzgespann als Tee eingesetzt werden. In diesem Fall wird Herzgespann kombiniert mit Odermennig, Schafgarbe, Pfefferminze, Kalmuswurzel, Gundelrebe. Im Bedarfsfall fragen Sie Ihr Herz, welche Pflanzenkombination in welchem Mischungsverhältnis Ihnen am zuträglichsten ist.

Die Pflanze wächst an Böschungen, Gartenzäunen oder im Kräutergarten. Der Geruch ist nicht ganz angenehm, verschwindet jedoch bei Trocknung.

Herzgespann wird in erster Linie als Tee eingesetzt, kann aber auch als Kräuterkompresse verwendet werden.

Sammelgut:	Blätter und die nicht verholzten Stängel
Wirkung – Anwendung:	Angina pectoris, klimakterische Beschwerden, Magenbeschwerden, Brustkorb-Engegefühl, Rhythmusstörungen, Nervosität
Zubereitung:	als Tee, Kräuterkissen, Badezusatz

Heublumen / Heu (Graminis flos)

Als Heublumen werden die Blüten und gebrochenen Blätter von allen getrockneten Wiesenkräutern bezeichnet. Wenn eine Wiese gemäht wird und das Gras getrocknet in die Scheune eingefahren wird, bleiben am Boden getrocknete Reste von allen Gewächsen der Grünfläche liegen. Dieser Rückstand, eben die Heublumen, wurde seit jeher zu Heilzwekken verwendet.

Bei beginnender Verkühlung werden Heublumen als Inhalationszusatz verwendet, bei Rückenschmerzen kann ein Heublumenbad oder eine Heublumenkompresse angewendet werden. Bei Hauterkrankungen kommen Heublumen als Waschung zum Einsatz. Da die Heublumen alle Kräuter vereinen, ist die Einsatzmöglichkeit sehr breit. Bei Verdauungsbeschwerden kann ein Aufguss von Heublumen als Tee getrunken Erleichterung bringen. Eine interessante Heilmöglichkeit wurde in den letzten Jahren entdeckt, nämlich das Heubad.

Heubad:

Dazu wird zartes Gras getrocknet – oft wird die zweite Mahd verwendet –, und das ergibt den Rohstoff für das Heubad. Dieses Heu wird nun trocken oder mit heißem Wasser angefeuchtet und auf einen Körperteil oder auf den ganzen Körper gepackt. Nun wird mindestens eine halbe Stunde geruht. Allergiker vertragen feuchte Heupackungen zumeist ganz gut, da es keine Staubentwicklung gibt.

Diese Form der Anwendung hilft bei Verkühlung, Gelenksbeschwerden, Rheuma oder einfach zum Entspannen. Wichtig ist, nach dem Heubad viel zu trinken. Die Haut sollte nach dem Heubad nicht gewaschen werden, um die Wirkstoffe länger einwirken zu lassen.
Da immer mehr Wiesen gedüngt werden, wird es immer schwieriger, eine gute Qualität an Heublumen zu bekommen.

Heublumenessenzen findet man in verschiedenen im Handel erhältlichen Präparaten, ob es Fußbadzusätze oder Inhalations- und Badeessenzen betrifft.

Wirkung – Anwendung:	Verkühlung, Halsschmerzen, Husten, Gelenksschmerzen, Muskelschmerzen, Verdauungsbeschwerden, rheumatischer Formenkreis
Zubereitung:	als Tee, Kräuterkissen, Kräuterkompresse, Badezusatz, zum Inhalieren, für Körperwaschungen, Sitzbad, Vollbad, Unterleibssauna, Heubad

Himbeere (Rubus idaeus)

Wenn die Himbeeren reifen, ist der Sommer ganz nahe. Ich persönlich habe die Anwendung der Himbeere als Heilkraut in der Schwangerschaft als Geburtsvorbereitungstee, 1:1:1 mit Brombeer- und Erdbeerblättern gemischt, kennen gelernt. Hebammen schwören darauf, dass Himbeeren die Geburtswege für die Geburt vorbereiten. Auch die Mischung Himbeerblätter mit Frauenmantel wird oft empfohlen.

Hildegard von Bingen hebt die fiebersenkende Wirkung der Himbeerblätter hervor. Die Früchte der Himbeeren werden von Hildegard von Bingen als stärkend und blutreinigend empfohlen. Außerdem weist sie auf eine Himbeerblätterabkochung hin, die bei Magenschwäche als Kräuterkompresse und Tee angewandt wird.
Himbeerkompott ist die ideale Krankenkost – erfrischend und vitamin-

reich. In einigen Kräuterbüchern wird Himbeertee auch bei Halsentzündung, Hautausschlag und Zahnfleischproblemen empfohlen.

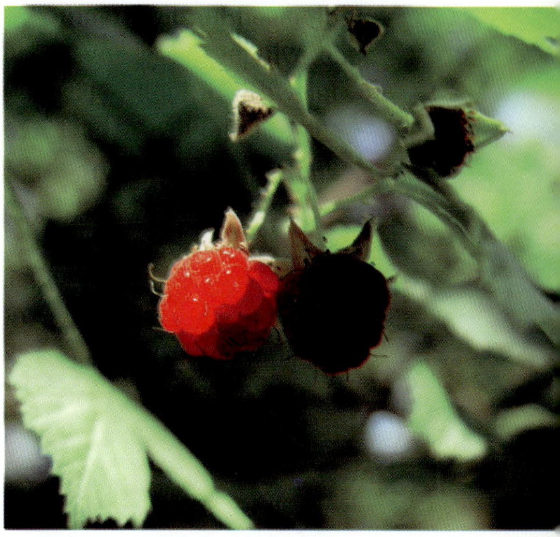

Das Schöne an den Himbeerblättern ist, das sie fast das ganze Jahr zu haben sind. Die beste Wirkung haben sie vor der Blüte. In dieser Zeit sollen auch die Blätter und Triebe gesammelt werden, aber eine Restwirkung bleibt das ganze Jahr erhalten. In der Not nimmt man, was man findet.
Aus den Himbeerblättern lässt sich ein schmackhafter Tee zubereiten. Dieser Tee hilft Frauen mit Zyklusstörungen genauso, wie Frauen in der Schwangerschaft als Geburtsvorbereitungstee.

Hier ein Kräuterrezept für das letzte Drittel der Schwangerschaft:
Erdbeerblätter, Himbeerblätter, Brombeerblätter 1:1:1 gemischt und 3 x täglich eine Tasse getrunken, bereiten den Körper auf die bevorstehende Geburt vor. Dieser Blättertee läßt sich jedoch auch als schmackhafter Frühstückstee genießen und kann ebenso bei Fieber ein gutes Heilmittel sein.

Zur besseren Unterscheidung der Himbeer- und Brombeerblätter:
Wenn man die Himbeerblätter umdreht, findet man eine helle, silbrig glänzende Unterseite.
Die Früchte wiederum ergeben eine schmackhafte vielseitig verwendbare Erfrischung. „Himbeer-Soda“ war vor der Cola-Ära das Getränk. Wer je einen selbst zubereiteten Himbeersaft getrunken hat, wird das himmlische Aroma nie vergessen können.

Sammelgut:	Beeren, Blätter, junge Triebe
Wirkung – Anwendung:	Vitaminspender, entzündungshemmend, kühlend, hormonausgleichend; Blätter als Tee bei Fieber, Magenschwäche, Schwangerschaft
Zubereitung:	Blätter: Tee, Kräuterkompressen, Badezusatz. Früchte: Saft, Marmelade, Kompott, Obst

Hirtentäschel (Capsella bursa pastoris)

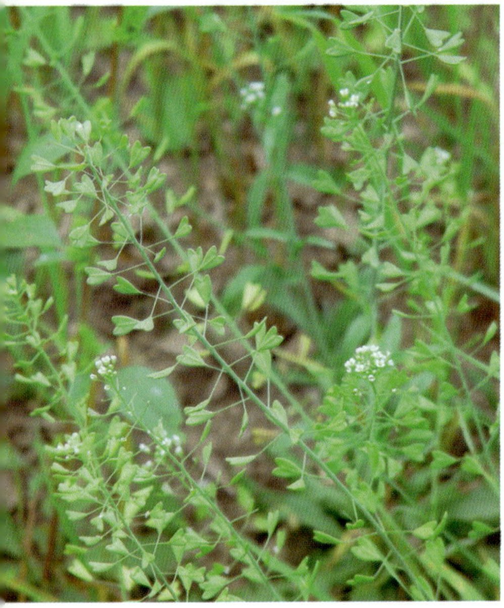

Hirtentäschel ist ein Frühlingsbote. Sobald die Wintersonne den Boden zu erwärmen beginnt, streckt Hirtentäschel seine Blätter aus dem Boden. An Wegrändern, Weingärten und Schutthalden kann man diese zarte, hübsche Pflanze oft schon Ende Februar finden.

Manche von Ihnen kennen das Hirtentäschel noch aus ihrer Jugendzeit, als Sie die zarten Samenstände gerne zwischendurch genascht haben. Hirtentäschel hat eine blutstillende Wirkung, es wird als Teeaufguss bei inneren Blutungen und äußerlich als Wundkompresse verwendet. Die Frischpflanze gibt man (auch als Abkochung) zur Blutstillung auf Wunden. Sie findet ebenso ihren Einsatz in der Homöopathie, als Tinktur bei zu starken Regelblutungen oder Blutungsneigung insgesamt. Die Pflanze kann auch als Salatzusatz verwendet oder in die Kräuterbutter gegeben werden.

Sammelgut:	die ganze Pflanze
Wirkung – Anwendung:	zur Wundheilung, nach Operationen, starke Regelblutung, Nasenbluten, frische Wunden, Hämorrhoiden (Einlauf mit Tee und Sitzbäder); wirkt blutstillend, leicht abführend
Zubereitung:	homöopathisch, Tee, Kompresse, Tinktur, als Zusatz zu Kräuterbutter, Salat oder Suppe

Hohlzahn (Galeopsidis segetum)

Geht man entlang von feuchten Wiesen oder Bachläufen spazieren, fällt das Auge des öfteren auf eine interessant blühende Pflanze. Der einjährige Hohlzahn wird bis zu fünfzig Zentimeter hoch und hat gelbe Blüten, die auch lilafarbene Farbtupfer aufweisen. Der untere Teil des Lippenblütlers ist gelbviolett gemustert und sieht sehr hübsch aus. Es gibt verschiedene Hohlzahnarten, die unterschiedlich blühen.

Hohlzahn wurde in der Volksheilkunde als Schleimlöser und Wassertreiber verwendet. Beim Wandern kann man die Blüten des Hohlzahns abzupfen und die süßen Nektartropfen als Snacks zwischendurch genießen. In manchen Kräuterbüchern wird Hohlzahn bei chronischen Verschleimungskrankheiten wie Bronchitis, Lungenentzündung, chronischem Husten als Heilmittel vorgeschlagen.

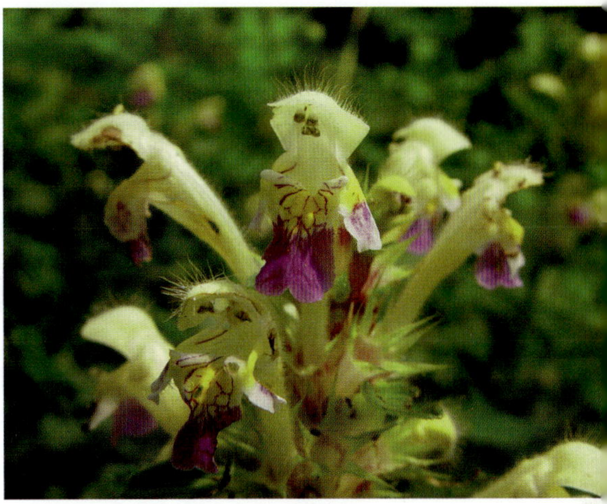

Man kann ihn alleine als Tee zubereiten oder auch mit anderen Auswurf fördernden Pflanzen mischen; man kann mit Hohlzahnblüten auch inhalieren oder sie als Badezusatz verwenden. Ob eine Pflanze wirken kann, ist sehr oft eine Sache der Sympathie. Wenn man sich vom Äußeren des Hohlzahns angesprochen fühlt, dann hat er mit Sicherheit eine unterstützende Kraft für den Hilfesuchenden parat.

Auswurffördernder Tee:
Ein Teil Hohlzahn, ein Teil Huflattich, ein Teil Thymian – als Tee bereiten oder zum Inhalieren.

Blutreinigender Tee:
Ein Teil Hohlzahn, ein Teil Brennnesselblätter, ein Teil Gundelrebe.

Hohlzahn wird zur Blütezeit geschnitten und an einem luftigen Ort getrocknet. Anschließend werden die weichen Teile abgerebelt und in einem dunklen Behälter verschlossen aufbewahrt. Die Hohlzahnblüten geben eine interessante Salatdekoration ab. Die weichen Triebe kann man frisch als Salat essen oder als Gemüse eventuell mit Brennnesseln dünsten.

Sammelgut:	die nicht holzigen Teile der ganzen Pflanze
Wirkung – Anwendung:	Verschleimung, chronischer Husten, Keuchhusten, alle Lungenerkrankungen; zur allgemeinen Blutreinigung; Vitaminlieferant
Zubereitung:	Tee, Badezusatz, als Inhalation, Gemüse

Holunder/ Holler (Sambucus nigra)

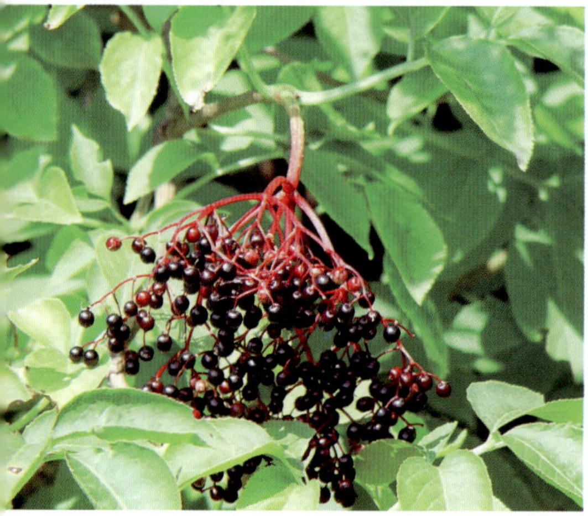

Hollerbüsche wurden oft als Sitz von Feen und Waldgeistern angesehen. Radiästheten wissen, dass ein Hollerstrauch immer ein Anzeiger von Wasser ist. Erfahrene Personen können aus der Anordnung von Hollerbüschen auf den Verlauf unterirdischer Wasserläufe schließen.
Seit Menschengedenken ist Holunder ein vielseitig eingesetztes Heilgewächs für Körper und Seele. Alle Teile des anspruchslosen Strauches sind zu Heilzwekken einsetzbar, eine quasi das ganze Jahr über nutzbare Apotheke.

Hildegard von Bingen empfiehlt die Anwendung von Blättern und Beeren bei Gelbsucht: „Wer Gelbsucht hat, der bereite ein Dampfbad und lege Holunderblätter auf heiße Steine und gieße Wasser darüber." Oder: „Die Frucht, mit erwärmtem Wein genommen, mindert die schlechten Säfte."

Auch Laien kennen den prächtig wachsenden Busch. Hollergetränke erfreuen sich einer großen Beliebtheit. Hollerblüten sind ein altbewährtes Hausmittel bei Verkühlung, Grippegefühl oder einfach als Frühstückstee. Hollerrinde, von jungen Zweigen geerntet, und Blätter werden als Badezusatz und Tee bei Rheuma, Gicht, Gelenksschmerzen angewendet. Die Beeren wiederum geben ein vitaminreiches Herbstmahl, wirken blutreinigend und als Vitamin-C-Lieferant. Roh gegessen sind sie **LEICHT GIFTIG.**

Roter Holler:
Roter Holler ist in Gegenden, in denen er häufig vorkommt, eine hoch geschätzte Heilpflanze. Die Beeren des roten Holler werden, zu Marmelade und Saft verarbeitet, bei allen Arten von Entzündungen verwendet. Aus dem Ennstal stammt zum Beispiel folgende Anwendungsform:
Bei Halsschmerzen oder Husten wird Hollermarmelade, mit warmem Wasser verdünnt, mehrmals täglich getrunken.

Sammelgut:	Blüten, Blätter (frisch), Beeren (nur gekocht), Rinde (frisch)

Wirkung – Anwendung:	Blüte – schweißtreibend, Auswurf fördernd; Blätter äußerlich – frisch auf Brandwunden, gedämpft als Kompresse bei Leberleiden; Rinde, Wurzeln – mild abführend, Blut und Nieren reinigend. Beeren roh: giftig! Können Erbrechen auslösen; ich selbst habe schon oft rohe Beeren gegessen, ohne Nebenwirkungen bemerkt zu haben. Beeren gekocht: Vitamin-C-Lieferant, mild abführend.
Zubereitung:	Blüten – Tee; Sirup (zehn Blüten, drei Kilogramm Zukker, zwei Liter Wasser, zehn Dekagramm Zitronensäure, drei ganze Zitronen; vier Tage stehen lassen, dabei öfter umrühren, abfüllen). Blätter frisch – auf Brandwunden; inhalieren bei Gelbsucht; als Kompresse; Rinde, Wurzeln – ein Viertelliter Wasser, ein Teelöffel Rinde kalt eine Stunde ansetzen, drei Minuten kochen. Beeren – als Mus, Kompott, Saft

Hopfen (Humulus lupulus)

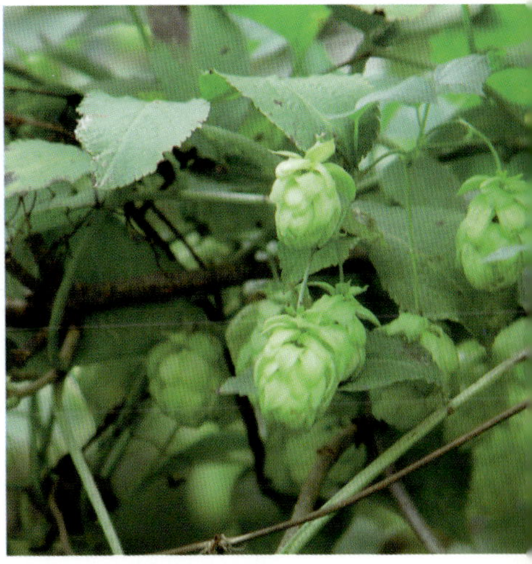

Das ganze Jahr über fällt das kletternde Gewächs kaum auf. Aber im Herbst, da sieht man sie ganz deutlich, die hübschen Zapfen. Gerne werden sie zum Basteln oder als Tischschmuck verwendet.

Hopfen ist getrennt geschlechtlich, die weibliche Pflanze entwickelt Zapfen, die männliche Rispen. Es gibt verschiedene Hopfenarten mit unterschiedlichem Gehalt an Bitterstoffen. Hopfen wird schon seit vielen Jahrhunderten kultiviert. Unsere Vorfahren wußten, dass dieses bittere Gewächs unser Leben versüßen kann. Die jungen Hopfentriebe eignen sich für ein schmackhaftes an Wildspargel erinnerndes Gemüse. Die Hopfenzapfen ergeben einen vielfältig einsetzbaren Heiltee. Die Inhaltsstoffe wir-

ken beruhigend, leberanregend, entkrampfend, aber auch desinfizierend. Die Blätter des Hopfens können zerstoßen als Auflage bei Verletzungen oder Entzündungen aller Art verwendet werden. Hopfen ist ein unterschätzter, fast vergessener Tausendsassa unter den Heilpflanzen.
Menschen, die über einen längeren Zeitraum mit reifen Hopfenzapfen in Berührung kommen, können unliebsame Nebenwirkungen beobachten. Bei Frauen kann sich der Zyklus verschieben, Männer reagieren mit Wachstum ihrer Brustdrüsen.

Hier ein paar Anwendungsmöglichkeiten:

1. Nerventee:	Zwei Teelöffel Hopfenzapfen mit heißem Wasser überbrühen, zehn Minuten ziehen lassen, abseihen, mit Honig gesüßt trinken.
2. Nerventee:	ein Teil Hopfen, ein Teil Melisse, ein Teil Lavendel zubereiten wie oben beschrieben.

Diese Nerventees können bei Unruhe, Schlaflosigkeit, Überarbeitung getrunken werden. Baldrian verstärkt die Wirkung des Hopfens oder umgekehrt. Pahlow weist darauf hin, dass die beiden Heilpflanzen sich gegenseitig verstärken. Wenn Sie unter starken nervösen Beschwerden oder Schlaflosigkeit leiden, dann bereiten Sie folgenden Tee zu:

3. Nerventee:	Hopfen und Baldrianwurzel 1:1 mischen und einen Esslöffel davon mit einem halben Liter heißem Wasser zehn Minuten ziehen lassen.

Die Hopfenblätter werden bei folgender Indikation zerquetscht und mindestens eine Stunde lang aufgelegt:

- Verletzungen, Verstauchungen, Prellungen, frische Wunden
- Leberschmerzen (rechter Oberbauch)

Tee aus Blättern und Zapfen wirkt als Badezusatz und Sitzbad oder als Unterleibssauna bei allen Unterleibsproblemen, wie zum Beispiel: Prostataentzündung, Blasenentzündung, Hämorrhoiden, Dammschnitt

Sammelgut:	Triebe, Blätter, Zapfen
Wirkung – Anwendung:	desinfizierend, leberreinigend, beruhigend, ausgleichend, entzündungshemmend
Zubereitung:	Gemüse, Suppe, Tee, Sitzbad, Bad, Tinktur

Huflattich („Lungele“) (Tussilago farfara)

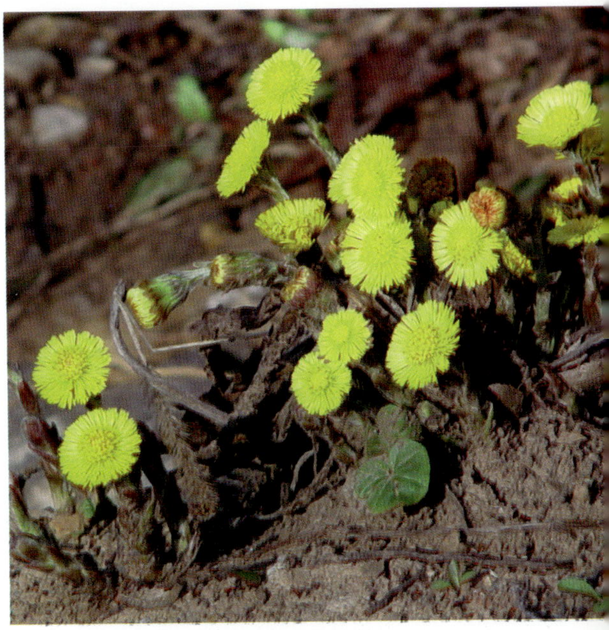

Wenn der Volksmund eine Pflanze als „Lungele“ bezeichnet, ist wohl eindeutig, wofür sie gut ist. Huflattich ist ein Frühblüher. Wenn der Schnee noch liegt, zeigen sich oft schon die ersten Blüten. Man findet ihn häufig auf Schotterhalden, aber auch am Waldesrand.

Die Blüten des Huflattichs dienen als erste Bienenweide, daher sollte man sie nur mäßig oder gar nicht pflücken. Die Blätter des Huflattichs haben genauso wie die Blüten eine stark schleimlösende und hustendämpfende Wirkung. Man verwendet sowohl die Frischpflanze als auch die getrocknete. Aus Blüten und Blättern kann man einen Sirup herstellen. In der ersten Wachstumsphase schauen gerade nur die Köpfchen aus dem Boden. Wenn sie dann die Sonne länger bestrahlt hat, schießen sie bis zu einem halben Meter aus dem Boden und blühen ähnlich wie der Löwenzahn, aber nur auf den ersten Blick. Wenn man ein Stück Blüte oder Blatt kaut, schmeckt man sofort den unverwechselbaren Huflattichgeschmack.

Sowohl die Blüten als auch die Blätter können verzehrt werden. In allen Teilen des Huflattichs findet man Pyrrolizidin-Alkaloide. Forschungen haben eine die Leber schädigende Wirkung bei Dauergebrauch gezeigt, daher ist wild vorkommender Huflattich nicht mehr im Handel erhältlich. Aber wer isst oder trinkt schon täglich dauernd Huflattich – außer den Insekten, und die wechseln ihre Energielieferanten ab!

Sammelgut:	Blüten, Blätter
Wirkung – Anwendung:	Husten, Erkältungen, schleimlösend, Vitamin-C-Lieferant

Zubereitung:	als Tee (Blüten + Blätter, trocken oder frisch); als Sirup (eine Lage Blüten oder Blätter mit Honig oder braunem Zucker bedecken und so weiter; mit Zucker beenden. Am Fenster einige Wochen stehen lassen, eventuell nach einiger Zeit (mehrere Tage bis Wochen) in ein Erdloch stellen, dann mixen und in kleine Schraubgläser füllen, kühl, zum Beispiel im Vorraum, lagern) – bei Husten mehrmals täglich einen Teelöffel pur einnehmen oder in den Tee geben. Einige Blüten oder Blätter runden einen Salat, ein Gemüse oder eine Suppe ab.

Tipp: Die Blätter des Huflattichs können wie Krautblätter zur Zubereitung von Getreide- oder Fleischrouladen verwendet werden.

Immergrün (Vinca minor)

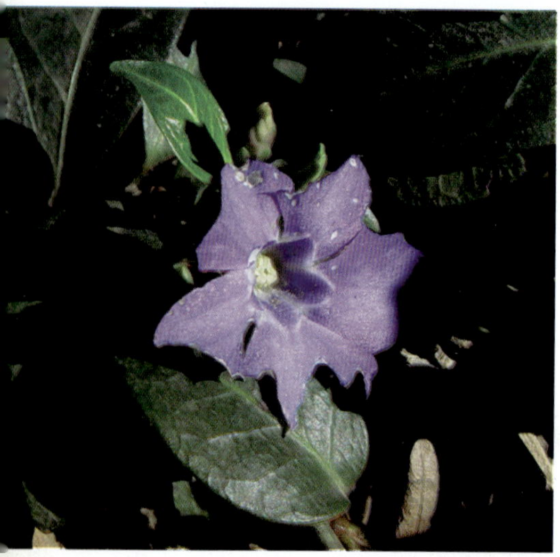

Immergrün ist eine Pflanze, die man nur mehr in der Volksheilkunde kennt. Immergrün gilt als Diabetes- und Blutdruckmittel. In den modernen Kräuterbüchern findet es kaum Erwähnung. Bei regelmäßiger Anwendung von Immergrünextrakten wurden laut wissenschaftlichen Studien Blutbildveränderungen beobachtet.

Die Blüten des Immergrüns können problemlos als Brotbelag oder Salatdekoration verwendet werden. Der Absud des Immergrüns kann unter strenger Einhaltung der 3-Wochen-Frist, das heißt, die Kur nicht länger als drei Wochen durchführen – eingesetzt werden, wenn man zum Beispiel unter Blutzuckerschwankungen leidet.

Dem Immergrün wird in der Volksheilkunde eine stoffwechselausgleichende Wirkung nachgesagt, speziell was den Zuckerstoffwechsel betrifft. Ebenso wurde Immergrüntee bei unregelmäßigem Blutdruck eingesetzt. Immergrün kann auch bei Wundheilungsstörungen helfen.

Dabei wird ein Absud zur Wundreinigung verwendet und die Blätter werden als Kräuterkompresse aufgelegt, zum Beispiel bei Abszessen, Geschwüren, etc.

Der Vorteil des Immergrüns besteht darin, dass es, wie der Name schon sagt, das ganze Jahr über grünt, da die Blätter dem Frost des Winters standhalten. Die heilkräftigste Zeit hat das Kraut kurz vor der Blüte im April.

Sammelgut:	Blätter und Blüten
Wirkung – Anwendung:	entzündungshemmend, Blutdruck und Blutzucker ausgleichend; bei konzentrierter Anwendung oder regelmäßiger Einnahme wurden allerdings auch Blutbildveränderungen festgestellt – daher nur vorsichtig einsetzen!
Zubereitung:	Kompressen, Tee, Bäder

Johanniskraut (Hypericum perforatum)

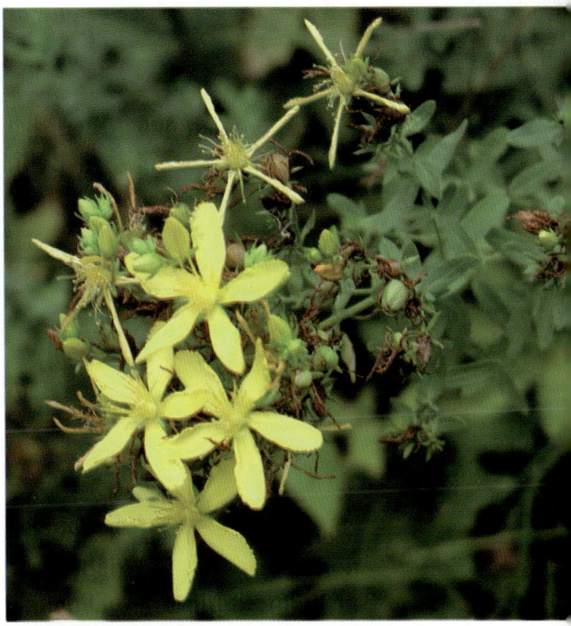

Ich machte meine erste Bekanntschaft mit dem Johanniskraut in seiner öligen Zubereitung. Unser Kater war einem Jäger vor die Flinte gelaufen und hatte diese Begegnung schwer verletzt überlebt. Der Durchschuss am Hals begann sich zu entzünden und mein geliebter Kater schien verloren. Frau Wallner, eine ältere Dame, die oft auf mich aufpasste, als ich ein Kind war, sah meinen Kummer und brachte mir ein Fläschchen mit rotem Öl. Sie hatte es selbst zubereitet. Sie versprach mir, dass dieses Heilmittel meinem Liebling das Leben retten würde. Sie behielt Recht. Unter der Behandlung mit dem roten Zauberöl heilte die Wunde fast narbenlos ab. Der Saft des Johanniskrauts wird im Volksmund auch „Blut Jesu Christi" genannt.

Es gibt verschiedene Johanniskrautarten. Die mit dem perforierten Blättern ist am heilkräftigsten. Wenn man das Blatt gegen die Sonne hält, sind die Löcher sofort sichtbar. Den anderen Sorten wird die Heilwirkung oft abgesprochen.

In der heutigen Zeit entdeckt man vor allem die antidepressive Wirkung des Johanniskrauts wieder, die in unzähligen wissenschaftlichen Studien dokumentiert wird. Aber Vorsicht! Johanniskraut kann sowohl in Tee- als auch als Ölauszug bei manchen Menschen photoallergische Reaktionen auslösen und die Wirkung von Medikamenten, die auf die Blutgerinnung wirken, verstärken. Wenn Sie blutgerinnungsfördernde Mittel einnehmen und bevor Sie in die Sonne gehen, ist bei der Anwendung von Johanniskraut Vorsicht geboten!

Johanniskraut wirkt entgiftend; wenn Sie in einem Entgiftungsprozess sind, werden Säuren ausgeschieden. Diese können bewirken, dass die Haut zu Entzündungen neigt. Ich selbst habe Johanniskrautölauszüge oft während meiner Sonnenbäder verwendet. Meine Haut liebt diese Anwendungen und reagiert mit herrlicher Bräune. Aber jeder Mensch ist anders, und Johanniskraut ist eine stark wirksame Pflanze.

Beim Reiben der Blätter und der Blüten bleibt ein roter Farbfilm zwischen den Fingern sichtbar. Dies ist ein untrügliches Zeichen, dass man Johanniskraut vor sich hat. Bis spätestens zum Augustvollmond sollte der Bedarf an Johanniskraut gesammelt sein. Die um die Johannisnacht, 24./25. Juni, gesammelten Pflanzen sollen besonders heilkräftig sein. Verwendung als Tee, Öl, Kräuterkissen, ebenso als Salat- und Suppenwürze.

Sammelgut:	das ganze Kraut
Wirkung – Anwendung:	Depressionen, Wundbehandlung, Brandwunden, Verkrampfungen; entzündungshemmend, antibiotisch, entspannend
Zubereitung:	Tee, Öl, Salat- und Suppenwürze, Kräuterkissen (gemeinsam mit Labkraut, Melisse, Thymian)

Judenkirsche oder Lampionfrucht (Physalis alkekengi)

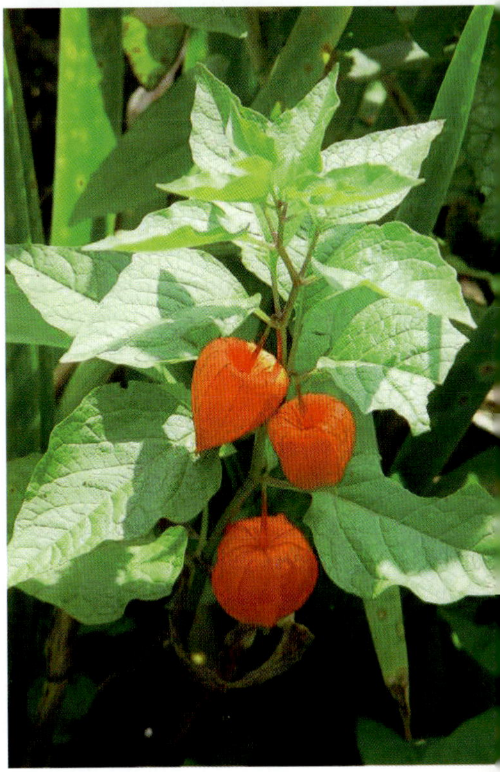

Die ursprüngliche Heimat der Lampionfrucht ist wahrscheinlich Amerika. Die circa einen Meter hoch wachsende Pflanze vermehrt sich rasch und ziert viele Gärten.

Im Herbst reifen die wunderschönen Lampionfrüchte, die in der Mitte des Blütenstandes eine rote Kirsche bergen. Diese Frucht kann gegessen werden und hat einen hohen Vitamin-C-Gehalt. Es sollten allerdings nicht zu viele Früchte auf einmal gegessen werden, da sie auch Bitterstoffe beinhalten, die dem Körper nicht so zuträglich sein können.

In der Heilkunde spielt die Judenkirsche keine große Rolle mehr. Wenn Sie aber zum Beispiel gerade am Wochenende ein Harnwegsinfekt plagt und die Judenkirsche in Ihrer Umgebung wächst, dann kann sie sofort eingesetzt werden. Wenn die Beeren noch nicht reif sind, kann aus der ganzen Pflanze Tee zubereitet werden. Von der Signaturlehre her ist die Lampionfrucht eine ideale Heilpflanze für Hohlorgane.

Die Früchte der Judenkirsche sind gut bei Blaseninfektionen, da sie harntreibend und harnabflussreinigend wirken. Bei Blasenentzündung über den Tag verteilt bis zu maximal zehn rote Beeren gut kauen und dazu reichlich trinken, zum Beispiel Brennnesseltee.

Sammelgut:	Beeren, Lampions, ganze Pflanze
Wirkung – Anwendung:	Blasenentzündung; harnabflussreinigend, entzündungshemmend; hoher Vitamin-C-Gehalt
Zubereitung:	Beeren mit Flüssigkeit kauen; Lampions als Tee zubereiten, zehn Minuten ziehen lassen

Kalmus (Acorus calamus)

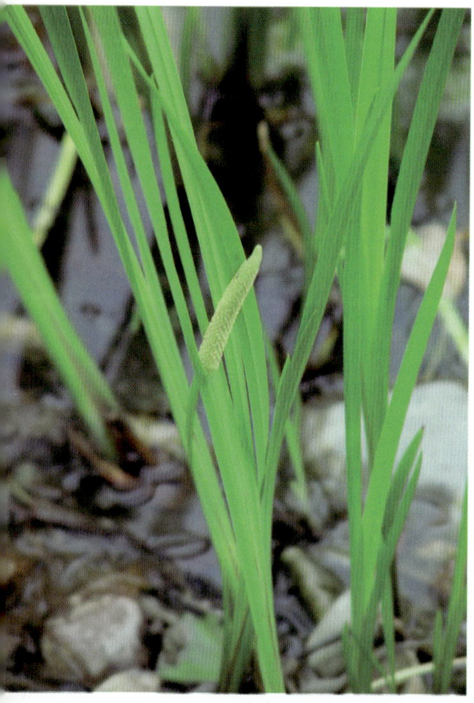

Kalmus ist eines der besten Magenmittel. Aufstoßen, Sodbrennen, Magendrücken – dies alles sind Einsatzgebiete für den Kalmus. Seine Wirkung schätzen chinesische Heilkundige schon seit Jahrtausenden genauso wie arabische, ägyptische und europäische Ärzte. Jedenfalls hat er seit Generationen am Magen Erkrankten gute Dienste geleistet.

Kalmus liebt saubere Gewässer. Dies ist der Grund, warum er in Österreich kaum mehr vorkommt. Gesammelt wird der Wurzelstock; für innere Anwendungen kommt das Wurzelmark zum Einsatz, für äußere Anwendungen die Rinde. Es gibt unterschiedliche Arten, Kalmus zu verwenden. Man kann ihn einerseits kauen: die getrockneten Wurzelstücke gibt es in jeder Apotheke käuflich zu erwerben. Diese Anwendungsform ist manchen Geschmäckern zu scharf. Eine weitere Möglichkeit ist, Kalmus als Tee zu trinken. Man kann ihn auch als Badezusatz oder Tinktur verwenden. Auch Kalmuswein hilft, Wirkstoffe auf schmackhafte Weise für den Körper verfügbar zu machen.

Die Hauptwirkung des Kalmus liegt darin, dass er anregend auf die Magenmuskulatur wirkt. Natürlich sollte man bei chronischen Magenbeschwerden auch entsprechende diätetische Maßnahmen setzen. Nach spätestens drei Wochen konsequenter Anwendung muss eine dreiwöchige Pause gemacht werden. Schwangere sollten die Einnahme von Kalmus vermeiden. Kalmus eignet sich auch hervorragend für die Rollkur.

Sammelgut:	Wurzelstock – Rinde zur äußerlichen, Mark zu inneren Anwendung
Wirkung – Anwendung:	bei Magenbeschwerden, Sodbrennen, Blähungen, Schluckauf
Zubereitung:	Tee, Wein, Tinktur, getrocknet zum Kauen

Kamille (Chamomilla matricaria)

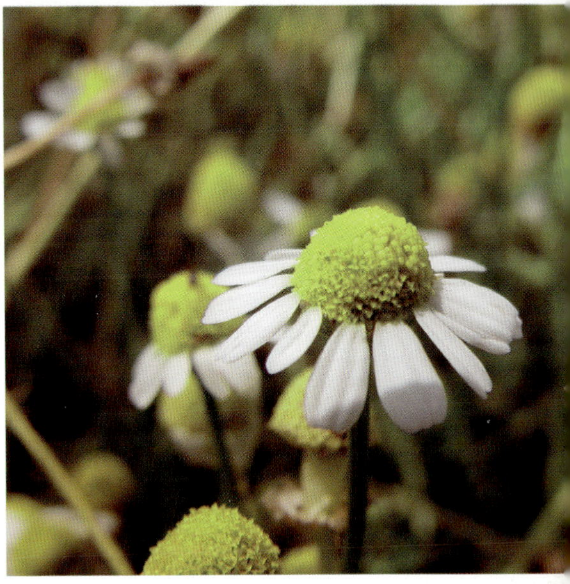

Die Kamille zählt sicher zu den bekanntesten Heilkräutern. Fast in jedem Haushalt ist neben dem Pfefferminz- der Kamillentee vorrätig. Die weit verbreitete anspruchslose Heilpflanze gedeiht auf kargen, anspruchslosen Böden in heißen Gegenden. Auf unseren Feldern ist sie fast verschwunden. Es gibt viele Kamillenunterarten; die heilkräftige Kamille hat einen hohlen Blütenboden. Das heißt, wenn man eine Kamille pflückt, drückt man den Blütenkopf zusammen; wenn dieser innen hohl ist und nach Kamille riecht, haben Sie die echte Kamille gefunden.

Wie überall gibt es natürlich wieder Ausnahmen. Die römische Kamille, die ebenso eine Heilpflanze ist, hat einen gefüllten Blütenboden. Sie ist in unseren Breiten hauptsächlich in Kräutergärten zu finden. In den letzten Jahren ist die Kamille inflationär verwendet worden! Bei allen Leiden wird fast ausschließlich Kamille, auch in konzentrierter Form, verwendet. Diese breite, unkontrollierte Anwendung hat zur Folge, dass manche Menschen auf Kamille allergisch reagieren.

Kamillentee, nur zum Genuss getrunken, wird viel zu konzentriert zubereitet. Fünf Kamillenblüten pro Liter Wasser sind für den täglichen Genuss die ideale Menge. Gerade die bei der Anwendung von Kamille auftretenden Unverträglichkeiten zeigen, wie wichtig es ist, Heilkräuter abzuwechseln. Nach spätestens dreiwöchiger Anwendung sollte eine Pause eingelegt werden.

Die Anwendungsmöglichkeiten der Kamille vollständig aufzuzählen würde ein Buch füllen. So möchte ich hier nur einige wenige Anwendungsmöglichkeiten aufzählen.

Anwendungsmöglichkeiten:
Alle Entzündungen, Krampfzustände und Wunden können mit Kamillentee, Kamillenkompresse, Kamillen-Dampfbad, Kamillen-Vollbad behandelt werden. Eine Kamillentee-Rollkur ist ein probates Mittel gegen Sodbrennen oder Magengeschwüre. Unreine Haut wird gelindert, wenn man Kamillen-Dampfbäder oder Kamillen-Kräuterkompressen verwendet. Reizhusten und Entzündungen der oberen Atemwege bessern sich durch Gurgeln mit Kamillentee und Inhalationen. Hämorrhoidenleiden können gelindert werden durch Kamillen-Sitzbäder, Scheidenentzündungen durch Kamillen-Scheidenspülungen, Ausschläge der Haut durch Vollbäder mit Kamille, Regelbeschwerden oder Rückenschmerzen durch Kamillensalbe.

Hier einige Teemischungen:

- Für prämenstruelle Spannungszustände und Bauchschmerzen: Kamille als Tee trinken, mit Honig gesüßt, und zusätzlich eine Kamillen-Kräuterkompresse auf den Unterbauch auflegen. Zur weiteren Unterstützung können Sie eine Kamillen-Unterleibssauna machen.
- Bei nervösen Spannungszuständen und Schlafstörungen: Einen Teil Kamille, einen Teil Hopfen mischen und abends, mit etwas Honig gesüßt, schluckweise trinken.
- Bei Überarbeitung und Nervosität: Einen Teil Kamille, einen Teil Lavendelblüten als Tee zubereiten, oder einen Teil Kamille, einen Teil Lavendelblüten dem Vollbad zusetzen.
- Bei Magenbeschwerden: Einen Tag Kamillentee als Rollkur verwenden, am nächsten Tag Käspappeltee, am dritten Tag Kalmuswurzeltee.
- Bei Fußpilz: Mindestens sechs Wochen mehrmals wöchentlich ein Fußbad aus Kamille, Ysop, Wacholder und Kren durchführen. Anschließend nicht abtrocknen, sondern den Tee eintrocknen lassen und dann die Füße mit einer Salbe aus Kamille, Beinwell, Eibischwurzel, Ringelblume oder Lavendel einschmieren.

Kamillenblüten lassen sich natürlich auch kulinarisch verarbeiten. Probieren Sie einmal Folgendes: Kamillenblüten in Backteig wenden und dann kurz frittieren, oder Kamillenblüten und Rosenblätter auf ein Biskuit streuen und kurz backen. Kamille harmoniert auch gut mit Zitronenmelisse.

Zum Trocknen die Kamille in kleine Buschen binden und mit den Köpfen nach unten aufhängen.

Sammelgut:	Blütenköpfe; für äußerliche Anwendung: die ganze Pflanze
Zubereitung:	Tee, Kräuterkompresse, Sitzbad, Salbe, Tinktur

Käsepappel (Malva neglecta)

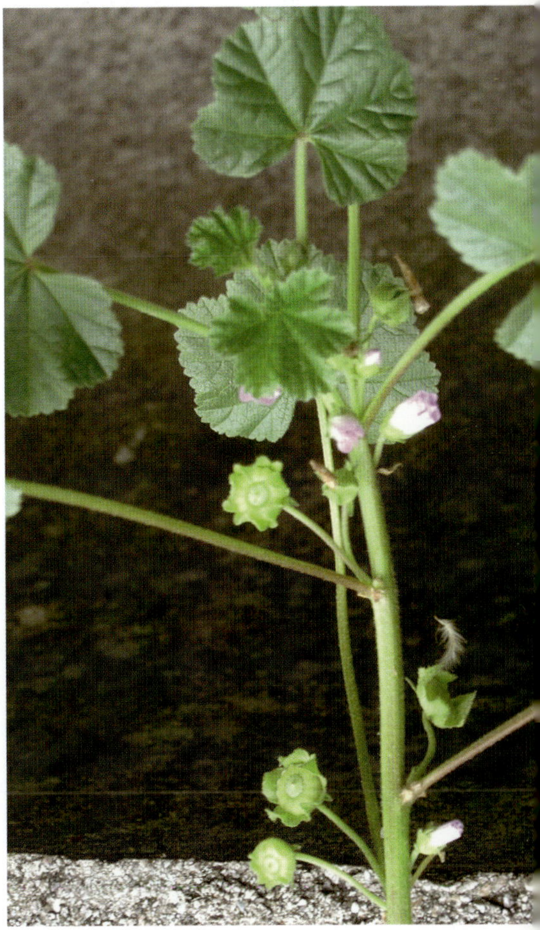

Es gibt unterschiedliche Käsepappelarten, sie alle sind heilkräftig. Käsepappel wird seit Jahrtausenden zu Heilzwecken genutzt, in China genauso wie in Europa. Käspappeltee ist fast in jedem Haushalt vorrätig, um bei Magenverstimmung oder Unwohlsein Linderung zu verschaffen.

Zierformen der Käsepappel werden „Stockrose" genannt. Verwendet werden die Blätter und die Blüten. Alle Pflanzenteile sind hitzeempfindlich und werden mit kaltem Wasser angesetzt und vor dem Trinken erwärmt, auf keinen Fall gekocht! Die Malve hat Schleimstoffe, die durch den Kochvorgang zerstört werden würden. Daher können Erkrankungen der Haut und der Schleimhäute erfolgversprechend mit Malve behandelt werden. Sei es nun ein rauer Hals, ein entzündeter Magen oder ein schmerzhaftes Hautleiden: überall dort kann Käsepappeltee oder Käsepappelkompresse verwendet werden. Sogar bösartige Hauttumore wurden früher mit Käspappelkompressen behandelt. Auch Augenentzündungen oder Ohrenschmerzen sprechen auf diese wohltuende Behandlung gut an.

Käsepappel wird als Tee, Badezusatz, Kompresse, Gurgelmittel, aber auch als Gemüse verwendet. Hildegard von Bingen weist ausdrücklich auf die magenstärkende Wirkung von Käspappeltee, aber auch von Käsepappelgemüse hin. Dazu wird im Frühjahr klein geschnittenes Käsepappelkraut kurz gedünstet und als Gemüse verspeist. Käsepappeltee eignet sich zur Rollkur bei akuten oder chronischen Magenleiden. Bei Verschleimungen kann man Käsepappel, Holunderblüten und Königskerze 1:1:1 mischen und als Tee genießen.

Sammelgut:	Blätter, Blüten, Samenstände (solange sie weich sind)
Wirkung – Anwendung:	Bei allen Arten von Entzündungen (Halsentzündung, Blasenentzündung, Magenentzündung); bei allen Erkrankungen, die nach „schleimiger Behandlung" verlangen; als Zusatz bei Sitzbad; Scheidenspülung bei Scheidenentzündungen; Umschläge bei Augenentzündungen
Zubereitung:	Tee, Kompresse, Badezusatz, als Gemüse

ACHTUNG! Käsepappel und Unterarten sollten idealerweise kalt angesetzt und vor dem Trinken vorsichtig erwärmt werden.

Kiefer oder Föhre (Pinus)

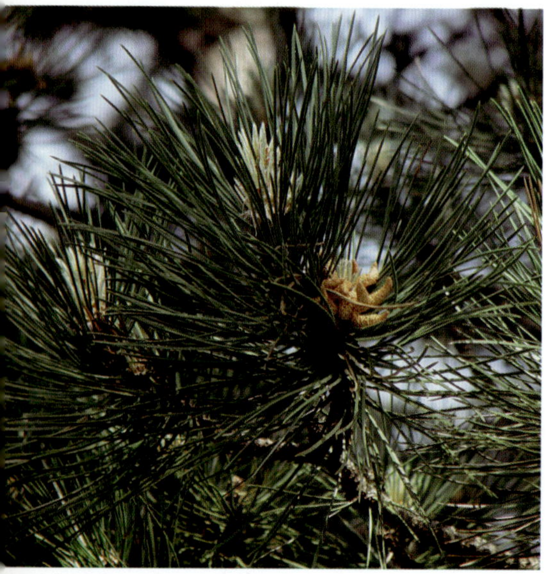

Die Pfahlwurzel der Kiefer dringt tief in den Boden hinein. Es gibt verschiedene Kieferarten, sie haben unterschiedlich lange Nadeln, zwischen drei und zehn Zentimetern. Die Kiefer ist sehr genügsam und kommt mit weit weniger Wasser aus als zum Beispiel die Fichte.

Kieferarten sind seit dem Altertum geschätzte Heilmittel und begehrtes Bauholz. In manchen Gegenden wurde das Harz der Schwarzföhre gesammelt und zu Salben, aber auch zu Lacken weiterverarbeitet. Zur Kolophoniumherstellung ist bis heute Harz nötig. Kolophonium wird zur Pflege von Musikinstrumenten benötigt.

Das Harz der Kiefer kann auch zum Ausräuchern des Wohnraumes verwendet werden. Außerdem kann man es kauen oder Salben zusetzen.

Auch die Nadeln der Kiefer können vielseitig verwendet werden: als Vitaminlieferant, aber auch bei Gicht und Rheumatismus. Die jungen Triebe können, fein geschnitten und lageweise mit Zucker angesetzt, zu einem Hustensirup verarbeitet werden. Die getrockneten Nadeln können zerkleinert und dann ausgekocht werden, um als Badezusatz oder zum Inhalieren verwendet zu werden. Das ätherische Öl der Kiefer kann, mit Sesam- oder Sonnenblumenöl vermischt, als hustendämpfendes und Verkrampfungen lösendes Massageöl verwendet werden.

Kieferspitzen mit heißer Milch übergießen, eine viertel Stunde stehen lassen, schluckweise trinken; helfen bei Gicht- oder Rheumatismus.

Zu den Pinien gehören auch die **Zirben**; sie sind eine Unterart der Kiefer und können genauso verwendet werden wie die Föhre. Je höher der Standort der Nadelbäume ist, desto heilkräftiger sind alle Teile, sowohl die Nadeln, das Harz als auch die Zapfen.

Die Zapfen der Zirben werden in Schnaps eingelegt und zu „Zirbengeist" verarbeitet; sie können bei Verdauungsbeschwerden eingenommen werden.

Sammelgut, Wirkung – Anwendung, Zubereitung: Siehe Nadelbäume!

Klee

Sauerklee (Oxalis acetosella)
Steinklee (Melilotus officinalis)
Wiesenklee, roter und weißer (Trifolium pratense)
Wundklee (Anthyllis vulneraria)

So unterschiedlich die Kleearten duften und blühen, so unterschiedlich können sie eingesetzt werden. Der Sauerklee zum Beispiel ist das ganze Jahr über in Nadelwäldern zu finden und wartet nur darauf, gepflückt und genossen zu werden. Der weiße und der rote Wiesenklee zeigen ihre Blätter ebenso fast das ganze Jahr.

Im Spätfrühling und im Sommer können die verschiedenen Kleeblüten zu hervorragenden Salaten verarbeitet werden. Sammeln Sie einmal Kleeblüten und mischen Sie sie unter den Salat. Mit Honig vermischt ergeben sie einen gesunden, schmackhaften Blütenaufstrich. Die Blütenköpfe lassen sich mit Backteig zu einer süßen oder pikanten Omelette verarbeiten.

Neben den kulinarischen Gaumenfreuden sind die verschiedenen Kleesorten auch hervorragende Heilmittel. Heubäder zum Beispiel beinhalten verschiedene Kleeblätter und Kleeblüten. Rotklee kann nach neuesten Forschungen als Östrogenersatz dienen. Steinklee und Sauerklee werden in der Homöopathie gerne eingesetzt und haben schon vielen Patienten geholfen. Mit Erdbeer- und Himbeerblättern gemischt geben die Kleeblüten einen schmackhaften Frühstückstee, den auch Kinder sehr gerne trinken, da er wunderbar aromatisch duftet.

Klee, Sauer- (Oxalis acetosella)

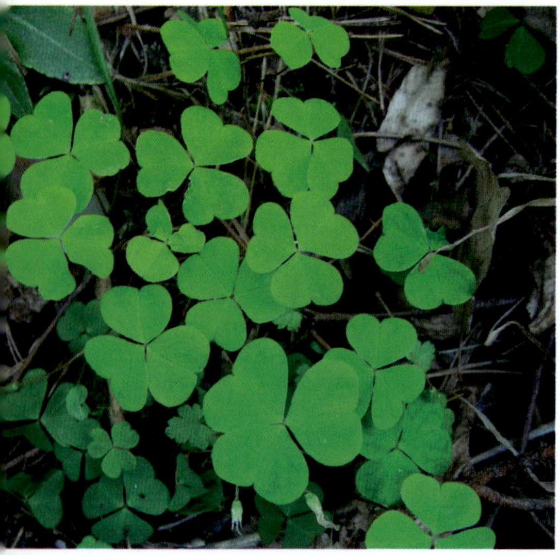

Ich habe den Sauerklee als Kind kennengelernt, als ich mit meinem Vater Schwammerl suchend durch die Wälder zog. Ich liebte den sauren Geschmack, auch heute nasche ich bei jeder Gelegenheit, die sich mir bietet von diesen leckeren Blättern. Der saure Geschmack kommt von den Oxalsäuren, die in diesen Blättern enthalten sind.

Der Sauerklee wird in der Volksheilkunde gerne als Fiebermittel eingesetzt. Dafür wird eine Handvoll Blätter mit einem Liter heißem Wasser aufgebrüht; zehn Minuten ziehen lassen und über den Tag verteilt trinken. Bei frischen Verletzungen kann man eine Sauerkleewurzel auseinander schneiden und auf die Wunde legen – sie wirkt zusammenziehend und so blutstillend.
Das frische Kraut kann als Salat- oder Suppenwürze eingesetzt werden. Aber Achtung: zuviel von diesem Gewächs kann empfindliche Nieren belasten, da es Oxalsäure enthält.

Wilfort weist darauf hin, dass Sauerklee bei Schüttellähmung, innerlich als Tee und äußerlich angewandt (dabei wird die Wirbelsäule mit dem frischen Presssaft eingerieben), lindernd wirkt.

Sammelgut:	Blätter, Wurzeln
Wirkung – Anwendung:	nur frisch, eignet sich nicht zur Konservierung; fiebersenkend, entzündungshemmend; Vitaminspender; **Achtung**: nicht bei Neigung zu Nierensteinen anwenden!
Zubereitung:	frisch als Presssaft, Aufguss, Salat, homöopathisch

Klee, Stein- (Melilotus officinalis)

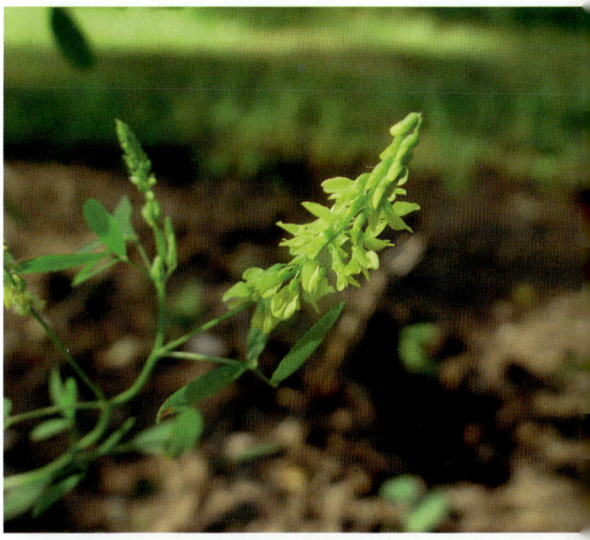

Im Hochsommer fallen die über einen Meter hoch wachsenden Steinkleepflanzen auf. Der blühende Steinklee verbreitet an Sonnentagen einen wunderbaren, süßen Duft. Er blüht weiß oder gelb, der Gelbblühende besitzt wahrscheinlich mehr Heilkraft.

Schon Hippokrates schätzte seine Wirkung bei der Behandlung von Geschwüren. In allen Ländern Mitteleuropas findet man im Sommer Steinklee. Entzündungen aller Art lassen sich mit seiner Wirkung gut behandeln. Egal ob Blasenleiden oder rheumatische Gelenksschmerzen, Mitesser oder Abszesse – als Tee oder Kompresse hilft er. Venenentzündungen lassen sich gut mit Umschlägen oder kühlen (ca. 25° C) Fußbädern behandeln.

Sammelgut:	Blüten, Blätter
Wirkung – Anwendung:	homöopathisch als Migränemittel, bei Kopfschmerzen, entzündungshemmend, schleimlösend, bei Krampfadern, Venenentzündung
Zubereitung:	Tee, Kompresse, Bad, Salat, homöopathisch

Klee, roter und weißer Wiesen- (Trifolium pratense)

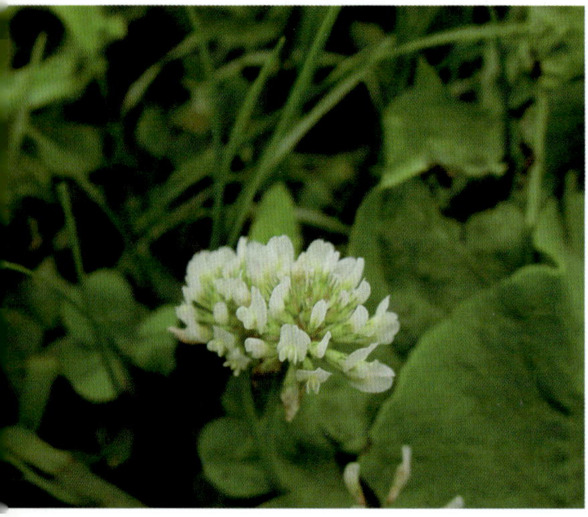

Die Verwendung von Klee erfährt zurzeit eine Renaissance. Die Wissenschaft entdeckte ihn als Mittel gegen Wechselbeschwerden. Dabei waren der Klee und seine vielfältigen Anwendungsmöglichkeiten in der Volksheilkunde immer schon bekannt. Er wurde gerne als Tee gegen Verstopfung getrunken. Er kam auch bei Leberentzündungen, Gelbsucht und Verdauungsbeschwerden zum Einsatz. Dazu wurde er als Kräuterkompresse aufgelegt. Bei Erkältungserkrankungen wurde er zum Inhalieren verwendet.

Sammelgut:	Blüten und Blätter
Wirkung – Anwendung:	entzündungshemmend, Östrogenersatz (Rotklee), entschleimend, verdauungsfördernd, Stärkungsmittel
Zubereitung:	Tee, Bad, zum Inhalieren, Kräuterkompresse, Salat, homöopathisch; fertige Präparate im Handel

Klee, Wund- (Anthyllis vulneraria)

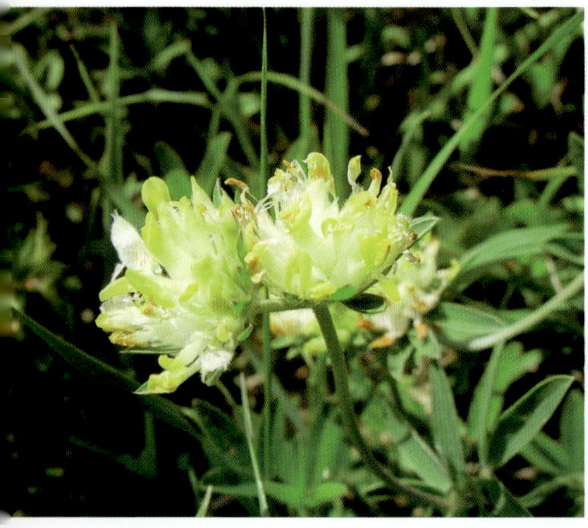

Wundklee wird zehn bis dreißig Zentimeter hoch und liebt eher trockene, kalkreiche Böden. Die ganze Pflanze wird verwendet. Die nach Honig duftenden Blüten können auch als Salat gegessen werden. Früher wurden die Blüten vielfach Hustentees beigemischt.

Der Wundklee wird in der Volksmedizin, wie der Name schon sagt, zum Behandeln von Wunden aller Art verwendet.

Den Aufguss verwendet man zur

Wundreinigung, die Kompresse um entzündete Wunden zu behandeln, das Vollbad bei Hauterkrankungen. Auch innerlich kann der Wundklee angewendet werden: als Tee bei allen Arten von Magen- und Darmentzündungen, aber auch als Klistier bei Hämorrhoiden, Enddarmentzündung oder Mastdarmkrebs

Sammelgut:	Blüten, Blätter
Wirkung – Anwendung:	entzündungshemmend – alle Arten von Entzündungen; wundheilend, wundreinigend, blutreinigend, gegen Husten
Zubereitung:	Klistier, Tee, Bad; Salat

ACHTUNG!
Alle Kleesorten dürfen nicht überdosiert werden! Nach zwei Wochen täglicher Anwendung eine dreiwöchige Pause einlegen!

Andere essbare Kleesorten, die ebenso als Tee, Inhalation, Kompresse etc. verwendbar sind: Hornklee, Hopfenklee

Klette (Arctium lappa)

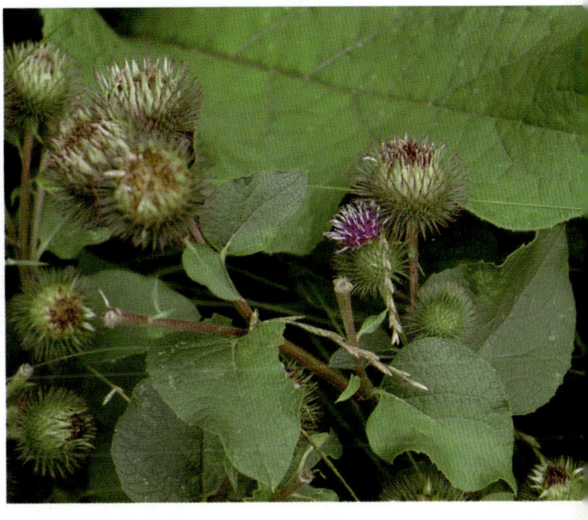

Die Klette ist eine Pflanze, die viele als lästiges Unkraut ansehen. Dabei ist sie ein treuer Menschenfreund, so wurde sie zumindest von den Griechen genannt, nämlich „Philantropus". Menschenfreund – diesen Namen erwarb sie sich, da ihre Blütenstände sich gerne an das Gewand anhängen. Sebastian Kneipp widmete dem „verkommenen Handwerksburschen", wie er die Klette nannte, ein eigenes Kapitel.

Von der Antike, dem Mittelalter bis in die Neuzeit spielte die Klette eine wichtige Rolle in der Heilkunde. Es gibt Hinweise darauf, dass die früher auch „Radix bardanae" genannte Pflanze, von Barden, den Boten unserer Ahnen, als überall verfügbare Nahrung geschätzt wurde. Leider ist diese Verwendungsmöglichkeit heute vergessen. Einzig als den Haarboden stärkendes Mittel ist sie den meisten von uns in Erinnerung geblieben. Dabei hat diese Pflanze viel mehr zu bieten.

Die zweijährige Pflanze wächst ab dem zweiten Jahr circa eineinhalb Meter hoch und bildet stattliche Wuchsformen aus. Heilkräftig ist in erster Linie die Wurzel. Die Wurzeln wachsen tief in den Boden hinein und können einen Meter lang werden. Der Durchmesser ist ein bis zwei Zentimeter. Die Erntezeit für die Wurzel ist Oktober bis April.

Dafür werden die Wurzeln verwendet:
Einsetzbar bei allen Erkrankungen der Leber und der Bauchspeicheldrüse. Die Wurzeln enthalten Inulin und entlasten, als Gemüse zubereitet, bei Diabetes die Bauchspeicheldrüse.
Ekzeme und andere Hauterkrankungen werden mit Klettenwurzelöl behandelt.
Klettenwurzel ist Bestandteil verschiedener Haarpflegespülungen. Drogerien stellten aus Klette und Brennnessel beliebte Haarwuchsmittel her. Klettenwurzelöl wurde gern als Pomade verwendet, um die Haare in Form zu bringen. So nutzte man die haarstärkende Wirkung der Klette.
Nach der Signaturlehre ist die Klette auch ein Nierenmittel, da die Fruchtkapsel dem Nierengewebe gleicht. Es gibt Hinweise darauf, dass die Klette früher als Harn treibendes Mittel eingesetzt wurde. Dazu wurden die Wurzeln, die Stängel und die jungen Blätter als Tee verwendet.

So wird ein Klettenöl zubereitet:
Die klein geschnittene Wurzel in ein Gefäß geben und mit Sesam- oder Olivenöl bedecken, ungefähr zwei bis drei Wochen stehen lassen, abseihen und dieses Klettenwurzelöl in die Haare oder auf schuppige Hautstellen massieren. Neurodermitiker könnten von diesem Heilmittel ebenso profitieren. Ein Versuch lohnt sich auf jeden Fall.

Die Pflanze kann natürlich auch frisch verwendet werden. Dabei wird sie gründlich abgewaschen, in kleine Stücke geschnitten, zu Brei zerstampft und aufgelegt.

Außerdem kann man die Klettenwurzel als Gemüse verarbeiten. Diabetiker und Personen mit Zucker- und Fettstoffwechselstörungen können diese gesunde Mahlzeit genießen.

Sammelgut:	Wurzel, junge Blätter

Wirkung – Anwendung:	Zuckerkrankheit, Leber, Stoffwechselstörung, alle Arten von Ausschlägen, Abszesse, Hautjucken, Kopfhautjucken, Neurodermitis, zur Blutreinigung
Zubereitung:	als Wildgemüse, Tee, Öl, Badezusatz

Knoblauchrauke (Alliaria petiolata)

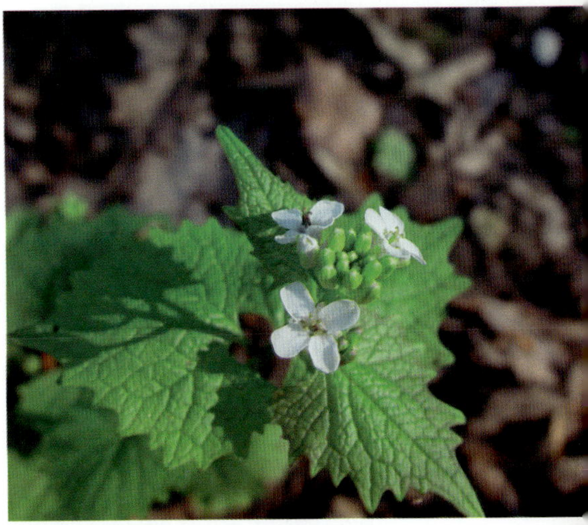

Die Knoblauchrauke ist eine Pflanze, die ab Mitte März ihre erbsengrünen Blätter aus dem Boden streckt. Wenn die Sonne ausreichend warm scheint, schießt die Pflanze innerhalb einiger Tage förmlich aus dem Boden und setzt an der Spitze des Stängels eine weiße doldenförmige Blüte an. Wenn Sie einmal das zarte, nussige, an Knoblauch erinnernde Aroma geschmeckt haben, werden Sie den Geschmack nie mehr vergessen. Wenn die Blüten abgeblüht sind, entwickelt die Pflanze längliche Samenstände und wird als Ganzes fasrig. Als Heilpflanze ist sie nicht so bedeutsam, wohl aber als Würzkraut. Im Salat oder als Kräuterbutter ist sie wohlschmeckend und wirkt gleichzeitig anregend auf die Verdauungssäfte.

Sammelgut:	Blätter, Blüten
Wirkung – Anwendung:	Vitaminspender, verdauungsfördernd, blutreinigend
Zubereitung:	Salat, Gemüse, Kräuterbutter, Suppe

Königskerze/ Wollblume (Verbascum densiflorum)

Sobald der Sommer ins Land zieht, sieht man sie oft schon von der Ferne: königlich aufgerichtet, viele Insekten labend. Es gibt verschiedene Arten, sie alle sind heilkräftig.

Seit Jahrtausenden wurden die Blüten als schleimlösende, hustendämp-

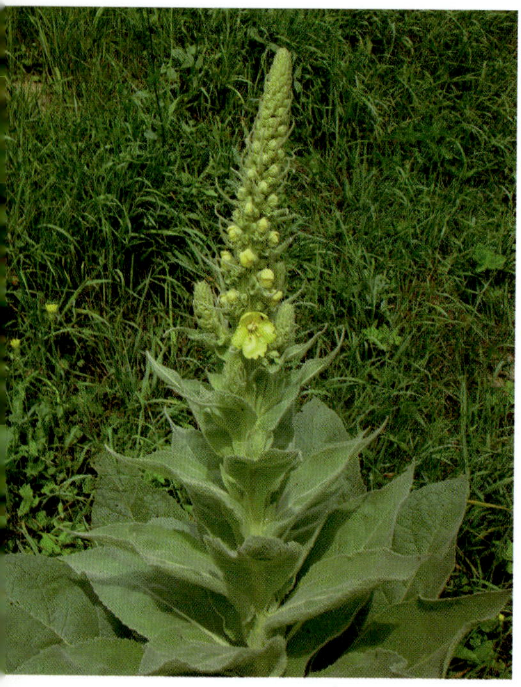

fende Arznei gesammelt. Die Blätter dienten frisch oder als Kompresse zur Wundreinigung und als Verband. Die Wurzeln, im Frühjahr gegraben, wurden bei Hämorrhoiden eingesetzt. In vorchristlicher Zeit galt die Königskerze als Blitzschutz (Brandkraut). Speziell gesegnet, wurde den Blüten der Königskerze ein magischer Schutz zugesprochen: gegen Feuer und Krankheit.

Hildegard von Bingen empfiehlt die Blüte der Königskerze 1:1 mit Fenchelkraut gemischt und in Wein gekocht bei Heiserkeit. Dieses Wollblumenelixier gibt es fertig im Handel und sollte Menschen mit schwacher Stimme ein ständiger Begleiter sein. Hildegard von Bingen weist darauf hin, dass die Königkerze Schwermut lindert und auch bei Herzschmerz getrunken werden soll.

Die Blüten der Königskerze sind ein in der Volksheilkunde hoch geschätztes Mittel gegen Fieber, Husten, Heiserkeit, Bronchitis und Erkrankungen der oberen Atemwege. Die Blüten kommen dabei als Tee, Kompresse und als Inhalationsmittel zum Einsatz. Der Schleimgehalt der Pflanze wird auch zur Behandlung entzündlicher Magen-Darm-Erkrankungen genützt. Dazu wird ein Tee 1:2 aus Blättern und Blüten getrunken oder als Klistier verwendet.
Ekzeme und Wunden können mit einer Königskerzen-Kompresse versorgt werden.
Die getrockneten Wurzeln werden gestoßen und messerspitzenweise bei Hämorrhoiden eingenommen.

Sammelgut:	Blüten, Blätter, Wurzel
Wirkung – Anwendung:	Husten, Halsschmerzen, Bronchitis, Lungenentzündung, Fieber, Magen-Darm- Entzündung, Hämorrhoiden, Wunden, Geschwüre
Zubereitung:	Tee, Klistier, Inhalation, Kompresse, frische Pflanze

Kornblume (Centaurea cyanus)

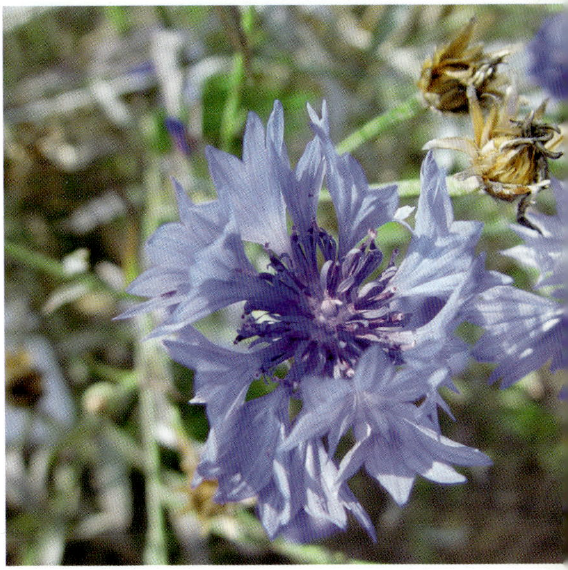

Noch vor etlichen Jahren konnte man in Getreidefeldern Klatschmohn, Kamille und Kornblumen finden. Doch seit Unkrautbekämpfungsmittel in großen Massen eingesetzt werden, verschwindet die Kornblume zusehends und wird heutzutage kaum mehr gesichtet. Die lateinische Bezeichnung „centaurea" ist ein Hinweis darauf, dass sie in früheren Zeiten ein hoch angesehenes Heilmittel gewesen sein dürfte, da mit den Centauren sehr oft Chiron in Verbindung gebracht wird, der aus der Antike als heilender Halbgott bekannt ist.

Die getrockneten Kornblumenblüten sehen sehr hübsch aus. Sie werden gern als sogenannte „Schmuckdroge" Kräutermischungen beigemengt. Allein wird die Kornblume bei Augenentzündungen und Verdauungsbeschwerden verwendet. Auch verschiedene Salate und Brotaufstriche können mit Blüten der Kornblume verziert werden.

Die Farbe gibt einen Hinweis darauf, dass sie hilft, die innere Schau zu fördern. Das „Dritte Auge" und die Hypophyse werden durch „Centaurea cyanus" gestärkt: durch Kornblumen-Stirnkompressen und durch Kornblumen-Meditation. Setzen Sie sich vor eine Kornblume und betrachten Sie die wilde Schönheit. Lassen Sie alle anderen Gedanken dahinziehen.

Sammelgut:	Blüten
Wirkung – Anwendung:	bei Augenleiden, Verdauungsbeschwerden, als Zusatz zum Wohlfühltee
Zubereitung:	Tee, Kräuterkompresse, Kräutergerichte, Salat

Labkraut (Galium verum), gelb und klettig

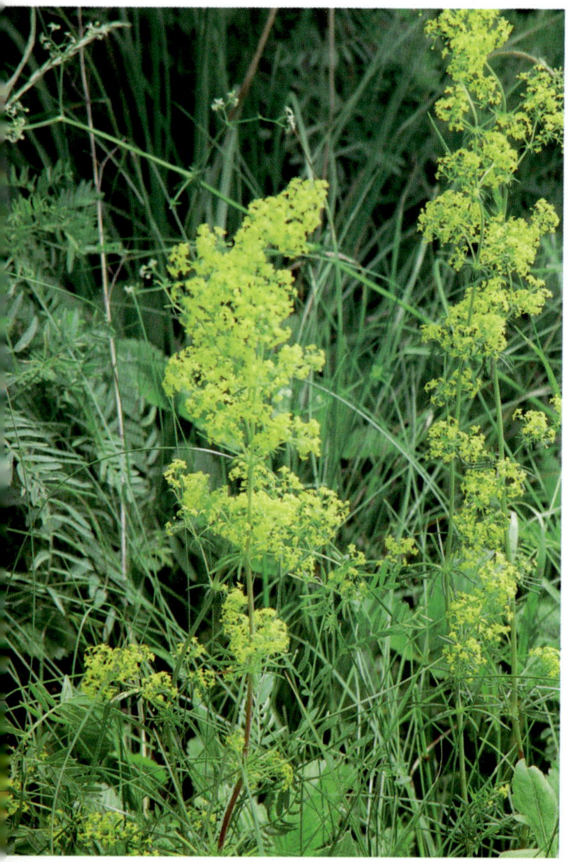

Labkraut wurde früher zur Käseherstellung verwendet. Aus Griechenland und Irland ist überliefert, dass aus den Stängeln Siebe geflochten wurden. Diese wurden in die Milch gelegt, so konnte das im Labkraut enthaltene Labferment die Milch gerinnen lassen für die Herstellung von Käse.

Als Salbe wird das Labkraut bei verschiedensten Hauterkrankungen eingesetzt. Bei unreiner Haut, Lebererkrankungen und Nierenleiden findet es als Teeaufguss Verwendung. Hebammen wieder schätzen die lösende Wirkung des Labkrauts, so dass sie es der Gebärenden als Kräuterkissen und Tee anbieten.

Den Germanen galt das der Göttin Freya geweihte Kraut als heilig. Sie schrieben ihm Strahlen abwehrende Wirkung zu und verwendeten es als Bettstroh.

Labkraut hat verschiedene Unterarten. Es gibt das klettige Labkraut, das weiß blühende Labkraut und das gelb blühende Labkraut. Die jungen Triebe des klettigen Labkrautes können als schmackhaftes Frühlingsgemüse gegessen werden. Das gelbe Labkraut ist ein hervorragendes Lymph- und Leberreinigungsmittel, es wird als Frischpflanzenaufguss und im getrockneten Zustand als Tee verwendet. Die Blüten kann man als Salat- oder Suppenwürze verwenden. Das gelb blühende Labkraut lässt sich auch hervorragend als Badezusatz bei Erkältungen oder als Leberkompresse verwenden.

Das weiß blühende Labkraut hat angeblich nicht so starke Heilkraft wie das gelb blühende.

Das klettige Labkraut zählt zu den ersten Frühlingsboten. Sobald der

Schnee geschmolzen ist, streckt dieses wunderbare Kraut seine Blätter aus dem Boden. Es wird gemeinsam mit Bärlauch als Frühlingsgemüse und Frühlingssalat gegessen. Das gelbe und das weiße Labkraut verbreiten auf Sommerwiesen einen süßen, beruhigenden Duft.

Irgendein Labkraut ist fast das ganze Jahr zu finden. Dies erklärt auch, warum es früher so geschätzt wurde – es stand mit seiner heilenden Wirkung fast immer zur Verfügung.

Sammelgut:	Klettiges Labkraut - ganzes Kraut Gelbes Labkraut - Blüten und Blätter
Wirkung – Anwendung:	Verschleimung, Leberentgiftung, allgemeine Entgiftung, Hauterkrankungen, Haut reinigend, Blut reinigend, Lymphe entstauend
Zubereitung:	Tee, Kompresse, Gemüse, Salbe, Kräuterkissen

Lärche (Larix)

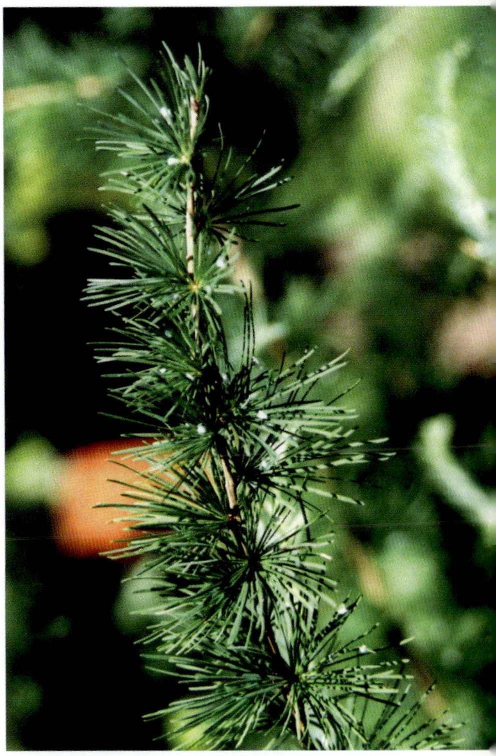

Die Lärche hat die weichsten Nadeln aller Nadelbäume und ist der Frühlingsverkünder des Nadelwaldes. Sobald die Sonne ausreichend an Stärke gewinnt, beginnen die Lärchen ihre zarten Triebe zu zeigen. Alle Teile der Lärche duften balsamisch bis zitronenartig. Die Lärche gedeiht am besten im Gebirge.

Gesammelt werden die Rinde, das Harz, die jungen Sprossen und die Nadeln von Mai bis August. Heilkräftig ist auch der Lärchenschwamm. Dieser wird von der Rinde befreit, in kleine Stücke geschnitten und dann gepulvert. In früheren Zeiten wurde der Lärchenschwamm eingesetzt, um den Magen aber auch die Lunge vom Schleim zu befreien. Gemischt wurde dieser Heiltrank mit Lavendel, Ingwer und Gewürznelken.

Hildegard von Bingen empfiehlt die Lärchensalbe bei Hautausschlägen und Hautflechten.

Sie schreibt: „Wenn der Mensch Krätzigkeit (Ekzem oder Skabies) hat, zerstampfe die Nadeln dieses Baumes mit frischem Schweineschmalz, lasse es in der Pfanne zerfließen und reibe damit die entsprechenden Hautstellen ein, und die Räude wird geheilt."

Aus dem Lärchenharz wird Terpentin gewonnen. Dieses Heilmittel wird innerlich angewandt bei Steinleiden, Blutungen aber auch Würmern. Dazu werden ein halbes bis zwei Gramm Lärchenterpentin mit Honig vermengt und eingenommen. Äußerlich kann das Terpentin bei Nervenschmerzen, aber auch bei eiternden Wunden und Hauterkrankungen angewendet werden, indem man einen mit Terpentin getränkten Lappen auflegt, eine halbe Stunde belässt und dies einige Tage hintereinander wiederholt. Achtung: Es kann zu Hautreizungen kommen.

Achtung: Diese Art der Anwendungen nur tageweise durchführen, da es sonst zu einer Nierenreizung kommen kann.

Die Nadeln und die Wipfel der Lärchen werden im übrigen genauso zubereitet wie die der anderen Nadelbäume.

Sammelgut, Wirkung – Anwendung, Zubereitung: Siehe Nadelbäume!

Lavendel (Lavendula officinalis)

Im Sommer findet man sie gelegentlich noch – die Frauen, die an frequentierten Plätzen stehen und lauthals den Lavendel preisen. Ansonsten sind die Lavendel verkaufenden Frauen aus unserem Stadtbild fast verschwunden. Schade eigentlich! Denn die Ware, die sie den Menschen seit Jahrhunderten anbieten, hat eine vielfältige Wirkung.

Der Lavendelbusch darf in keinem Kräutergarten fehlen. Diese unkomplizierte Pflanze ist ein vielseitiges, fantastisch riechendes Heilkraut. Man findet den Lavendel im gesamten Mittelmeerraum, aber er gedeiht auch in nördlicheren Ländern. Je weiter nördlich er allerdings wächst, desto weniger geruchsintensiv sind die Blüten. Als Würzkraut spielt er meist nur eine untermalende Rolle, zu intensiv und lieblich ist sein Geschmack. Jedoch Süßspeisen, Kompotten und Marmeladen verleiht er eine exotische Note.

Im Großraum Wien spielte vor einigen Jahrhunderten der Lavendelanbau eine große Rolle. Wien war vom Lavendelimport aus anderen Ländern nahezu unabhängig. Die aromatisch duftenden Blüten wurden zu Lavendelwasser, Riechsalz, Seife, Badezusatz aber auch zu den berühmten Kräutersäckchen verarbeitet, die in keinem Wäscheschrank fehlen durften. Sie wurden auch in Kräuterkissen eingenäht, um so für angenehme Nachtruhe zu sorgen. Tatsächlich hat der Lavendel eine desinfizierende, Motten vertreibende Wirkung und ist dabei noch völlig nebenwirkungsfrei.

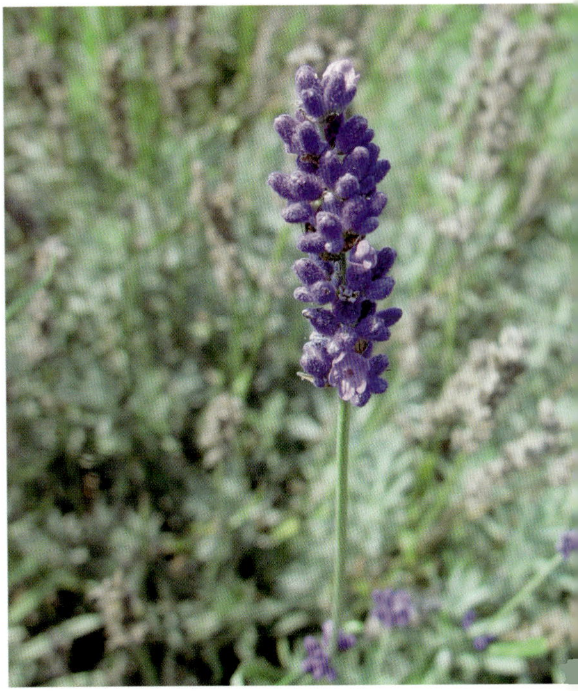

Auch in der Geburtshilfe spielt der Lavendel eine Rolle. Er kann mit anderen Kräutern, zum Beispiel Johanniskraut, Frauenmantel, Thymian, Quendel als Kompresse um den Bauch der Gebärenden gelegt, oder als Badezusatz in der Eröffnungsperiode verwendet werden. Ebenso in der Duftlampe, so die werdende Mutter dies möchte. Lavendelöl wirkt entzündungshemmend. Eine Frau kann ein paar Tropfen Lavendelöl auf den Slip geben, wenn sie zu Vaginalinfektionen neigt.

Ich selbst gebe Lavendelöl sehr gerne auf frische Wunden oder eingerissene Nagelfalze. Er brennt nicht und fördert die Heilung. Zur Wundnachbehandlung eignet sich folgende Mischung: 9 Teile Basisöl (Olivenöl, Sesamöl, oder Sonnenblumenöl) und 1 Teil Lavendelöl; damit die Umgebung einer Wunde einreiben. Auch Brandwunden schmerzen kaum, wenn man sie mit Lavendelöl bestreicht.

Lavendel kann auf vielfältige Weise verwendet werden: Entweder zu Büscheln gebunden oder in Säcke eingenäht, als Kräutersäckchen für den Wäschekasten, oder gemeinsam mit Haferstroh, Johanniskraut, Quendel, Rosenblättern als Kräuterkissen; als beruhigendes Bad, wenn man in einem überspannten, nervösen Zustand ist oder kurz vor einer Erkältung steht. Pur oder mit anderen Erkältungskräutern gemischt, zum Beispiel mit Fichtennadeln, Rosmarin, Heublumen. Zum Inhalieren: Lavendeltee wirkt beruhigend und hat schlaffördernde Wirkung, man kann ihn allein oder mit einer Mischung aus Hopfen, Johanniskraut, Käsepappel (1:1:1:1 gemischt) trinken. Lavendelöl macht sich gut in der Duftlampe.

Bei Krampfneigung kann man Lavendel auch mit Wein ansetzen und einnehmen: eine Handvoll Lavendelblüten, einen Liter Wein mit einer Prise Zimt fünf Wochen stehen lassen und dann täglich drei Teelöffel davon trinken. Lavendelwein und Lavendeltee sollen bei Epilepsie und anderen Krampfneigungen entspannend wirken. Lavendelöl wurde früher auch in Riechfläschchen gefüllt, und Frauen, die zu Ohnmacht neigten, hatten das Fläschchen Lavendelöl immer bei der Hand, um im Bedarfsfall daran riechen zu können und so wieder zu Kräften zu kommen.

Man kann mit Lavendel auch ein Badesalz herstellen, indem man grobes Speisesalz lagenweise mit Lavendelblüten in ein Glasgefäß mit großer Öffnung füllt, verkorkt und dann einige Wochen stehen lässt. Von dieser Mischung kann man dem Bad eine Handvoll zusetzen.

Sammelgut:	Blätter, Blüten
Wirkung – Anwendung:	verdauungsfördernd, beruhigend, entspannend, desinfizierend; bei Entzündungen, zur Behandlung von Wunden, Vaginalentzündungen, nervösen Zuständen, Krampfneigung, auch Blähungen
Zubereitung:	Ätherisches Öl, Wein, Tee, Badesalz, Riechsalz, Kräuteröl, Kräutersäckchen und -kissen; Suppe; Küchenwürze für Fleisch, Gemüse, Fisch

Tipp: Geben Sie eine Prise Lavendel zu jeder beliebigen Suppe – Lavendel verleiht dem Gericht einen angenehmen Geschmack.

Leberblümchen (Hepatica nobilis)

Das Leberblümchen ist ein Frühlingsbote, der allerdings erst seine Pracht zeigt, wenn die kalten Winterstürme sich verabschiedet haben. Die kleinen Knospen wollen auch Ihren Frühlingssalat bereichern!

Das Leberblümchen ist ein Hahnenfußgewächs und daher in größeren Mengen giftig. Wenn man allerdings zur Frühjahrsentschlackung einige Tassen Tee trinkt und einige Blütenköpfchen isst, kann man von der Wirkung des Leberblümchens profitieren.

Das Leberblümchen führt als Heilkraut ein Schattendasein – zu Unrecht. Der Name besagt ja schon, für welches Organ es nützlich ist. Nach der Signaturlehre entspricht es mit seinen dreigeteilten Blättern den Lappen der Leber. Ich empfehle, die Blätter als Kompresse auf die Leber zu legen – idealerweise während der Frühjahrsfastenzeit.

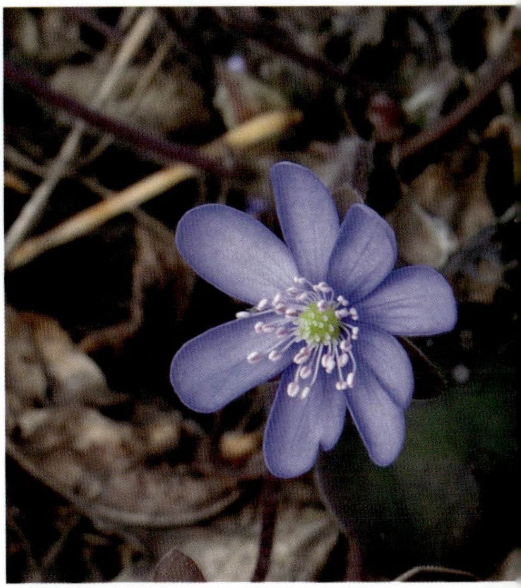

Sammelgut:	Blüten, Blätter
Wirkung – Anwendung:	gallenflussfördernd, blutreinigend
Zubereitung:	Salat, Tee, Kompresse

Linden-Arten (Tiliaceae)

Ab Ende Mai beginnt ein lieblicher, honigartiger Duft durch die Lande zu ziehen: Die Linden beginnen zu blühen. Es gibt verschiedene Lindenarten, die sich in Blattgröße, Blütenstand und Blütezeit unterscheiden. Alle Lindenarten sind heilkräftig. Seit der Antike werden die Blüten und Blätter bei verschiedensten Beschwerden eingesetzt. Lindenholz ist ein wertvolles Möbelholz, das Krankheiten abhalten soll. Laut Hildegard von Bingen soll man Lindenholz zur Krankheitsvorbeugung in Form eines Lindenspanringes am Finger tragen.

Lindenholzkohle ist ein vielseitig einsetzbares Entgiftungsmittel. Bei Lebensmittelvergiftung, Infektionskrankheit oder Eiterungen: täglich drei mal einen Teelöffel geriebene Lindenholzkohle einnehmen. Danach Birkenblätter- oder Brennnesseltee nachtrinken. Dies hilft Toxine auszuleiten. Eitrige Wunden heilen rasch ab, wenn man sie mit gemahlenem Lindenholzkohlenpulver bestreut. Mehrmals täglich eine frische Kohlenauflage machen. Diese allerdings nie über Nacht belassen.

Mythen geben Hinweise darauf, wie Linden eingesetzt werden können. Als Siegfried, der Held der Deutschen Sage, im Drachenblut badete und damit unverwundbar wurde, legte sich ein Lindenblatt auf sein Schulterblatt (= Herzchakra). Dies blieb die einzig verwundbare Stelle – sein Herz.

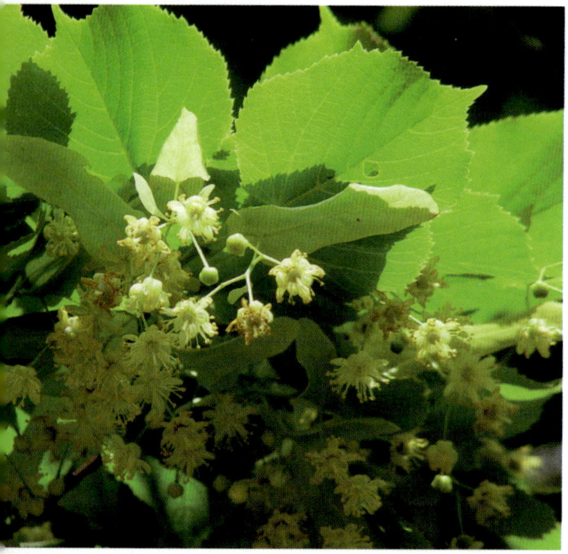

Die Kelten legten Verstorbenen Lindensamen unter die Zunge. So mancher Lindenbaum trägt im wahrsten Sinne des Wortes „Ahnen in sich".

„Der Lindenbaum" – Schuberts Meisterwerk – erzählt die Geschichte vom tröstenden Lindenbaum. Wann immer jemanden das Herzeleid überfällt, sollte er/sie einen Lindenbaum aufsuchen, und die weise Linde wird durch den Duft ihrer Blüten, die Kraft ihres Stammes, das Lied ihrer Blätter das Leid auflösen. Linden lindern Seelenschmerzen – vorausgesetzt man ist bereit, sich trösten zu lassen.

Der Aufguss von Blüten und Blättern wirkt entkrampfend und ausleitend. Dies kann man bei Husten, Bauchschmerzen und Kopfweh erproben. Lindenblütentee ist ein kühlender Tee, aus diesem Grund wird er gerne bei Fieber eingesetzt. Auch zum Beruhigen der Schleimhäute durch Inhalation kann man die Blüten verwenden. Als Badezusatz lindern sie Ausschläge und Entzündungen. Bei Regelkrämpfen kommen die Blätter als Unterleibssauna und Kräuterpackung zum Einsatz.

Die Blüten lassen sich wie der Holler zu einem schmackhaften Sirup verarbeiten (drei Kilogramm Zucker, drei Handvoll Lindenblüten, drei Liter Wasser, fünf Zitronen, drei Esslöffel Zitronensäure: drei Tage unter öfterem Umrühren stehen lassen und dann abfüllen.) Die Blüten schmekken vorzüglich auf Salaten oder als Süßspeise. Die jungen Blätter können ebenso gegessen werden.

Sammelgut:	Blüten, Blätter, Holz
Wirkung – Anwendung:	schleimlösend, fiebersenkend, mild abführend, entkrampfend, entzündungshemmend, stimmungsaufhellend, herzstärkend
Zubereitung:	Tee, Badezusatz, Holzkohle, Sirup, Salat, Kompresse

Löwenzahn (Taraxacum officinale)

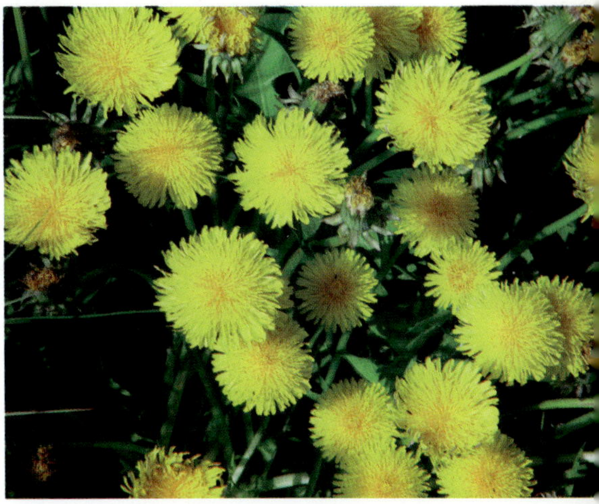

Wer hat es als Kind nicht geliebt, die abgeblühten Löwenzahnblüten in alle Winde zu blasen. Dieses herrliche Vergnügen lieben alle Kinder. Löwenzahn ist eine Pflanze, die das ganze Jahr über zu finden ist. Das ganze Jahr lang können wir Menschen von der Heilkraft dieses Gewächses profitieren.

Von Oktober bis vor der Blüte kann man die Wurzeln, die klein geschnitten an Nüsse erinnern und wertvolle Bitterstoffe enthalten, als Salat genießen. Löwenzahnsaft, aus Blättern und Wurzeln gewonnen, ist Bestandteil von Frühjahrskuren. Man kann Blätter, Wurzeln und Blüten trocknen und als Tee zubereiten. Die Wurzeln werden einige Stunden eingeweicht (einen Teelöffel Wurzel und einen Viertelliter Wasser) und anschließend fast zum Kochen gebracht. Nun zehn Minuten ziehen lassen, dann schluckweise trinken. Die Blüten wirken schleimlösend und dienen frisch oder getrocknet als Bronchialtee.

In der Volksmedizin wurde der Saft der Stängel bei Gastritis und Gallensteinen empfohlen. Bei Hautausschlägen wird der Aufguss von Blättern angewendet – innerlich als Tee und äußerlich als Waschung oder Bad.

Löwenzahn ist eines jener fast überall anzutreffenden Heilkräuter, die in ihrer Omnipräsenz oft nur als lästiges Unkraut gesehen werden. Allen Gärtnern kann ich nur raten, die unerwünschten Löwenzähne nicht nur auf den Kompost zu werfen, sondern sie zu essen. Löwenzahnwurzel enthält Inulin und kann, als Salat gegessen, die Bauchspeicheldrüse und die Leber entlasten. Ärger und Zorn setzen diesen Organen zu, Löwenzahn hilft dies auszugleichen.

Sammelgut:	Wurzel, Blätter, Stängel, Blüte
Wirkung – Anwendung:	Blüte – schleimlösend Blätter und Wurzel – Leber anregend, Gallenfluss fördernd, Blut reinigend Wurzel – Blutzucker senkend

Zubereitung:	vor dem Blühen – Wurzel und Blätter als Salat und Kräuterbutter Blüten – Salat, Sirup, Tee Blätter und Wurzeln – frisch und getrocknet als Tee

Lungenkraut (Pulmonaria officinalis)

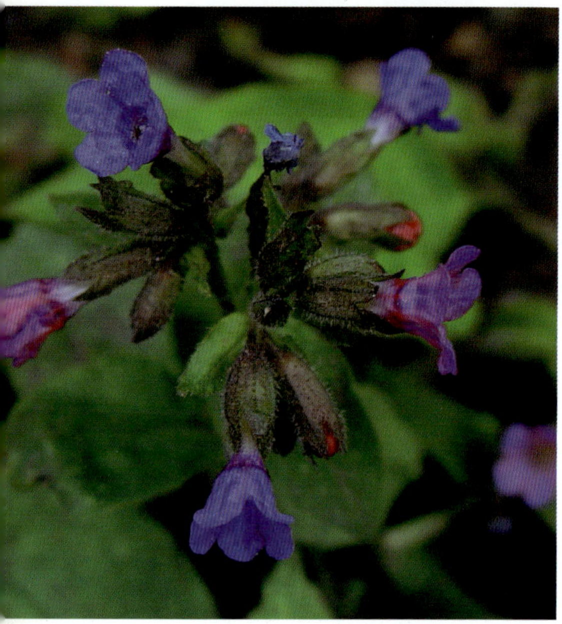

Das Lungenkraut mit seinen wunderschönen Blüten, die im Volksmund auch "Hänsel und Gretel" genannt werden, ist ein Frühlingsbote. Nachdem die Blüten verblüht sind, kommen die gefleckten Blätter aus dem Boden. Die Zeichnung der Blätter gibt laut Signaturlehre den Hinweis auf ihr Einsatzgebiet: die Lunge. Tatsächlich ist das Lungenkraut ein seit Jahrhunderten, wahrscheinlich Jahrtausenden bekanntes und begehrtes Heilkraut für die Atemwege. Leider werden die Lebensräume für das Lungenkraut durch Chemikalien, das Verschwinden von Brachflächen und durch Erdbewegungsarbeiten immer weiter eingeschränkt.

Wie der Name schon sagt, ist das Haupteinsatzgebiet des Lungenkrauts jegliche Erkrankung der Lunge. Bei Hildegard von Bingen ist es das Mittel gegen Emphysem und Bronchitis. Blüten und Blätter können auch als Frühjahrsgemüse gegessen werden. Die Blüten und Blätter sind schleimhaltig und enthalten viel Kieselsäure. Das Frühjahrsgemüse Lungenkraut kann durchaus als allgemeines Gesundheitsmittel angesehen werden.

Für Heilzwecke wird das blühende Kraut zwischen März und April gesammelt. Die Blätter können bis in den August gesammelt werden. Getrocknet kommen sie als Tee zum Einsatz oder werden frisch mit Wein zum Lungenkrautwein verarbeitet. Dazu wird ein Liter Wein mit drei Esslöffeln Lungenkraut gekocht, in Flaschen gefüllt und bei Bedarf getrunken. Man kann die getrockneten Lungenkrautblätter auch im Mörser zerstoßen und in Milch einrühren.

Teemischung zur Lungenstärkung:
50 Gramm getrocknetes Lungenkraut, 20 Gramm Andorn, 20 Gramm Primelblätter, 10 Gramm Brennnessel – von dieser Mischung mehrmals täglich trinken.

Sammelgut:	Blätter, Blüten
Wirkung – Anwendung:	alle Arten von Lungenerkrankungen
Zubereitung:	Tee, Wein, in Schnaps eingelegt, als Frühjahrsgemüse

Mädesüß oder Wiesengeißbart (Filipendula ulmaria)

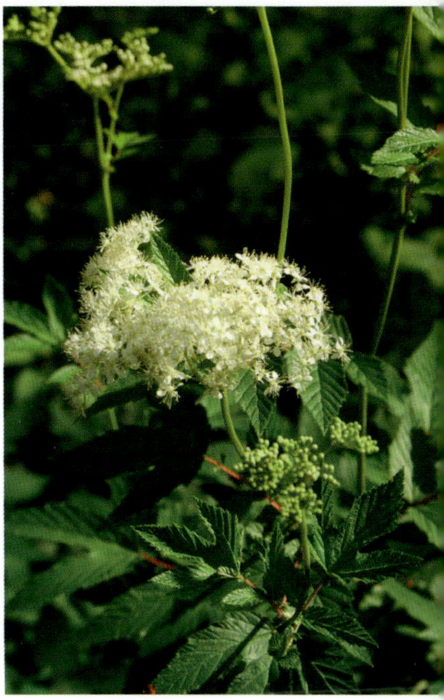

Die über einen Meter hoch wachsende Pflanze findet sich entlang von Bächen aber auch auf feuchten Wiesen. Sie blüht weiß, und die Blüten sind doldenartig angeordnet. Mädesüß ist eine Pflanze des Sommers.

Mädesüß beinhaltet ähnlich wie die Weide aspirinähnliche Stoffe. Die Pflanze kommt bei allen entzündlichen schmerzhaften Erkrankungen zum Einsatz.

In der Volksheilkunde wird sie bei Verschleimungen, Rheuma und Gicht angewandt, entweder als Tee oder Bad. Gesammelt wird die ganze Pflanze, sie kann frisch oder getrocknet verwendet werden. Bei Gicht oder Rheuma kann man Mädesüß kurmäßig trinken, täglich ein bis zwei Tassen – allein oder auch mit anderen Pflanzen gemischt.
Köstlich schmeckt Mädesüß im Palatschinkenteig, dazu passt Kompott.

Sammelgut:	die oberen Teile der Pflanze
Wirkung – Anwendung:	bei Verschleimung, Gicht, Rheuma, Entzündungen, Schmerzen
Zubereitung:	als Tee, Tinktur; die Blüten auch auf den Salat oder auf ein Brot; Mädesüß im Backteig

Mannstreu (Eryngium)

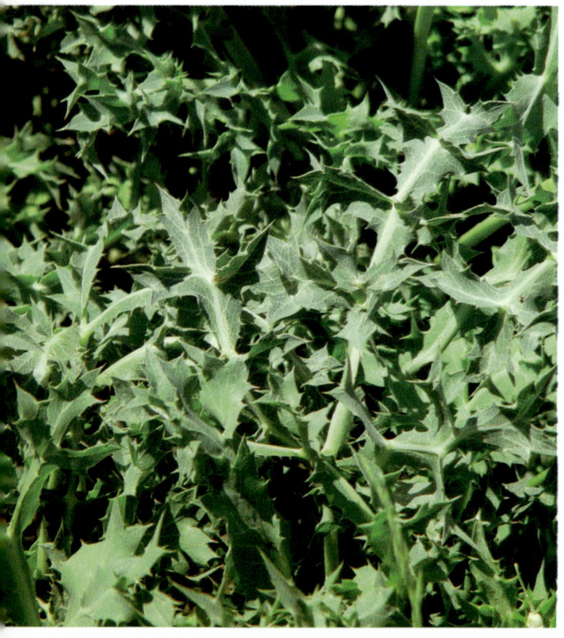

Mannstreu ist eine Pflanze, die ihren Sammlern schon einiges abverlangt. Die ca. 40 cm hohe Distel ist mit stacheligen Blättern bewehrt. Heilkräftig ist der Wurzelstock, der im Frühjahr oder Herbst ausgegraben, getrocknet und dann als Aufgussgetränk oder als Alkoholauszug verwendet wird.

Heimisch ist Mannstreu in den Mittelmeergebieten, von wo sie sich langsam über ganz Europa ausgebreitet hat. Die Fama spricht der Mannstreu schon seit der Antike einige Heilwirkung zu. So soll die Dichterin Sappho Mannstreu als Aphrodisiakum verwendet haben. In der Volksheilkunde spielt die Pflanze als Hustenmittel, aber auch als wassertreibende Pflanze eine Rolle. Bei Entzündungen der Mundschleimhaut und Zahnfleischentzündungen wurde ebenso Mannstreu eingesetzt. Wahrscheinlich wurde sie aber, wie der Name andeutet, immer wieder als Aphrodisiakum herangezogen.

Sammelgut:	Wurzel
Wirkung – Anwendung:	Aphrodisiakum, Husten dämpfend, entzündungshemmend, bei Entzündungen der Mundschleimhaut und des Zahnfleisches, Wasser treibend
Zubereitung:	Tee, Tinktur, Bad

Mariendistel (Carduus marianus)

Mariendistel, wie der Name schon sagt, ist eine Pflanze, die der Frauenheilkunde zugeordnet wird. Wobei sie jüngsten Forschungen zufolge eher als Lebermittel eingesetzt wird. Verwendet wird die ganze Pflanze samt den Früchten. Entweder wird sie pulverisiert oder als Wein bzw. als Tinktur verwendet.

Im Wildwuchs ist die Mariendistel in Steppengegenden sowohl Afrikas als auch Europas zu finden. In Griechenland und Kroatien begegnet man ihr häufig. In Österreich ist sie gelegentlich auf Äckern anzutreffen. Mariendistel ist seit Alters her eine begehrte Heilpflanze. Sie wurde bei Hautgeschwüren verwendet, sowohl als Badezusatz als auch in gepulverter Form als Wundauflage. Als Milz- und Lebermittel wurde sie gleichfalls eingesetzt. Man kann sie kurmäßig, d. h. über 3 Wochen 3 mal täglich als Tee trinken, um den Verdauungstrakt zu entlasten. Wenn man äußere Wunden behandeln will, wendet man die Mariendistel in Form von Umschlägen oder Bädern an. Natürlich lassen sich mit ihr auch Salben zur Wundbehandlung zubereiten.

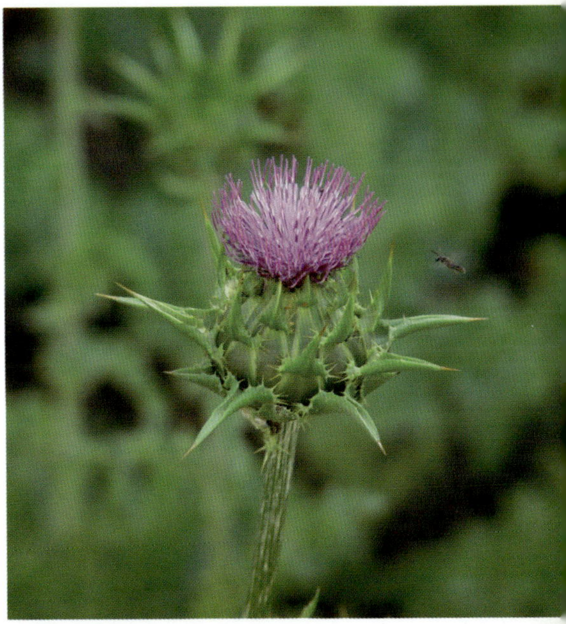

Die Mariendistel wurde auch in der Frauenheilkunde verwendet: Die Samen zerstoßen, mit Honig vermengt, werden kreißenden Frauen löffelweise verabreicht. Mariendisteltee wurde als Kompresse bei Wehen und Regelschmerzen um den Bauch gebunden.
Silymarin ist ein Wirkstoff der Mariendistel. Neueste Forschungen beweisen, dass damit schwerste Leberbeeinträchtigungen behandelt werden können. Wenn eine Knollenblätterpilzvergiftung die Funktion der Leber lebensgefährlich beeinträchtigt, ist der Wirkstoff der Mariendistel das einzige wirksame Heilmittel.
Ob andere Distelarten eine ähnliche Wirkung haben, ist leider noch nicht untersucht.

Sammelgut:	die ganze Pflanze inklusive der Früchte
Wirkung – Anwendung:	jede Lebererkrankung, Wunden, Geschwüre, typische Frauenleiden wie Krämpfe oder Ausbleiben der Regelblutung; als Badezusatz
Zubereitung:	Samen der Distel gepulvert, als Tee, Tinktur, Wein, Salbe

Meisterwurz (Imperatoria ostruthium)

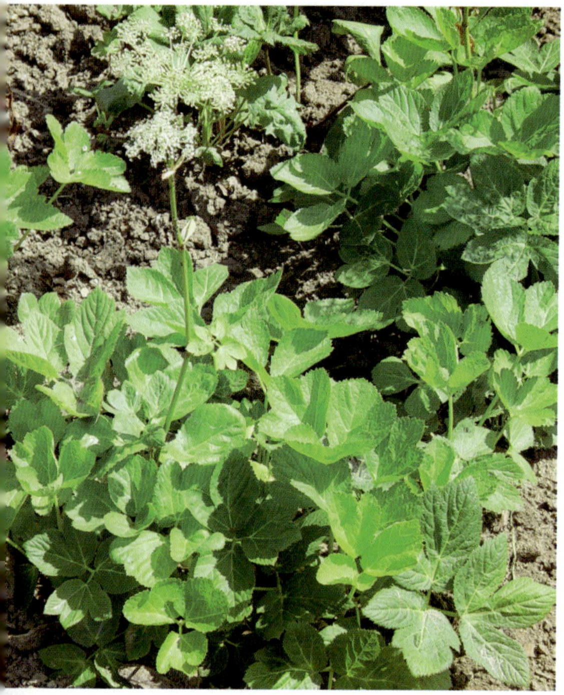

Die Meisterwurz trägt auch den stolzen Namen „Imperatoria". In manchen Büchern wird sie auch „Horstrinze" genannt. Künzle bezeichnet sie als „Strinze". Wenn eine Pflanze einen so auffälligen Namen hat, ist es meistens ein Hinweis darauf, dass die Volksheilkunde große Stücke auf sie hält.

Die Meisterwurz wird seit dem Mittelalter von allen Kräuterbuchautoren hoch gepriesen und bei verschiedensten Erkrankungen empfohlen. Eines muss jedoch beachtet werden: Die heilkräftige Wurzel wird vom Herbst bis zum Frühjahr geerntet, und man muss darauf achten, dass es keine Verwechslung zum Beispiel mit dem weißen Germer oder mit Eisenhutwurzeln gibt. Die Wurzeln werden aufgefädelt, getrocknet und klein geschnitten, in dunklen Gläsern aufbewahrt, beziehungsweise zur Tinktur oder zum Meisterwurzwein weiterverarbeitet.
Das ganze Blatt und auch die getrockneten Samen werden verwendet. Die getrockneten Samen dienen zur Anregung der Verdauung. Bei allen Verdauungserkrankungen können Meisterwurzsamen allein oder gemeinsam mit Kümmel oder Anis zerstoßen als Tee zubereitet, verwendet werden.
Die Wurzel wird als allgemeines Stärkungsmittel verwendet. Kräuterpfarrer Künzle empfiehlt, sie zu kauen, um stockenden Schnupfen zum Fließen zu bringen. In einem Kräuterbuch wird sie als Aphrodisiakum empfohlen: Meisterwurz hilft angeblich dem Meister auf die Meisterin. Gepulvert oder in Wein gelegt stärkt Meisterwurz sowohl den Mann als auch die Frau.

Hildegard von Bingen empfiehlt Meisterwurz als Tee aber auch in Wein eingelegt bei fieberhaften Erkrankungen, beziehungsweise bei Verschleimungen der Lunge. Man kann Meisterwurz gepulvert bei Schwächezu-

ständen übers Essen streuen, oder Meisterwurztinktur tropfenweise einnehmen. Auch Husten wird mit Meisterwurzwein behandelt.
Es lohnt sich, die Wirkung der nicht mehr sehr häufig verwendeten Pflanze wieder zu entdecken.

Sammelgut:	ganze Pflanze
Wirkung – Anwendung:	allgemeines Stärkungsmittel, Aphrodisiakum, bei Schnupfen; alle Atemwegserkrankungen, die Samen bei Verdauungsbeschwerden
Zubereitung:	Wein, Tee, Tinktur

Mistel (Viscum album)

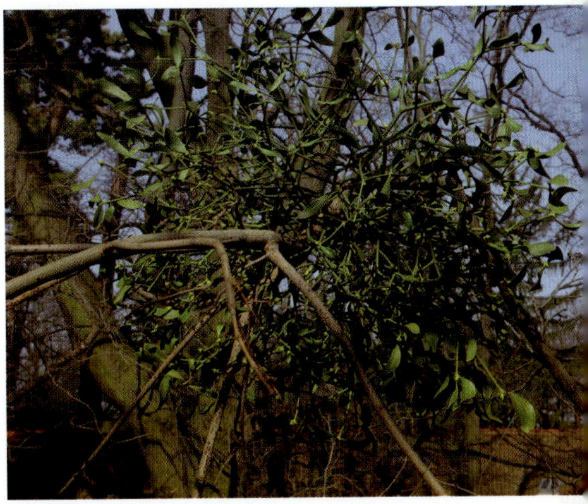

Kaum eine Pflanze ist so sagenumwoben und geheimnisvoll wie die Mistel. Sie ist die einzige mir bekannte Heilpflanze, die keinen Bodenkontakt hat und als symbiotisches Gewächs an verschiedenen Wirtspflanzen gedeiht. Zahlreiche Nadel- und Laubhölzer dienen ihr als Wuchsgrundlage. Manchmal wird sie auch als Schmarotzerpflanze bezeichnet. Sie ist eine Pflanze, die getrennt geschlechtlich ist und auf die Bestäubung von Insekten angewiesen ist. Vögel tragen zur Vermehrung dieser Pflanze bei.

Das zweijährige Gewächs ist immergrün, im zweiten Jahr verliert die Mistel ihre Blätter. Heilkräftig ist die gesamte Pflanze, sowohl die Blätter als auch die Beeren. In der Mythologie spielt sie eine große Rolle. Sie war die heilige Pflanze der Druiden und wurde für Heilzwecke von besonderen Bäumen, meist Eichen, in einer genau bestimmten Nacht im Dezember geerntet. Die Druiden verwendeten dafür goldene Sichelmesser. Die Pflanze durfte den Boden nicht berühren. Traditionell wird ein Mistelzweig in der Weihnachtszeit über den Türstock gehängt. Wenn sich ein Paar unter dem Mistelzweig küsst, dann wird es glücklich werden.

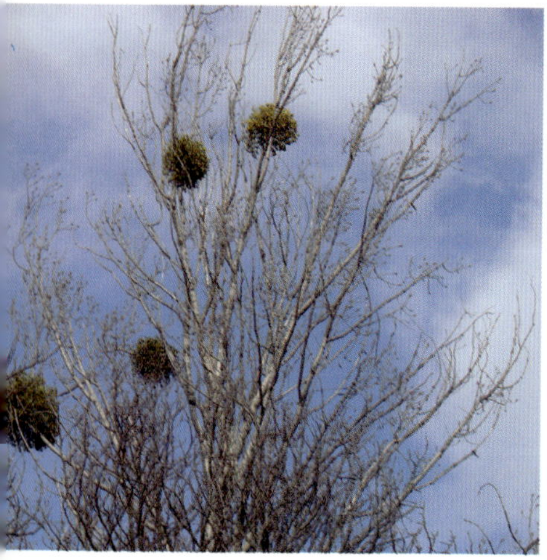

Die besondere Form der Mistel und die Tatsache, dass sie immergrün ist, hat seit jeher die Phantasie der Menschen angeregt. Trotz zahlreicher Untersuchungen ist die Mistel noch immer kein völlig erforschtes Heilkraut. Speziell in der Krebstherapie hat sie sich einen Platz erobert.

Wenn man sich entschließt, die Mistel als Helfer zu verwenden, rate ich, die Intuition zu befragen. Eine Pflanze wie die Mistel, die den Menschen schon seit Jahrhunderten als Heilpflanze dient, hat in ihrem morphogenetischen Feld viele Informationen gespeichert. Wenn man die Mistel gewählt hat, ist Folgendes zu beachten: Auf welchem Wirtsbaum ist sie gewachsen? Wann ist die optimale Erntezeit? Soll die Mistel allein oder mit anderen Pflanzen verwendet werden?

Einige Firmen haben sich auf die Herstellung von Mistelpräparaten spezialisiert. Sehr bald merkte man, dass unterschiedliche Wirtspflanzen unterschiedliche Präparate ergeben. Um Patienten ideal behandeln zu können, ist es notwendig, den Wirtsbaum der Mistel zu beachten. Auch das Geschlecht des zu Behandlenden ist zu beachten, da Männer und Frauen auf Mistelpräparate unterschiedlich reagieren.
Vor der Verwendung von Mistelpräparaten sollte der Schlafplatz auf Störzonen untersucht werden. Der Wirkung von Erdstrahlen und Elektrosmog auf die Gesundheit wird, Gott sei Dank, wieder vermehrt Aufmerksamkeit geschenkt.
Gerade die Entstehung von chronisch entzündlichen Krankheiten und Krebs sind meiner Ansicht nach eng mit der Wirkung von Erdstrahlen verbunden. Vor allem in der Nacht sollte sich der Körper erholen; wenn dies durch einen belasteten Schlafplatz verhindert wird, ist die Genesung gefährdet.
Die Mistel dürfte im energetischen System des Körpers eine harmonisierende und ausgleichende Wirkung haben. Diese kann sich nur dann entfalten, wenn der Mensch nicht zusätzlicher Schwächung durch einen belasteten Schlafplatz ausgesetzt ist.

Die Mistel wird eingesetzt bei:

- Bluthochdruck- Krankheiten

› klimakterischen Beschwerden

› Beeinträchtigungen des Herz/Kreislaufsystems

Sie kann allein oder mit Weißdorn, Hopfen, Lavendel, Herzgespann, Rosmarin, Pfefferminze verwendet werden.

Im Idealfall ernten Sie Ihre ganz „persönliche" Mistel selbst.
Achtung jedoch: Die Therapie spätestens nach drei Wochen absetzen! Die Mistel soll nicht über 50° C erhitzt werden; das heißt, man setzt die getrockneten Blätter kalt an und erwärmt dann auf Trinktemperatur.

Sammelgut:	die ganze Pflanze
Wirkung – Anwendung:	bei Krebs, Entzündungserkrankungen, Bluthochdruck, Durchblutungsstörungen, klimakterische Beschwerden, nervöse Zustände
Zubereitung:	Tee, Tinktur

In der antroposophischen Medizin spielt die Mistel als Injektionskur eine große Rolle.

Mönchspfeffer (Vitex agnus-castus)

In früheren Zeiten wurde der Mönchspfeffer „Keuschlamm" genannt. In Ägypten, in der griechischen und römischen Kultur spielte Mönchspfeffer eine große Rolle. Obwohl der Mönchspfeffer aphrodisierende Eigenschaften hat, diente er den Vestalinnen und den Dienerinnen der Demeter zur Bewahrung ihrer Keuschheit während der Riten. Die Betten der auserwählten Frauen wurden mit Keuschlamm gepolstert, die Pölster wurden mit Mönchspfeffer und Stroh gefüllt, damit die aromatischen Düfte des Gewächses die Begierden erst gar nicht aufkommen ließen.

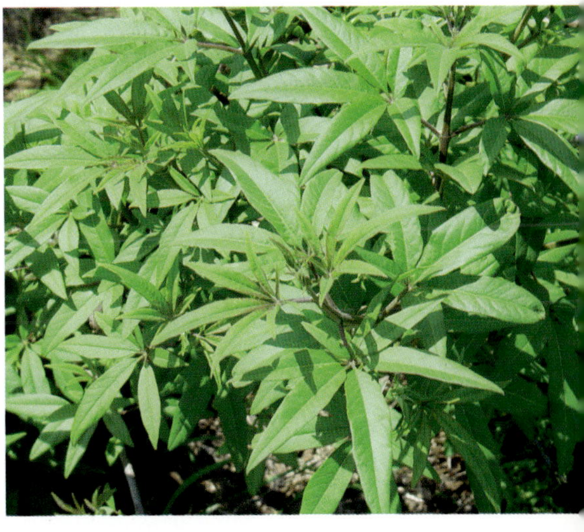

Die römischen Vestalinnen verbrannten Mönchspfefferzweige und Früchte, um das Keuschheitsgebot leichter einhalten zu können. Im Zuge der Christianisierung griffen Klosterbewohner auf die altbekannte Pflanze zurück. Die Mönchszellen wurden ausgeräuchert und Mönchspfefferstroh wurde auf den Boden gestreut, damit das Gelübde eingehalten werden konnte. Daher stammt wahrscheinlich auch der heutige Name.

Im Gegensatz dazu wurde im arabischen Raum Keuschlamm als aphrodisierendes Mittel eingesetzt. Auch heute wird es homöopathisch bei Impotenz verwendet.
Zahlreiche Mönchspfefferpräparate sind im Handel erhältlich. Haupteinsatzgebiete sind das prämenstruelle Syndrom und Zyklusstörungen.

Der bis zu fünf Meter hohe Vitex-Strauch ist im Mittelmeergebiet heimisch und ist bis in den asiatischen Raum zu finden.
Alkoholische Auszugspräparate werden bei Stillschwierigkeiten eingesetzt. In Mitteleuropa ist der Mönchspfeffer wild wachsend kaum zu finden, außer in Kräutergärten.

Mönchspfeffer wird bei Depressionen, Nervenschwäche und als allgemeines Stärkungsmittel als Tee und Räucherkraut eingesetzt.

Sammelgut:	die ganze Pflanze, Früchte
Wirkung – Anwendung:	bei Impotenz, Depressionen, prämenstruellem Syndrom, Zyklusstörungen
Zubereitung:	fertige Präparate im Handel erhältlich; Räucherkraut und Tee, Tinktur

Mutterkraut (Chrysanthemum parthenium)

Mutterkraut ist eine Verwandte von Rainfarn und Kamille. Die circa vierzig Zentimeter hoch wachsende Korbblütlerpflanze sieht beiden Pflanzen ähnlich.

Mutterkraut ist, wie der Name schon sagt, eine Pflanze für Frauen. Sie wächst selten wild, meistens wird sie in Gärten angebaut, kann aber als Gartenflüchtling in der Nähe von Behausungen auch im Wildwuchs gefunden werden. Wie beim Rainfarn ist es wichtig, vorsichtig zu dosieren, das heißt man bleibt im Messerspitzenbereich, da Vergiftungen nicht ausgeschlossen werden können. Schwangere sollten Mutterkraut nicht verwenden, da es blutungsauslösend wirken kann.

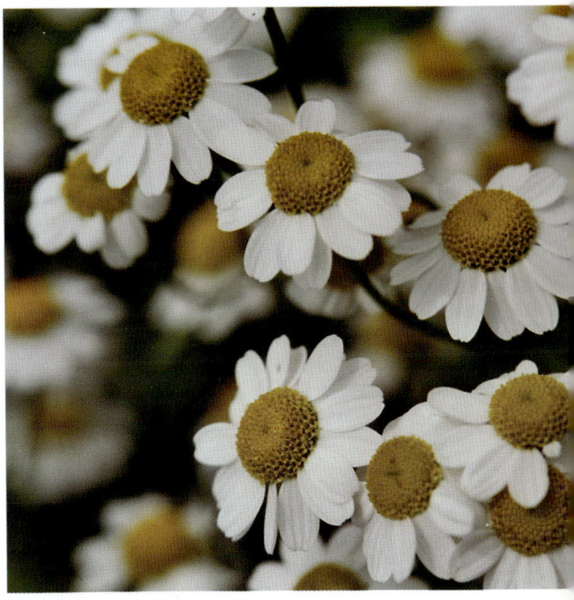

In der Volksheilkunde wird Mutterkraut zur Behandlung von Frauenkrankheiten verwendet. Bei Ausbleiben der Regel, Ausfluss und Wechselbeschwerden wird Mutterkraut in gepulverter Form über das Essen gestreut.

Hildegard von Bingen sagt zum Mutterkraut Folgendes: „Und wenn die Frau ihre Tage habe, dann soll sie diese Suppe bereiten und essen und das führt zu einer sanften und leichten Ausleitung der Ausflüsse und inneren Vorgänge und leitet die Menstruation hinaus." Das heißt, bei stockender Regel oder prämenstruellem Syndrom kann Mutterkrautsuppe gegessen werden. Man kann auch eine Mutterkrautsalbe zubereiten. Diese wird in den Unterbauch massiert.

In der Volksheilkunde wird Mutterkraut bei Verschleimungen der Lunge pulverisiert eingesetzt.

Sammelgut:	die ganze Pflanze
Wirkung – Anwendung:	Ausfluss; bei prämenstruellem Syndrom, Regelkrämpfen, Lungenverschleimung
Zubereitung:	Tee; gepulvert übers Essen gestreut, Tinktur, Salbe

Nachtkerze (Oenothera biennis)

Die Nachtkerze ist ein Gewächs, das in Gärten, aber auch im Wildwuchs an Böschungen zu finden ist. Sie ist eine zweijährige Pflanze, die bis zu zwei Meter hoch wird und im zweiten Jahr gelb blüht und Samen bildet. Diese bestehen zu etwa 25 % aus fetten Ölen, welche zu medizinischen Zwecken verwendet werden. Wie der Name schon sagt, öffnen sich die Blüten der Nachtkerze in der Nacht und verströmen einen zarten, süßlichen Duft. Untertags sind die Blüten zumeist fest geschlossen. Medizi-

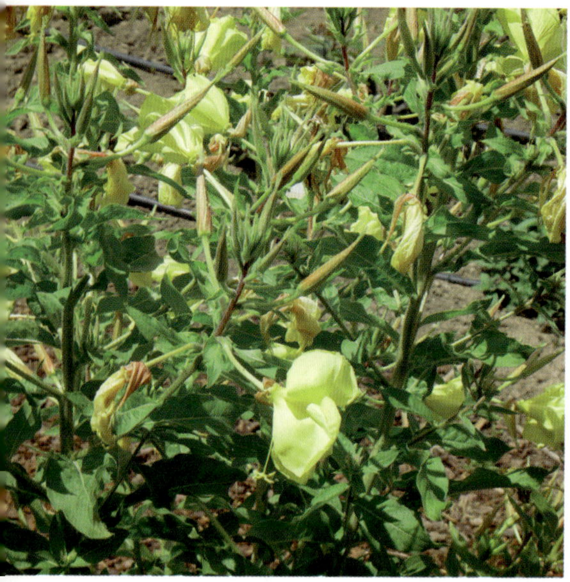

nisch relevant ist in erster Linie das Öl der Samen, das zu Kapseln verarbeitet in Apotheken erworben werden kann.

Die Blüten der Nachtkerze können roh gegessen werden. Das Nachtkerzenöl wird bei allen Entzündungen der Haut angewandt, aber auch zur Behandlung von Multipler Sklerose und anderen Nervenerkrankungen. Klimakterische Beschwerden können durch die Einnahme von Nachtkerzenöl gebessert werden. Die Tagesdosis beträgt zwei bis sechs Gramm Nachtkerzenöl über acht Wochen. Manche Hautcremen enthalten Nachtkerzenöl zur äußerlichen Anwendung. Die Gewinnung des Öls ist schwierig, daher ist es nur in Apotheken erhältlich.
Man kann die Blüten der Nachtkerze in Form von Kräuterkompressen und als Badezusatz verwenden, oder sie essen. Manche Arten der zweijährigen Pflanze bilden dickere Knollen, welche ausgegraben und gegessen werden können. Die Knollen haben einen fleischähnlichen Geschmack. Aus diesem Grund wird sie auch „Schinkenwurz" genannt.

Sammelgut:	Blüten und Samenkapseln
Wirkung – Anwendung:	alle Arten von Hauterkrankungen, klimakterische Beschwerden, Multiple Sklerose
Zubereitung:	als Brotbelag; das Öl äußerlich oder als Kapseln zum Einnehmen

Nadelbäume (Wipferln)

Fichte (Picea)
Kiefer oder Föhre (Pinus)
Lärche (Larix)
Tanne (Abies)

Je nach Höhenlage zeigt die Landschaft unterschiedliche Nadelbäume. Bis auf die Lärche haben sie alle ihr Blätterkleid das ganze Jahr über,

und neben ihrer Dekorationsaufgabe um Weihnachten sind Nadelbäume Heilmittel, die uns das ganze Jahr über zur Verfügung stehen.
Prinzipiell kann man die Blätter aller Nadelbäume bei Erkältung, rheumatischen Beschwerden und allgemein zur Entspannung verwenden.
Ausnahme: die Eibe. Alle Pflanzenteile der Eibe sind giftig, mit Ausnahme des roten Samenmantels. Im Herbst werden die Früchte der Eibe reif. Der schleimige rote Samenmantel kann bedenkenlos verzehrt werden. Den Kern aber ausspucken! Auch er ist giftig!
Im Frühjahr wenn die Wipfel zart und weich sind, können dies jungen Nadelbaum-Triebe als Snack genossen, aber auch als Heilmittel eingenommen werden. Sie dienen als Vitamin-C-Lieferant, lösen Schleim und sind ganz allgemein Stärkungs- und Genussmittel.

Sammelgut:	frische weiche Wipferln, die man zwischen den Fingern zerdrücken kann (für Sirup); möglichst junge Wipferln oder Nadeln für Tee; Nadeln getrocknet (zum Räuchern)
Wirkung – Anwendung:	schleimlösend, Vitamin-C-Lieferant, hustendämpfend; bei Erkältungen, Husten, desinfizierend
Zubereitung:	Tee, Sirup, Bad, Inhalation, Räuchern

Nelkenwurz (Geum urbanum)

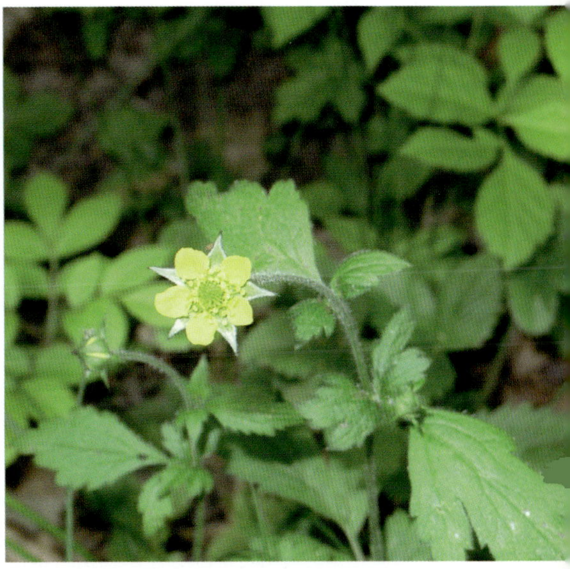

Nelkenwurz wird im Volksmund auch „Benediktenkraut“ genannt. Gerne wächst die Pflanze an Wegrändern und Wiesen. Die zarten gelben Blüten blühen rasch ab. Nelkenwurz ist ein altes Volksheilmittel. Seit jeher nützen Menschen seine stärkende Wirkung. Heute zählt die Nelkenwurz zu den fast vergessenen Kräutern. Die Wurzelstockabkochung wird zur Stärkung nach Krankheiten verwendet. Weiters werden die Wurzelteile auch zum Beizen von Fleisch oder zum Würzen von Gemüse eingesetzt. Die Nelkenwurz gilt als entschleimend und stärkend. Achtung! Nicht verwechseln mit dem

Hahnenfuß, der ebenso gelb blüht, allerdings ganz andere Blütenstände und Blätter hat.

Hildegard von Bingen schätzte die Wirkung der Nelkenwurz und empfahl sie wie folgt: „Wenn der Mensch von Körperkräften fällt, der koche Nelkenwurz (die Blätter samt Wurzeln) in Wasser und trinke so dieses Wasser oft, und er wird die Kräfte rasch erhalten." Die Blätter werden gebrüht (ein Teelöffel auf einen Viertelliter Wasser), die Wurzeln gekocht (ein Teelöffel Wurzeln auf einen Viertelliter Wasser, mindestens zwei Stunden einweichen, dann fünf Minuten kochen).

Laut Hildegard von Bingen ist die Nelkenwurz also das ideale Mittel bei Schwächezuständen nach Krankheit. Sie rät aber eindringlich, sofort nach Eintreten der Wirkung die Kur zu beenden, da diese den Körper sonst zu sehr in Wallung bringen würde.

Die getrocknete Wurzel diente früher als Gewürznelken-Ersatz. In der Volksmedizin wird die Nelkenwurz auch als leberstärkend und blutreinigend beschrieben und wie Nelkenpulver verwendet.
Ich verwende Nelkenwurz gerne als Würze. In meiner Küche finden sich immer ein paar Wurzelstöcke, ein Stückchen davon gebe ich in Suppen oder Eintöpfe, ich liebe ihr herrliches Aroma.
Nelkenwurz als Tinktur wird bei Magenschwäche eingesetzt. Nelkenwurz kann auch 1:1:1 mit Lungenkraut und Kamille als Beruhigungstee getrunken werden.

Sammelgut:	Blätter, Wurzeln
Wirkung – Anwendung:	Stärkungsmittel, zum Aromatisieren, aphrodisierend, leberstärkend, blutreinigend, Magenstärkung
Zubereitung:	Abkochung der Blätter, Wurzeln, trocken als Gewürz

Nuss, Walnuss (Juglans regia)

Der Nussbaum und seine Früchte sind seit langer Zeit Begleiter der Menschheitsgeschichte. Prähistorische Ausgrabungen belegen, dass unsere Vorfahren Nüsse kannten, sammelten und verwendeten. Vielfältig ist die Verwendbarkeit des Nussbaumes. Je nach Standort gibt es unterschiedliche Walnussarten: dünnwandige, große oder auch sehr dickwandige. Alle haben dieselbe Wirkung.

Ein Artverwandter der Walnuss ist die sogenannte „Schwarznuss". Sie ist gleich verwendbar wie die Walnuss. Angeblich ist sie sogar noch wertvoller als die Walnuss. Tinkturen und geriebene Blätter der Schwarznuss werden zur Leberreinigung eingesetzt. Die Früchte der Schwarznuss sind deutlich kleiner als die der Walnuss und schwerer zu gewinnen.

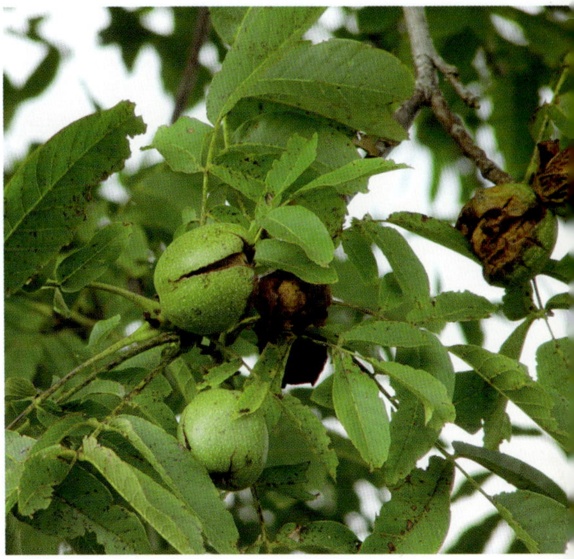

Die Früchte der Walnuss sind hochkalorisch und ein nicht nur von Nagern geschätzter Vorrat für den Winter, der das Nervensystem stärkt.

Die Blätter ergeben eine zusammenziehende, desinfizierende Arznei, wenn sie als Abkochung zur Wundpflege verwendet werden. Jegliche Entzündungen, Hautausschläge, Fußschweiß, Ausfluss bei Frauen, ja sogar Prellungen und Knochenbrüche werden laut Volksheilkunde mit Walnussblättern als Tee, Umschlag oder Kräuterkompresse behandelt. Auch auf die Bauchspeicheldrüse dürften die Blätter eine ausgleichende Wirkung haben, da sie den Blutzucker senken. Außerdem sind Nussblätter ein wunderbares Färbemittel, das zum Färben von Wolle, Leinen, aber auch von Haaren verwendet wird. Geriebene Nussblätter, gemischt mit anderen Färbekräutern, zum Beispiel Zwiebelschalen, sind oft Zusatz von natürlichen Haarfärbemitteln. Nussblättertee hat eine leicht abführende Wirkung; er kann sogar von Schwangeren verwendet werden.

Der Nussschnaps steht in vielen Hausapotheken als Heilmittel bereit. Jede Hausfrau hat ihr eigenes Rezept.
Hier das meine: 1 Liter Schnaps (Zwetschke oder Korn), grüne Nüsse in Scheiben geschnitten, so viele, dass sie von einem Liter Schnaps bedeckt werden, 2 Zimtstangen, einige Scheiben frischer Ingwer (oder 3 Messerspitzen getrocknetes Ingwerpulver), 6 Pimentkörner, 5 Nelken, einige Scheiben getrocknete Orange oder 2 Esslöffel getrocknete, geschnittene Orangenschale – alles in ein gut verschließbares Gefäß geben und 4 bis 5 Wochen in der Sonne stehen lassen, öfters schütteln. Nach der angegebenen Zeit mit karamellisiertem Zucker oder Honig nach Geschmack süßen. Nach Zugabe von Zucker oder Honig nochmals geschlossen stehen lassen. Wenn sich der Zucker aufgelöst hat, wird die Flüssigkeit ab-

gegossen und in kleinen Gebinden aufbewahrt. Bei Magenverstimmung oder Übelkeit wird löffel- oder stamperlweise von dieser Hausarznei genommen.

Sammelgut:	Blätter, Nüsse – frisch und grün
Wirkung – Anwendung:	bei allen Arten von Ausschlägen und Entzündungen, innerlich und äußerlich, bei Bauchspeicheldrüsenschwäche, Verstopfung, Diabetes, Ausfluss; Färbemittel
Zubereitung:	Tee, Abkochung, Kräuterumschlag, Kompresse, Schnaps

Odermennig (Agrimonia eupatoria)

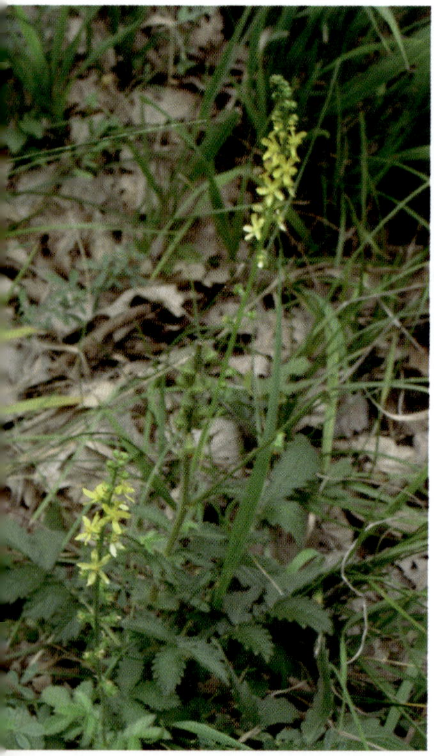

Odermennig ist eine seit der Antike hochgeschätzte Pflanze. Die Griechen weihten den Odermennig der Pallas Athene. Laut mittelalterlichen Kräuterbüchern wurde der Odermennig als Wund- und Verdauungskraut verschiedenen Kräuterrezepturen beigemengt, getrocknet als Tee oder in Pulverform verwendet.

Odermennig gilt als der König der Heilkräuter. So lernte ich ihn auch in meiner Jugendzeit kennen. Die circa fünfzig Zentimeter hoch wachsende aufrechte Pflanze, die entlang von trockenen Wiesen und Zäunen wächst, war und ist eine begehrte und gern gepflückte Heilpflanze. Hauptsächlich wird der Odermennig, der manchmal in richtigen Familien wächst, bei Beschwerden des Verdauungstrakts eingesetzt, speziell bei Leber-, Gallen- und Magenbeschwerden. Dafür werden die Blätter und die Blüten gesammelt und getrocknet. Man kann die Blüten und die klein geschnittenen Blätter auch einem Salat beimengen.

Wenn Sie aus einem Familienverband von Odermennig eine Pflanze entnehmen möchten, fragen Sie sich innerlich, welche von ihnen Sie als besonders geeignet für sich empfinden und daher mitnehmen.

Agrimony ist auch die erste der Bachblüten und wird als solche eingesetzt, wenn man chronisch zu Konflikten neigt. Eine Affirmation zu Agrimony wäre: „In mir ist wahre Freude, Ruhe und Frieden!" Interessant ist, dass gerade bei Leberüberlastung eine Neigung zu Aggression und Zorn besteht. Daher ist es sinnvoll, Odermennig als Tee oder Kräuterkompresse für den Leberbereich einzusetzen. Auch als Tinktur kann er die Leber auf der physischen Ebene unterstützen. Als Bachblüte wirkt er auf energetischer Ebene.

Odermennig kann allein oder mit anderen Pflanzen gemischt als Tee getrunken werden:

Teemischung Nr. 1:	1 Teil Tausendgüldenkraut, 1 Teil Odermennig – morgens nüchtern eine Tasse trinken.
Verdauungstee Nr. 2:	1 Teil Schafgarbe, 1 Teil Odermennig, 1 Teil Ringelblume
Verdauungstee Nr. 3:	1 Teil Odermennig, 1 Teil Wegwarteblüten, 1 Teil Pfefferminze

Sammelgut:	Blätter, Blüten
Wirkung – Anwendung:	äußerlich – bei Hautunreinheiten und Wunden, zum Gurgeln bei Entzündungen der Mund/Rachenorgane innerlich – Leber/Gallenleiden, Verdauungsbeschwerden, Magenbeschwerden
Zubereitung:	als Tee, auf Salaten, Kräuteraufstriche, Tinktur

Oregano oder Dost (Origanum vulgare)

Die italienische Küche ist ohne Oregano nicht denkbar. Oregano verfeinert Tomatensaucen, Pizzas, jede Pasta, aber auch Fleisch- und Fischgerichte. Die meisten Oregano genannten Kräuter kommen aus dem südlichen Teil Europas. In unseren Breiten wird Oregano „Dost" genannt. Es gibt verschiedene Dostarten, am aromatischen Geruch sind sie leicht erkennbar. Die in unterschiedlichen Rosatönen blühende Pflanze wird ab Juni gesammelt.

Neben dem aromatischen Geschmack, der viele Speisen erst richtig munden lässt, ist Oregano eine seit jeher beliebte Heilpflanze. Oregano ist verdauungsanregend und entkrampfend. Bei Atemwegserkrankungen

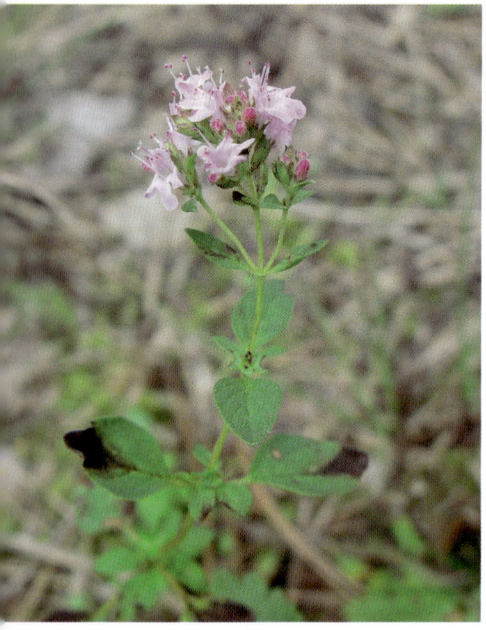

hilft Oregano als Tee getrunken oder als Inhalation.

Bei Hauterkrankungen wirken Waschungen oder Oreganobäder lindernd, bei Unterleibsbeschwerden helfen Unterleibssauna und/oder Kräuterpackungen. Während der Schwangerschaft sollte Oregano nicht täglich Verwendung finden.

Wirkung – Anwendung:	verdauungsfördernd, hustendämpfend, entkrampfend, entschleimend
Zubereitung:	Gewürz, Inhalation, Bad, Tee, Kompresse

Osterluzei (Aristolochia clematitis) GIFTIG!

Osterluzei ist eine Pflanze, die fast in Vergessenheit geraten ist. Sie gehört zu den Giftpflanzen. In der Volksheilkunde wurde sie früher hoch geschätzt und häufig verwendet. Die rankende Pflanze hat eine typische herzförmige Blattform und längliche, gelbliche Blüten. Gerne wächst sie bei Weinstöcken.

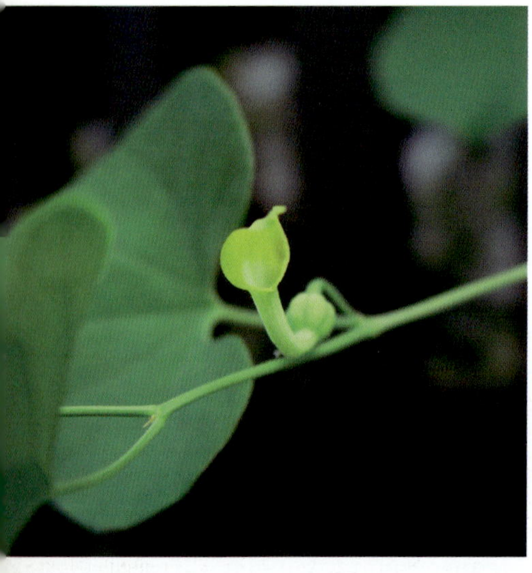

Wo Osterluzei wächst, waren mit ziemlicher Sicherheit einmal menschliche Ansiedlungen. Im Volksmund wird sie auch „Sarazenenkraut“ genannt, was Rückschlüsse darauf zulässt, dass sie durch die Kreuzfahrer in unsere Lande gekommen ist und auch im arabischen Raum als Heilpflanze verwendet wird.

Das Haupteinsatzgebiet ist die Wundheilung. Dabei werden mit den frischen Pflanzenteilen oder mit Teeaufgüssen Wundwaschungen durchgeführt. Längeres Aufbringen von

Pflanzenteilen auf Wunden ist nicht zu empfehlen, da sonst Giftstoffe über die Haut aufgenommen werden können. Es ist erwiesen, dass Osterluzei eine stark keimtötende Wirkung hat. Von innerlicher Anwendung muss abgeraten werden. Eventuell kann Osterluzei homöopathisch bei Fieber und Entzündungserkrankungen verwendet werden. Das Wissen um die innere Anwendungsmöglichkeit scheint verloren gegangen zu sein.

Osterluzei dürfte in der Frauenheilkunde als bluttreibendes Mittel oder nach Geburten zur Vorbeugung von Kindbettfieber zum Einsatz gekommen sein. Hildegard von Bingen empfiehlt Osterluzei als Bestandteil eines Elixiers, um ausbleibende Regelblutung zu behandeln.
Osterluzei ist eine Pflanze, die es wert ist, dass man sich mit ihr wieder mehr auseinander setzt.

Sammelgut:	ganze Pflanze
Wirkung – Anwendung:	bei Wunden – allerdings nur Waschungen; Umschläge nie längere Zeit auf der Haut lassen; homöopathisch innerlich – bei Entzündungen und zur Unterstützung der Wundheilung; Entzündungen des Unterleibes
Zubereitung:	ausschließlich äußerlich und in homöopathischer Form; die ganze Pflanze ist giftig.

Pestwurz, rote (Petasites officinalis)

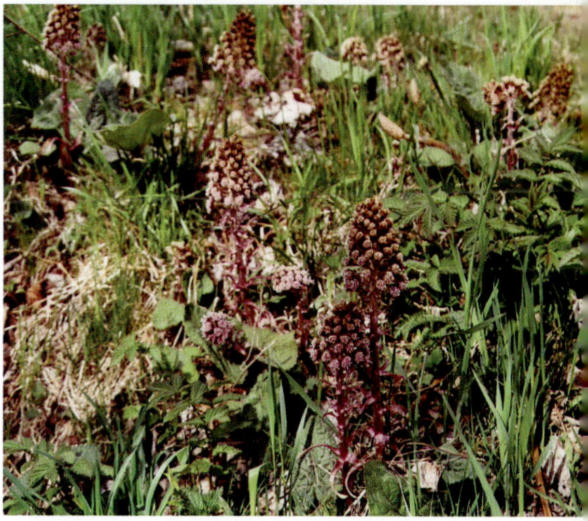

Pestwurz wird kaum mehr verwendet. In der Volksheilkunde wird sie erwähnt, unter anderem von Kräuterpfarrer Weidinger. Er weist immer wieder auf die Heilkraft dieser Pflanze hin. Ein Grund dafür ist, dass die Pestwurz Pyrrolizidin-Alkaloide enthält und daher als giftig gilt. Dabei haben neueste Forschungen ergeben, dass Pestwurz hilfreich ist bei Kopfschmerzen.

Sie ist wie der Huflattich ein erster Frühlingsbote, und lang vor den Blättern schiebt der Korbblütler seine Stängel aus dem Boden. Mehrere blassrosa Blüten zieren den Stängel. Erst wenn die Pflanze verblüht, kommen die Blätter aus dem Boden. Sie sehen dem Huflattich sehr ähnlich, nur sind sie wesentlich größer, bis zu einem Meter Durchmesser.

Wie der Name schon sagt, wurde die Pflanze in Pestzeiten eingesetzt. Alle Beulen, Geschwüre oder Abszesse werden mit geklopften frischen Blättern behandelt. Die Wurzel gilt als Hustenmittel. Sowohl Blätter als auch Blüten werden als Wasser treibend und entschleimend angesehen.

Die fein nudelig geschnittenen frischen weichen Blätter können als Frühjahrsgemüse gegessen oder auch als Hülle für Getreiderouladen verwendet werden.

Sammelgut:	Blätter, Wurzel, Blüten
Wirkung – Anwendung:	frische Wunden, Husten, Geschwüre
Zubereitung:	Wurzel – Tee; Blätter und Blüten frisch als Frühjahrsgemüse, allerdings ACHTUNG! Enthält Pyrrolizitin-Alkaloide

Pfaffenhütchen (Euonymus europaeus) GIFTIG!

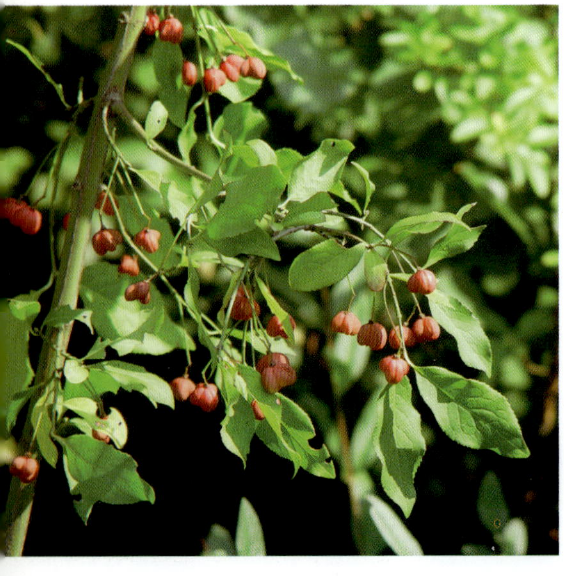

Dieser Strauch wird auch Spindelstrauch genannt und ist giftig. Früher wurde die Rinde in der Volksheilkunde als Leber-/Gallenmittel verwendet.

Der Strauch, an dem die wunderschönen Pfaffenhütchen wachsen, war ein begehrtes Leberentgiftungsmittel und Entlastungsmittel für die Lunge. Es wird die Rinde der Wurzel verwendet, ersatzweise auch die Rinde der Äste. Die Rinde, in Wasser gekocht, wird bei Gelbsucht, Leberstau aber auch bei Lungenstau angewendet. Hildegard von Bingen empfiehlt, dass „man die Rinde des Pfaffenhütchens am Holzfeuer verglühen solle und die Asche solle man in Wein legen und diesen Wein von morgens bis mittags nüchtern trinken. So wird das Wasser aus der Lunge ausgeleitet".

Bei der Verwendung von Arzneien, die aus dem Pfaffenhütchenstrauch gewonnen werden, muss man vorsichtig dosieren, da die Pflanze auf den Herzrhythmus wirkt.

Sammelgut:	Rinde der Wurzel (Äste)
Wirkung – Anwendung:	gallenflussfördernd, hautreinigend; bei Lungenödem, Leberstau, Gallensteinen
Zubereitung:	Rinde der Wurzeln, eventuell auch Rinde der Äste (einen Teelöffel Rinde und einen Viertelliter Wasser drei Minuten kochen, zehn bis fünfzehn Minuten ziehen lassen)

Achtung: Die ganze Pflanze ist giftig!

Pfingstrose (Paeonia officinalis) GIFTIG!

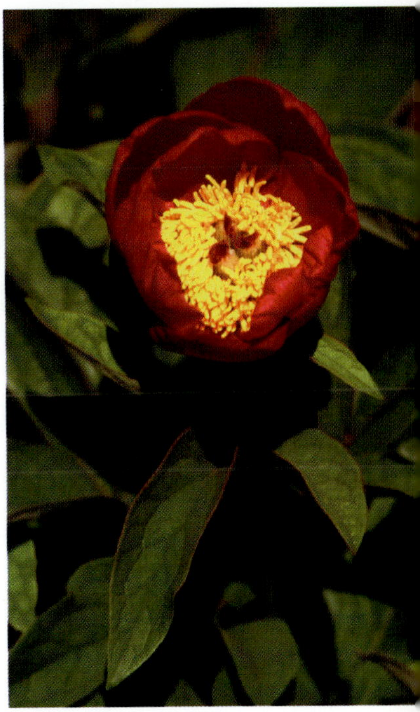

In manchen Heilkräuterbüchern findet man noch Hinweise darauf, dass die Pfingstrose früher als Schönheitsmittel, als Mittel zum Behandeln von Verschleimungserkrankungen und zur Blutreinigung eingesetzt wurde.
In der Chinesischen Medizin werden alle Teile der Pfingstrose gerne und oft verschrieben.

Mittlerweile gilt die gesamte Pflanze als giftig. Allerdings verursacht sie keinen gesundheitlichen Schaden, wenn man Blütenblätter als Tee verwendet. Hildegard von Bingen schätzt die Pfingstrose sehr. Sie empfiehlt sie bei Verschleimungserkrankungen und bei Magen-Darm-Erkrankungen. Ebenso empfiehlt Hildegard, dass man die getrockneten Wurzeln, auch die getrockneten Blätter im Kleiderschrank verwenden solle, um Motten abzuwehren.

Hildegard verwendet sowohl die Blätter, die Samen

als auch die Wurzel, eventuell mit anderen Pflanzen gemischt, als Elixier. Dieses ist im Handel erhältlich. Es wird löffelweise bei Verdauungsbeschwerden beziehungsweise Lungenverschleimung eingenommen. Es ist auch sicherlich einen Versuch wert, die mottenabwehrende Wirkung der Pfingstrose zu erproben. Einem Frühstückstee beigemengt, zaubern einige Pfingstrosenblätter eine neue Geschmacksnote in die Teekanne.

Im Mittelalter war sie Bestandteil zahlreicher Arzneien gegen Epilepsie und Wahnvorstellungen, bei Frauenleiden und Verdauungserkrankungen. Erst in den letzten Jahren hat sie als Heilpflanze an Bedeutung verloren.

Sammelgut:	Blüten, Wurzeln
Wirkung – Anwendung:	bei Bronchitis, Gicht, zur Blutreinigung, gegen Kleidermotten, Verschleimungserkrankungen
Zubereitung:	als Frühstückstee, Elixier

Preiselbeere (Vaccinium vitis-idaea)

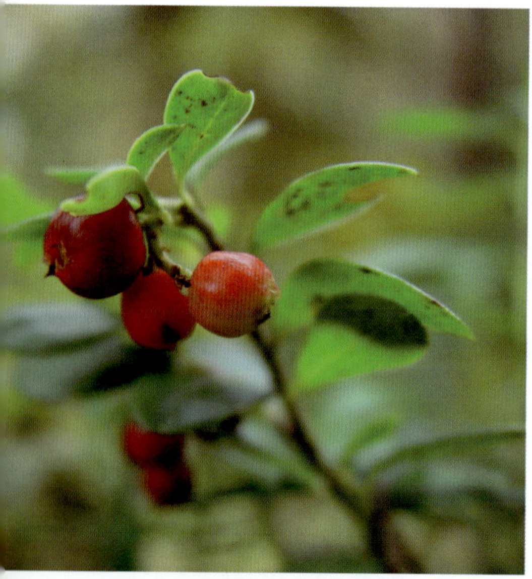

Preiselbeermarmelade oder –mus gibt vielen Speisen erst eine pikante Note, da dieser fruchtig säuerliche Geschmack pikante Speisen ideal abrundet. Gerne wachsen die Preiselbeeren in den Bergen gemeinsam mit Heidelbeeren aber auch mit der Bärentraube. Wie unterscheiden sich Preiselbeeren und Bärentraube? Die Unterseite der Preiselbeerblätter ist braun punktiert, die Blätter der Bärentraube haben erhabene, blass- dunkle Blattstrukturen. Heilkräftig sind beide Pflanzen, wobei die Preiselbeere in der Heilwirkung überlegen ist.

Das Haupteinsatzgebiet der Preiselbeere sind Erkrankungen der ableitenden Harnwege. Sie ist ein Erste-Hilfe-Mittel bei Blasenentzündungen, sobald ein Brennen der Harnröhre auftritt, sollte man sofort zum Preiselbeermarmeladeglas greifen und eifrig dem Genuss der Preiselbeere zusprechen. Am wirkungsvollsten ist na-

türlich die wild wachsende Preiselbeere. Sie reift ab August und wird roh, getrocknet oder zu Mus gekocht genossen. Ganz nebenbei ist die schmackhafte Preiselbeere natürlich ein wunderbarer Vitamin- und Mineralstofflieferant in den kalten Wintermonaten.
Auch der Tee aus Preiselbeerblättern hat Heilkräfte. Er kann bei Blasenentzündungen rasch Erleichterung verschaffen. Die Früchte können auch getrocknet und so in der täglichen Küche verwendet werden.

Sammelgut:	Beeren, Blätter
Wirkung – Anwendung:	Vitaminlieferant; Erkrankungen der ableitenden Harnwege, Blasenentzündung
Zubereitung:	frisch, getrocknet, als Mus, Schnaps

Primel (Primula) / Schlüsselblume

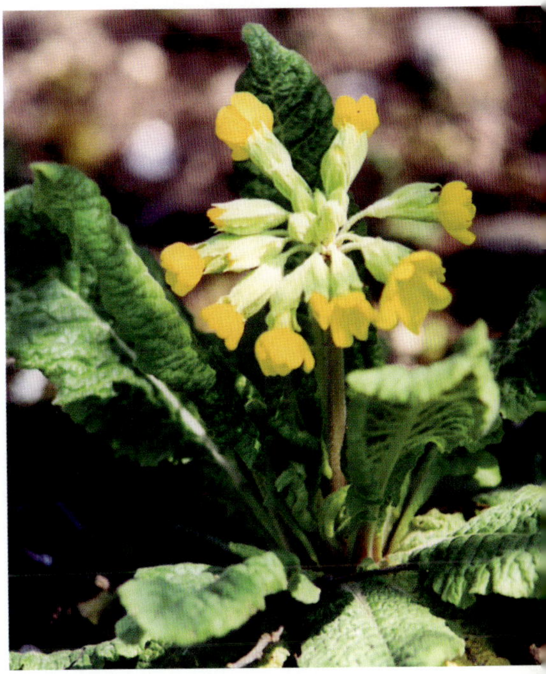

Man findet in Wäldern und auf Wiesen die Primel als ersten Frühlingsboten. Erstaunlich ist, dass diese zarten gelben Blumen trotz Schnee und frostiger Nächte überwintern können und bei der ersten Gelegenheit blühen.

Obschon die Kräuterbücher der kurzstieligen gelben Primel keine Heilkraft zuschreiben, ist sie, als Wintergemüse auf einem Butterbrot oder auf dem Salat genossen, zu empfehlen. Wahrscheinlich hat sie sogar schleimlösende Wirkung, nur bei weitem nicht so stark wie ihre mehrblütige große Schwester.
Die „bunten Gartenprimeln" hingegen sind Zuchtformen und nicht zum Verzehr geeignet!

Die langstielige Schwester der Gartenprimel, das Himmelschlüsserl oder die Schlüsselblume, ist seit Jahrtausenden eine vielbegehrte Heilpflanze. Speziell der Wurzelstock der Schlüsselblume ist reich an schleimlösenden Inhaltsstoffen. Schlüsselblumenwurzeltee wird bei Rheuma- und Gelenkserkrankungen, bei Lungenerkrankungen und Verschleimung beziehungsweise Husten eingesetzt. In manchen Gegenden steht die Schlüsselblume allerdings unter Naturschutz und darf nicht gepflückt und die Wurzel nicht ausgegraben werden.

In manchen alten Gärten findet man auch die mehlige Schlüsselblume, die einen pelzigen Belag auf den Blättern zeigt. Diese bildet das sogenannte Primelgift; bei Genuss oder intensiver Berührung, wenn man die Blätter zerreibt, können manche Menschen mit Blasenbildung reagieren. Die mehlige Schlüsselblume ist nicht zum Verzehr geeignet und gilt als schwach giftig.

Die langstieligen Schlüsselblumen lassen sich leicht zu Kränzen flechten. Mädchen lieben es, diese Blumenkränze zu tragen. Bei Prozessionen, Hochzeiten oder sonstigen feierlichen Anlässen war und ist es zum Teil noch üblich, Blumenkränze zu tragen.

Die Schlüsselblume und auch die kurzstielige Primel können in der Küche verwendet werden. Man nimmt ein paar Blüten oder Blätter, zerkleinert sie und gibt sie zur Kräuterbutter, zur Frühlingssuppe oder auf einen Salat.

Sammelgut:	Blüten, Blätter, Wurzel
Wirkung – Anwendung:	Husten, Bronchitis, Lungenentzündung, allgemeine Verschleimung, schleimlösend, leicht harntreibend
Zubereitung:	Tee, zum Inhalieren, als Gemüse

Quendel (Thymus pulegioides)

Quendel ist ein wildwachsender Halbstrauch, der je nach Höhenlage dreißig bis sechzig Zentimeter hoch wird, kriechend wächst und in verschiedenen rosa Farbtönen blüht. Der Quendel ist aus den Gewürzregalen fast verschwunden – sehr zu Unrecht. Quendel ist seit Jahrhunderten, fast Jahrtausenden, ein hochgeschätztes Würz- und Heilkraut gewesen. Die dem Thymian ähnliche Heilpflanze war bei den Griechen ein beliebtes Heilkraut. Die Germanen weihten den Quendel der Göttin Freya.

In allen Kulturkreisen war Quendel als Frauenkraut bekannt und wurde Frauen im gebärfähigen Alter ins Bettstroh gemischt, neben Lavendel, Ringelblume, Rosmarin und Rosenblättern. Zur Geburtsvorbereitung und während der Geburt wurde Quendel in Form von Kompressen verwendet.

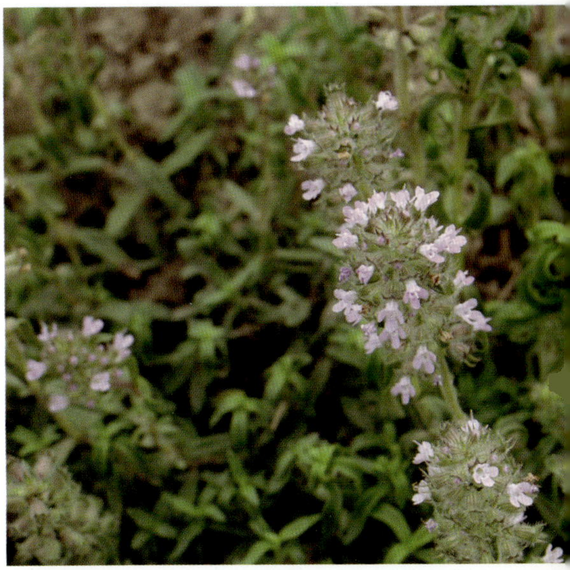

Hildegard von Bingen legt uns den Quendel sehr ans Herz, speziell wenn wir an Hautkrankheiten leiden. Folgendes steht bei ihr geschrieben: "Wenn ein Mensch krankes Fleisch hat, nehme er Quendel und esse ihn mit Fleisch oder Gemüse gekocht oft. Und das Gewebe seines Körpers wird von innen heraus geheilt und gereinigt." Quendel ist ein Gewürz, das man mit den Speisen mitkocht. Dadurch verliert er weitgehend seinen Geschmack und lässt sich daher vielseitig verwenden. Gepulverter Quendel ist neben Bertram und Galgant eines der wichtigsten Hildegard-Gewürze. "Gesunde und Kranke sollen ihn häufig verwenden".

Quendel ist ein Gewürz, das bei vielen Erkrankungen verwendet werden sollte, um die Entgiftungsorgane des Körpers zu unterstützen. Ähnlich wie sein Verwandter, der Thymian, ist er schleimlösend. Er kann als Tee, Inhalation oder Kräuterkompresse bei Bronchitis, Husten, Schnupfen oder Krämpfen eingesetzt werden.

Sammelgut:	blühendes Kraut
Wirkung – Anwendung:	zur Wundreinigung, bei allen Atemwegserkrankungen, Schnupfen, Krampfzuständen, Geburt, Entsäuerung, Hauterkrankungen
Zubereitung:	als Tee, zum Inhalieren, als Gewürz, als Kräuterkompresse, als Badezusatz, als Kräuterkissen, als Räucherkraut

Rainfarn (Tanacetum vulgare)

Rainfarn ist eine Pflanze, die in der Naturheilkunde eine sehr große Rolle spielt. Beim Rainfarn scheiden sich die Meinungen. Den Einen gilt der Rainfarn als giftig, die Anderen schätzen ihn als Heil- und Genussmit-

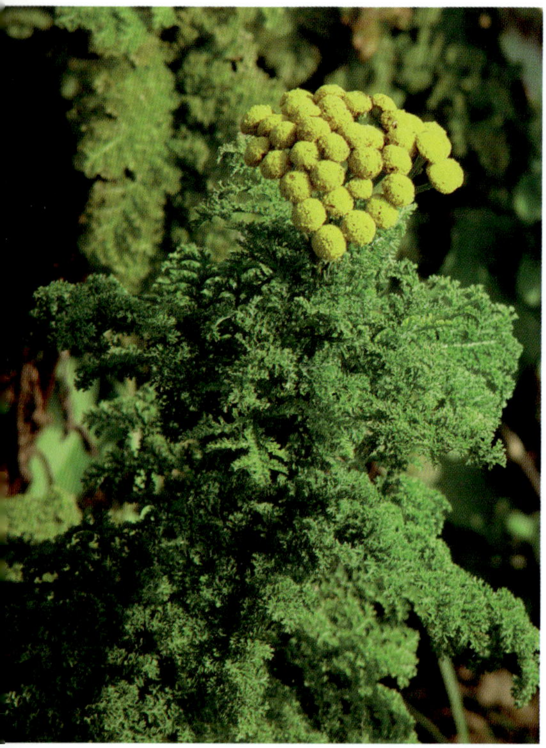

tel. Es gibt Wildkräuter-Kochbücher, die zum Beispiel Rainfarnblüten gebacken als Gericht empfehlen.
Hildegard von Bingen hat uns einige Rainfarnrezepte überliefert, die bei diversen Beschwerden Erleichterung verschaffen. Ich glaube, wenn man Rainfarn nicht länger als drei Tage hintereinander verwendet, dann eine dreitägige Pause und nur eine Rainfarnanwendung pro Tag macht, überwiegt der Vorteil dieser Pflanze. Körpergefühl und Intuition sind bei der Verwendung des Rainfarn allerdings wichtig.

Der Rainfarn wächst in und um Gärten. Er sieht der Schafgarbe sehr ähnlich. Wild findet man ihn entlang von Bächen und auf Schotterhalden. Rainfarn wurde in der Volksheilkunde als Wurmmittel verwendet und zum Anregen des Appetits. Mit Rainfarnanwendungen lässt sich bei Vergrößerung der Prostata eine günstige Wirkung erzielen.

Folgendes sagt Hildegard über den Rainfarn: „Wenn eine Frau am verhaltenen Monatsfluss leidet und davon Beschwerden hat, nehme sie einen Teil Rainfarn, Mutterkraut und etwas mehr Königskerze und mache damit Unterleibspackungen und Sauna. Wer trockenen Husten hat, der bereite aus Feinmehl und Rainfarn eine Suppe und esse sie oft – circa ein halbes Gramm Rainfarnblätterpulver, einen Esslöffel Dinkelmehl, Salz, Muskat, Galgant in kaltes Wasser einrühren, aufkochen. Wer Schnupfen hat und hustet, esse Rainfarn in Suppe, Kuchen, Fleischgerichten oder sonst irgendeiner Art und Weise.“ So sagt Hildegard uns, dass wir Rainfarnmehl zur Würze verwenden sollen, um Krankheiten vorzubeugen.

Achtung: Schwangeren ist die Einnahme von Rainfarn verboten.

Bei Harnverhalten und Prostataadenom: „Wer den Harn nicht lassen kann beziehungsweise vom Stein bedrängt wird, bereite aus Rainfarn einen Saft unter Zugabe von Wein und trinke es oft, und das Harnverhalten wird gelöst werden.“

Es gibt ein fertiges Rainfarnelixier im Handel, das stamperlweise eingenommen werden kann. Man kann natürlich auch selbst Rainfarnwein herstellen. Das Rezept dafür: 50 Milliliter Rainfarnsaft, frisch gepresst, mit einem halben Liter Wein vermischt – davon täglich drei Mal einen Esslöffel einnehmen.
Es kann auch die klein geschnittene Pflanze in Wein gekocht werden.

Sammelgut:	Blütenstände, Blätter
Wirkung – Anwendung:	bei Prostatavergrößerung, Harnverhalten, Ausbleiben der Regel, Magenverstimmung, Husten
Zubereitung:	Elixier, Tee, getrocknet und gemahlen als Würze, Umschlag

Rauten

Eberraute (Artemisia abrotanum)
Weinraute (Ruta graveolens)

Rauten spielen in der Volksheilkunde eine große Rolle. In keinem Kräutergarten durften sie fehlen. Eines gilt für alle Rauten: Schwangere dürfen sie auf keinen Fall einnehmen, da dies zur Blutungsauslösung führen kann. Getrocknet können sowohl Wein- als auch Eberraute im Kleiderschrank aufbewahrt werden – als Mittel gegen Motten.

Raute, Eberraute (Artemisia abrotanum)

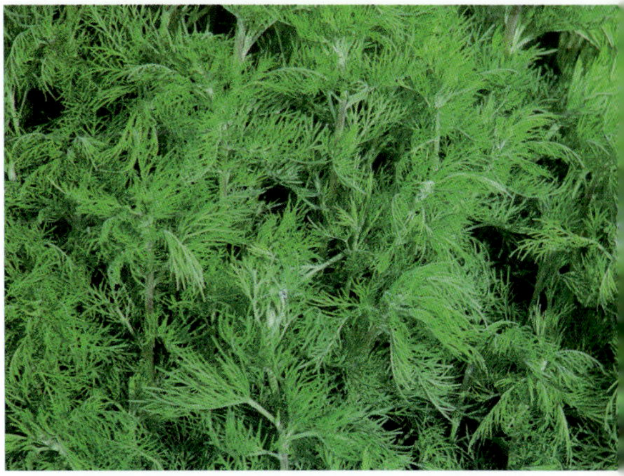

Eberraute ist eine buschförmig wachsende Pflanze, die eher in trockenen Gebieten zu finden ist. Anwenden sollte man sie nur sparsam, da sie als giftig gilt.
In der Volksheilkunde wird Eberraute als Riechkraut empfohlen. Gerne wurde sie frisch oder getrocknet ins Gebetbüchlein gelegt, damit man an ihr riechen konnte, wenn die Messe zu lang dauerte und eine Ohnmacht drohte. In ein Stoffsäckchen eingenäht, am

Handgelenk oder im Täschchen getragen, hilft sie, falls sich eine Kreislaufschwäche ankündigt.

Eberraute aktiviert auch die Verdauung, das heißt sie regt die Magen- und Gallensäfte an. Entweder wird sie gepulvert in die Speisen gestreut oder als Eberrautenessig schluckweise getrunken. Man kann Eberraute auch als Räucherkraut verwenden oder im Kräuterkissen. Die aromatisch duftende Raute bringt bei Schlafstörungen, gemischt zum Beispiel mit Frauenmantel, Schafgarbe oder auch Kleeblüten, beruhigenden Schlaf. Als Räucherkraut verbrannt, gemeinsam mit Wacholder oder Salbei, kann sie einen Raum von unerwünschten Energien reinigen.

Sammelgut:	Triebe
Wirkung – Anwendung:	Verdauungsbeschwerden; gegen Motten und Ungeziefer im Kleiderschrank, beruhigend im Schlafkissen, als Riechkraut Kreislauf anregend
Zubereitung:	als Räucherkraut, als Kräuterkissen, Wein, gepulvert, als Essig

Achtung: Für Schwangere zur inneren Anwendung nicht geeignet!

Raute, Weinraute (Ruta graveolens)

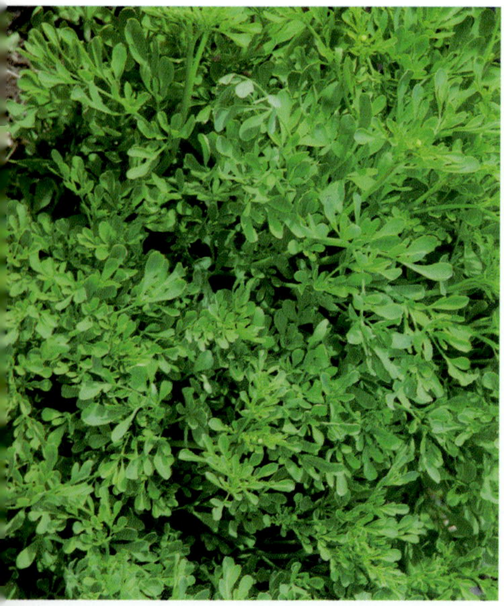

Auch die Weinraute durfte in keinem Kräutergarten fehlen. Das zart gelbgrün blühende Gewächs ist wie die Eberraute schwach giftig und für Schwangere auf keinen Fall geeignet. Die Weinraute galt im Mittelalter als Mittel zur Neutralisierung von Giften. Im Admonter Kräuterbuch liest man, dass Weinraute mit Salbei gemischt sich in jedem Weinpokal als Antitod gegen Gifte fand. Die mittelalterlichen Herrschaften, die Angst vor Giftanschlägen hatten, schworen auf den Einsatz der Weinraute. Ein mittelalterliches Rezept besagt, dass man täglich ein Stamperl Weinrautenwein trinken solle, um Entzündungen und Infektionen, wie zum Beispiel der Pest, zu entgehen. Zwei Teile Wermut, ein Teil grüne Rautenblätter, einige Pfefferkörner mörsern und dann mit Wein erhitzen. Von diesem Getränk täglich löffelweise zur Vorbeugung einnehmen.

Hildegard von Bingen empfiehlt Weinraute gegen Wechselbeschwerden und Hitzewallungen. Weinrautenpulver oder Weinrautenblätter frisch, mehrmals täglich messerspitzenweise einnehmen, um Hitzewallungen zu beeinflussen. Gepulvert wurde die Weinraute auch bei Wurmerkrankungen eingesetzt. Äußerlich kommt Weinraute bei Entzündungen und Verletzungen zum Einsatz. Dazu wird sie frisch gestampft, um schmerzende Gelenke gebunden oder auf entzündete Stellen gelegt. Bei Gelenksbeschwerden sind Bäder mit Weinraute zu empfehlen.

Weinrautenwein und Weinrautenessig können, löffelweise eingenommen, Verdauungsbeschwerden lindern. Bei Augenentzündungen helfen Kompressen mit Weinrautentee.

Achtung: Keine Weinrautenanwendungen in der Schwangerschaft.

Sammelgut:	Blätter vor und während der Blüte
Wirkung – Anwendung:	Wechselbeschwerden, Verdauungsbeschwerden, Gicht, Rheuma, Wunden, Augenentzündung
Zubereitung:	frisch, gepulvert, als Wein, als Essig, Saft, Tinktur

Ringelblume (Calendula officinalis)

Die Ringelblume wird auch als Arnika des Tieflandes bezeichnet. Sie ähnelt bei flüchtiger Betrachtung der alpinen Arnika, wenn man nicht genau hinsieht. Auch in der Wirksamkeit steht sie ihrer Höhenluft liebenden Schwester kaum nach. Seit Jahrhunderten ist die Ringelblume ein hochgeschätztes Heilkraut. Im Volksmund wird sie „Totenblume" genannt, da sie todkrank Darniederliegende dank ihrer Kräfte heilt.
In antiken Kräuterbüchern wird sie ob ihrer Wundheilkraft ebenso gelobt wie von Hildegard von Bingen, die die Kraft der Pflanze bei „Kopfgrind" preist. Auch als Schönheitsmittel fand und findet sie ihre Anwendung.

Die Ringelblume ist eine anspruchslose Pflanze, die sich ohne viel Aufwand im Garten ziehen lässt. Sie ist einjährig und wird bis zu sechzig Zentimeter hoch. Die Farbe ihrer Blütenköpfe geht von hellgelb bis tieforange. Sie hat einen etwas herben Geruch und Geschmack. Die Blüten

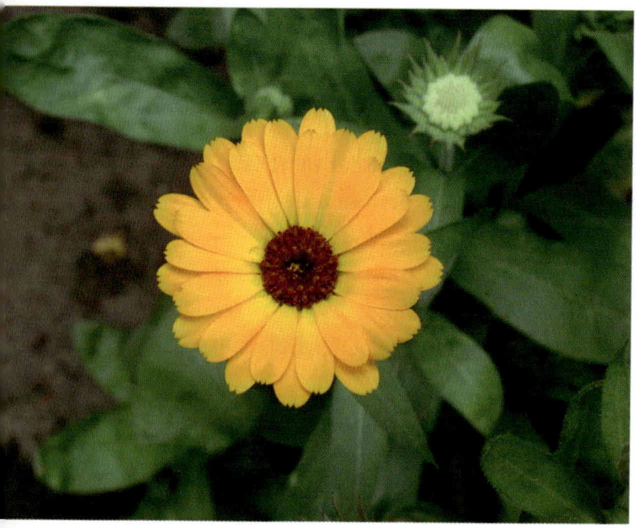

findet man von Anfang Juni bis weit in den Oktober.

Am Lande gilt sie als Wetteranzeiger, da sie bei hoher Luftfeuchtigkeit und nahendem Gewitter ihre Blütenkelche schließt. Aufgrund ihrer Anspruchslosigkeit ist es leicht, diese wunderbare Heilpflanze ohne viel Aufwand auf einem Stückchen Erde zu ziehen.

Die Ringelblume hat ein breites Einsatzgebiet. In der Kosmetik wird sie als Haarbleichmittel eingesetzt, indem man einen Ringelblumenaufguss zum Spülen der Haare nach der Haarwäsche verwendet. Sie galt auch in der Küche als Färbemittel, als Ersatz für den teuren Safran. Mit den geriebenen Blütenblättern lassen sich Suppen, Kuchen, oder Teigwaren färben.

In manchen Kräuterbüchern findet man den Hinweis, dass der Teeaufguss der Pflanze das Augenlicht verbessert; und schon der Anblick der anmutigen Blütenköpfe reicht, um die Stimmung zu heben.

Im Admonter Kräuterbuch findet sich ein Rezept für eine Ringelblumensalbe, die bei Brandwunden zum Einsatz kam: Gleichviel Ringelblumen- und Königskerzenblüten werden klein gehackt, mit zwei Pfund Butter, einem Löffel voll Terpentin, zwölf gekochten Eidottern, die zerrieben werden und zur zerlassenen Butter dazukommen, vermengt. Das Ganze wird gut ausgekocht, dann durch ein Tuch geseiht und anschließend in Dosen aufbewahrt.

Hier ein anderes Rezept für die Ringelblumensalbe:

Zwei Handvoll Ringelblumen, ein Viertelkilo Butterschmalz. Das Butterschmalz wird zerlassen, die Ringelblumen – entweder gezupft oder im Ganzen – zum flüssigen Schmalz gefügt. Am nächsten Tag wird die Salbe nochmals erwärmt, durch ein Tuch geseiht und in kleine Dosen abgefüllt. Diese Salbe kann bei Brandwunden, Schürfwunden, Schrunden oder bei rauen Händen eingesetzt werden.

Der Frischsaft der Ringelblume wird bei schlecht heilenden Wunden, Ausschlägen oder bei Masern lokal angewendet, um die Entzündung der Wunden zu heilen.

In der anthroposophischen Heilkunde gilt die Ringelblume als Mittel der ersten Wahl um Sehnenproblemen beizukommen. Der alkoholische Auszug der Ringelblume kann verwendet werden, um Verstauchungen, Quetschungen, Prellungen, Zerrungen zu behandeln. Dazu wird eine doppelte Handvoll Ringelblumenköpfe mit hochprozentigem Alkohol übergossen, fünf Wochen im warmen Zimmer stehen gelassen, dann abgeseiht, in Flaschen gefüllt und vor der Anwendung mit zwei Teilen Wasser verdünnt. Damit werden Umschläge gemacht. Diese Tinktur kann man verdünnt bei Leberschwäche oder Gallenstau einsetzen, ebenso bei unregelmäßigen Menstruationsblutungen oder bei Zahnfleischproblemen.

Ringelblumenaufguss hilft bei allen Entzündungen und zur Regulierung der Hormone. Die Ringelblume ist eine östrogenhaltige Pflanze. Sie kann bei Zyklusunregelmäßigkeiten in der ersten Hälfte - also von Regel bis Eisprung – getrunken werden, um den Zyklus zu harmonisieren. Entzündungen der Scheide lassen sich gut mit Ringelblumenaufguss in Form von Sitzbädern oder Scheidenspülungen behandeln. Bei Neurodermitis kann man den Tee als Badezusatz verwenden und eine Linderung der Hautentzündung erreichen.

Ringelblumensalbe lässt sich hervorragend bei trockenen Ekzemen, entzündeten Brustwarzen, Sonnenbrand und anderen Verletzungen einsetzen. In manchen Büchern wird beschrieben, dass die Ringelblumensalbe bei offenen Krebsgeschwüren zum Einsatz kommt. Wieder andere Kräuterbücher schreiben der Ringelblume antidepressive Wirkung zu und empfehlen sie in Form von Tees, Alkoholauszug und Badezusatz.

Die Wirkung der Ringelblume als Mittel zur Wundheilung ist wissenschaftlich erwiesen.

Achtung: Es können allergische Reaktionen auftreten, wenn die Ringelblume als Dauertherapie eingesetzt wird. Daher: auf Behandlungspausen nach spätestens drei Wochen achten.

Sammelgut:	Blütenköpfe und Blätter
Wirkung – Anwendung:	**Äußerlich:** Verstauchungen, Quetschungen, Knochenbrüche, Entzündungen des Mund- und Halsbereichs, als Salbe bei Hauterkrankungen, Brandwunden, Sehnenverletzungen **Innerlich:** bei Entzündungen des Magen-Darm-Traktes, hormonellen Störungen, unregelmäßigen Blutungen, depressiven Verstimmungszuständen; als Scheidenspülung bei Scheidenentzündungen; bei Scheidenentzündung auch Vaginalzäpfchen mit Ringelblume
Zubereitung:	als Tee, Badezusatz, ätherisches Öl, Salbe, Alkoholauszug, Vaginalzäpfchen, Scheidenspülung

Rosmarin (Rosmarinus officinalis)

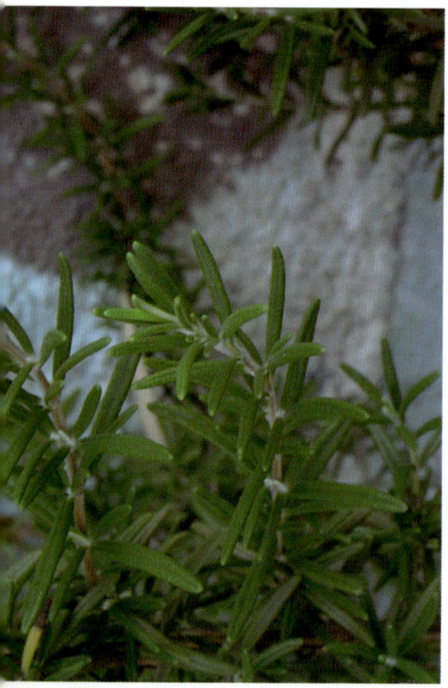

Der Rosmarinbusch wird circa einen halben bis einen Meter hoch und ist ein strauchartiges, immergrünes, zumeist frostempfindliches Gewächs. Aus diesem Grund wird Rosmarin bei uns hauptsächlich im Blumentopf gezogen und nur im Sommer in den Garten gestellt. In südlichen Gefilden ist Rosmarin ein wild wachsender Busch, der im Sommer mit seinem würzigen Aroma die Luft erfüllt. Rosmarinzweige gelten bis heute als Fruchtbarkeitssymbol und Glücksbringer, die gerne bei Hochzeiten als Anstecker verteilt werden.

Rosmarin ist ein wunderbares Heilkraut und Würzkraut. Sebastian Kneipp spricht dem Rosmarin herzstärkende Wirkung zu. Das Rosmarinöl ist Bestandteil vieler Rheuma- und Nervensalben. Rosmarinöl gilt als kreislaufanregend und desinfizierend. Rosmarintee wirkt Blutdruck ausgleichend, das heißt er steigert den niedrigen und senkt den hohen Blutdruck.

Wenn man Rosmarin als Tee zubereiten möchte, sollte man ihn kurz aufkochen, da die harten Blätter die Wirkstoffe fest umschlossen halten.

Rosmarin-Massageöl wirkt angenehm, durchblutungsfördernd und sei allen Menschen ans Herz gelegt, die unter kalten Händen oder Beinen leiden. Rosmarin gilt außerdem als die Konstitution kräftigendes Gewürz. Man kann Rosamarin frisch oder getrocknet, sowohl in Milch als auch in Wein kochen und mit Honig gesüßt schluckweise trinken. Die durchblutungsfördernde Heilkraft des Rosmarins eignet sich natürlich auch zur Behandlung von Verdauungsschwäche. Deshalb sollten verdauungsschwache Personen Rosmarin häufig als Gewürz verwenden, Rosmarintee trinken oder auch Kräuterkompressen mit Rosmarinkraut oder -tee verwenden. Zur Anregung des Kreislaufs eignet sich Rosmarin als Badezusatz oder Fußbad. Es gibt im Handel fertige Rosmarinessenzen, die man verwenden kann. Auch zum Auswaschen schlecht heilender Wunden kann man Rosmarintee verwenden.
Da Rosmarin den Kreislauf anregt, sollte er abends nicht verwendet werden, da sonst Schlafstörungen auftreten können.

Rosmarin ist ein Gewürz der mediterranen Küche. Auf folgende Weise können Sie ein aromatisches Öl zubereiten: Geben Sie Olivenöl in eine dunkle Flasche und stecken Sie einige Zweige frischen Rosmarins hinein. Nach drei Wochen hat das Öl das Aroma des Rosmarins übernommen, und Sie haben ein wunderbares Salat- und Würzöl.

Rosmarin ist auch ein gutes Räucherkraut.

Sammelgut:	Triebe vor oder während der Blüte
Wirkung – Anwendung:	Verdauungsfördernd, durchblutungsfördernd, bei hohem und niederem Blutdruck, Kreislaufstörungen, Herzschwäche, bei Verschleimung, Muskelverspannungen, Schmerzen; allgemeines Stärkungsmittel
Zubereitung:	als Tee, Öl, Badezusatz, Kräuterkompresse, Fußbad, Massageöl, ätherisches Öl, Küchengewürz

Rosskastanie (Aesculus)

Fast jeder hat Kindheitserinnerungen rund um die Rosskastanie. Sei es, dass man Kastanien gesammelt hat, die dann zu Ketten verarbeitet wurden. Sei es, dass man sich aus kindlicher Ungeschicklichkeit das eine oder andere Mal mit dem Bohrer in den Finger gestochen und ein paar Blutstropfen bei der Bastelei vergossen hat. Sei es, dass man Kastanien

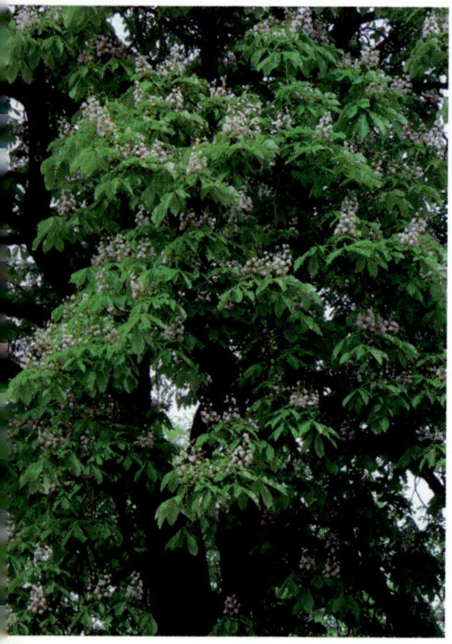

gesammelt hat, um sie entweder im Tiergarten abzugeben oder dem Jäger zu bringen als Wildfutter, und so die ersten Cents verdiente.

Im Frühjahr erfreuen die Rosskastanien das Auge, wenn sie mit ihren kerzenförmigen Blüten die Landschaft schmücken. Ein paar Tage dauert diese herrliche Blütenpracht meist nur, bis dann der Wind die Blüten hinwegfegt und die kleinen Kastanienfrüchtchen zu reifen beginnen.

Es gibt rot und weiß blühende Kastanienarten. Ursprünglich war diese Pflanze bei uns nicht heimisch, sie wurde es erst im 16. Jahrhundert. Die schnell wachsenden hübschen Bäume erlangten rasch Beliebtheit, und so wurden Parkanlagen und Alleen mit ihnen bepflanzt. Maria Theresia liebte die Rosskastanie und ließ zahlreiche Alleen pflanzen.

Kastanien sind nicht nur hübsch, sie sind auch heilkräftig – sowohl die Blüten, die Rinde und die Früchte. Vor allem Durchblutungs- und Gefäßerkrankungen sind die Haupteinsatzgebiete der Kastanie. Dazu kann man ebenso die frischen Blüten sammeln wie die Früchte und die Rinde. In der Volksheilkunde spielten die Früchte eine Erdstrahlen abwehrende Rolle. Der Volksglaube sagt, dass Kastanien, unter dem Bett gelagert, Erdstrahlen abhalten. Radiästheten sind über diese Abschirmmaßnahme geteilter Meinung. Für mich ist eines klar: Eine dauerhafte, wirkungsvolle Abschirmung kann so nicht erreicht werden, da die Pflanzen zwar einen Teil der Strahlung aufnehmen, darüber hinaus aber nicht mehr abschirmend wirken können.
Im Handel gibt es zahlreiche Kastanienpräparate als Dragees und in Salbenform. Sie werden bei Blutergüssen, Venenentzündungen, hämorrhoidalen Leiden und Durchblutungsstörungen eingesetzt. Man kann bei hämorrhoidalen Leiden oder nach Operationen eine Tinktur aus Kastanienblüten oder eine Abkochung aus Blättern und Rinden verwenden. Geröstete, zerriebene Kastanienfrüchte werden bei Brustentzündungen empfohlen, indem man das Kastanienmehl mit Essig zu einem Brei anrührt und auf die entzündete Brust legt. Diese Maßnahme könnte auch bei Venenleiden ausprobiert werden. Rosskastanienblätter und -blüten werden bei chronischem Husten zu einem Tee gebraut und, mit Honig gesüßt, schluckweise getrunken.

Da die Rosskastanie leicht zu finden ist, ist es leicht, das eine oder andere Rezept auszuprobieren. Natürlich sind diverse Rosskastanienpräparate auch homöopathisch aufbereitet im Handel erhältlich.

Sammelgut:	Blüten, Rinden, Blätter, Früchte
Wirkung – Anwendung:	Venenentzündung, hämorrhoidale Leiden, Unterleibsoperationen, Brustentzündung, Blutergüsse, alle Entzündungen
Zubereitung:	Tee, Tinktur, Fußbad, Sitzbad, Badezusatz; die Früchte sind nur nach Zerkleinerung verwendbar; fertige Präparate im Handel erhältlich

Ruprechtskraut (Geranium robertianum)

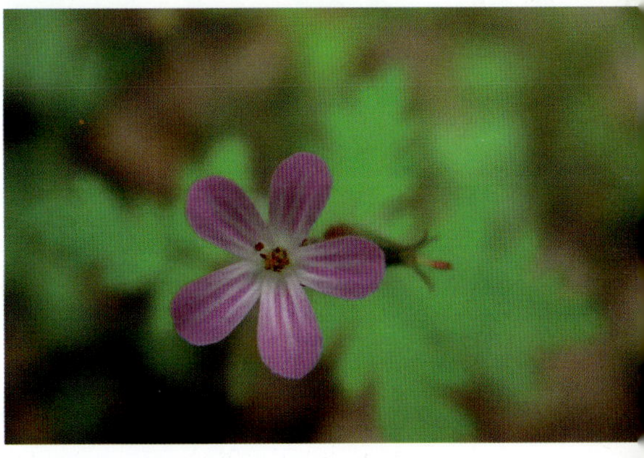

Ruprechtskraut, auch „stinkendes Storchenschnabelkraut" genannt, ist ein altbekanntes Nierenreinigungsmittel. Es macht seinem Namen alle Ehre – es stinkt. Dies ist aber gleichzeitig ein gutes Erkennungszeichen, denn es gibt eine Pflanze, die ähnlich blüht, aber völlig andere Blätter hat und nicht stinkt. Das ist eine verwandte Art, die aber kaum Heilwirkung hat.

Aufgrund des Geruchs will man das Ruprechtskraut nicht gerne verwenden, in der Volksheilkunde jedoch ist es seit jeher ein hochgeschätztes Pflänzchen. Der begnadete Heilpraktiker Breuß empfiehlt es als fixen Bestandteil seiner Nierenreinigungskur bei Krebs. Dabei wird es als Tee verwendet. Man sammelt das frische Kraut, trocknet und zerkleinert es und bereitet einen Teeaufguss. Natürlich kann die frische Pflanze ebenso verarbeitet werden. Der Tee wird drei Wochen lang abends kühl getrunken. In dieser Zeit sollte kein Fleisch gegessen werden.

Der Absud wird auch bei der Reinigung schlecht heilender Wunden eingesetzt. Bei Nierenleiden, Blasenleiden oder Prostatabeschwerden können auch Kräuterkompressen angewendet werden.
Kräuterpfarrer Weidinger empfiehlt bei Mittelohrentzündung, auf mit getrocknetem Ruprechtskraut gefüllten Kissen zu schlafen und vorher das

Ohr mit dem Saft der Hauswurz zu beträufeln. Storchenschnabel soll, so weiß es die Volksheilkunde, die Fruchtbarkeit steigern.

Sammelgut:	blühendes Kraut
Wirkung – Anwendung:	Nierenleiden, Prostataleiden, schlecht heilende Wunden, Krebs; leicht harntreibend, entzündungshemmend
Zubereitung:	Tee, Umschläge, Kräuterkissen

Salbei (Salvia)

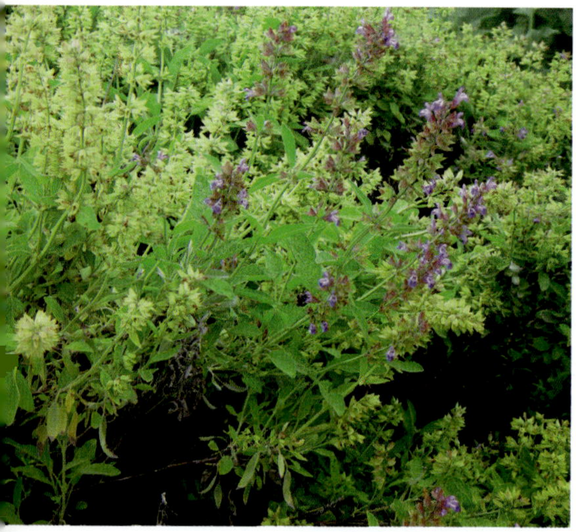

Salbei ist ein Kraut, das scheinbar auf allen Kontinenten zu finden ist. Es gibt zahlreiche verschiedene Arten. Die bekanntesten und heilkräftigsten sind der „Gartensalbei“, der „Muskatellersalbei“ und der „Salbei-Gamander“ (Teucrium scorodonia).
Der Wiesensalbei ist nicht nur hübsch anzusehen, Sie können ihn sammeln und zum Verfeinern Ihrer Speisen verwenden. Auch getrocknet behält er lange sein Aroma.

Bei den Indianern Nordamerikas ist der Salbei eine heilige Pflanze, deren Verwendung fixer Bestandteil bei Zeremonien ist. Salbei wird, in Kombination mit anderen Kräutern oder mit Tabak gemischt, geraucht beziehungsweise zum Räuchern verwendet. Wenn Gaben der Natur in Empfang genommen werden (Wildbret, Früchte, Pflanzen, etc.), dient getrockneter oder frischer Salbei, neben Tabak, als Ausgleichs-Geschenk.
Der heilkräftige Gartensalbei hat grau-grüne Blätter und wächst buschartig. Sein Geruch ist mild aromatisch, der Geschmack zusammenziehend herb. In der Küche wird der Salbei zum Würzen von Gemüse, Fleisch und Fischspeisen verwendet. Die Anwendungsmöglichkeiten des Salbeis sind sehr vielfältig.
Salbei ist eine Pflanze, die bei Entzündungen innerlich und äußerlich zum Einsatz kommt. Zur innerlichen Anwendung sollte der Salbei drei Minuten gekocht werden. Zur äußerlichen Anwendung wird er gebrüht. Einen Teelöffel Salbei mit einem halben Liter kochendem Wasser zehn

Minuten ziehen lassen und dann zum Gurgeln, für Waschungen, als Badezusatz, für Scheidenspülungen, etc. verwenden. Salbei hat eine kühlende Wirkung.

Bei Zyklusstörungen kann man zur Eisprungzeit Salbeiöl oder Salbeikompressen in den Unterbauch einmassieren beziehungsweise auflegen, um den Eisprung zu fördern. Dies macht man etwa drei Tage lang. Bei Brustentzündungen kann man Salbeiblätter auflegen.
Stillende Mütter sollten keinen Salbeitee trinken, da er den Milchfluss stoppt. Außerdem sollten Schwangere den Salbei meiden, da er Kontraktionen der Gebärmutter auslösen kann. Zum Abstillen wird Salbeitee getrunken, um die Milchproduktion zu stoppen.
Bei Zahnfisteln wird ein frisches Blatt auf die Fistel gelegt und einige Stunden belassen. Dies wiederholt man mehrmals täglich. Bei Zahnfleischentzündung kaut man rohe oder getrocknete Salbeiblätter und spuckt den Rückstand nach einigen Minuten aus. In Kroatien wird Salbei (kroat. Cadulja) zu Kräuterschnaps verarbeitet. Dabei wird Salbei mit „Hochprozentigem" angesetzt und als Verdauungsschnaps getrunken.

Salbei ist auch ein Bestandteil vieler Halspastillen und kommt bei allen Entzündungen im Mund- und Halsbereich als Spül- und Gurgelwasser zum Einsatz. Innerlich wirkt er entzündungshemmend bei Entzündungen im Magen-Darm-Bereich und anregend auf die Leber. Dies ist wahrscheinlich auch der Grund, warum er als Würzkraut geschätzt wird.

Salbei wirkt zusammenziehend und austrocknend, deshalb nicht bei „trockenen" Erkrankungen bzw. Entzündungen anwenden!
Auch zum Reinigen von Räumen kann der Salbei verwendet werden, indem man ihn auf glühender Räucherkohle verbrennt und mit dem Rauch und mit Gebeten Wohnung, Haus oder den Stall reinigt. Dazu kann Salbei mit anderen Räucherkräutern wie zum Beispiel Lavendel, Beifuß, Ysop, Wacholder, Weihrauch, Eibennadeln gemischt werden.
Auch als ätherisches Öl wird Salbei verwendet. Bei Scheidenentzündungen kann mit gebrühtem Salbeitee eine Scheidenspülung gemacht werden.

Sammelgut:	Blätter, Blüten
Wirkung – Anwendung:	entzündungshemmend, Milchfluss stoppend, leberstärkend, zusammenziehend, blutungsauslösend
Zubereitung:	als Würzkraut, ätherisches Öl, Badezusatz, Umschlag, Gurgelwasser, Tee, Kräuterkompresse, Scheidenspülung

Sanikel (Sanicula europaea)

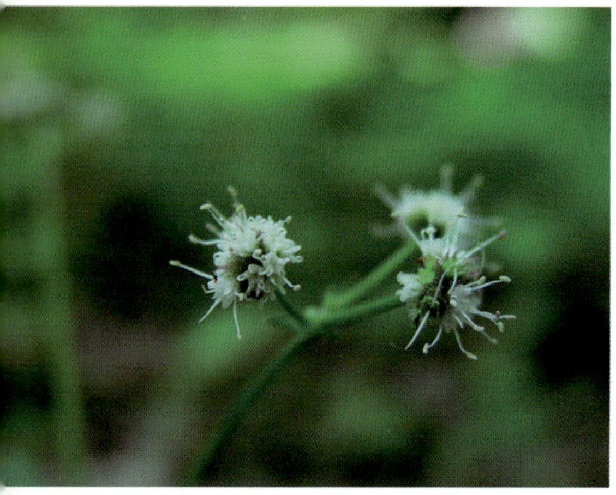

Sanikel gehört zur Familie der Doldenblütler und liebt Buchenwälder. Kaum jemand kennt Sanikel als Heilpflanze. Hildegard von Bingen jedoch schätzt Sanikel als Magen- und Darmmittel, bei schwachen Eingeweiden oder zur Wundbehandlung. Das Wort Sanikel geht ziemlich sicher auf das lateinische Wort sanere (=heilen) zurück. Sowohl bei den Germanen als auch bei den Römern ist Sanikel als blutstillendes Kraut nach Kriegsverletzungen oft zum Einsatz gekommen. Darauf weist auch Hildegard hin, die ihn als Heilmittel bei Wunden, die „mit Eisen geschlagen" wurden, frisch empfiehlt.

Im Volksmund wird Sanikel „Bruchkraut" genannt, und es erhebt sich die Frage: Wurden damit Eingeweidebrüche oder Knochenbrüche behandelt? Wahrscheinlich wird man im Zweifelsfall bei beiden Beschwerdebildern Kompressen mit Sanikel probieren.
Sanikel zeigt seine Blätter im Frühjahr, um dann von Mai bis Juni weiß zu blühen. Wenn man einmal Sanikel gekostet hat, wird man den Geschmack nicht mehr vergessen, es ist ein würziger, fast scharfer Geschmack. In der täglichen Anwendung kommt er als Würzkraut in Betracht, aber bitte sparsam verwenden, da er sehr aromatisch schmeckt.

Sanikelelixier gibt es fertig im Handel. Es wird getrunken, und zwar täglich nach dem Essen etwa zwei Esslöffel.

Sammelgut:	Blätter und Wurzeln vor der Blüte
Wirkung – Anwendung:	bei Magen-Darmschwäche; zur Wundreinigung; Wunden, die mit Eisen zugefügt wurden; auch Operationswunden; innerlich und äußerlich verwenden; Morbus Crohn; Colitis
Zubereitung:	Tee, Wundkompresse, Elixier, gepulvert

Sauerampfer (Rumex acetosa)

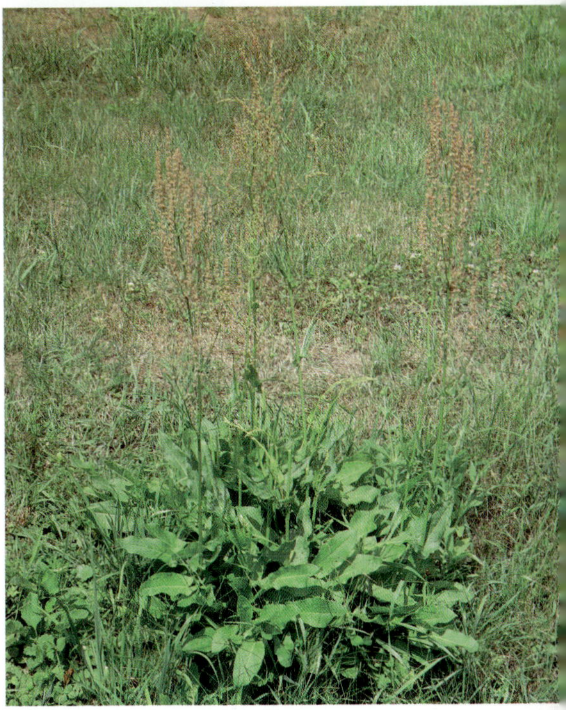

Im Frühjahr zeigen sich die säuerlichen Blätter des bis zu einen Meter hoch wachsenden Sauerampfers. Zu finden ist er entlang von Bächen oder auf eher feuchten Wiesen. Als typisches Heilkraut kann man ihn nicht bezeichnen. Wohl liefert er jedoch Vitamine und gibt einem Salat oder einer Suppe sein säuerlich pikantes Aroma.

Menschen, die zu Nierensteinen neigen, sollten ihn meiden, da er oxalsäurehältig ist. Einige Blätter schaden jedoch auch diesen Menschen nicht. Eine Dinkelsauerampfersuppe zum Beispiel ist eine erfrischende und stärkende Mahlzeit. Wanderern kühlt er mit säuerlichem Geschmack die trokkene Kehle, wenn sie auf ihrem Weg von den säuerlich schmeckenden Stängeln kosten.

Achtung: Personen, die zu Nierensteinbildung neigen, sollen Sauerampfer meiden!

Sammelgut:	Blätter, junge Stängel
Wirkung – Anwendung:	Vitamin-C-haltig; nach Erkrankungen, als Würze der täglichen Nahrung
Zubereitung:	als Suppe, Salat, Aufstrich

Schafgarbe (Achillea millefolium)

Die Sage erzählt uns, dass der Zentaur Chiron die Wunde des Achilles mit Schafgarbe heilte. Die Schafgarbe ist eine der wichtigsten Heilpflanzen in unseren Breiten. Sie ist vielseitig verwendbar. Als Wildgemüse im Frühjahr, als heilende Pflanze das ganze Jahr. Da die Schafgarbe ein sehr

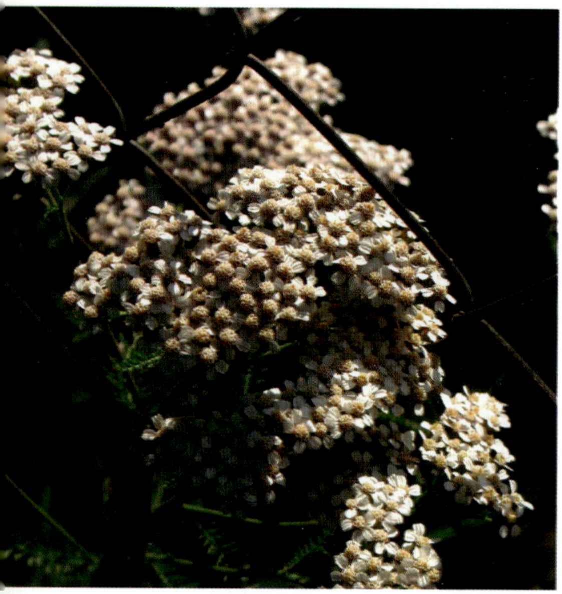

anspruchloses Gewächs ist, finden wir sie in den Bergen ebenso wie auf der Wiese. Es gibt unterschiedliche Arten, die alle Heilwirkung haben.

Große Ärzte aller Jahrhunderte preisen die starke, nebenwirkungsfreie Kraft der Schafgarbe. Die Römer nannten sie zum Beispiel „Soldatenkraut", da sie die entzündungshemmende, wundheilende Wirkung der Schafgarbe oft nutzten.
„Augenbraue der Venus" nannten sie unsere Ahninnen und verwendeten sie bei Regelschmerzen, Migräne, Wechselbeschwerden. Schafgarbe ist ein Phytoöstrogen, das heißt sie wird in der ersten Zyklushälfte eingesetzt. (Weitere Pflanzen mit östrogener Wirkung: Ringelblume, Rotklee, Himbeer, Brombeerblätter).

Hildegard von Bingen empfiehlt Kräuterkompressen mit Schafgarbe bei frischen oder entzündeten Wunden so lange, bis die Wundheilung eingesetzt hat. Nach Operationen oder bei Darmentzündung empfiehlt Hildegard, täglich mehrmals Schafgarbenpulver einzunehmen (zum Beispiel: drei mal drei Messerspitzen). Die Schafgarbe wirkt verdauungsfördernd und krampflösend, nicht nur auf das Verdauungssystem. Als Kräuterkissen wird sie gerne von Schwangeren verwendet.

Sammelgut:	Blüten, Blätter
Wirkung – Anwendung:	Regelschmerzen, Wechselbeschwerden, Leberschwäche, Verletzungen, nach Operationen, bei Darmträgheit; entzündungshemmend, drüsenanregend, hormonell stimulierend
Zubereitung:	Tee: Eine Prise Schafgarbe und ein Viertelliter kochendes Wasser fünf Minuten ziehen lassen; drei Wochen lang täglich drei bis vier Tassen trinken; Pulver: die ganze Pflanze im Schatten trocknen, dann im Mörser zerreiben; bei inneren Wunden täglich drei mal drei Messerspitzen einnehmen;

Kräuterkompresse: Das ganze Kraut mit heißem Wasser übergießen, zehn Minuten ziehen lassen, dann auf die Wunde packen.
Unterleibssauna: Bei Regelkrämpfen eine doppelte Handvoll Schafgarbe mit zwei Litern Wasser übergießen, zehn Minuten ziehen lassen; dann damit eine Unterleibssauna machen (d.h. Flüssigkeit in einen Kübel geben und sich draufsetzen); die Kräuter auf Bauch und Rücken legen, zwanzig Minuten ziehen lassen; Socken anziehen, damit die Füße warm bleiben.

Scharbockskraut (Ranunculus ficaria)

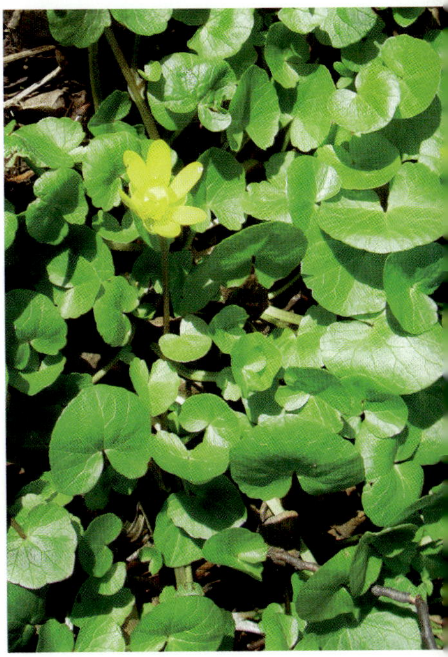

Scharbockskraut ist ein Frühlingsbote. Sobald die Nächte weniger kalt sind, steckt es die grünen Blätter aus dem Boden. Bald sind große Teile des Waldbodens mit dem üppigen Grün des Scharbockskrautes bedeckt. Ab März beginnt es zu blühen. Die strahlend gelben sternförmigen Blüten sind ein wunderschöner Blickfang.

Früher, als Glashäuser noch nicht populär waren, diente das saftige Grün als erster Vitaminspender nach dem Winter.
Die Wurzeln waren schon immer eine geschätzte Hilfe bei Hämorrhoiden- und Venenleiden. Die Form der Wurzel ist eine einleuchtende Bestätigung für die Signaturenlehre*. Als Salbe, Tee oder Sitzbad werden die Wurzeln verwendet.

Scharbockskraut wird in der Volksheilkunde frisch aber auch getrocknet bei Hautunreinheiten oder Magen-Darmbeschwerden als Tee getrunken.
„Wenn man das erste Scharbockskrautblatt des Frühlings genießt, beginnt man die Sprache der Vögel zu verstehen", so überliefert es uns eine Sage.

Scharbockskraut ist, besonders wenn es noch nicht blüht, ein hervorragender Vitaminlieferant; da mitten in der Blüte die Blätter nicht mehr

* Die Signaturenlehre ist die Lehre von den Zeichen in der Natur, die als Merkmale auf Ähnlichkeiten, Verwandtschaften und innere Zusammenhänge hinweisen.
(Quelle: www.wikipedia.org/wiki/Siganturenlehre)

so würzig und angenehm schmecken, kann eine Überdosierung kaum stattfinden.

Sammelgut:	Blätter, Wurzel
Wirkung – Anwendung:	Blätter als Vitaminspender; Wurzeln bei Hämorrhoiden, Hautunreinheiten
Zubereitung:	Blätter als Gemüse für Salate und in die Suppe; Wurzel als Salbe

Schlehe oder Schlehdorn (Prunus spinosa)

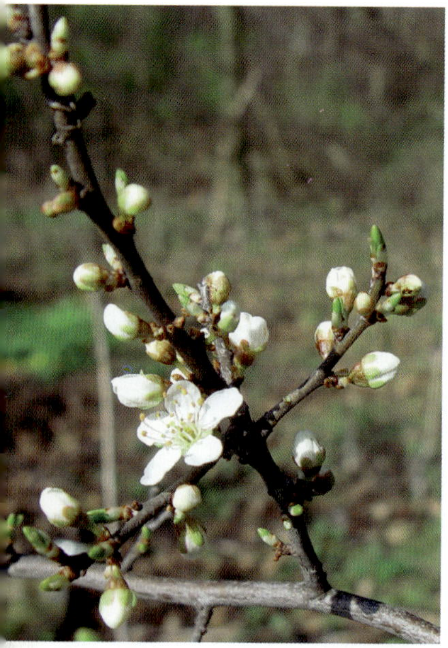

Im Frühjahr blüht die Schlehe. Die Büsche sind dann wunderschön mit weißen Blüten übersät. Im Hochsommer beginnen die blauen Beeren zu reifen. Geerntet wird, nachdem der Frost die Beeren das erste Mal erreicht hat. Die Schlehe wird dann zu Saft oder Marmelade weiterverarbeitet und zeichnet sich durch einen hohen Vitamin-C-Gehalt aus. Ich rate davon ab, Schlehen vor dem Frost zu ernten und in der Tiefkühltruhe aufzubewahren. Der Zukkergehalt steigt durch diese künsltiche Maßnahme nicht und es gehen durch den künstlichen Eingriff sicher Aromastoffe und andere Inhaltsstoffe verloren.

Die Schlehe wirkt blutreinigend. Sie ist eine fast vergessene Pflanze, die als Vitaminlieferant für die Winterzeit dient, wie auch Berberitze, Hagebutte, Mispel, Sand- und Weißdorn.

In der Volksmedizin wird die Schlehe bei Rheuma, Verstopfung, Gicht und Blasenleiden eingesetzt. Man nimmt täglich drei bis vier Esslöffel vom Mus der Beeren ein.

Hildegard von Bingen setzt die Schlehe wie folgt ein:
„Man soll Schlehenfrüchte mit Honig einmachen und sie oft essen (drei mal täglich zwei Esslöffel), so vergeht die Gicht."

Schlehenaschenelixier: gegen Vergichtung, Nervenleiden, Lähmung nach Schlaganfall. Dazu werden vier Teile Schlehenasche, drei Teile Nelkenpulver und sechs Teile Zimtpulver mit Wein gekocht. Am Morgen nüchtern und nach den Mahlzeiten wird ein sechzehntel Liter getrunken.

Schlehenkernpulver: Die Kerne der Schlehenfrüchte über einem Feuer trocknen, dann zu Pulver zerreiben. Dieses Pulver wird auf Geschwüre gestreut.

Schlehenfrüchte in Wasser gekocht gegen Magenschmerzen

Den Blüten wird eine schweißtreibende und schleimlösende Wirkung zugeschrieben. Die noch nicht aufgeblühten Triebspitzen werden als Alkoholauszug zur Stärkung verwendet. Der Schlehensaft wirkt aufgrund seines Mineralreichtums günstig auf die Blutbildung.

Sammelgut:	Blüten, Früchte
Wirkung – Anwendung:	Rheuma, Gicht, Blasenleiden; Vitaminspender, blutreinigend, schweißtreibend, schleimlösend
Zubereitung:	Blüten als Tee, Saft, Mus, Marmelade, Kerne als Pulver

Schneeglöckchen (Galanthus nivalis) GIFTIG!

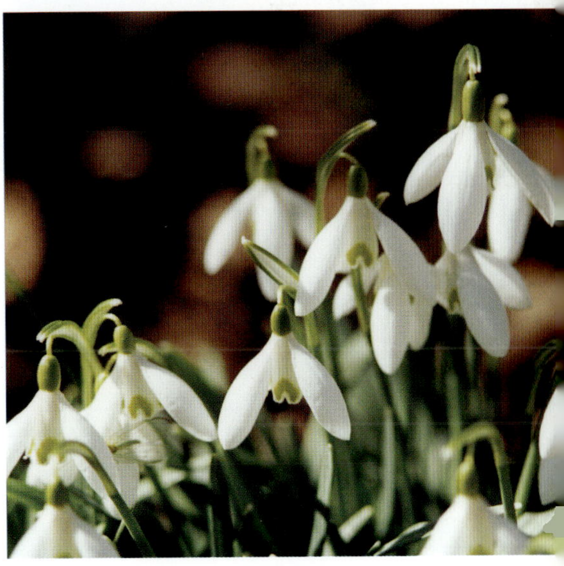

Die hübschen Frühlingsboten mit den zarten glöckchenartigen Blättern, die das Ende des Winters ankündigen und ihre Köpfchen durch den Schnee heraus strecken, haben einiges zu bieten. Laut Kräuterpfarrer Künzle sind sie ein wunderbares Heilkraut gegen Kröpfe und Warzen. Sie werden im Schwyzerdütsch auch „Chröpflä" genannt. Und zwar soll man den Saft der Wurzel mit Essig mischen und Kröpfe beziehungsweise Warzen bestreichen. Einen Versuch ist's allemal wert, wenn man so eine Operation vermeiden kann.

Ich empfehle, die Schneeglöckchen-Essig-Mischung nur kleinflächig aufzutragen, um zu sehen, wie die Haut reagiert. Warzen an mehreren Tagen hintereinander mit Schneeglöckchen-Essig-Mischung betupfen. Es soll wirklich nur die Warze benetzt sein. Bei Schilddrüsenvergrößerung behandelt man wie bei der Warze. Achtung: Immer auf Hautreaktionen achten und die Behandlung nach spätestens drei Wochen beenden.

Eines sollte man allerdings auf keinen Fall tun: sie innerlich anwenden, da die Schneeglöckchen giftig sind!

Sammelgut:	Wurzeln vor der Blüte
Wirkung – Anwendung:	bei Warzen, Schilddrüsenleiden
Zubereitung:	einen Teil Essig, einen Teil Wurzelzwiebelsaft mischen (altes, überliefertes Kräuterrezept aus der Schweiz)

Achtung: Schneeglöckchen sind GIFTIG!

Schöllkraut (Chelidonium majus)

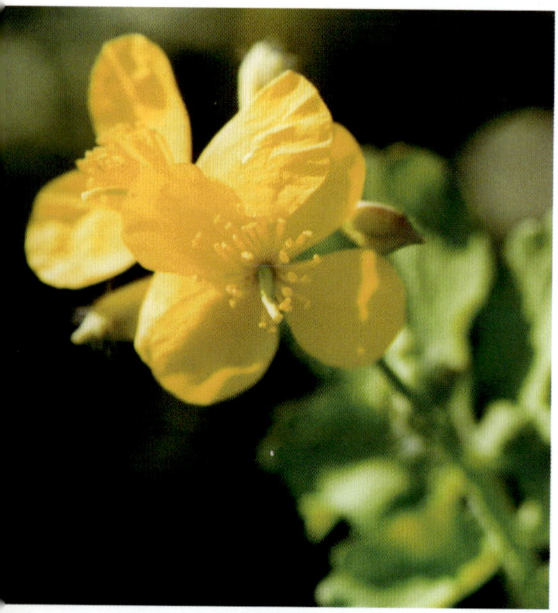

Im Volksmund wird das Schöllkraut „Warzenkraut" genannt. In meiner Volksschulzeit machte ich meine erste Bekanntschaft mit dem Schöllkraut. Eine Schulkollegin hatte am Finger eine Warze, die sie uns Mädchen zeigte. Schöll- oder Warzenkraut war uns allen bekannt, da wir fasziniert von der orange-gelben Flüssigkeit waren, die beim Verletzen der Blätter austritt. Meine Schulkollegin begann nun jeden Tag die Warze mit Schöllkrautsaft zu betupfen, und siehe da, eines Tages war die Warze wirklich verschwunden.
Was wir Kinder so ganz spielerisch und ohne Hintergrundwissen erfuhren, findet man auch in Kräuterbüchern beschrieben.

Schöllkraut ist eine Pflanze, die in der Volksheilkunde schon lange vielseitig verwendet wird. Äußerlich wird es frisch und in Form von Kräuterkompressen bei allen Arten von Hauterkrankungen wie Hautkrebs und lupus erythematodes eingesetzt. Innerlich wird Schöllkraut zur Anregung von Magen und Galle als Tee oder Tinktur zubereitet. Seine krampflösenden Eigenschaften nützen auch bei asthmatischen Zuständen. Bei Leberentzündungen wird Schöllkraut als Umschlag auf die Leber gepackt und innerlich als Tinktur oder homöopathisch verwendet.

In den Apotheken sind verschiedene Schöllkrautpräparate erhältlich, sie sind aber rezeptpflichtig. In der Homöopathie wird das Schöllkraut gerne bei Leber- und Gallenerkrankungen in unterschiedlicher Potenzform eingesetzt.
Gebärmutterschmerzen können ebenso mit Schöllkrautauflagen behandelt werden. Dazu wird Schöllkraut samt der Wurzel zerkleinert, mit Olivenöl vermischt, auf ein Tuch gestrichen und mit oder ohne Thermofor auf den Unterleib gelegt.

Folgender Kräuterwein treibt Schweiß und Wasser:
Zwei Esslöffel Schöllkraut samt Wurzeln zwei Stunden in einen halben Liter Wein geben, abseihen und auspressen, eventuell mit etwas Honig versetzen und schluckweise über mehrere Tage verteilt trinken.

- **Bei innerlichen Anwendungen** kann man Schöllkraut auch mit anderen Kräutern mischen.
- **Bei Leber-/Gallenleiden:** einen Teil Schöllkraut, einen Teil Ehrenpreis, einen Teil Stiefmütterchen.
- **Bei Wasseransammlung:** einen Teil Schöllkraut, einen Teil Brennnessel, einen Teil Basilikum.

Auch Kräuterpfarrer Künzle hat uns ein paar Anwendungsmöglichkeiten hinterlassen. Bei Verlust des Geruchssinns und bei starkem Schnupfen: den Saft des Schöllkrauts in die Nase aufziehen. Bei Brustentzündung nach der Geburt kann man Umschläge mit der überbrühten Pflanze machen.

Hildegard von Bingen schätzte die Anwendungsmöglichkeiten des Schöllkrauts ebenso. Sie weist jedoch darauf hin, dass Schöllkraut ausschließlich äußerlich angewendet werden soll, da es innerlich der Gesundheit abträglich ist. Äußerlich kann eine Schöllkrautsalbe auf entzündete Körperstellen aufgetragen werden.

Schöllkraut ist leicht zu finden. Überall wo Menschen siedeln, findet sich auch das Schöllkraut. Selbst wenn die Behausungen schon lange verlassen sind, wächst das Schöllkraut noch immer treu an der Seite der ehemaligen menschlichen Wohnstätten.

Achtung: Spätestens nach drei Wochen eine dreiwöchige Pause einlegen! Täglicher Genuss von Schöllkrauttee kann die Leber schädigen. Wenn die Leber schon angegriffen ist, sollten Sie Schöllkraut nur nach Absprache mit einem kräuterkundigen Arzt verwenden.

Sammelgut:	ganze Pflanze, Wurzel
Wirkung – Anwendung:	alle Arten von Hauterkrankungen, aber auch Wasseransammlungen, Gebärmutterschmerzen, Leberentzündung
Zubereitung:	Tee, Tinktur, frisch die ganze Pflanze, Salbe

Schwertlilie, buntfarbige oder Iris (Iris versicolor)

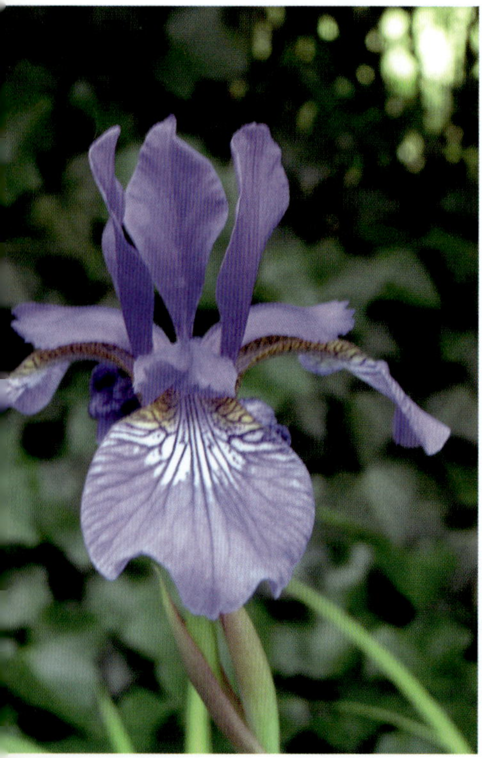

Es gibt verschiedene Schwertlilienarten. Die blaue Schwertlilie, iris versicolor, gilt als heilkräftig. Hildegard von Bingen verweist auf die Wirksamkeit der Schwertlilienwurzel. Auch in der Schönheitspflege hat sich die Schwertlilie etabliert. Es gibt zahlreiche Irispräparate im Handel.

Gesammelt wird der Wurzelstock in der Zeit von Oktober bis März. Er wird gereinigt, getrocknet und dann geschnitten oder pulverisiert verarbeitet. Die Blätter der Iris können vor der Blüte frisch verwendet werden. Die Schwertlilie liebt einen feuchten Untergrund und ist leider nur mehr selten in freier Natur zu finden, deshalb steht sie unter Naturschutz.

In Amerika gibt es Lilienarten, die von den Ureinwohnern schon immer als Heilmittel gegen Wasseransammlungen und Magen-Darm-Entzündungen verwendet wurden. Hildegard von Bingen empfiehlt Schwertlilie bei Gehirnerkrankungen und Neurosen, welche sie „Paralysis-Erkrankungen" nennt. In manchen Kräuterbüchern wird die Schwertlilie bei Nervenschmerzen und Phantomschmerz, der nach Amputationen auftreten kann, empfohlen. Es werden die frisch gepflückten Blätter zerstoßen und auf die entsprechende Stelle gelegt. Der Schmerz von Brandwunden lässt sich durch das Auflegen von frischem Irisblatt lindern. In der Homöopathie wird iris versicolor eingesetzt, und zwar bei Kopfschmerzen, geistiger Übermüdung und Verdauungsbeschwerden.

Die getrocknete Wurzel wird gepulvert, und zwei- bis dreimal täglich wird ein halber Teelöffel davon, eventuell mit Honig vermischt, eingenommen. Man kann die gepulverte Wurzel auch in Wein gelöst einnehmen und bei oben genannten Erkrankungen anwenden.

Zur Schönheitspflege wird ein wässriger Auszug aus der Wurzel hergestellt und für Gesichtspflege oder Kompressen verwendet. Hildegard von Bingen empfiehlt die Verwendung der frischen Schwertlilie bei allen Arten von Hautunreinheiten, zum Beispiel Pickeln.

Sammelgut:	Blätter, Wurzel
Wirkung – Anwendung:	bei Nervenschmerzen, Gehirnerkrankungen, Brandwunden, Verschleimungen, Magen-Darm-Beschwerden, zur Schönheitspflege
Zubereitung:	Blätter frisch auf Brandwunden; den Wurzelstock, homöopathisch aufbereitet, gepulvert mit Wein; als Tinktur; oder wässriger Auszug

Seifenkraut (Saponaria officinalis)

Seifenkraut ist eine vielseitig verwendbare Pflanze. Früher, wie der Name schon sagt, verwendete man das Seifenkraut zur Reinigung der Wäsche. Seifenkraut ist ein Mittel, das bei Verschleimungen eingesetzt werden kann. Die rosafarbenen Blüten blühen an einem circa achzig Zentimeter hohen Stängel, der sich nach obenhin verzweigt. Die Pflanzen wachsen in Familien und lieben Ufer, Schutt- und Geröllhalden.

Gesammelt werden das blühende Kraut und der Wurzelstock. Die Pflanze soll nicht erhitzt werden, da sonst die Schleimstoffe zerstört werden.

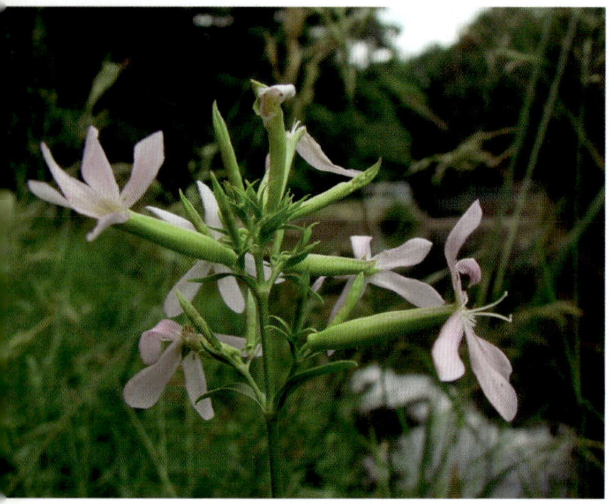

Sammelt man die Wurzel, wird diese von der Erde gereinigt und an einem luftigen, trockenen Ort aufgehängt. Große Wurzeln eventuell halbieren und aufgefädelt hängend trocknen.

Seifenkraut wird Hustenteemischungen und Blutreinigungstees beigemengt. Es hilft, Schleimstoffe aus dem Körper zu lösen. Auch bei Leber- und Milzschwäche wird es seit Jahrhunderten angewandt. So wird Seifenkraut zubereitet:
Ein Teelöffel Seifenkrautwurzel mit einem halben Liter Wasser einige Stunden ansetzen, dann erwärmen, auspressen und zwei Tassen über den Tag verteilt schluckweise trinken. Dieser Tee hilft bei Verschleimungen, Husten, Bronchitis.

Sammelgut:	die ganze Pflanze (Blatt, Wurzel, Blüten)
Wirkung – Anwendung:	Bronchitis, Husten, Leber-/Milzschwäche, Verschleimung; „Waschkraut" – aus Seifenkraut wird eine Lauge hergestellt, um Wäsche zu waschen
Zubereitung:	als Tee, Kompresse, Wein

Sonnenhut, roter (Echinacea purpurea)

Der Rote Sonnenhut ist eine Pflanze, die in unseren Gärten als Zierpflanze wächst. Die ursprüngliche Heimat des Sonnenhutes ist Amerika, wo er als Heilpflanze geschätzt wird. Dort wurde die ganze Pflanze zu Heilzwecken verwendet, zur Unterstützung der Wundheilung und bei Atemwegserkrankungen. Die ganze Pflanze ist heilkräftig. Die höchste Konzentration an Wirkstoffen dürften die Wurzeln haben. Alkoholische Auszüge werden pur oder homöopathisch potenziert als entzündungshemmendes und das Immunsystem stärkendes Mittel verwendet. Echinacea hat sich als homöopathisches Präparat zur Grippevorbeugung etabliert.

Die Heilpflanze ist seit den fünfziger Jahren sehr gründlich erforscht worden. Wie die Brennnessel hat sie eine gute Wirkung bei beginnen-

der Blasenentzündung. Eine Überdosierung mit der frischen Pflanze kann kaum befürchtet werden, da sie sehr bitter schmeckt.
Die Blütenblätter können frisch Salate zieren und getrocknet dem Frühstückstee beigemengt werden.

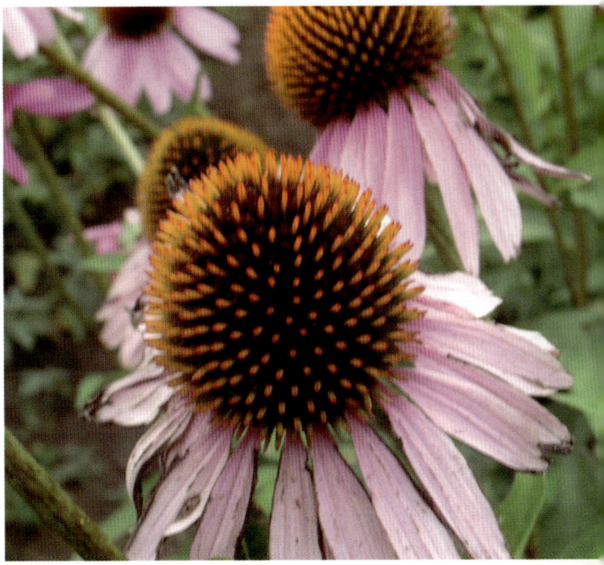

Wenn man selbst Sonnenhut verarbeiten möchte, empfiehlt es sich, die Wurzeln im Frühjahr oder Herbst zu graben, zu trocknen und entweder als Tee oder als Tinktur anzusetzen. Dann allerdings bitte verdünnt einsetzen und nur gezielt bei Verkühlung, zur Infektionsabwehr oder zur Behandlung von Wunden verwenden.

Sammelgut:	die ganze Pflanze (am heilkräftigsten scheint die Wurzel zu sein)
Wirkung – Anwendung:	zur Immunabwehrsteigerung, Atemwegserkrankungen, Blasenentzündung, Behandlung von Wunden, Fieberblasen, bei Schwäche
Zubereitung:	Tee, Tinktur, homöopathisch

Stiefmütterchen (Viola tricolor)

Stiefmütterchen ist eine Pflanze, die im Garten und auf dem Feld zu finden ist. Das dreifärbige Heilkraut ist Bestandteil verschiedener Blutreinigungstees. Auch in der Homöopathie hat das Stiefmütterchen einen Platz. Im täglichen Hausgebrauch wird es als Aufguss bei Mundecken, entzündeter Haut und als Blutreinigungstee eingesetzt.

Das Stiefmütterchen kann jedem Tee beigemengt werden.
Eine Verdauungsmischung ist: Stiefmütterchen, Brombeerblätter, Beifuß, Thymian (jeweils 1:1 mischen).
Ein Blutreinigungstee: Birkenblätter, Brennnessel, Stiefmütterchen, Käsepappel (zu gleichen Teilen mischen).

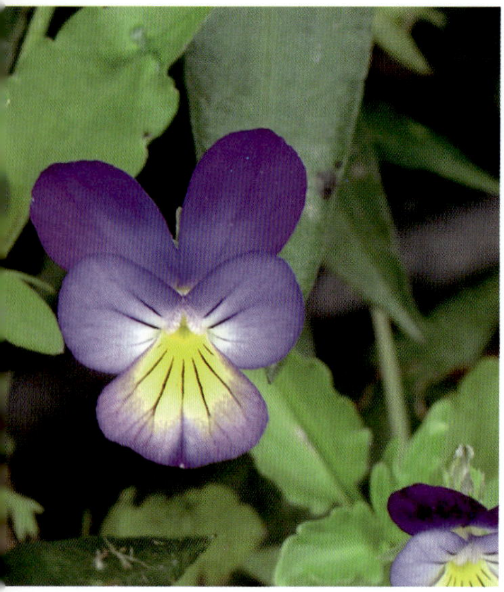

Die hübsche Pflanze kann auch allein verwendet werden, sowohl als Tee als auch als Kräuterkompresse. Das Stiefmütterchen bietet sich an, um Säuglingen und Kleinkindern, als Tee zubereitet, bei Blähungen zu helfen. Bei entzündeten Brustdrüsen kann viola tricolor als Kräuterkompresse verwendet werden.

Sammelgut:	Blüten, Blätter
Wirkung – Anwendung:	Mundecken, Brustentzündung, Verdauungsbeschwerden, Blutreinigung, entzündungshemmend, Fieber, Hautausschläge
Zubereitung:	Tee, Kompresse, Bad

Tanne (Abies)

Als Kind plagte mich oft der Husten. Von einer Bäuerin aus dem Waldviertel bekam meine Mutter ein Glas Tannenwipfelsirup, den ich dann löffelweise beim kleinsten Husten eingeflößt bekam. Ich kann mich noch genau an seinen Geschmack und an seine prompte Wirkung erinnern. So einen Sirup, er war nach einiger Zeit hart auskristallisiert, fand ich später nie wieder. Der Saft, aber auch der Sirup von Nadelbäumen spielte in der Volksheilkunde eine wichtige Rolle. Die frischen weichen Wipferln – es sollte die braune Hülle gerade erst aufspringen – haben einen hohen Vitamin-C-Gehalt. Sie wirken auswurffördernd und entschleimend. Den beruhigenden und hustendämpfenden Nutzen kann man durch Inhalation oder Bad einer Nadelabkochung spüren. Dazu werden drei doppelte Handvoll Fichten-, Tannen- oder Föhrenwipfel mit 3 Litern Wasser gekocht und dem Badewasser zugesetzt oder inhaliert.

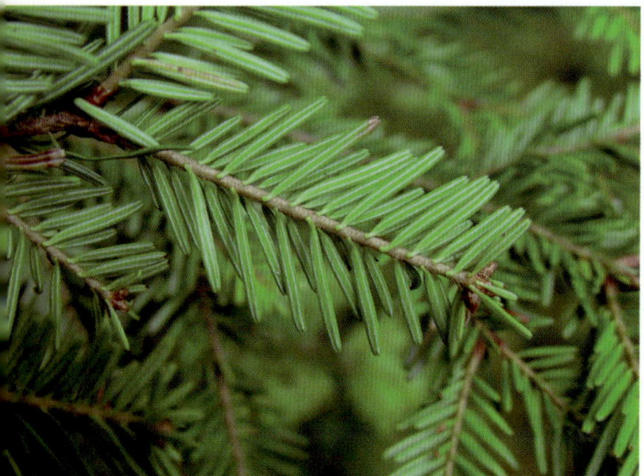

Hildegard von Bingen empfiehlt Tannencreme bei Schmerzen, Hochdruck und Koliken. 20 Dekagramm Nadeln

(März – Mai), Rinde und Zweige, alles klein geschnitten in einem halben Liter Wasser kochen, bis ein dicklicher Extrakt entsteht. Dazu kommen Butter und Milch. Das Ganze wird nochmals aufgekocht, durch ein Tuch gesiebt und kühl gestellt. Zuerst wird die Herzgegend eingerieben, dann die schmerzende Körperstelle. Vorsicht – am Anfang nur wenig Salbe einreiben, sie kann hautreizend wirken.

Die erhärteten Nadeln können getrocknet zum Ausräuchern der Wohnung verwendet werden, die dabei freiwerdenden ätherischen Öle und Terpentine haben desinfizierende Wirkung.

Samelgut, Wirkung – Anwendung, Zubereitung: Siehe Nadelbäume!

Taubnessel (Lamium)

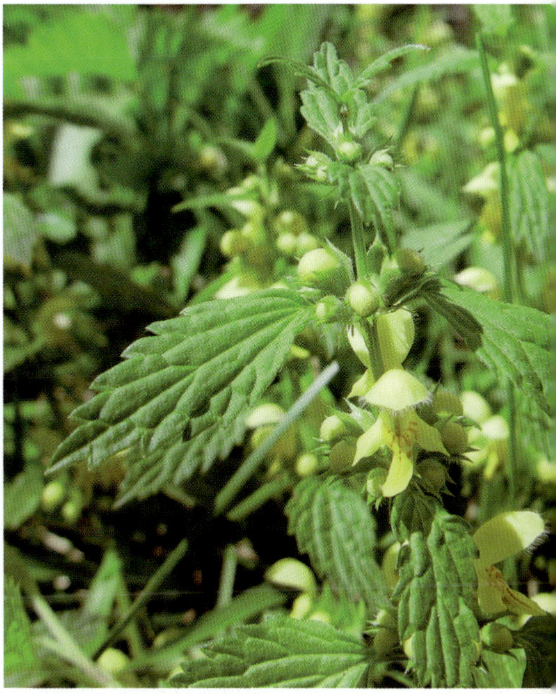

Im März, wenn verschiedene grüne Triebe, durch die ersten Sonnenstrahlen animiert, ihre Köpfe aus dem Boden strecken, ist es noch schwierig, die Taubnessel von der Brennnessel zu unterscheiden. Sobald sie größer geworden ist und Blüten ansetzt, ist es ein Kinderspiel, die zwei heilkräftigen Schwestern auseinander zu halten.

Von der Taubnessel gibt es unterschiedliche Arten: weiß blühende, rot blühende, gelb blühende und die gefleckte Taubnessel. Sie alle sind heilkräftig. Die meiste Heilkraft wird der Weißen Taubnessel – Lamium album – zugeschrieben. Manche Kräuterbücher empfehlen, ausschließlich die Blüten zu sammeln, andere wiederum empfehlen, die ganze Pflanze mit den Wurzeln zur Arzneizubereitung zu verwenden. Lassen Sie Ihr Gefühl entscheiden, ob Sie nur Blüten, Blätter oder die gesamte Pflanze verwenden wollen.
Solange die Taubnessel jung ist, riecht sie sehr milde, je älter sie wird, je näher der Herbst rückt, desto intensiver wird ihr Geruch. Junge wei-

che Triebe können allein oder mit Blattspinat und Brennnessel zu Suppen und Spinat verarbeitet werden. So wird sie eine mineralstoffreiche, den Verdauungstrakt entlastende Speise. Die Blüten der Taubnessel können Salate verzieren oder Brote noch appetitlicher machen.

Die Weiße Taubnessel wird bei allen Frauenleiden als unterstützende Medikation empfohlen; das heißt bei Ausfluss, Regelkrämpfen, prämenstruellem Syndrom und Wechselbeschwerden. Bei Harnverhalten der Männer empfiehlt Kräuterpfarrer Künzle Tee von der Taubnessel. Die Taubnessel kann natürlich auch als Unterleibssauna, Sitzbad, Badezusatz und Kräuterkompresse verwendet werden. Allein oder mit anderen Kräutern gemischt, gibt sie eine bekömmliche, die Heilung anregende Arznei.

- **Frauentee:** 1 Teil Taubnessel, 1 Teil Frauenmantel – einen Teelöffel dreimal täglich
- **Bei Prostataleiden:** 1 Teil Taubnessel, 1 Teil Ehrenpreis oder 1 Teil Taubnessel, 1 Teil Brennnessel, 1 Teil Storchenschnalbelkraut – davon drei mal täglich 1 Tasse trinken.
- **Bei Verbrennungen:** Kräuterpfarrer Künzle empfiehlt die Taubnessel bei Verbrennungen oder bei Sonnenbrand. Taubnesselkraut mit Wasser zwei Stunden kochen. Dies ergibt eine Sulz, die dann auf die Verbrennung gelegt und alle zwei Stunden gewechselt wird.

Man kann Taubnesselarten sortenrein oder gemischt verwenden. Achten Sie darauf, welche Taubnesselart in Ihrer Umgebung gehäuft wächst, und verwenden Sie diese bei Bedarf. Blasenentzündungen lassen sich mit Taubnessel erfolgreich behandeln.

Wenn's beim Harnlassen brennt,
empfehle ich folgende Teemischung:
1 Teil Taubnessel, 1 Teil Brennnessel, 1 Teil Birkenblätter – mehrmals täglich trinken und auch als Kompresse auf den Unterbauch legen.

Sammelgut:	die ganze Pflanze
Wirkung – Anwendung:	Wechselbeschwerden, Regelkrämpfe, Menstruationsbeschwerden, Blasenentzündung, Prostataleiden, Verbrennungen
Zubereitung:	Tee, Kompresse, Unterleibssauna, Badezusatz, Verbrennungsgelee

Tausendgüldenkraut (Centaurium erythraea)

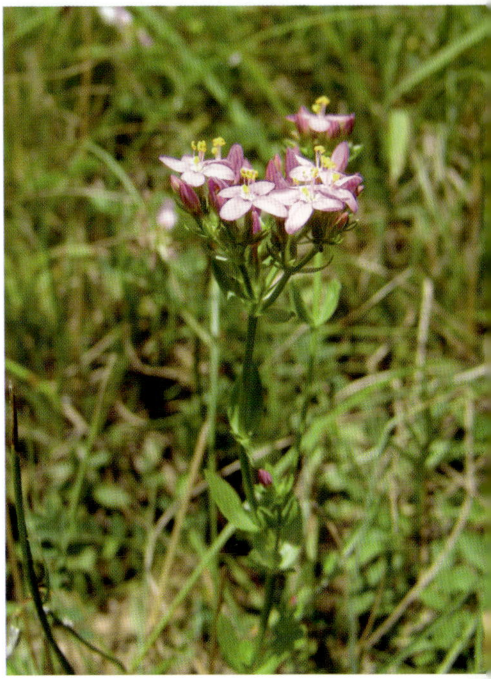

Magenerkrankungen, wie Magenschwäche, Aufstoßen, Verdauungsträgheit und Übersäuerung wurden und werden mit Tausendgüldenkraut behandelt. Auch heutzutage sind Arzneien im Handel erhältlich, vor allem Bitterarzneien, wie zum Beispiel die Tinktura amara, die Wirkstoffe des Tausendgüldenkrautes beinhalten.

Tausendgüldenkraut braucht eine gesunde Umwelt, um gedeihen zu können. Da die intensive Nutzung von Wald und Feld sowie der Einsatz von Maschinen und Chemikalien dramatisch zunehmen, ist es selten zu finden. In unseren Breiten steht das Tausendgüldenkraut unter Naturschutz.

Die circa einen halben Meter hoch wachsende Pflanze liebt feuchte Böden und blüht am Sommerbeginn. Sie ist standorttreu, aber selten zu finden. Wenn Sie das Glück haben, und einem Tausendgüldenkraut in der Natur begegnen, können Sie einzelne Blätter oder Blüten abzupfen und genießen. So verwendet fühlt sich die Pflanze geehrt, und der Bestand wird geschont.

Wenn Sie Tausendgüldenkraut auf dem eigenen Grund wachsen haben, können Sie es knapp oberhalb des Bodens abschneiden, an einem schattigen Ort trocknen und dann gerebelt als Tee trinken. Dabei wird ein Teelöffel auf einen halben Liter Wasser über Nacht angesetzt und morgens auf Trinktemperatur erwärmt.
Das Tausendgüldenkraut wird nie gekocht und möglichst nicht zu heiß aufgegossen, da es zu bitter schmeckt und die Bitterstoffe durch zu starkes Erhitzen zerstört werden. In Wein oder auch Weingeist angesetzt lässt es sich zubereiten.

Magenbitterrezept, von Wilford empfohlen:
150 Gramm Tausendgüldenkraut, 100 Gramm Rhabarberwurzel, 100 Gramm Wacholderbeeren, 50 Gramm Schafgarbenkraut, 30 Gramm

Kalmuswurzel, 20 Gramm Wermutkraut. Alle Zutaten werden sehr fein geschnitten bzw. zerquetscht, mit zweieinhalb Liter 90%igem Weingeist zwei Tage angesetzt. Dann eineinhalb Liter Wasser mit einem Kilogramm Zucker aufkochen, abkühlen lassen, nochmals aufkochen und dann die abgekühlte Zuckerlösung zum Wein dazugeben. Mehrmals schütteln, zehn Tage stehen lassen, abseihen und morgens nüchtern ein Stamperl trinken.

Edward Bach hat Centauri in den Reigen seiner Bachblüten aufgenommen. Als Bachblüte hilft Tausendgüldenkraut Selbstbestimmung und Selbstverwirklichung zu erreichen.

Hildegard von Bingen hält große Stücke auf das Tausendgüldenkraut und empfiehlt es bei Gicht, rheumatischen Beschwerden als Tee, beziehungsweise bei Knochenbrüchen als Umschlag.

Sammelgut:	Blätter und Blüten
Wirkung – Anwendung:	Verstopfung, Magenschwäche, Sodbrennen, Völlegefühl, ausbleibende Regel, Geburt
Zubereitung:	Tee, Tinktur, Wein, Kräuterkissen, Kräuterkompresse

Thymian (Thymus vulgaris)

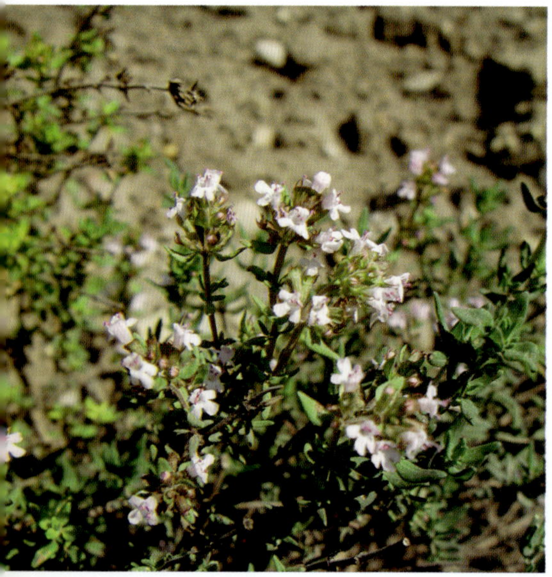

Ich habe mit der circa fünfzig Zentimeter hohen Pflanze schon in meiner Kindheit Bekanntschaft gemacht, da sie mir, immer wenn ich Husten hatte, in Form von Tee und Inhalation zubereitet wurde. Als Kind konnte ich dem Thymiangeruch nichts Erfreuliches abgewinnen. Aber die wohltuende, hustenlindernde Wirkung hat mir schon damals sehr gut getan.

Thymian ist eine Pflanze, die die Menschheit schon seit einigen Jahrhunderten, ja Jahrtausenden, begleitet. Im alten Ägypten wurde sie als Salböl verwendet und zum Präparieren der

Mumien eingesetzt, einerseits da ihr Geruch sehr intensiv ist, andererseits da das Thymianöl desinfizierend und die Fäulnis stoppend wirkt. Wahrscheinlich kam der Thymian aus den Mittelmeerländern durch Mönche in unsere Gegend. Die gesamte Mediterrane Küche wäre ohne Thymian kaum vorstellbar. Vielen Fleisch- aber auch Gemüsegerichten verleiht er eine angenehme Note. Thymian eignet sich hervorragend zum Marinieren von Fleisch, harmoniert gut mit Rosmarin, Oregano, Basilikum und Knoblauch.

In der Heilkunde wird Thymian frisch oder getrocknet als ätherisches Öl, Alkoholauszug, Zusatz von Hustenpastillen, etc. eingesetzt. In allen Darreichungsformen ist Thymian wirksam.

Die frische oder getrocknete Pflanze wird bei allen Entzündungen, vor allem aber zur Behandlung von Verschleimungen der Atemwege verwendet. Wenn jemand Husten hat, ist Thymian in Form von Tee, Inhalation oder Kräuterwickel ein wunderbares Erste Hilfe-Mittel. Auch zur Wundreinigung lässt sich Thymian verwenden.

› **Hier eine Mischung speziell gegen Husten:** je 1 Teil Thymiankraut, Oregano, Fenchelsamen im Mörser zerstoßen, mit heißem Wasser überbrühen, fünf Minuten ziehen lassen, abseihen und mit Honig gesüßt schluckweise trinken.

› **Spezieller Magen-Darm-Stärkungstee:** je 1 Teil Thymiankraut, Lavendelblüten, Pfefferminzblätter mit heißem Wasser überbrühen, fünf Minuten ziehen lassen, abseihen und schluckweise trinken.

› **Thymian ist auch ein Schönheitsmittel.** Bei Pickeln oder Ausschlägen das Gesicht öfter mit Thymiantee abwaschen. Außerdem sollte Thymian oft gegessen werden.

Sammelgut:	die ganze Pflanze
Wirkung – Anwendung:	bei Husten, Verschleimungen der Atemwege; allgemein stärkend, entzündungshemmend, krampflösend
Zubereitung:	Tee, Inhalation, Kräuterwickel, Gewürz

Traubensilberkerze (Cimicifuga racemosa)

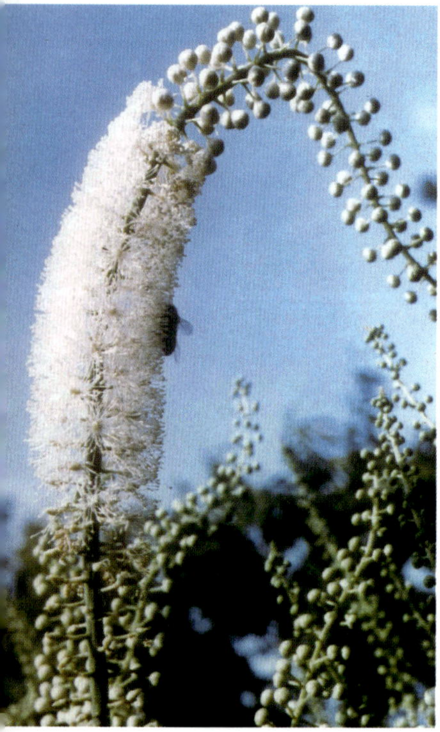

Besser bekannt ist die Traubensilberkerze als Cimicifuga. Bei uns kommt sie in Gärten vor. Cimicifuga kam aus Nordamerika zu uns. Sie wurde von den Eingeborenen als Heilpflanze verwendet.
In der westlichen Medizin wird sie als Therapeutikum bei Wechselbeschwerden eingesetzt. Homöopathisch hat sie ihren fixen Platz in der Geburtshilfe.

Sie ist ein Hahnenfußgewächs; bei der Anwendung der Frischpflanze ist Vorsicht angebracht. Hahnenfußgewächse gelten als giftig!

Sammelgut:	Wurzel
Wirkung – Anwendung:	bei klimakterischen Beschwerden, nervösen Zuständen, Geburt und Geburtsvorbereitung
Zubereitung:	Tee, Tinktur, homöopathisch; fertige Präparate im Handel erhältlich

Veilchen, duftendes (Viola odorata)

Sobald die Winternächte nicht mehr frostig sind und die wärmenden Sonnenstrahlen mehr und mehr Zeit haben, um sich auf Wegränder und Hecken zu legen, strecken die Veilchen ihre Blätter aus der Erde. Bald folgen auch die duftenden, zerbrechlich wirkenden Blüten. An einem windstillen Tag erfüllt ihr Duft das wintermüde Land.

So zart sie auch wirken, die duftenden Veilchen bergen einiges an Heilkräften in sich. Im vorigen Jahrhundert dienten sie hauptsächlich als Duftwasser- und Riechsalzzusatz. Hildegard von Bingen schätzte ihre antidepressive Wirkung und wies der violetten Grazie schon vor 800 Jahren einen hohen Stellwert zu.

Der Saft der Veilchen dient als Grundlage für eine Salbe, die Hildegard bei allen Hautkrankheiten empfiehlt. Dazu werden drei Teile Veilchensaft, drei Teile Bockstalg und ein Teil Olivenöl wallend gekocht. Diese Salbe wird auf alle Arten von Hauterkrankungen gestrichen.

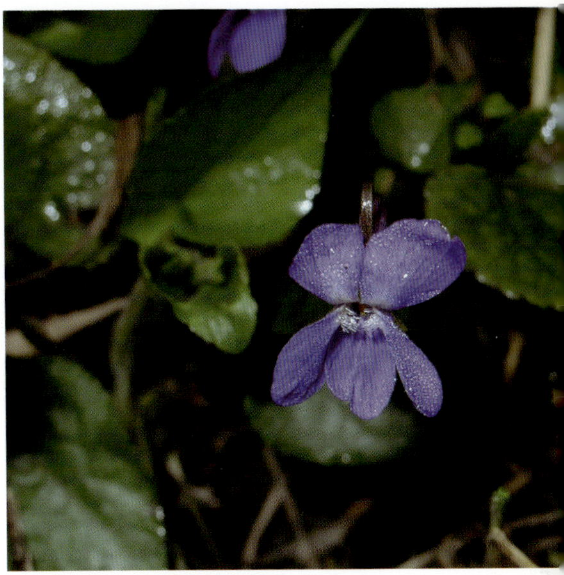

In der Volksheilkunde kommt das Veilchen samt Blättern bei hartnäckigem Husten, Heiserkeit und Verschleimung als Tee zum Einsatz. Hautausschläge werden mit Veilchenkompressen behandelt.

Sebastian Kneipp empfiehlt Veilchentee bei Gicht und zum Gurgeln bei Heiserkeit. Bei Gichterkrankungen werden Umschläge mit Veilchentee gemacht, dem ein Schuss Essig beigefügt wurde.

Auf einer Schüssel Salat sind Veilchenblüten sehr dekorativ. Weiters kann man sie kandieren oder in Gelees einarbeiten, zum Beispiel mit Waldmeister. Kandierte Veilchen waren angeblich ein Lieblingsdessert von Kaiserin Sissy.

Sammelgut:	Blätter, Blüten
Wirkung – Anwendung:	stimmungsaufhellend, belebend, durchblutungsfördernd, schleimlösend; bei Heiserkeit, Husten und Gicht
Zubereitung:	Salbe, Elixier, Tee, Salat, Süßspeise, Badesalz, Tinktur

Vogelknöterich (Polygonum aviculare)

Vogelknöterich ist eine Heilpflanze, die den Menschen schon seit Jahrtausenden dient. Laut Wilfort entdeckte man bei frühsteinzeitlichen Funden Vogelknöterichsamen. Die Volksheilkunde schätzt den Vogelknöterich als harntreibend und schmerzstillend bei Bauchschmerzen. Pfarrer Kneipp setzte ihn bei Lungen- und Nierenleiden, Gicht, rheumatischen Beschwerden, Darmblutungen, Gelbsucht sowie zur Wundbehandlung ein.

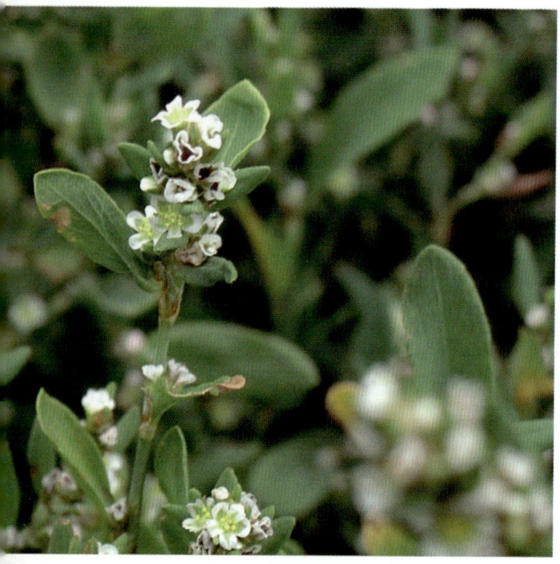

Der Volksheiler Rudolf Breuß empfahl Vogelknöterich bei allen Krebserkrankungen. Ich habe mit der Breuß-Teemischung in der Praxis sehr gute Erfahrungen gemacht.

Man kann den Vogelknöterich auch beim Heilfasten einsetzen. Er hat eine anregende Wirkung auf die Niere, außerdem hilft er Ablagerungen im Harntrakt auszuscheiden. Aus diesem Grund sei allen Menschen, die zur Steinbildung neigen, empfohlen, Vogelknöterichtee zu trinken. Die zusammenziehende Wirkung des Vogelknöterichs kann man bei allen Blutungen nutzen – zum Beispiel als Erste Hilfe bei Verletzungen; dabei wird das zerquetschte Kraut aufgelegt. Zur Behandlung von Blutergüssen Kräuterkompressen verwenden. Vaginalentzündungen sprechen gut auf Scheidenspülungen mit Vogelknöterich an. Nach Dammschnitt oder bei Hämorrhoidenleiden kann eine Abkochung des Vogelknöterichs als Sitzbadzusatz verwendet werden. Vogelknöterich hat eine sehr harte Struktur. Aus diesem Grund wird das Kraut sowohl zur inneren als auch zur äußeren Anwendung drei Minuten gekocht.

Vogelknöterich ist eine Pflanze, die das Ende des Sommers ankündigt. Den heißen Hochsommertagen trotzend, beginnt er ab Juli zu blühen. Die robuste Pflanze wird auch Wegtritt genannt; sie scheint große Beanspruchung zu lieben, da sie speziell auf stark begangenen Wegen zu sehen ist. Die Pflanze kriecht dann am Boden dahin. Wird der Vogelknöterich nicht zusammengetreten, wird er bis zu zwanzig Zentimeter hoch und hat am Ende der verzweigten Pflanzenteile rötliche Samenstände. Der Geschmack ist unspektakulär. Man hat das Gefühl, der Mund ziehe sich zusammen, ansonsten schmeckt er neutral nach Gras. Diese genügsame Pflanze ist bis zum ersten Frost entlang von Wegen und Straßen zu finden.

Sammelgut:	die ganze Pflanze
Wirkung – Anwendung:	harntreibend, steintreibend, zusammenziehend, blutstillend, schleimlösend; Nieren-, Blasenentzündung

Zubereitung:	Tee (das Kraut muss gehackt und drei Minuten gekocht werden), Scheidenspülungen, Badezusatz, Kräuterkompresse

Vogelmiere, Volksmund: Hühnerdärme (Stellaria media)

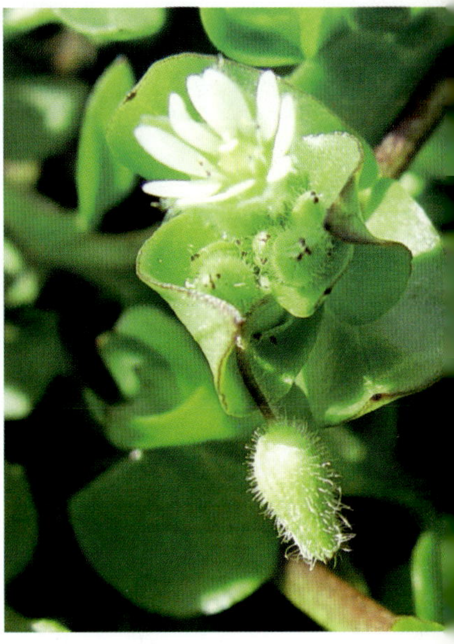

Die Vogelmiere ist ein Pflänzchen, das allen Wetterwidrigkeiten zu trotzen scheint. Das ganze Jahr kann man die zerbrechlich anmutenden Triebe finden. Wenn der Boden im Winter kalt und karg ist, streckt die Vogelmiere doch ihre Blätter den spärlichen Sonnenstrahlen entgegen. Sie ist knackig und schmeckt einfach köstlich.

Der armen Landbevölkerung diente das vom Gärtner oft verwünschte Unkraut in Kiegszeiten als Gemüse. Die Vogelmiere ist reich an Vitaminen, deshalb sollte sie nicht über 50° C erhitzt werden. Zum Beispiel kann man sie fein gehackt in eine Dinkelschrotsuppe einrühren und erhält so ein vitaminreiches Süppchen. Als Heilkraut hat die Vogelmiere in der Volksheilkunde ihren fixen Platz. Da sie fast immer zu finden ist, wird sie bei Hautausschlägen, schlecht heilenden Wunden, Rheuma und anderen entzündeten Krankheiten innerlich und äußerlich eingesetzt. Zu Therapiezwecken wird die Vogelmiere entweder als Tee dreimal täglich drei Wochen lang getrunken; als Kräuterkompresse, Badezusatz oder Augenkompresse kann sie ebenso verwendet werden. Hildegard von Bingen empfiehlt Vogelmierenkompressen bei Blutergüssen. Pfarrer Kneipp rät bei Augenentzündungen zu Umschlägen mit Vogelmiere.

Sammelgut:	ganzes Kraut
Wirkung – Anwendung:	Vitaminspender, entzündungshemmend, bei Augenentzündung, bei Blutergüssen
Zubereitung:	Salat, Gemüse, Suppe, Tee, Badezusatz, Kompresse

Tipp:

Die Vogelmiere als Salat genießen oder, mit Topfen beziehungsweise Butter vermengt, als Brotaufstrich essen oder zu Getreide, Kartoffeln und Topinambur servieren.

Wacholder (Juniperus communis)

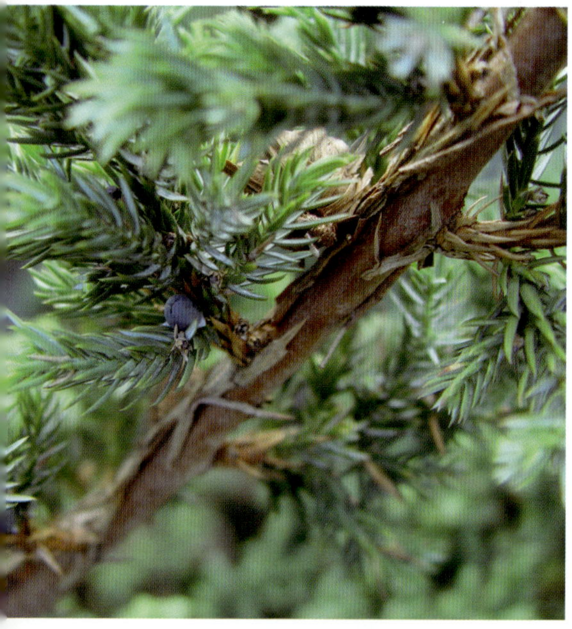

Wacholder ist anpassungsfähig und wächst in hohen Lagen ebenso wie auf kargen Böden der Ebene. Je nach Klima wird der Busch bis zu vier Meter hoch und entwickelt eine kerzenartige Wuchsform. Die Beeren werden ab Oktober gesammelt und nach vorsichtiger Trocknung in luftdichten Behältnissen aufbewahrt. Früher fand man in jedem Kräutergarten einen Wacholderbusch, da die Bevölkerung instinktiv oder aus mündlicher Überlieferung wusste, wie heilkräftig alle Teile des Wacholders sind.

Der Kranewitt oder auch Kranewetter genannte Busch war einst ein begehrtes Räucherkraut. Zu Ostern, Weihnachten und zum Jahreswechsel wurden Wohnhaus, Stall und Stadl ausgeräuchert. Dabei ging die gesamte Familie, ein Kohlenbecken mittragend und Gebete sprechend, durch das ganze Haus. In dem Räucherbecken wurden Wacholderblätter, Wacholderäste, Salbei, getrocknetes Zirbenholz oder Zirbenzapfen, manchmal auch Schafgarbe und Heublumen verbrannt. Man ging davon aus, dass diese Dämpfe einerseits Geister verscheuchen und gleichzeitig auch den Raum reinigen. Zimmer, in denen Menschen eine lange Krankheit durchgemacht hatten oder jemand gestorben war, wurden auf diese Art gereinigt.

Wacholder wurde bei folgenden Beschwerden in Anspruch genommen:

Bei Entzündungen der Lungen wurden Wacholderzweige in Wasser gekocht und die dabei entstehenden Dämpfe eingeatmet. Bei Tuberkulose oder anderen Lungenerkrankungen, auch im Kindesalter, kam Wacholdersirup zum Einsatz. Dazu werden Wacholderbeeren mit Wasser und Zucker zu einem Sirup verkocht, und dieser wird bei entsprechenden Beschwerden löffelweise eingenommen. Bei Entzündungen des Magen-Darm-Trakts oder Koliken wurde Wacholderöl (gewonnen durch schonendes Pressen der Beeren und Zweige) oder Wacholderschnaps eingenommen. Es gibt mehrere Möglichkeiten, diesen zuzubereiten. Einerseits wurden Beeren und Nadeln mit Schnaps angesetzt, und diese Mischung wurde nach sechs Wochen löffelweise eingenommen, eventuell mit Wasser verdünnt. Oder es wurden Wacholderbeeren vermeischt, gebrannt, und dann eingenommen.

Wacholderbeeren werden in Wasser (zehn Beeren zerdrückt und in einem halben Liter Wasser zehn Minuten lang) gekocht, um Harnsäureablagerungen zu beseitigen. Auch chronische Blasenkatarrhe kann man so heilen. Schwangere und Personen mit Nierenschwäche sollten vorsichtig mit der Einnahme der Beeren sein.

Von Pfarrer Kneipp wird folgende Wacholderbeerenkur überliefert: Am ersten Tag kaut man fünf Wacholderbeeren, nimmt dann täglich eine Beere dazu, bis man bei fünfzehn Beeren angelangt ist, und reduziert dann die Beeren wieder auf fünf. Diese Kur hilft Wasseransammlungen (=Ödeme) auszuschwemmen. Aber Achtung – täglich mindestens zwei Liter Wasser trinken!

In der Küche werden Wacholderbeeren zu Marmelade verkocht, und zu Wild- und Fleischgerichten gereicht, um schwer verdauliche Speisen besser verträglich zu machen.

Abkochungen von Nadeln und Triebspitzen des Wacholderstrauches werden als Heilmittel verwendet. Sie werden gekocht und als Fußbad oder als Badezusatz bei grippalen Infekten oder Durchblutungsstörungen der Beine eingesetzt. Wacholdertinktur wird entweder innerlich eingenommen oder bei Gelenksbeschwerden und Rheumatismus eingerieben.
Den Indianern Amerikas ist Wacholder, neben Salbei und Tabak, eine der heiligsten Pflanzen. Sie verwenden das Heilmittel auch zum Räuchern.

Hildegard von Bingen schätzt die Wirkkraft des Wacholders ebenso. Bei Hitze im Körper werden frische Wacholderzweige gekocht und der Sud dem Bad zugesetzt. Das Wacholderelixier ist laut Hildegard ein probates Bronchialasthmamittel. Dazu werden ein Teil Wacholderbeeren, zwei Teile Königskerzenkraut und vier Teile Bertram in gutem Wein gekocht. Sobald diese Mischung fertig ist, kommt noch ein Stück Alantwurzel dazu. Von diesem Elixier wird nüchtern zwei bis drei Wochen lang ein Sechzehntel getrunken. Das Elixier gibt es im Handel zu kaufen. Bei eitriger Bronchitis empfiehlt Hildegard das Wacholder-Honig-Gewürz, und sagt Folgendes: „Wenn die Säfte in den Bronchien des Asthmakranken liegen bleiben, dann infizieren sie seine Lungen mit Schmutzigem und Fauligem und machen sie wund. Daher nehme man Wacholderbeeren, koche sie in Wasser und seihe sie ab, dann gebe man etwas Honig, ein kleinwenig Weinessig, Süßholzwurzel und Ingwer dazu und trinke davon häufig."

Den Geschmack der Wacholderbeeren schätzt jede Hausfrau, wenn sie Sauerkraut, Gemüsesuppe oder Wildgerichte zubereitet. Wacholder ist ein Gewürz, das bei regelmäßiger Anwendung als gesundheitsvorbeugendes Mittel gesehen werden kann.

Sammelgut:	Holz, Beeren, Nadel
Wirkung – Anwendung:	bei Verschleimung, Entzündungen jeglicher Art, Wasseransammlungen, Verdauungsschwäche, Bronchitis
Zubereitung:	als Gewürz, Mus, Marmelade, Sirup, Schnaps, Räucherwerk, Öl, ätherisches Öl

Waldmeister (Galium odoratum)

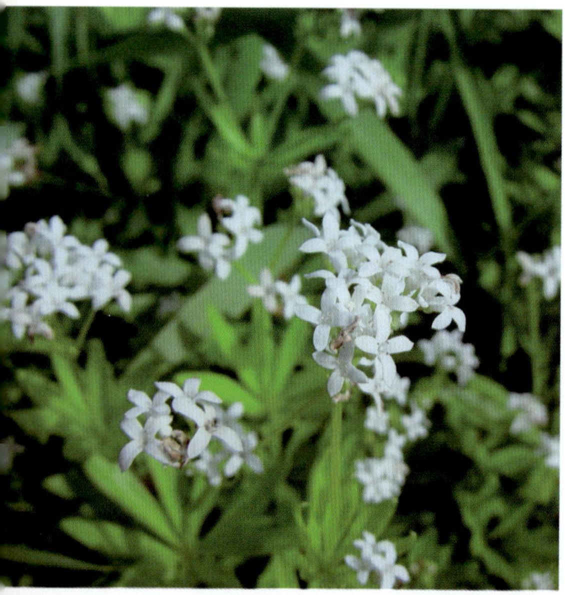

Im Frühjahr, wenn die Sonne den Waldboden erwärmt, beginnt der Waldmeister zu blühen; mit seinem typischen Geruch erfüllt er die Frühjahrsluft. Jetzt ist Zeit für Waldmeisterbowle!

Waldmeister ist eine zarte Pflanze, die eine Höhe von zehn bis dreißig Zentimetern erreicht und ab Ende April zu blühen beginnt. Die Blätter sind quirlartig angeordnet, die weißen Blüten sind sternförmig und klein. Waldmeister wird entweder frisch gesammelt, bevor er blüht, oder noch blühend geerntet und an einem schattigen Ort getrocknet.

In der Volksheilkunde wird Waldmeister bei Schlafstörungen, Verdauungsbeschwerden, Wasserstau, Verstopfung und Verschleimung eingesetzt. Waldmeistertee kann allein oder mit Hopfen und Lavendel gemischt am Abend als Beruhigungstrunk getrunken werden.

Den meisten ist der Waldmeister als Bowle bekannt. Waldmeisterbowle schmeckt nicht nur gut, sondern ist auch eine Frühjahrskur zur Blutreinigung und zur Stärkung des Herzens.

Sammelgut:	Kraut vor und während der Blüte
Wirkung – Anwendung:	Blutreinigung, Herzstärkung, Beruhigung, zur Gaumenfreude
Zubereitung:	frisch als Gewürzkraut, getrocknet als Tee

Wegerich, Spitz- (Plantago lanceolata), Breit- (Plantago major)

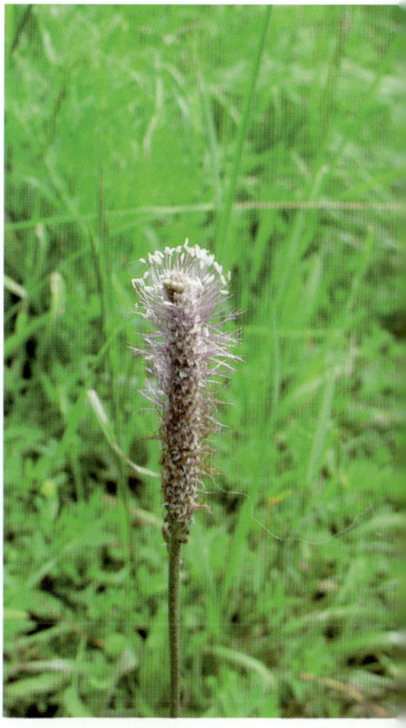

Der Wegerich (spitz und breit) ist eine Pflanze, die auf der ganzen Welt beheimatet zu sein scheint. Alle Wegericharten sind heilkräftig. Diese genügsame Pflanze lindert seit jeher diverse Leiden. Die alten Chinesen schwörten auf die potenzfördernde Wirkung des Wegerichs und waren der Meinung, er verleihe den Augen Glanz und vertreibe nebenher auch den Husten. Außerem schätzten sie die nierenstärkende Wirkung der Wegerichblätter und -samen. Plinius wie auch Hildegard von Bingen empfehlen den Frischsaft bei Tierbissen oder Stichen von Gifttieren.

Hildegard von Bingen empfiehlt folgendes Rezept bei Knochenbrüchen und Osteoporose:
Wegerichwurzeln schneiden, in Honig legen und täglich nüchtern davon einnehmen. Äußerlich wird der Bruch laut Hildegard mit einer Abkochung von 1:5 Malvenblätter und Wegerichblätter beziehungsweise Wurzeln behandelt.
In der Volksheilkunde wird der Wegerich als Tee innerlich und als Kompressen äußerlich bei Hautgeschwüren eingesetzt. Der Teeaufguss ist allgemein blutreinigend und entschleimend. Wegerichsirup ist vielen von Ihnen sicherlich als schleimfördernder und hustendämpfender Geheimtipp bekannt.
Bei Verletzungen kann man den Wegerich zur Ersten Hilfe verwenden,

indem man die zwischen den Fingern zerriebenen Blätter auf die Wunde legt. Man kann jeden Wegerich dafür nehmen. Die Samen des Wegerichs werden zur Nierenreinigung, speziell bei Grieß oder Stein, eingesetzt. Dabei kaut man die Samen oder macht einen Teeaufguss.
Zerriebene Wegerichblätter auf Insektenstiche gelegt wirken kühlend, abschwellend, schmerzlindernd. Diese Art der Anwendung hat sich schon oft bewährt.

Sammelgut:	Blätter, Wurzeln, Frischsaft
Wirkung – Anwendung:	Verletzungen, Brüche, Husten, Verschleimung, Harngrieß, Insektenstiche
Zubereitung:	Tee, Sirup, Honig, frische Pflanze

Rezept für Wegerich-Sirup:
Feinstgehackte Wegerichblätter mit etwas Wasser stark erhitzen, vom Feuer nehmen und die gleiche Menge Honig unterrühren. Bei Husten und Verschleimung mehrmals täglich einen Teelöffel voll essen.

Wegwarte (Cichorium intybus)

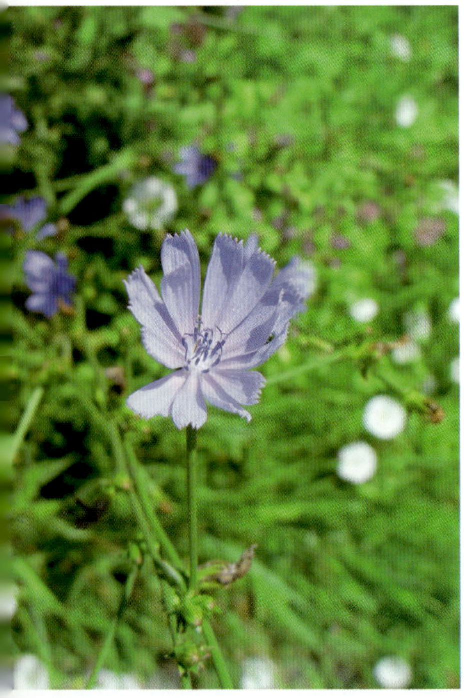

Die Wegwarte ist eine Pflanze, die vom Sommer bis in den Herbst hinein Wege, Raine, Schotterstraßen aber auch Wiesen mit ihren blauen Blüten schmückt. Die auch Zichorie genannte Pflanze spielt seit der Antike als Genuss-, Medizin- aber auch als Zauberpflanze eine Rolle. In der Napoleonischen Zeit diente die Zichorie als Kaffeeersatz, und bis in unsere Zeit hinein wird die geröstete Wurzel allein, mit Eicheln, Feigen oder Bohnenkaffee gemischt, zu Kaffee verarbeitet.

Die etwas bitter schmeckende Wurzel hat eine anregende Wirkung auf den gesamten Verdauungstrakt. Auch in der Geburtshilfe wurde sie im Mittelalter verwendet, indem man der werdenden Mutter die Wegwarte, speziell die weiß blühende Wegwarte, ins Bett legte. Von der Wirkung der Wurzel erhofften sich Frauen, sowohl in der Antike als auch im Mittelalter, Unterstützung, um ihre Ehegatten vor ehelichen Verfehlungen zu bewahren. Dabei wurde die gepulverte Wurzel in die Speise des Angetrauten gemischt. Die Literatur schweigt allerdings über den Erfolg dieser Maßnahme. Auf jeden Fall tat die Ehefrau ihrem Gemahl nichts Böses, da die gepulverte Wurzel die Verdauung des Geliebten anregte.

Die gesamte Pflanze lässt sich verwenden. Die Blüten können getrocknet zu Tee verarbeitet werden. Die jungen, weichen Triebe der Wegwarte sind ein schmackhaftes Wildgemüse. Sobald die Stängel holzig sind, sind sie nicht mehr genießbar.
Die heilkräftigen Teile der Wegwarte sind die Wurzeln. Sie werden von Herbst bis April gesammelt, von der Erde befreit und an einem luftigen Ort getrocknet. Die Wurzeln enthalten Bitterstoffe, Schleimstoffe und ätherische Öle und werden zur Anregung von Leber, Galle und Bauchspeicheldrüse angewandt.

Den Blutzuckerspiegel senkend wirkt der Presssaft der grünen Pflanzenteile. Der Sud der Wurzel wird zum Anregen der Galle, zum Stärken der weiblichen Geschlechtsorgane und allgemein als die Verdauung stärkendes Mittel verwendet. Der Presssaft der ganzen Pflanze wird in der Volksheilkunde bei Haarausfall direkt in die Haut eingerieben, der Saft der Blätter wird gegen Bluterbrechen empfohlen.

Auf jeden Fall ist die Wegwarte hübsch anzuschauen und gleichzeitig von der Blüte bis zur Wurzel vielseitig verwendbar.

Hier ein paar Anwendungsmöglichkeiten:

Die Blüten kann man:	› mit Rosen- und Ringelblumenblüten gemischt als Frühstückstee trinken; › mit Petersilie und Wacholder als Wasser treibenden Tee zubereiten, dazu werden die Kräuter zu gleichen Teilen gemischt.
Wurzel:	Die Wurzel wird frisch, aber auch getrocknet verwendet, um die Verdauungsdrüsen anzuregen.
Tee I:	Löwenzahnwurzel, Zichorienwurzel, Eibischwurzel 1:1:1 mischen
Tee II:	Zichorienwurzel allein verwenden
Tee III:	Zichorienwurzel, Petersilienwurzel und Zeller

Sammelgut:	Blüten, junge Triebe, Wurzeln
Wirkung – Anwendung:	Zuckerkrankheit, Leberstauung, Blasenschwäche, Gebärmutterschwäche
Zubereitung:	als Gemüse, Suppe, Tee, Alkoholauszug, Badezusatz

Weide (Salix)

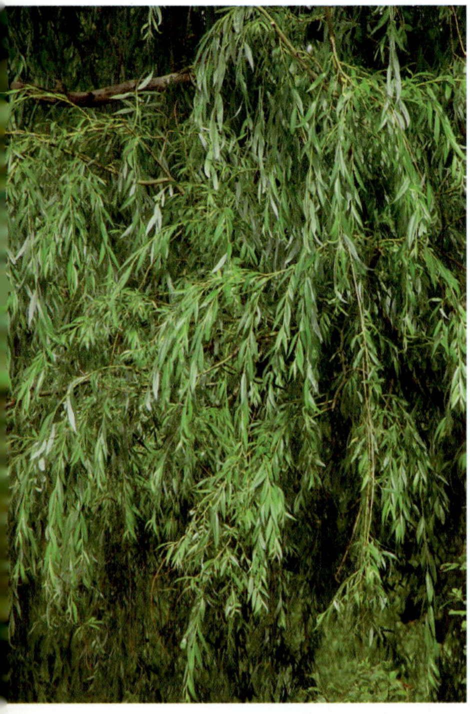

Es gibt unterschiedliche Weidenarten, doch sie alle haben etwas gemeinsam – sie sind wunderbare Heilpflanzen. Hippokrates schätzte die entwässernde und schmerzstillende Wirkung der Weide. Die Indianer Amerikas, ebenso die Völker Europas schätzten die Weide als Heilpflanze hoch ein. Der Hauptwirkstoff, der für die schmerzstillende Wirkung verantwortlich ist, ist die Salizylsäure, die heute nur mehr synthetisch hergestellt und in Form von Aspirin und Co. vertrieben wird.

Die Silberweide hat angeblich die größte Heilwirkung, aber in der Not nimmt man, was man kriegen kann. Alle Weidenarten enthalten vor allem in der Rinde entzündungshemmende Stoffe. Bitte im Bedarfsfall immer von einem kräftigen Baum borkenfreie Rinde ernten!

Verwendet wird hauptsächlich die Rinde, welche im Frühjahr geerntet wird. Die Blätter enthalten ebenso Wirkstoffe, wenn auch nicht so viele wie die Rinde. Die Weide wirkt entzündungshemmend, fiebersenkend und harntreibend. Dazu wird ein Teelöffel klein geschnittener Rinde mit einem Viertelliter Wasser langsam zum Kochen gebracht. Zehn Minuten ziehen lassen, zwei bis drei Tassen täglich trinken.

Äußerlich können Weidenwaschungen (eine doppelte Handvoll Blätter oder vier Esslöffel Rinde auf einen Liter Wasser wie den Tee zubereiten) bei Hauterkrankungen, Fuß- und Handschweiß, entzündeten Wunden eingesetzt werden.

So ergeben sich folgende Einsatzgebiete: rheumatische Erkrankungen, Schmerzzustände, Fußschweiß. In der Volksheilkunde werden die Weidenkätzchen bei sexueller Übererregung eingesetzt. Der Saft der Weidenblätter wird bei Ohrenschmerzen mittels Wattebausch verwendet. Die Asche der Weidenblätter wird auf schlecht heilende Wunden gestreut.

Sammelgut:	Blätter, Rinde
Wirkung – Anwendung:	entzündungshemmend, fiebersenkend, schmerzstillend, schweißtreibend; Schweißfüße-/Hände, Rheuma, Ekzeme, Schmerzen
Zubereitung:	Tee (Blätter, Rinde), Badezusatz, Umschläge

Weidenröschen, kleinblütiges (Epilobium parviflorum)

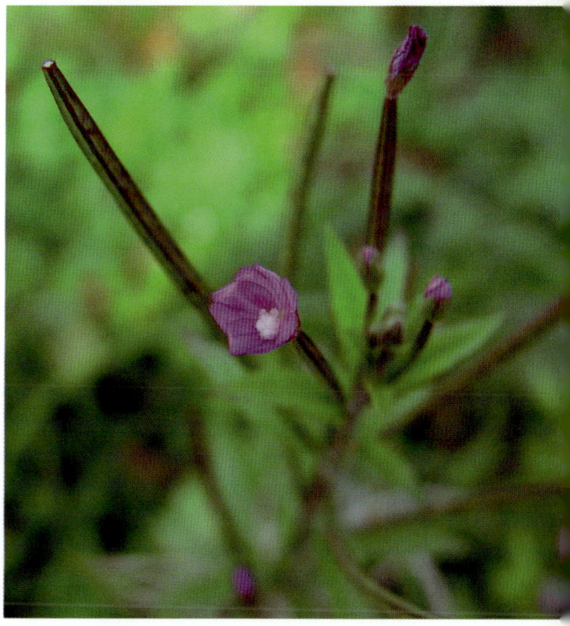

Das kleinblütige Weidenröschen hat wunderhübsche zarte altrosa Blüten. Die Samenstände werden circa vier Zentimeter lang. Sobald sie reifen, entweichen die Samen, getragen durch watteweiche Flughärchen. Wenn die Weidenröschen blühen, können diese Härchen ganz schön die Nase reizen. Die Fäden ähneln Spermien. Der Same ist der schwarze Kopf, das Flughärchen der Schwanz des Spermiums. Die Signaturlehre lässt direkt auf die Wirkung des kleinblütigen Weidenröschens schließen. Es ist ein fast vergessenes Heilkraut.

Wenige Kräuterbücher beachteten das Weidenröschen. Pfarrer Weidinger lobte es bei seiner Wanderung ob seiner wunderbaren Wirkung auf die Prostata. Es hat eine stärkende Wirkung auf die Niere. Ich selbst konnte die Wirkung des Weidenröschens in einem Urlaub erfahren. Eine Freundin bekam, klassischerweise am Samstagnachmittag, eine Blasenentzündung. Einige Tassen Tee mit kleinblütigem Weidenröschen und Brennnesselblättern beendeten prompt und dauerhaft die Beschwerden. Die Pflanze wählte ich deshalb, weil sie vor meiner Ferienwohnung wuchs.

Frauen mit Gestagenmangel können von der Wirkung des kleinblütigen Weidenröschens profitieren.

Sammelgut:	blühendes Kraut, Wurzel
Wirkung – Anwendung:	Entspannung der Prostata (Tee aus dem Kraut), harntreibend, Gestagenwirkung, nierenreinigend; Blasen- oder Nierenleiden; nach Operationen an Blase, Nieren und Prostata; bei Verdauungsbeschwerden Abkochung von Wurzeln
Zubereitung:	Tee, Kompresse, Wurzelabkochung

Weinrebe (Vitis vinifera)

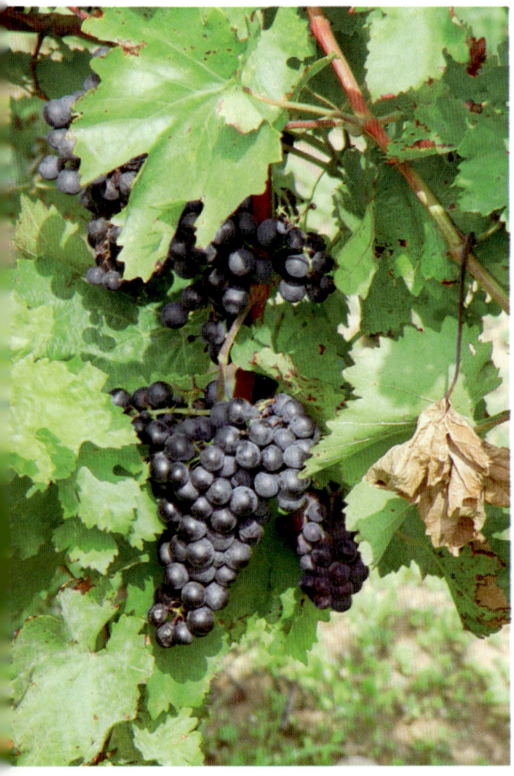

Kaum eine andere Pflanze begleitet die Menschheit schon so lange. Ein Wienerlied sagt: „Es wird ein Wein sein und wir werden nimmer sein!" Seit Jahrtausenden kultivieren unsere Vorfahren in aller Herren Länder die Weinrebe. Es gibt unzählige Sorten Weißwein, Rotwein, Rosé, sie haben eines gemeinsam: Sie sind heilkräftig!

Man kann alle Teile des Weinstocks verwenden: die jungen Weinblüten, die Weintriebe/ Reben, die Weinblätter und die Weintrauben. Weintrauben sind als frische und getrocknete Früchte, als süßer Most, als Wein vergoren, zu Weinessig weiter verarbeitet oder zu Weingeist gebrannt in der Heilkunde einsetzbar.

Zwei Dinge müssen jedoch beachtet werden: Der Weinstock muss ohne Chemikalien wachsen dürfen, ansonsten werden die auf den Pflanzenteilen haftenden chemischen Rückstände beim Verzehr aufgenommen. Zweitens sollten alle alkoholkranken Menschen vergorene, also alkoholhaltige Weinrebenbestandteile meiden.

Sammelgut:	Blüten, Blätter, Früchte
Wirkung – Anwendung:	Herzschwäche, hoher Blutdruck, Schlaflosigkeit, Schwindel, Ohrensausen, abendliche Unruhe, klimakterische Beschwerden, Wasseransammlung in der Schwangerschaft
Zubereitung:	Tee, Tinktur; die Früchte werden zu homöopathischen Mitteln verarbeitet; Früchte getrocknet und gemahlen als Getreideersatz

Wermut (Artemisia absinthium)

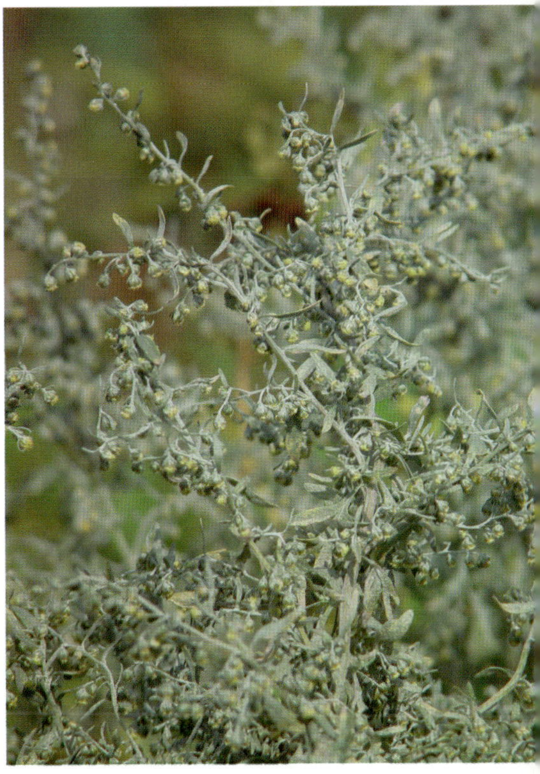

Wermut wird auch Absinth genannt und spielt seit Jahrhunderten eine verdauungsfördernde Rolle. Die circa einen Meter hoch wachsende, grau schimmernde Pflanze sieht, vor allem im jungen Wuchsstadium, der Beifußpflanze ähnlich. Beide sind botanisch verwandt. Wenn man sie kostet, schmeckt man den Unterschied: Kaum eine andere Heilpflanze schmeckt so bitter wie der Wermut.

Gerade in einer Zeit, in der wir bittere Speisen meiden, wäre es für unsere Gesundheit zuträglich, immer wieder Bittertees zu trinken. Diese helfen, einen Ausgleich zu dem Übermaß an Süßem zu schaffen.

Wermut ist Bestandteil zahlreicher im Handel verfügbarer verdauungsfördernder Tropfen oder Appetitanreger und Aperitife. Absinth war einige Zeit ein Modegetränk (Grüne Fee). In großen Maßen genossen führt das enthaltene Thujon aber zu Vergiftungserscheinungen. Schwangere sollten den Genuss von wermuthaltigen Arzneien oder auch Genussmitteln meiden, da Wermut geburtsauslösend wirken kann. Wenn die Geburt beschleunigt werden soll, kann Wermuttee eine Hilfe sein.

Kaum eine andere Pflanze harmonisiert den Verdauungstrakt wie der Wermut. Stuhlverstopfung, Darmträgheit oder Magenentleerungsstörungen können unter anderem mit Wermuttee, -wein oder -tinktur behandelt werden. Auch Hildegard von Bingen legt uns den Wermut ans Herz und empfiehlt, von Mai bis Oktober die sogenannte Maikur zu machen.
Aus 40 ml Wermutfrühlingssaft, 1 Liter trockenem Wein, 150 g Honig wird ein Elixier bereitet, davon trinkt man jeden zweiten Tag von Mai bis Oktober ein sechzehntel Liter morgens nüchtern.

Man kann Pfefferminze, Kalmus und Tausendgüldenkraut mit Wermut mischen und daraus einen Tee, eine Tinktur oder einen Wein zubereiten und kurmäßig einnehmen, um Verdauungsbeschwerden vorzubeugen oder sie zu beheben.

Aus der eigenen Erfahrung weiß ich, dass man sich relativ rasch an den bitteren Geschmack gewöhnt und das Gefühl genießt, das sich nach dem Genuss von wermuthaltiger Arznei im Bauchraum ausbreitet. In manchen Kräuterbüchern wird darauf hingewiesen, dass Wermut bei allen krampfartigen Zuständen, also auch bei Koliken, seien es Gallen- oder Nierenkoliken, als Tee, Kompresse oder Bad zum Einsatz kommt und Erleichterung schafft. Auch Mundgeruch, der oft aufgrund einer Magenschwäche entsteht, kann durch kurmäßigen Genuss von Wermuttee gebessert oder zum Verschwinden gebracht werden. Wermuttee eignet sich auch für die Rollkur.

Sammelgut:	die ganze Pflanze
Wirkung – Anwendung:	Stuhlverstopfung, Verdauungsbeschwerden, Aufstoßen, Mundgeruch, belegte Zunge, Krampfzustände jeglicher Art
Zubereitung:	als Tee, Tinktur, Wein, Kompresse

Achtung: Verboten in der Schwangerschaft!

Wiesen-Bocksbart (Tragopogon pratensis)

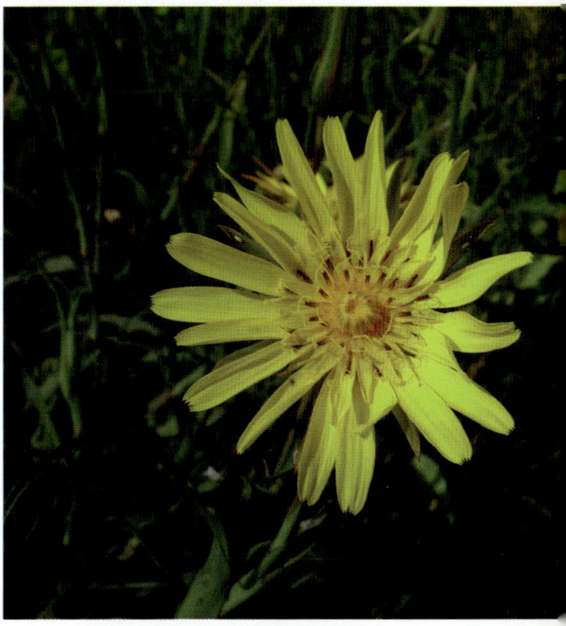

Der Wiesen-Bocksbart ist eine Pflanze, die im Spätfrühling zu sehen ist und dann erst wieder im Spätsommer. Die wunderschönen hellgelben Blüten sind nur in der ersten Tageshälfte von ca. 8.00 Uhr bis 14.00 Uhr geöffnet, dann schließen sie sich wieder. Es gelingt nicht, sie in der Vase zu halten, da der Blütenkopf sich nicht mehr öffnet. Außerdem sind die gelben Blüten „Wetterpropheten". Droht ein Regenschauer, sind sie geschlossen.
Früher spielte der Wiesen-Bocksbart als Nutzpflanze eine größere Rolle. Die Wurzel, das Mark des Stängels und auch die Blütenköpfe wurden als Delikatesse geschätzt. Heute beginnt man sich seiner schmackhaften Eigenschaften wieder zu erinnern. Der Wiesen-Bocksbart ist keine herausragende Heilpflanze, aber als Wildgemüse sehr wohlschmeckend. Wildgemüse hat Mineralstoffe, Spurenelemente und Vitamine, die der Gesundheit auf jeden Fall zuträglich sind.

Als Korbblütler kann man dem Wiesen-Bocksbart lymphreinigende Wirkung zuschreiben. Die Blütenblätter können getrocknet und mit anderen Blüten gemischt werden. Man kann die ganze Pflanze von den Blütenköpfen, Stängeln bis zu den Wurzeln (im Herbst und Winter) als Gemüse, Salat oder fritiert genießen.

Sammelgut:	ganze Pflanze inklusive Wurzeln
Wirkung – Anwendung:	Vitaminlieferant, Mineralstofflieferant
Zubereitung:	Blütenköpfe als Tee, Salat, Gemüse, fritiert; Wurzeln gebraten oder geröstet

Wolfstrapp (Lycopus europaeus)

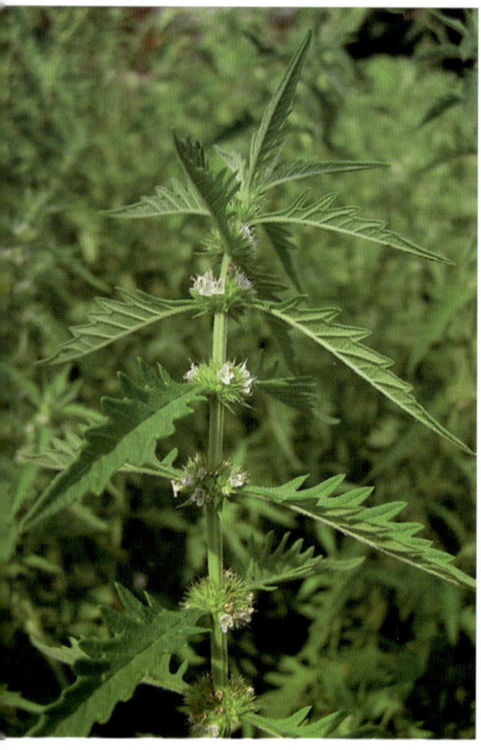

Der Wolfstrapp ist eine Pflanze, die beim ersten Hinschauen der hoch gewachsenen Weißen Taubnessel ähnlich sieht. Allerdings bevorzugt der Wolfstrapp feuchten Untergrund und wächst an Bächen, Tümpeln und feuchten Gräben. Noch ein Unterscheidungsmerkmal zur Taubnessel: der Wolfstrapp hat gleichmäßig gezahnte Blätter.

Geerntet wird die Pflanze solange sie blüht. Dann wird sie an einem luftigen Ort getrocknet. Auch als Frischpflanze wird dieses Heilkraut verwendet. Es gibt einige Präparate im Handel, die Wolfstrapp beinhalten. Als Tinktur wird er zur Behandlung der Schilddrüse verwendet. Überfunktion der Schilddrüse hat eine Auswirkung auf die Herzleistung. Deshalb ist Wolfstrapp indirekt ein Herzmittel. Bei Schilddrüsenüberfunktion kann man aus Wolfstrapp Tee bereiten, den man zwei bis drei Mal täglich trinkt. Man kann Wolfstrapp auch mit Gundelrebe und Liebstöckl kombinieren, da die genannten Pflanzen eine ausgleichende Wirkung auf die Schilddrüse haben. Wolfstrapp kann man als Kompresse um den Hals binden, um die Schilddrüse zu behandeln. Auch in homöopathischer Form kann Wolfstrapp eingesetzt werden.

Sammelgut:	blühende Pflanze
Wirkung – Anwendung:	Schilddrüsenüberfunktion, Herzbeschwerden, Nervosität, klimakterische Beschwerden
Zubereitung:	Tee, Kräuterkompresse, homöopathisch

Zaunrübe (Bryonia) GIFTIG

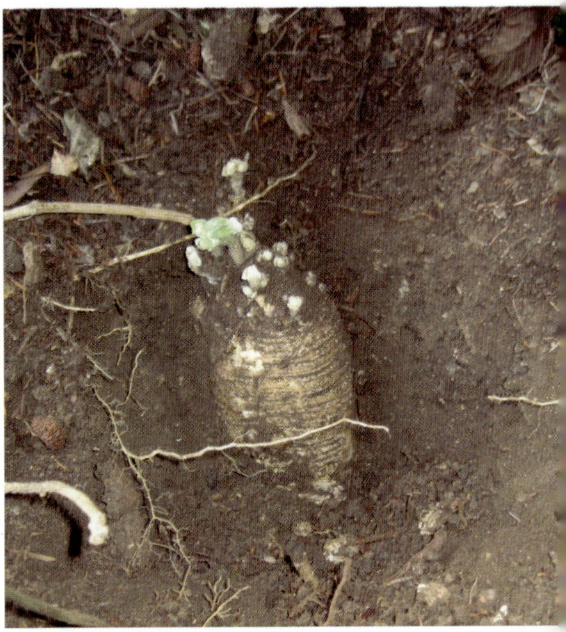

Die Zaunrübe ist eine uralte Heilpflanze. Um sie ranken sich viele Legenden, sie gilt als altes Zauber-, Hexen- und Abgrenzungskraut. Die Zaunrübe wird nur mehr in der Homöopathie verwendet, da sie giftig ist. In der traditionellen europäischen Heilkunde wurde sie gerne bei Gicht und rheumatischen Beschwerden eingesetzt. Die Zaunrübe rankt sich, wie der Name schon sagt, gerne am Zaun entlang. Sie hat ein üppiges, grünes Blätterkleid, und ab August entwickelt sie wunderschöne rote, giftige Beeren. Wenn man eine Zaunrübe ausgegraben hat, findet man, woher sie den Namen hat. Sie ähnelt einer Zuckerrübe, ihre Ausmaße sind beachtlich. Man erntet die Rübe von Oktober bis April und kann aus ihr einen Ölauszug oder eine Salbe zubereiten. Ich habe bei der Behandlung meiner Patienten sehr gute Erfahrungen mit der Zaunrübe bei Narbenschmerzen und rheumatischen Beschwerden gemacht. Einzig der Geruch der Zaunrübe ist gewöhnungsbedürftig. Er ist sehr intensiv, man kann ihn allerdings durch die Zugabe von Bienenwachs etwas abmildern.

Einsatzgebiet:	Gelenksbeschwerden, Narbenschmerzen, rheumatische Beschwerden
Anwendung:	äußerlich mit Ölauszug oder Salbe

Zinnkraut od. Ackerschachtelhalm (Equisetum arvense)

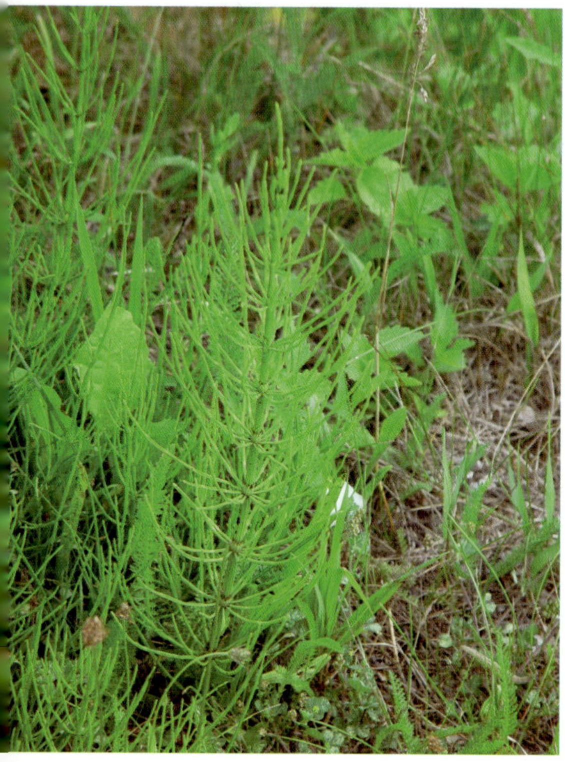

Das Zinnkraut ist, neben dem Farn, eine Pflanze, die seit Jahrmillionen auf der Erde wächst. In Urzeiten wurde Zinnkraut viele Meter hoch. In Ausgrabungen aus prähistorischer Zeit kann man die Spuren der ehemaligen Riesenpflanze finden. Sebastian Kneipp bewahrte dieses urzeitliche Gewächs vor dem Vergessen werden.

Im Altertum schätzte man das Zinnkraut wegen seines Reichtums an Mineralien und der blutstillenden Wirkung. Es wurde als Kompresse, Kräuterumschlag oder pulverisiert bei der äußeren Wundbehandlung eingesetzt. Innerlich entfaltet es als Tee, allerdings drei Minuten gekocht, seine Wirkung. Eine Freundin, die in der Kräuterkunde erfahren ist, behandelte ihre Tochter, die eine Nierenbeckenentzündung hatte, erfolgreich damit. Dabei kamen äußerlich Zinnkrautwickel zum Einsatz (dem Kraut vom Vortrag wird drei Tage lang die gleiche Menge frisches Kraut zugesetzt. Das heißt: Nach drei Tagen ist das Kraut von drei Tagen im Topf) und innerlich als Tee. Viele meiner Patienten konnten die wohltuende Wirkung von Tee und Kräuterkompressen bereits bestätigen.

Auch als Poliermittel für Silberbesteck kann das raue Urkraut verwendet werden.

Im Krieg, als viele Menschen an Lungen-TBC litten, konnten sie die heilende und lindernde Wirkung des Zinnkrauts nutzen. Bei Entzündungen aller Art kann man auf die Wirkung von Zinnkraut zurückgreifen: in Form von Umschlägen, Badezusatz oder zum Gurgeln.

Bei Darmverpilzung kann es gemeinsam mit dem Erikakraut eingesetzt werden.

Der Schachtelhalm wird als Tee – man muss ihn einweichen, aufkochen und ziehen lassen –, als Badezusatz und als Kompresse verwendet. Haupteinsatzgebiete sind Blasenentzündung, Beckenbodenschwäche und allgemeiner Mineralstoffmangel. Auch als Unterleibssauna kann der Schachtelhalm angewendet werden. Dazu wird eine doppelte Handvoll Kraut mit 2 Liter Wasser zehn Minuten gekocht, dann gießt man Sud und Kraut in einen Kübel, gibt noch 1 Liter kaltes Wasser dazu und setzt sich auf den Kübel.

Achtung: warme Socken anziehen und ein Badetuch um die Nieren wikkeln!

Wenn die Kräuter eine angenehme Temperatur haben, packt man sie auf den Unterleib. Der Raum, in dem man die Unterleibssauna macht, sollte angenehm warm sein und die Unterleibssauna sollte circa fünfzehn bis zwanzig Minuten dauern. Anschließend warm anziehen und eventuell nachruhen.

Sammelgut:	ganze Pflanze
Wirkung – Anwendung:	Blasenentzündung, Lungenentzündung, Entzündungen aller Art, Bindegewebeschwäche, starke Regelblutung (auch homöopathische Anwendung möglich), Darm und Scheidenpilz (Tee und/oder Scheidenspülung), Zahnfleischbluten, Osteoporose, Hämorrhoiden; mineralisierend, blutstillend, schwermetallausleitend, zusammenziehend, gegen Pilze
Zubereitung:	als Tee (einen Teelöffel auf einen Viertelliter Wasser, drei Minuten kochen lassen), Unterleibssauna, Badezusatz, Kompresse, Frischpresssaft, Pulver bei inneren Blutungen

Giftpflanzen

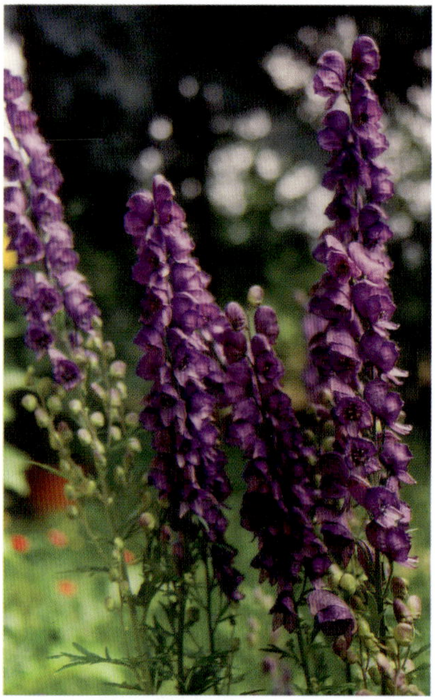

Eisenhut (Aconitum napellus)

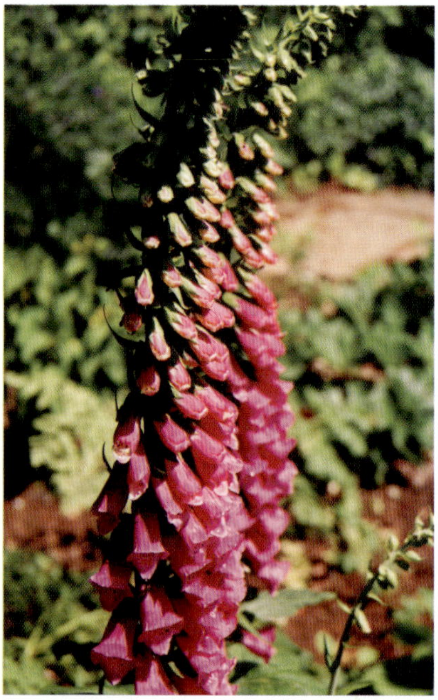

Fingerhut (Digitalis purpurea)

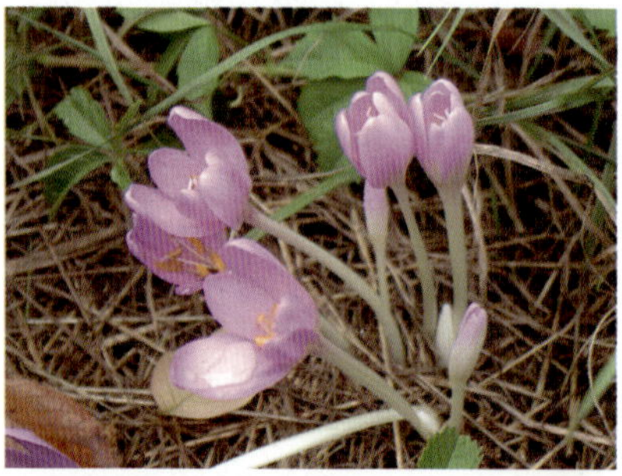

Herbstzeitlose (Colchicum autumnale)

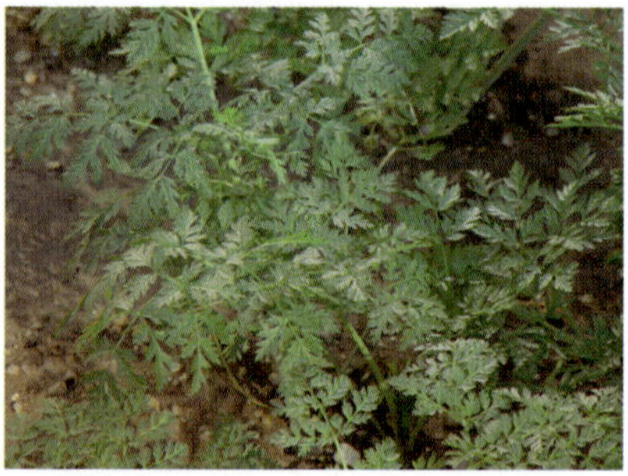

Schierling (Conium maculatum)

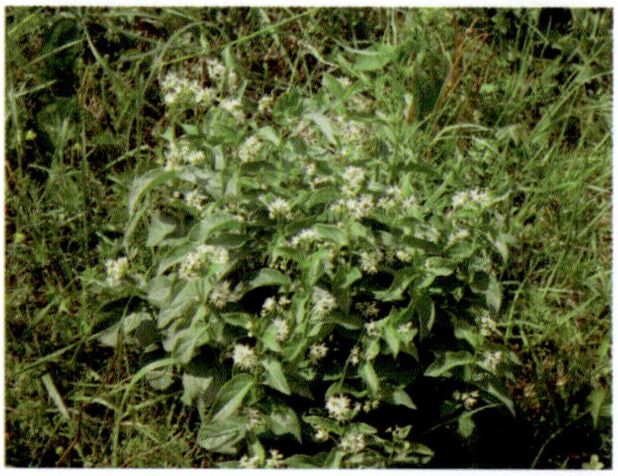

Schwalbenwurz (Vincetoxicum hirundinaria)

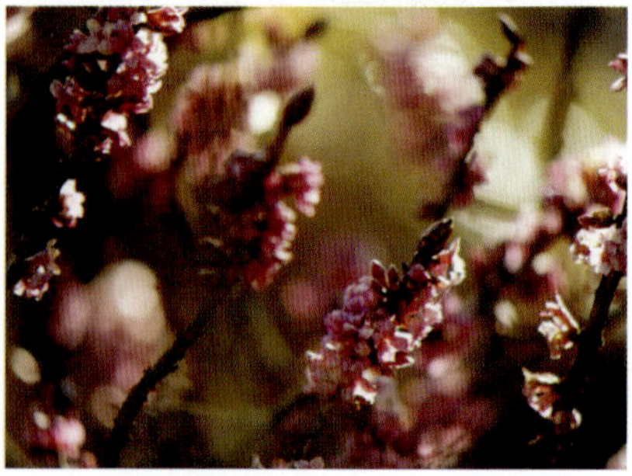

Seidelbast (Daphne mezereum)

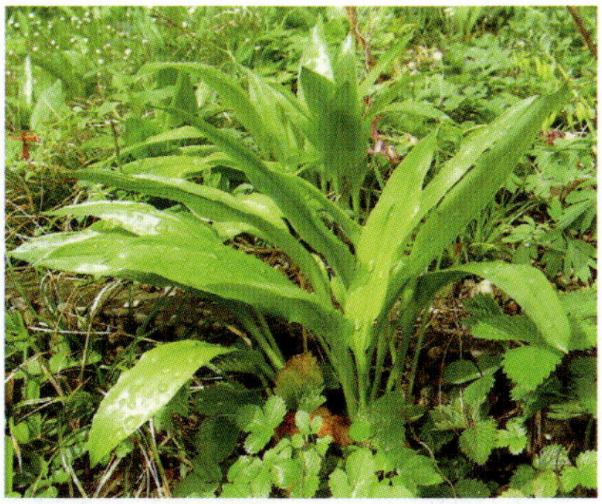

Bärlauch (Allium ursinum)

Verwechslungsgefahr mit dem Bärlauch:
Aronstab, Herbstzeitlose, Maiglöckchen

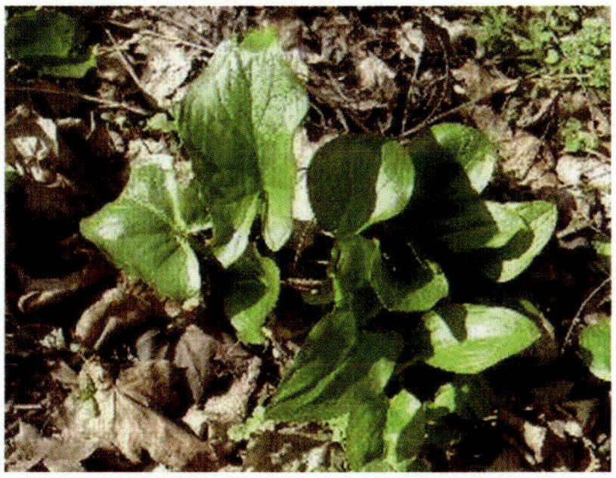

Aronstab (Arum maculatum)

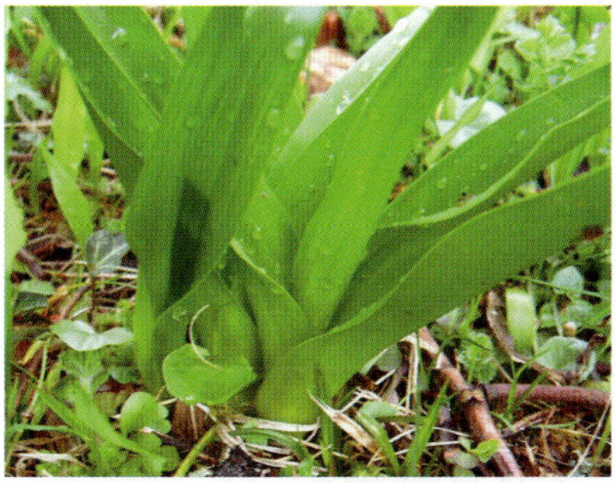

Herbstzeitlose (Colchicum autumnale)

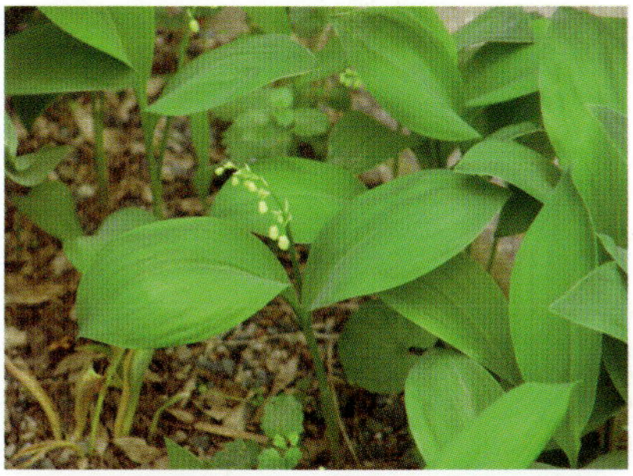

Maiglöckchen (Convallaria majalis)

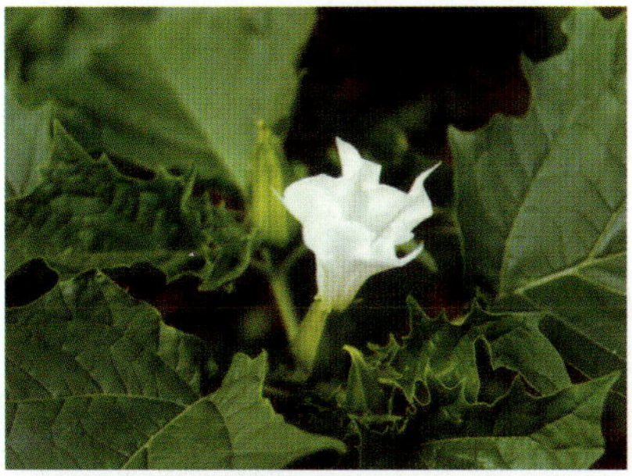

Stechapfel (Datura stramonium)

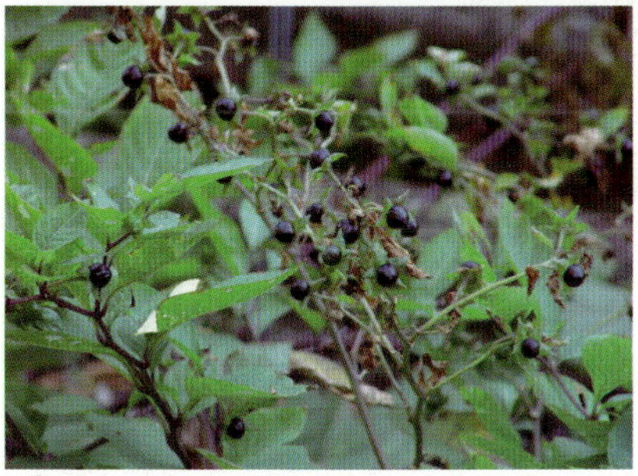

Tollkirsche (Atropa belladonna)

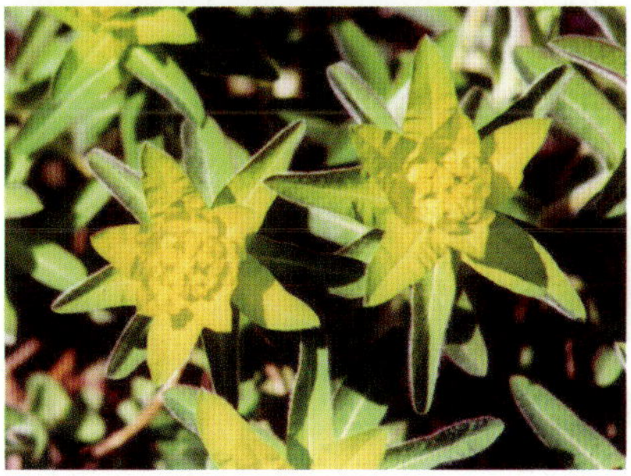

Wolfsmilch (Euphorbia policroma, 200 Arten)

INDEX

C

H

I

Bildnachweis:

Momo Pröll: U4
Germano Milite: Ilustrationen
Julia Tkadletz: S. 209, 210, 218, 224, 232, 234, 235, 237, 240, 251, 429
Paul Liptak: S. 223, 233, 235, alle Pflanzenfotos
Konstantin Sutyagin | Dreamstime.com: S. 14

Literaturverzeichnis

„Heilkräuter- Geschenk Gottes für Deine Gesundheit", Freunde der Heilkräuter
„Gesundheit durch Heilkräuter", Willfort, Rudolf Trauner Verlag, Linz
„Große Hildegard Apotheke", Dr. Gottfried Hertzka, Dr. Wigtraud Strehlow
„Admonter Herbarium", Josef Hasitschka, Schnell + Steiner Verlag
„Gesund und vital durch Schnitzer-Kost", Johann Georg Schnitzer, St. Georgen
Kräuterpfarrer Künzle, Chrut und Uchrut
„Das große Buch der Heilpflanzen", Pahlow, M. Apotheker, GU Verlag
„Die Kräuter in meinem Garten", Siegrid Hirsch, Freya Verlag, 2010
„Anastasia" 1-8, Wladimir Megre, Govinda Verlag, 2006
„Gewürze- Apotheke über dem Herd", Dr. Petra Orina Zizenbacher, Freya Verlag
„Gemüse, Getreide, Obst- Die Küche als Apotheke", Dr. med. univ. Petra Orina Zizenbacher, Natur-Heil-Kunst-Verlag, 2005
„Sexuelle Kraft- Das heilende Feuer", Dr. med. univ. Petra Orina Zizenbacher Natur-Heil-Kunst-Verlag, 2004
Alte Kräuterbücher, Handschriften, mündliche Informationen, Internet

Filmempfehlungen

„We feed the World" „Cooperation" „Walz with Bashir" „Plastic Planet"
„Sharkwater" „Let's make money" „Monsanto: Mit Gift und Genen"
Weitere Filmtipps unter: www.hungermachtprofite.at

Bezugsquellen

Verein ARCHE NOAH, Tel: 02734/ 8626, www.arche-noah.at
DEMETER Bund, www.demeter.at, www.demeter.de, www.demeter.ch
St. Hildegard-Posch, Tel: 07667/ 8131, www.hildegardvonbingen.at
KÖHLE Heilmittel, www.koehle-heilmittel.com
WELEDA Ges.m.b.H. & Co KG, Hosnedlgasse 27, A- 1220 Wien
Tel: 01/ 256 6060, Fax: 01/ 259 4204, www.weleda.com

Praxis der Autorin

Dr. med.univ. Petra Maria Orina Zizenbacher
Mackgasse 6, A-1230 Wien, Tel. + Fax: 01 / 403 73 81
Mail: zizenbacher@naturheilzentrum.at
www.naturheilzentrum.at